Chirurgie maxillo-faciale et stomatologie

Chez le même éditeur

Dans la même collection

Anatomie pathologique, par le Collège français des pathologistes (CoPath). 2013, 416 pages.

Cardiologie, par le Collège national des enseignants de cardiologie – Société française de cardiologie (CNEC-SFC). 2e édition, 2014, 464 pages.

Chirurgie maxillo-faciale et stomatologie, par le Collège hospitalo-universitaire français de chirurgie maxillofaciale et stomatologie. 3e édition, 2014, 384 pages.

Dermatologie, par le Collège des enseignants en dermatologie de France (CEDEF). 7e édition, 2017, 472 pages.

Endocrinologie, diabétologie et maladies métaboliques, par le CEEDMM (Collège des enseignants d'endocrinologie, diabète et maladies métaboliques). 3e édition, 2016, 616 pages.

Gériatrie, par le Collège national des enseignants de gériatrie (CNEG). 3e édition, 2014, 276 pages.

Gynécologie – Obstétrique, par le Collège national des gynécologues et obstétriciens français (CNGOF). 3e édition, 2014, 504 pages.

Hématologie, par la Société française d'hématologie. 3e édition, 2017, 400 pages.

Hépato-gastro-entérologie, par la Collégiale des universitaires en hépato-gastro-entérologie (CDU-HGE). 3e édition, 2015, 512 pages.

Imagerie médicale - Radiologie et médecine nucléaire, par le CERF (Collège des enseignants de radiologie de France) et le Collège national des enseignants de biophysique et de médecine nucléaire (CNEBMN). 2e édition, 2015, 632 pages.

Immunopathologie, par le Collège des enseignants d'immunologie, 2015, 328 pages.

Médecine physique et de réadaptation par le Collège français des enseignants universitaires de médecine physique et de réadaptation. 5e édition, 2015, 312 pages.

Neurologie, par le Collège des enseignants de neurologie, 4e édition, 2016, 600 pages.

Neurochirurgie, par le Collège de neurochirurgie, 2016, 272 pages.

Nutrition, par le Collège des enseignants de nutrition. 2e édition, 2015, 256 pages.

Ophtalmologie, par le Collège des ophtalmologistes universitaires de France (COUF). 4e édition, 2017, 336 pages.

ORL, par le Collège français d'ORL et de chirurgie cervico-faciale (CFORL). 4e édition, 2017, 432 pages.

Parasitoses et mycoses des régions tempérées et tropicales, par l'Association française des enseignants de parasitologie et mycologie (ANOFEL). 3e édition, 2013, 504 pages.

Pédiatrie, par A. Bourrillon, G. Benoist, le Collège national des professeurs de pédiatrie. 7e édition, 2017, 1016 pages.

Réanimation et urgences, par le Collège national des enseignants de réanimation (CNER). 4e édition, 2012, 676 pages.

Rhumatologie, par le Collège français des enseignants en rhumatologie (COFER), 2015, 560 pages.

Santé publique, par le Collège universitaire des enseignants de santé publique (CUESP). 3e édition, 2015, 464 pages.

Urologie, par le Collège français des urologues (CFU). 3e édition, 2015, 440 pages.

Chirurgie maxillo-faciale et stomatologie

Sous l'égide du :
Collège national des enseignants
de chirurgie maxillo-faciale et chirurgie orale

Coordonné par :
Isabelle Barthélémy et Muriel Brix

4e édition

Elsevier Masson

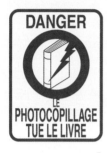

Ce logo a pour objet d'alerter le lecteur sur la menace que représente pour l'avenir de l'écrit, tout particulièrement dans le domaine universitaire, le développement massif du « photocopillage ». Cette pratique qui s'est généralisée, notamment dans les établissements d'enseignement, provoque une baisse brutale des achats de livres, au point que la possibilité même pour les auteurs de créer des œuvres nouvelles et de les faire éditer correctement est aujourd'hui menacée.
Nous rappelons donc que la reproduction et la vente sans autorisation, ainsi que le recel, sont passibles de poursuites. Les demandes d'autorisation de photocopier doivent être adressées à l'éditeur ou au Centre français d'exploitation du droit de copie : 20, rue des Grands-Augustins, 75006 Paris. Tél. 01 44 07 47 70.

Illustrations : Cyrille Martinet

Tous droits de traduction, d'adaptation et de reproduction par tous procédés, réservés pour tous pays.
Toute reproduction ou représentation intégrale ou partielle, par quelque procédé que ce soit, des pages publiées dans le présent ouvrage, faite sans l'autorisation de l'éditeur est illicite et constitue une contrefaçon. Seules sont autorisées, d'une part, les reproductions strictement réservées à l'usage privé du copiste et non destinées à une utilisation collective et, d'autre part, les courtes citations justifiées par le caractère scientifique ou d'information de l'œuvre dans laquelle elles sont incorporées (art. L. 122-4, L. 122-5 et L. 335-2 du Code de la propriété intellectuelle).

© 2017, Elsevier Masson SAS. Tous droits réservés.
ISBN : 978-2-294-75109-7
e-ISBN : 978-2-294-75237-7

Elsevier Masson SAS, 65, rue Camille-Desmoulins, 92442 Issy-les-Moulineaux cedex
www.elsevier-masson.fr

Les auteurs

Coordination de l'ouvrage

Isabelle Barthélémy, Service de chirurgie maxillofaciale et stomatologie, CHU Estaing, Clermont-Ferrand
Muriel Brix, Service de chirurgie maxillofaciale et chirurgie plastique, CHU Hôpital Central, Nancy

Collège national des enseignants de chirurgie maxillo-faciale et chirurgie orale

Hervé Bénateau, Service de chirurgie maxillofaciale et stomatologie, CHU de Caen, Côte de Nacre, Caen
Chloé Bertolus, Service de chirurgie maxillofaciale et stomatologie, Groupe hospitalier Pitié-Salpêtrière, Paris
Jean-Luc Beziat, Service de chirurgie maxillofaciale et stomatologie, Groupe hospitalier nord (GHN), Hospices civils de Lyon, Lyon
Jean-Louis Blanc, Service de chirurgie maxillofaciale et stomatologie, hôpital de la Timone, Marseille
Pierre Bouletreau, Service de chirurgie maxillofaciale et stomatologie, Centre hospitalier Lyon-Sud, Lyon
Franck Boutault, Service de chirurgie maxillofaciale et stomatologie, CHU Purpan, Toulouse
Pierre Breton, Service de chirurgie maxillofaciale et stomatologie, Centre hospitalier Lyon-Sud, Pierre Bénite, Lyon
Cyrille Chossegros, Service de chirurgie maxillofaciale et stomatologie, hôpital de la Conception, Marseille
Pierre Corre, Service de chirurgie maxillofaciale et stomatologie, Hôtel-Dieu, Nantes
Bernard Devauchelle, Service de chirurgie maxillofaciale et stomatologie, CHU d'Amiens, Amiens
Joël Ferri, Service de chirurgie maxillofaciale et stomatologie, CHRU de Lille, Lille
Arnaud Gleizal, Service de chirurgie maxillofaciale et stomatologie, Groupe hospitalier nord (GHN), Hospices civils de Lyon, Lyon
Dominique Goga, Service de chirurgie maxillofaciale et stomatologie, CHU Trousseau, Tours
Patrick Goudot, Service de chirurgie maxillofaciale et stomatologie, Groupe hospitalier Pitié-Salpêtrière, Paris
Laurent Guyot, Service de chirurgie maxillofaciale et stomatologie, hôpital Nord, Marseille
Natacha Kadlub, Service de chirurgie maxillofaciale et stomatologie, hôpital Necker-Enfants malades, Paris
Boris Laure, Service de chirurgie maxillofaciale et stomatologie, CHU Trousseau, Tours
Frédéric Lauwers, Service de chirurgie maxillofaciale et stomatologie, CHU Purpan, Toulouse
Raphaël Lopez, Service de chirurgie maxillofaciale et stomatologie, hôpital Purpan, Toulouse
Jean-Christophe Lutz, Service de chirurgie maxillofaciale et stomatologie, CHRU de Strasbourg, Strasbourg
Claire Majoufre, Service de chirurgie maxillofaciale et stomatologie, Groupe hospitalier Pellegrin-Tripode, Bordeaux
Jean-Paul Méningaud, Service de chirurgie plastique et maxillofaciale, hôpital Henri-Mondor, Créteil
Jacques-Marie Mercier, Service de chirurgie maxillofaciale et stomatologie, Hôtel-Dieu, Nantes
Christophe Meyer, Service de chirurgie maxillofaciale et stomatologie, CHU Jean-Minjoz, Besançon
Nathalie Pham Dang, Service de chirurgie maxillofaciale et stomatologie, CHU Estaing, Clermont-Ferrand
Arnaud Picard, Service de chirurgie maxillofaciale et stomatologie, hôpital Necker-Enfants malades, Paris
Gwenael Raoul, Service de chirurgie maxillofaciale et stomatologie, hôpital Roger-Salengro, CHRU de Lille
Sylvie Testelin, Service de chirurgie maxillofaciale et stomatologie, CHU d'Amiens, Amiens
Olivier Trost, Service de chirurgie maxillofaciale et stomatologie, hôpital Charles-Nicolle, Rouen
Christian Vacher, Service de chirurgie maxillofaciale et stomatologie, hôpital Beaujon, Clichy-sur-Seine
Marie-Paule Vazquez, Service de chirurgie maxillofaciale et stomatologie, hôpital Trousseau, Paris
Narcisse Zwetyenga, Service de chirurgie maxillofaciale et stomatologie, CHU François-Mitterrand, Dijon

Les auteurs

Avec la collaboration de

Lotfi Ben Slama, Service de chirurgie maxillofaciale et stomatologie, Groupe hospitalier Pitié-Salpêtrière, Paris

Alexis Vayssière, Service de chirurgie maxillofaciale et stomatologie, CHU de Caen, Côte de Nacre, Caen

Jean-Loup Setti, Département d'anesthésie réanimation, hôpital de la Conception, Marseille

Avant-propos

Chers lecteurs,

Vous avez entre les mains la 4e édition de l'ouvrage des enseignants du Collège de chirurgie maxillo-faciale et chirurgie orale pour le DFASM.

Cet ouvrage a, dans sa conception, plusieurs objectifs : faire découvrir la chirurgie maxillofaciale, préparer les étudiants en médecine à prendre en charge des patients relevant de la spécialité et, de fait, les préparer à passer les ECNi dont il respecte les items. Il leur permet de retrouver tous les signes cliniques et paracliniques utiles à l'établissement des diagnostics, ainsi que les bases des principes thérapeutiques. Pour cela, les chapitres qui le nécessitaient ont été actualisés, les iconographies améliorées. La partie des entraînements a été révisée selon l'esprit des ECNi actuelles.

Cet ouvrage sera un compagnon utile pour tous les jeunes médecins durant leurs premières années d'exercice : c'est la raison pour laquelle les items sont traités de manière assez complète. Ce livre n'est pas destiné à être utilisé uniquement pendant les quelques mois qui précèdent les ECNi mais bien pendant les premières années d'exercice pratique, ce qui constitue aussi une part importante de ses atouts.

Nous remercions tous les participants à la rédaction de l'ouvrage, les professeurs des universités, mais aussi leurs collaborateurs, qui ont rédigé avec beaucoup de soin les parties qui leur ont été confiées.

Nous remercions le Professeur Cyrille Chossegros qui nous a proposé ce travail de coordination et nous a aidées à le mener à bien. Nos collègues nous ont accordé aussi leur confiance pour la relecture et nous espérons qu'ils ne seront pas déçus.

Nous remercions notre éditeur qui nous a permis de présenter notre spécialité de façon largement iconographiée (c'est une de ses particularités !), dans toute sa diversité.

Nous espérons que ce travail devienne, comme les précédents, un ouvrage de référence pour ce niveau d'étude, concis, illustré et didactique, et qu'il réponde aux attentes de tous.

Bonne lecture et bon apprentissage !

Professeur Muriel Brix
Professeur Isabelle Barthélémy

Remerciements

Grâce au travail des enseignants du Collège, cette nouvelle édition du *Référentiel de Chirurgie Maxillo-Faciale et Stomatologie*, sera, à n'en pas douter, un ouvrage précieux pour les étudiants de deuxième cycle des études médicales, mais aussi pour tous ceux qui voudront actualiser leurs connaissances de notre spécialité. Les auteurs ont revu et augmenté chaque chapitre : par leurs précieuses contributions, cet ouvrage peut répondre plus encore aux exigences de l'iECN, mais, surtout, et au-delà de la préoccupation d'efficacité, pour donner à chaque étudiant le goût de connaître mieux cette magnifique spécialité.

Que le Professeur Isabelle Barthélémy et le Professeur Muriel Brix soient fières du travail qu'elles ont accompli en tant que coordinatrices de l'ouvrage ! Et que l'ensemble des auteurs de cette nouvelle édition soient ici chaleureusement remerciés pour ce beau succès collectif !

Professeur Chloé Bertolus
Présidente du Collège national des enseignants
de chirurgie maxillo-faciale et chirurgie orale

Table des matières

Les auteurs	V
Avant-propos	VII
Remerciements	IX
Compléments en ligne : vidéos et banque d'images	XV
Abréviations	XVII

I Connaissances

1 Anatomie craniofaciale — 3
I. Rappels d'anatomie générale	3
II. Synthèse topographique – les régions faciales	14

2 Examen de la face et de la cavité buccale — 25
I. Anatomie pratique de la face et zones d'intérêt chirurgical	25
II. Interrogatoire	26
III. Examen clinique	26
IV. Examens paracliniques	45

3 Item 46 – UE 2 Développement buccodentaire et anomalies — 59
I. Dépister les anomalies du développement maxillofacial	59
II. Embryologie faciale et anomalies	61
III. Embryologie de la région branchiale et anomalies	69
IV. Embryologie dentaire et anomalies	72
V. Éruption dentaire et anomalies	74
VI. Croissance craniofaciale et anomalies	76
VII. Prévenir les maladies buccodentaires fréquentes de l'enfant	89
VIII. Glossaire	90

4 Items 329, 330, 360 – UE 11 Traumatologie maxillofaciale — 93
I. Épidémiologie	94
II. Examen d'un traumatisé craniofacial	94
III. Indications de l'imagerie	100
IV. Diagnostic des traumatismes des parties molles	109
V. Diagnostic des traumatismes dentaires des dents définitives	116
VI. Diagnostic des fractures de la mandibule	118
VII. Diagnostic des fractures de l'étage moyen de la face	132
VIII. Particularités des traumatismes maxillofaciaux de l'enfant et du sujet âgé	155
IX. Conduite à tenir devant un traumatisé facial	158

5 Item 88 – UE 4 Pathologie des glandes salivaires — 167
I. Rappels anatomiques et physiologiques	167
II. Pathologie infectieuse	168
III. Pathologie lithiasique	172
IV. Pathologie tumorale	178
V. Pathologie immunologique	187

6 Item 295 – UE 9 Tumeurs de la cavité buccale — 197
I. Généralités sur les cancers des voies aérodigestives supérieures	197
II. Prévention	199
III. Diagnostic précoce	204
IV. Aspects cliniques classiques	205
V. Bilan préthérapeutique	209

VI. Formes topographiques 211
VII. Moyens thérapeutiques 215
VIII. Surveillance 218
IX. Résultats 218

7   Item 304 – UE 9 Tumeurs des os de la face primitives et secondaires 221
I. Aspects cliniques et radiologiques 221
II. Examen anatomopathologique 225
III. Les principales tumeurs et leurs traitements 225

8   Item 299 – UE 9 Tumeurs cutanées 235
I. Nævus 235
II. Mélanome 239
III. Carcinome à cellules de Merkel 247
IV. Dermatofibrosarcome de Darier-Ferrand 249
V. Carcinome basocellulaire 250
VI. Carcinome épidermoïde cutané (spinocellulaire) 255

9   Item 111 – UE 4 Angiomes de la face et de la cavité buccale 265
I. Nomenclature 265
II. Caractéristiques cliniques 268

10   Item 344 – UE 11 Infections aiguës des parties molles d'origine dentaire 277
I. Anatomie et physiologie dentaire 277
II. Lésions dentaires 279
III. Lésions gingivales, ou parodontopathies 283
IV. Complications locales, régionales et à distance des foyers infectieux
dentaires et gingivaux 285

11   Items 152, 164 – UE 6 Pathologie non tumorale de la muqueuse buccale 293
I. Ulcération ou érosion des muqueuses orales 293
II. Infections cutanéomuqueuses à *Candida albicans* 302

**12   Item 97 – UE 4 Diagnostic différentiel des migraines,
névralgies trijéminales, algies de la face : douleurs buccales** 309
I. Rappel anatomique 310
II. Examen devant une douleur buccale 310
III. Orientation diagnostique devant une douleur buccale 312

**13   Item 133 – UE 5 Anesthésie locale, régionale et générale
dans le cadre de la chirurgie maxillofaciale** 321
I. Anesthésie locale 322
II. Anesthésie locorégionale 325
III. Notions d'anesthésie générale, particularités de la chirurgie maxillofaciale 329
IV. Obligations réglementaires et dispositions avant une anesthésie 333

**14   Item 198 – UE 11 Allotransplantation de tissu composite :
greffe de visage** 337
I. Principes de réalisation 337
II. Technique 338
III. Indications 341
IV. Perspectives 343

Table des matières

II Entraînements

15 Dossiers cliniques QCM 347
Énoncés et questions 347
Réponses 365

16 QRM 373
Questions 373
Réponses 384

Index 391

XIII

Compléments en ligne : vidéos et banque d'images

VIDÉOS

Des vidéo sont associées à cet ouvrage. Elles sont indiquées dans la marge par un pictogramme ainsi que par des flashcodes.

Pour accéder à ces compléments, connectez-vous sur www.em-consulte.com/e-complement/ 475109 et suivez les instructions pour activer votre accès.

Vidéo 1
Inspection de la face chez un enfant de 13 ans, après un traumatisme facial.

Vidéo 2
Examen de la motricité faciale chez l'enfant.

Vidéo 3
Examen de la motricité faciale chez l'adulte.

Vidéo 4
Examen oculomoteur (chez un enfant) : étude de la motricité oculaire extrinsèque.

Vidéo 5
Examen de la sensibilité faciale chez l'enfant : vérification de l'intégrité des branches du nerf trijumeau et de la zone de Ramsay-Hunt.

Vidéo 6
Examen de la fonction manducatrice chez l'adulte.

Vidéo 7
Examen de la fonction manducatrice chez l'enfant.

Vidéo 8
Palpation du massif facial osseux chez l'enfant.

Vidéo 9
Palpation du massif facial osseux chez l'adulte.

Vidéo 10
Palpation de l'articulation temporomandibulaire.

Vidéo 11
Examen de la sensibilité faciale à la recherche d'un déficit du nerf trijumeau. L'examen de la sensibilité du massif facial explorera les territoires sensitifs du nerf trijumeau (V) : le rameau ophtalmique (V1) donnant la sensibilité frontale, le rameau maxillaire ou infraorbitaire (V2) la sensibilité de l'étage moyen du visage (pommettes, nez, sillon nasogénien, lèvre et gencive supérieures), et le rameau mandibulaire (V3) la sensibilité de la portion inférieure du visage. Les régions angulomandibulaire et cervicale sont innervées par le plexus cervical superficiel.

Vidéo 12
Examen complémentaire de la sensibilité faciale à la recherche d'un déficit de la branche VIIbis du nerf facial (intermédiaire de Wrisberg) et du plexus cervical superficiel.

Vidéo 13
La palpation de la région parotidienne et le massage de la glande de l'oreille vers la joue permettent de déceler un écoulement salivaire à l'ostium du conduit parotidien (orifice du canal de Sténon) situé à la face endojugale en regard de la deuxième prémolaire. Purulent, cet écoulement signe l'infection de la glande parotide (parotidite aiguë suppurée).

Vidéo 14
Palpation des aires de projection des glandes salivaires : loge parotidienne et loge submandibulaire.

Vidéo 15
Palpation bidigitale de la glande submandibulaire dans sa loge.

Vidéo 16
Palpation systématique de toutes les aires ganglionnaires cervicales.

Table des compléments en ligne

Vidéo 17

Inspection du plancher buccal : visualisation de l'ostium du conduit excréteur de la glande submandibulaire (canal de Wharton) : la pression et le massage de la glande, permettent d'apprécier la qualité et la quantité de salive qui s'écoule de ces ostiums.

Vidéo 18

La réalisation d'un test au froid permet d'apprécier la réaction de la dent au froid et donc sa vitalité (coton réfrigéré par un aérosol : Cryotest® ou Dentatest®).

BANQUE D'IMAGES

Accédez à la banque d'images de cet ouvrage : l'**ensemble des illustrations** y sont regroupées et accessibles facilement via un **moteur de recherche**. Et retrouvez d'autres fonctionnalités.

Pour accéder à cette base iconographique, connectez-vous sur www.em-consulte.com/e-complement/4751098 et suivez les instructions pour activer votre accès.

Abréviations

ADAM	algie dysfonctionnelle de l'appareil manducateur
ALD	affection de longue durée
ARN	acide ribonucléique
ATC	allotransplantation de tissu composite
ATM	articulation temporomandibulaire
ATP	adénosine triphosphate
AVC	accident vasculaire cérébral
CAE	conduit auditif externe
CBCT	*cone beam computed tomography*
CMV	cytomégalovirus
CNEMFO	complexe naso-ethmoïdo-maxillo-fronto-orbitaire
CRP	protéine C réactive
CSC	carcinome spinocellulaire
DONEF	dislocation orbito-naso-ethmoïdo-frontale
EBV	virus d'Epstein-Barr
ECG	électrocardiogramme
Hb	hémoglobine
HBPM	héparine de bas poids moléculaire
HPV	papillomavirus humain
HSV	herpes simplex virus
HTA	hypertension artérielle
Ig	immunoglobuline
INCA	Institut national du cancer
IRM	imagerie par résonance magnétique
LDH	lactate deshydrogénase
MALT	*mucosa associated lymphoid tissue lymphoma*
NFS	numération formule sanguine
OIM	occlusion en intercuspidation maximale
OMS	Organisation mondiale de la santé
ORL	oto-rhino-laryngologie
PCR	polymerase chain reaction
PGDF	platelet derived growth factor
RCP	réunion de concertation pluridisciplinaire
ROR	rougeole, oreillons, rubéole
RVG	radiovisiogramme
SADAM	syndrome algodysfonctionnel de l'appareil manducateur
SFAR	Société française d'anesthésie et de réanimation
SSM	mélanome à extension superficielle
TA	tension artérielle
TCA	temps de céphaline activée
TBM	tumeurs bénignes des maxillaires
TDM	tomodensitométrie
TEP	tomographie par émission de positons
TNM	*tumor, node, metastasis*
TP	taux de prothrombine
TS	temps de sédimentation
UICC	Union for International Cancer Control

Abréviations

VADS   voies aérodigestives supérieures
VHC   virus de l'hépatite C
VIH   virus de l'immunodéficience humaine
VS   vitesse de sédimentation

I

Connaissances

CHAPITRE 1

Anatomie craniofaciale

I. Rappels d'anatomie générale
II. Synthèse topographique – les régions faciales

Objectifs pédagogiques

Présenter un rappel des éléments anatomiques constituant le prérequis nécessaire à la compréhension des situations pathologiques traitées au long de l'ouvrage.

I. Rappels d'anatomie générale

La face est anatomiquement décrite entre la ligne capillaire en haut et la tangente à la pointe du menton en bas. Elle se divise en trois étages (figure 1.1) :
- supérieur ;
- moyen ;
- inférieur.

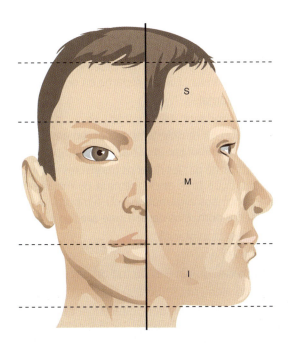

Figure 1.1. Les trois étages de la face : supérieur, moyen, inférieur.

Chirurgie maxillo-faciale et stomatologie
© 2017, Elsevier Masson SAS. Tous droits réservés

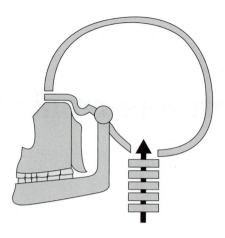

Figure 1.2. Équilibre cranio-facio-vertébral.

A. La face au sein de l'extrémité céphalique

Crâne et face sont intimement liés :
- la base du crâne est posée sur le pivot vertébral au niveau du foramen magnum (trou occipital) ;
- la face est donc déjetée en avant, suspendue sous l'étage antérieur de cette base ;
- la mandibule, seul os mobile craniofacial, est suspendue sous l'os temporal, pivotant autour de ses deux condyles.

L'ensemble crâne-face est ainsi en équilibre parfait (figure 1.2) pour répondre aux contraintes de la pesanteur et des forces masticatrices.

B. Squelette facial

Le squelette facial est composé d'une mosaïque osseuse dont la mandibule, mobile, constitue à elle seule le *massif facial inférieur*. Elle est répartie en deux entités :
- une portion dentée horizontale ;
- un ramus, ou partie ascendante, se terminant en avant par le processus coronoïde (ou coroné) donnant insertion au muscle temporal et, en arrière, par le condyle articulaire qui s'articule avec la fosse mandibulaire et le tubercule temporal.

Le *massif facial moyen* est formé par les deux os maxillaires réunis autour de l'orifice piriforme. Latéralement, l'os zygomatique (très anciennement os malaire) forme le relief osseux de la pommette et rejoint le processus zygomatique du temporal pour fermer la fosse temporale, coulisse du muscle du même nom. L'os nasal forme avec son homologue le faîte du toit nasal.

Le *massif facial supérieur* est craniofacial :
- ethmoïdofrontal médialement ;
- frontosphénoïdal au niveau du cône et du toit orbitaire ;
- frontozygomatique latéralement (figure 1.3).

Le tiers médian facial et les orbites sont donc directement en relation avec l'étage antérieur de la base du crâne, ce qui explique la fréquence des lésions mixtes craniofaciales, qu'elles soient traumatiques, tumorales ou malformatives. La mandibule est également en relation avec le crâne par l'intermédiaire de l'articulation temporomandibulaire (ATM), articulation bicondylaire à ménisque interposé, située juste en avant du méat acoustique externe (ou conduit auditif externe).

Os maxillaires et mandibule – portant la denture supérieure et inférieure – sont en relation par l'intermédiaire de l'articulé dentaire, système de référence unique et précieux lors des réductions fracturaires (figure 1.4).

La *poutre médiane* (figure 1.5) est ostéocartilagineuse et est constituée d'arrière en avant par :
- la lame perpendiculaire de l'os ethmoïde ;
- le septum cartilagineux, reposant sur le rail de l'os vomer, lui-même allant, tel un soc de charrue, de l'os sphénoïde aux os maxillaires.

La *mandibule* (figure 1.6a) s'articule :
- avec les os maxillaires par l'intermédiaire de l'articulé dentaire ;
- avec l'os temporal au niveau de l'articulation temporomandibulaire.

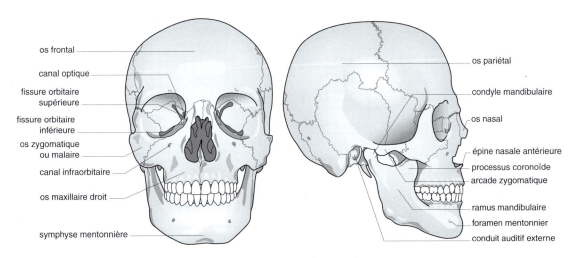

Figure 1.3. Éléments osseux constitutifs du massif facial.

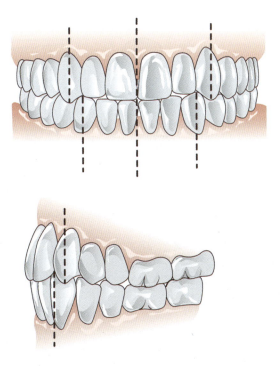

Figure 1.4. Articulé dentaire.

Après une simple rotation en début d'ouverture buccale, le condyle mandibulaire se translate physiologiquement en avant pour obtenir une ouverture buccale complète (figure 1.6b).

C. Biomécanique faciale

Structure pneumatisée, la face présente une architecture à poutres verticales destinées à encaisser les chocs masticateurs, donc verticaux (figure 1.7). Cette disposition de la trame osseuse explique la fragilité des structures lors de chocs frontaux et la fréquence des fractures secondaires à des traumatismes parfois minimes.

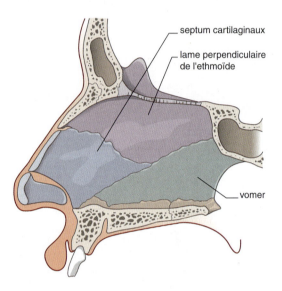

Figure 1.5. Poutre médiane septovomérienne.

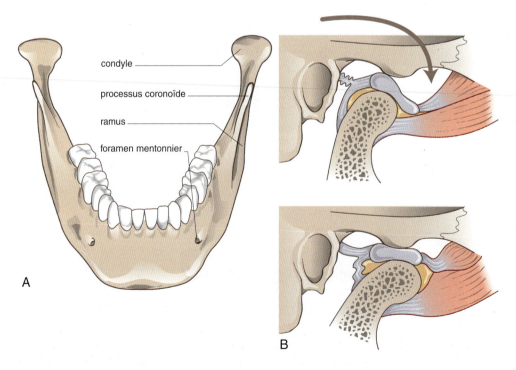

Figure 1.6. a. La mandibule. b. Les deux temps de l'ouverture buccale : rotation puis translation.

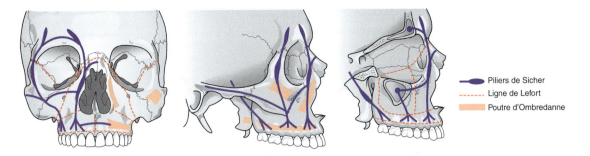

Figure 1.7. Piliers et poutres de l'architecture faciale.

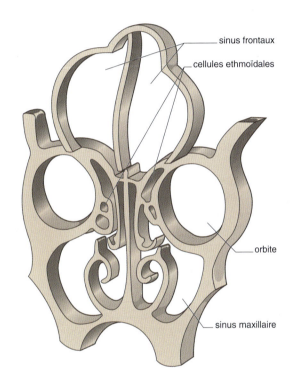

Figure 1.8. Structure pneumatisée de la face.

Cette structure cavitaire est constituée de cavités pleines (cavité buccale, orbites) et de cavités vides (cellules ethmoïdales, sinus frontaux, sinus maxillaires) (figure 1.8).

D. Denture, dentition

Les dents font partie du système alvéolodentaire comprenant :
- le parodonte : ligament alvéolodentaire, os alvéolaire, gencive (l'os alvéolaire naît et meurt avec la dent) ;
- la dent.

La dentition correspond à l'éruption naturelle des dents aux diverses époques de la vie (ce nom a une notion dynamique). La denture est l'ordre dans lequel des dents (naturelles ou artificielles) sont rangées (« une belle denture »).

Les dents évoluent en trois stades (cf. figure 2.28 au chapitre 2) :
- dentition déciduale, complète à 30 mois ;
- dentition mixte, débutant à 6 ans ;
- dentition définitive, en place à partir de 12 ans.

E. Tégument

Le tégument facial est souple et d'épaisseur inégale – la peau palpébrale est quatre fois moins épaisse que la peau jugale. La coloration est également variable d'un territoire à l'autre ; on peut isoler des zones esthétiques qui devront toujours être considérées dans leur ensemble structural lors des actes chirurgicaux.

Ce tégument est mobilisé par l'action des muscles peauciers (figure 1.9), dont la résultante des forces marque, avec le temps, les lignes de tension qui deviennent rides (figure 1.10) : toute cicatrice parallèle à ces lignes de tension sera a priori discrète ; toute cicatrice perpendiculaire à ces lignes de tension risque de s'élargir.

F. Vascularisation

Presque toute la face est vascularisée par les branches collatérales ou terminales du système carotidien externe.

Les anastomoses sont nombreuses, ce qui explique l'abondance des saignements en traumatologie faciale, mais aussi l'excellente vascularisation du tégument.

Le carrefour des systèmes carotide interne/carotide externe se situe médialement dans la région orbitonasale. Ces anastomoses doivent toujours être présentes à l'esprit, notamment pour la prise en charge des épistaxis (figure 1.11).

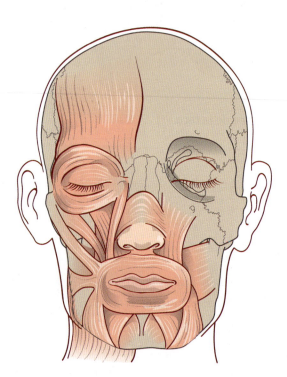

Figure 1.9. Muscles peauciers.

Anatomie craniofaciale

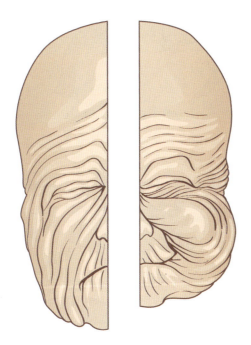

Figure 1.10. Lignes de tension.

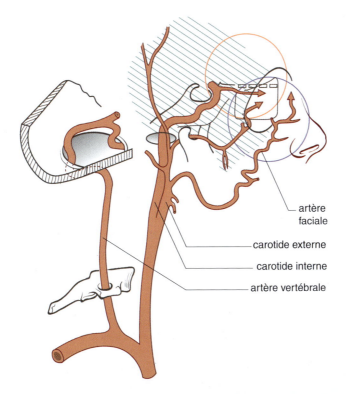

- artère faciale
- carotide externe
- carotide interne
- artère vertébrale

Figure 1.11. Carrefour vasculaire entre les systèmes carotide interne et carotide externe (vu du côté droit).

G. Innervation

La figure 1.12 permet d'observer l'ensemble de l'innervation craniofaciale.

Connaissances

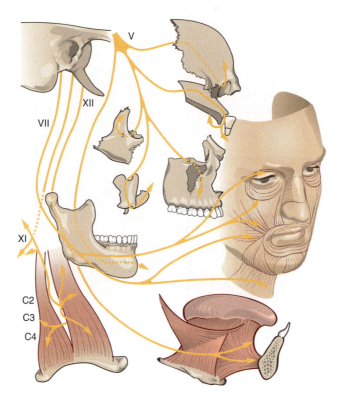

Figure 1.12. Innervation faciale.

1. Innervation motrice

Innervation des muscles peauciers

Ils sont sous la dépendance du nerf facial (VIIe paire crânienne).

Innervation des muscles masticateurs

Ils sont innervés par le nerf trijumeau (Ve paire crânienne).

Innervation de l'élévateur de la paupière supérieure

Elle est assurée par le nerf oculomoteur (IIIe paire crânienne).

2. Innervation sensitive

Elle est presque entièrement assurée par le trijumeau (V1, V2, V3) ; seuls l'auricule et la région angulomandibulaire dépendent du plexus cervical (figure 1.13).

H. Muscles masticateurs

Les muscles masticateurs sont représentés dans la figure 1.14.

1. Élévateurs

Les muscles masticateurs élévateurs sont au nombre de quatre :

Anatomie craniofaciale

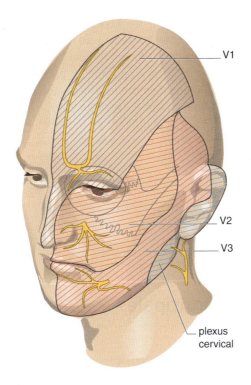

Figure 1.13. Territoires d'innervation sensitive.

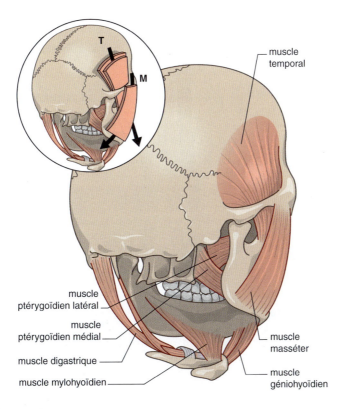

Figure 1.14. Muscles masticateurs.

- temporal : le plus puissant, étalant ses fibres sur la partie squameuse du temporal, puis glissant dans la coulisse temporale en dedans de l'arcade zygomatique, il s'insère sur toute la hauteur du processus coronoïde de la mandibule ;
- masséter et ptérygoïdien médial se disposent de part et d'autre du ramus mandibulaire (masséter latéralement, ptérygoïdien médialement, comme son nom l'indique). Le muscle ptérygoïdien médial participe en outre à la diduction ;
- le ptérygoïdien latéral mobilise la mandibule en mouvements de propulsion et de diduction.

2. Abaisseurs

Jouant un rôle secondaire dans la mastication, les muscles abaisseurs sont au nombre de trois :
- mylohyoïdien ;
- géniohyoïdien ;
- digastrique.

I. Glandes salivaires principales

1. Glande parotide

Paire et symétrique, située dans la loge parotidienne, elle abrite l'arborisation du nerf facial qui émerge du crâne par le foramen stylomastoïdien (figure 1.15). Son conduit excréteur est le conduit parotidien (canal de Sténon) dont l'ostium s'ouvre à la face interne de la joue, en regard de la deuxième molaire supérieure.

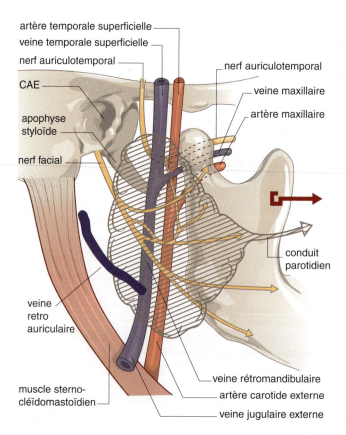

Figure 1.15. Loge parotidienne : un crochet tracte le ramus vers l'avant pour dégager la vision de la loge. CAE : conduit auditif externe.

2. Glande submandibulaire (sous-maxillaire)

Paire et symétrique, elle est située dans la loge submandibulaire, en dedans de la branche horizontale mandibulaire, sous le plancher buccal (figure 1.16). Son conduit excréteur est le conduit submandibulaire (canal de Wharton) dont l'ostium s'ouvre sur le plancher buccal antérieur juste en dehors du frein lingual.

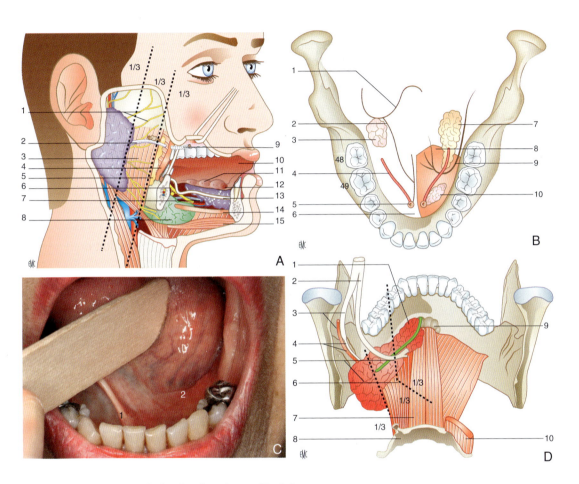

Figure 1.16. Rapports de la glande submandibulaire.

a. **Les trois tiers du conduit parotidien** : tiers postérieur intraglandulaire, tiers antérieur en avant du bord antérieur du masséter et tiers moyen entre les deux autres tiers. 1. Nerf facial (branche temporofaciale) ; 2. glande parotide et conduit parotidien ; 3. muscle masséter ; 4. muscle buccinateur ; 5. corps adipeux de la joue ; 6. nerf lingual ; 7. conduit submandibulaire ; 8. glande submandibulaire ; 9. terminaison du conduit parotidien ; 10. langue ; 11. ostia des canaux de la glande sublinguale ; 12. ostium du conduit de la langue submandibulaire ; 13. glande sublinguale ; 14. muscle mylohyoïdien ; 15. muscle géniohyoïdien. b. **Plancher buccal et glande submandibulaire**. 1. Repli palatoglosse ; 2. sillon pelvilingual ; 3. pôle supérieur accessible au doigt endobuccal ; 4. prolongement antéro-interne et conduit submandibulaire ; 5. ostium du conduit submandibulaire ; 6. frein de la langue ; 7. glande submandibulaire ; 8. bord postérieur du muscle mylohyoïdien ; 9. nerf lingual sous-croisant le conduit submandibulaire ; 10. glande sublinguale crête salivaire. c. **Plancher buccal antérieur**. 1. Orifice du conduit submandibulaire gauche (caroncule salivaire) ; 2. crête salivaire. d. **Les trois tiers du conduit submandibulaire** : tiers postérieur intraglandulaire, tiers antérieur en avant du croisement avec le nerf lingual et tiers moyen entre les deux autres tiers. 1. glande sublinguale ; 2. nerf lingual ; 3. nerf alvéolaire inférieur ; 4. pédicule mylohyoïdien ; 5. conduit submandibulaire ; 6. muscle mylohyoïdien ; 7. muscle géniohyoïdien ; 8. os hyoïde ; 9. géni ; 10. muscle hyoglosse. *Source : C. Chossegros, A. Varoquaux, C. Collet. Lithiases et sténoses salivaires. EMC - Chirurgie orale et maxillo-faciale 2015 ; 10(4):1–18.*

Connaissances

Dans sa loge, la glande submandibulaire contracte des rapports étroits avec :
- la branche cervicofaciale du nerf VII ;
- le nerf XII ;
- le nerf lingual ;
- les vaisseaux faciaux.

3. Glande sublinguale

Paire et symétrique, située sous le plancher buccal, elle est la plus petite des glandes salivaires principales. Elle déverse ses sécrétions dans la cavité buccale par une multitude de conduits excréteurs s'ouvrant dans le plancher buccal antérieur.

II. Synthèse topographique – les régions faciales

L'interdépendance des différentes régions de la face peut être schématisée en cinq sous-ensembles organisés autour d'un pivot central, le sphénoïde (figure 1.17) :

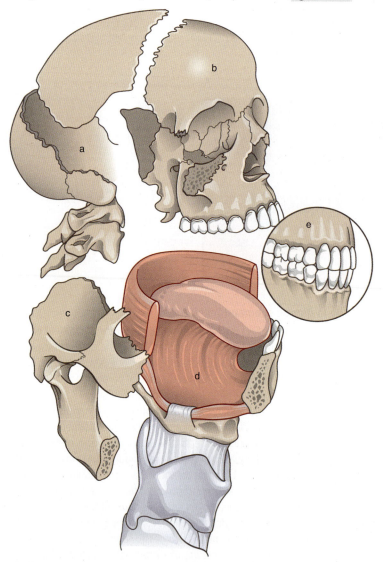

Figure 1.17. Régions craniofaciales.

- l'arrière-crâne : occipitovertébral (a);
- l'avant-crâne : frontofacial (b);
- secteur latéral : craniomandibulaire (c);
- secteur viscéral : hyo-linguo-mandibulaire (d);
- secteur de relation maxillomandibulaire : alvéolodentaire (e).

A. Région centrofaciale

En avant, c'est la proéminence de la pyramide nasale ostéocartilagineuse : le nez osseux est constitué essentiellement par les processus frontaux des os maxillaires (apophyses montantes).

Les os nasal (os propres) ne forment que le faîte du toit nasal.

Le nez cartilagineux comprend une cloison médiane (ou septum) et deux auvents cartilagineux constitués par les cartilages triangulaires. La pointe du nez est dessinée par les cartilages alaires (figure 1.18).

La richesse vasculaire du nez est liée à la présence du carrefour carotide interne/carotide externe par l'intermédiaire des vaisseaux ethmoïdaux antérieurs et sphénopalatins (figure 1.19).

En arrière, la charnière craniofaciale est constituée par l'ethmoïde avec les deux labyrinthes (masses latérales) pneumatisés dont la face externe construit la plus grande partie de la paroi interne des orbites.

La lame criblée est traversée par les filets olfactifs et met ainsi directement en relation le nez et l'étage antérieur de la base du crâne.

Enfin, la lame perpendiculaire médiane, sur laquelle s'appuie le septum cartilagineux, forme la cloison postérieure du nez (figure 1.20).

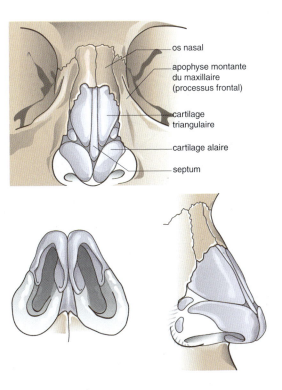

Figure 1.18. Architecture cartilagineuse du nez.

Connaissances

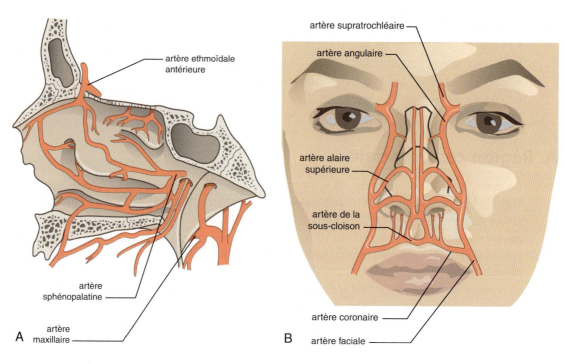

Figure 1.19. Vascularisation de la pyramide nasale.

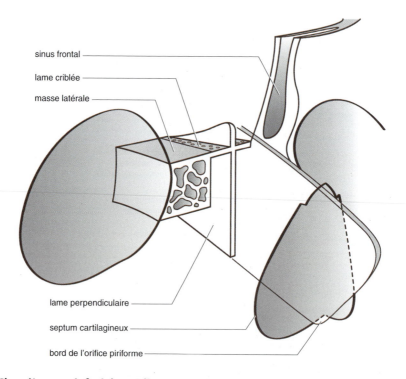

Figure 1.20. Charnière craniofaciale médiane.

B. Région orbitopalpébrale

1. Globe oculaire

Le globe oculaire n'occupe qu'une place très antérieure dans l'orbite osseuse (figure 1.21).

2. Système palpébral

Il permet la protection du globe. Dans ce rôle, la paupière supérieure est prééminente. La rigidité palpébrale est assurée par le tarse et la mobilité dépend de deux muscles essentiels (figure 1.22) :

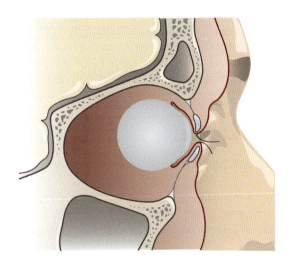

Figure 1.21. Le globe oculaire dans l'orbite.

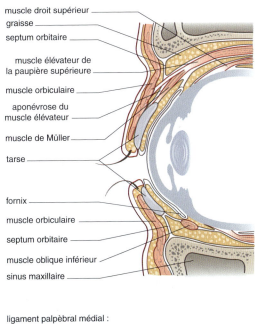

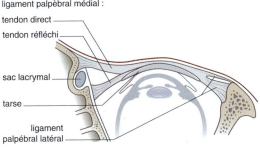

Figure 1.22. Système palpébral.

- le muscle orbiculaire, innervé par le nerf facial, permet la fermeture des deux paupières ;
- le muscle élévateur de la paupière supérieure, innervé par le nerf oculomoteur (III), permet l'ouverture palpébrale par traction sur le tarse.

3. Système lacrymal

La glande lacrymale, située dans l'angle supérolatéral de l'orbite, assure une humidification permanente du globe (figure 1.23). Les larmes sont ensuite aspirées au niveau des points lacrymaux (ou méats lacrymaux) grâce au balayage palpébral du clignement. Suivant les canalicules, puis le sac lacrymal, ces larmes sont évacuées dans le nez par le conduit lacrymonasal.

C. Auricule (oreille externe)

Cornet acoustique d'architecture complexe, le pavillon est aussi un élément de l'identité individuelle (figure 1.24).

Sur un plan horizontal, le méat (ou conduit) acoustique externe a une direction de dehors en dedans et un peu d'arrière en avant (figure 1.25). Sur une coupe verticale frontale, on peut diviser le méat acoustique externe en une partie latérale cartilagineuse et une partie médiale osseuse (figure 1.26).

C'est le plus souvent au niveau de cette jonction que le conduit se déchire lors des fractures du condyle mandibulaire, ce qui explique l'otorragie fréquente dans ces traumatismes.

Les différents plans du pavillon s'articulent entre eux à environ 90° les uns des autres (figure 1.27).

Le grand axe du pavillon est à peu près parallèle à la ligne du profil du nez et sa hauteur est comprise entre une horizontale passant par la queue du sourcil et une seconde passant par la lèvre supérieure (figure 1.28).

Enfin, l'ensemble du pavillon se dégage du plan du crâne selon un angle d'environ 40° (figure 1.29).

L'innervation sensitive est assurée pour les trois quarts par le rameau auriculaire du plexus cervical superficiel. Seule la conque est innervée par le nerf facial (zone de Ramsay-Hunt) et le tragus par le nerf auriculotemporal, branche du nerf V (figure 1.30).

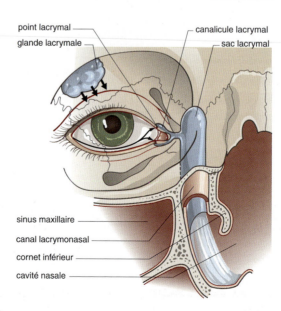

Figure 1.23. Système lacrymal.

Anatomie craniofaciale

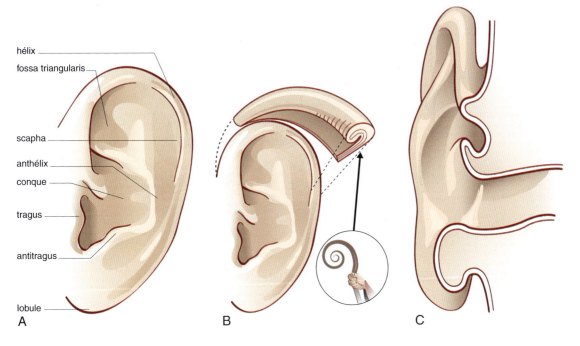

Figure 1.24. Architecture de l'auricule.

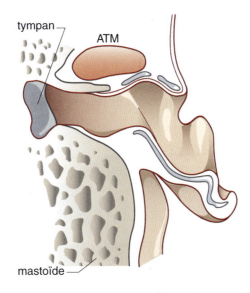

Figure 1.25. Orientation du méat acoustique externe dans le plan horizontal.

D. Cavité buccale

Limitée en avant par le sphincter labial, la cavité buccale (figures 1.31 et 1.32) s'ouvre en arrière sur l'axe aérodigestif du pharynx.

En haut, la cavité buccale et les fosses nasales sont séparées par les lames palatines des os maxillaires, recouvertes de muqueuse, constituant le palais dans la cavité orale et le plancher des fosses nasales, dans la cavité nasale. À la partie postérieure du palais, le voile, structure musculaire complexe, est l'élément indispensable à la modulation des sons, l'incompétence vélopharyngée se traduisant par une voix nasonnée. Il participe à la ventilation de l'oreille moyenne, par l'intermédiaire de la trompe d'Eustache.

Connaissances

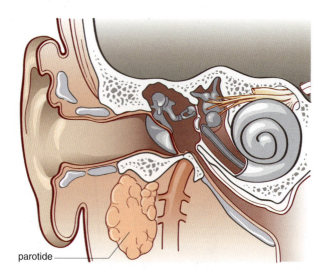

parotide

Figure 1.26. Méat acoustique externe en coupe frontale.

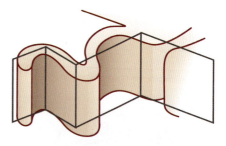

Figure 1.27. Articulation à 90° des différents plans de l'auricule.

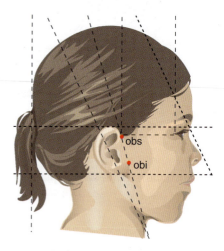

Figure 1.28. Place et orientation du pavillon auriculaire.

La langue occupe l'espace de cette cavité buccale, dans la concavité de l'arche mandibulaire, dont elle est séparée par le plancher buccal, puis la gencive.

Les deux points d'appui osseux des muscles de la langue sont la mandibule en avant et l'os hyoïde plus en arrière.

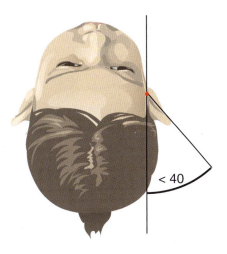

Figure 1.29. Angulation du pavillon auriculaire.

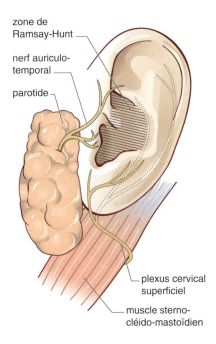

Figure 1.30. Innervation sensitive de l'auricule. Le nerf auriculotemporal est une branche sensitive du nerf mandibulaire (V3). La zone de Ramsay-Hunt est innervée par le nerf intermédiaire de Wrisberg (VII*bis*, contingent sensitif du nerf facial VII).

Les joues constituent les parois latérales. Le muscle buccinateur (allié précieux des trompettistes) est traversé par le conduit parotidien, qui suit ainsi un trajet en baïonnette pour s'ouvrir en regard du collet de la première ou de la deuxième molaire supérieure.

E. Régions profondes de la face

Les régions profondes de la face se situent en arrière du massif maxillozygomatique, en dedans du ramus mandibulaire et en dehors du pharynx. Elles sont représentées par :
- la fosse infratemporale ;
- les espaces latéropharyngés.

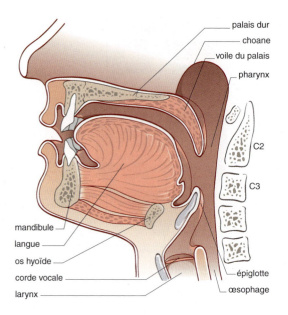

Figure 1.31. Coupe sagittale de la cavité buccale.

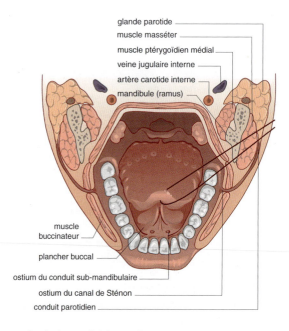

Figure 1.32. Coupe horizontale de la cavité buccale.

La fosse infratemporale comporte elle-même trois parties :
- l'espace rétro-zygomato-maxillaire, occupé par le corps adipeux de la bouche et le processus coronoïde de la mandibule, sur lequel se fixe le tendon du muscle temporal ;
- la fosse ptérygopalatine, entre la tubérosité maxillaire en avant et le processus ptérygoïde en arrière, lieu de passage du nerf et de l'artère maxillaires, où se place l'important ganglion ptérygopalatin ;
- l'espace ptérygoïdien avec le processus ptérygoïde et, étendus de celui-ci au ramus, les muscles ptérygoïdiens latéral (quasi horizontal) et médial (quasi vertical). Y cheminent l'artère maxillaire et ses nombreuses branches de division, le plexus veineux ptérygoïdien et les branches du nerf mandibulaire. Les interstices entre les muscles et les éléments vasculonerveux sont comblés par du tissu adipeux.

Les espaces latéropharyngés sont divisés de chaque côté en espace pré- et rétrostylien. L'espace préstylien, en avant du diaphragme stylien, contient la partie profonde de la glande parotide, du tissu cellulaire et, surtout, le corps adipeux parapharyngé. L'espace rétrostylien est une zone de passage vertical entre la base du crâne et le cou. Y cheminent l'artère carotide interne, la veine jugulaire interne et les quatre derniers nerfs crâniens : IX, X, XI, XII.

> **Points clés**
>
> Il y a intimité anatomique entre tiers médian facial et étage antérieur de la base du crâne : attention aux risques d'atteinte méningée lors des traumatismes, infections, tumeurs de cette région.
> Une référence incontournable de l'architecture osseuse faciale est l'articulé dentaire.
> La mimique faciale dépend du nerf facial, sa sensibilité des trois branches (V1, V2, V3) du nerf trijumeau.

Pour en savoir plus

Bonfils P, Chevallier J-M. Anatomie, tome 3. Paris : Flammarion médecine-sciences ; 1998.

Chevrel JP, Fontaine C. Tête et cou. Anatomie clinique, tome 3. Paris : Springer-Verlag ; 1996.

Kamina P. Précis d'anatomie clinique, tome 2. Paris : Maloine ; 1990.

Pernkopf E. Atlas of topographical and applied human anatomy. Baltimore-Munich : Urban & Schwarzenberg ; 1980.

Rohen JW, Yokochi C. Atlas photographique d'anatomie systématique et topographique. Paris : Vigot ; 1991.

CHAPITRE 2

Examen de la face et de la cavité buccale

I. Anatomie pratique de la face et zones d'intérêt chirurgical
II. Interrogatoire
III. Examen clinique
IV. Examens paracliniques

Objectifs pédagogiques

Savoir examiner un patient présentant une affection oro-maxillo-faciale : débuter par l'interrogatoire, l'examen clinique (inspection, palpation, percussion, auscultation, transillumination), puis envisager des examens paracliniques orientés (radiologiques, sanguins, bactériologiques, anatomopathologiques, etc.).

I. Anatomie pratique de la face et zones d'intérêt chirurgical

1. Importance de l'examen clinique : anatomie pratique de la face et zones d'intérêt chirurgical

Le squelette facial présente des caractéristiques propres expliquant la dynamique des chocs et les conséquences traumatiques :

- la proéminence de certains reliefs (pavillons auriculaires, nez, os zygomatiques, incisives supérieures, etc.) explique leur atteinte privilégiée en cas de traumatisme facial (fracture des os propres du nez, fracture-enfoncement de l'os de la pommette, fracture alvéolodentaire des incisives centrales supérieures, etc.) ;
- les cavités du massif facial (orbitaires, sinusiennes frontales, sinusiennes ethmoïdales, sinusiennes maxillaires, fosses nasales, cavité buccale) doivent être explorées lors de l'examen clinique du patient ;
- la mandibule est le seul os mobile du massif facial : lors du traumatisme, l'arche mandibulaire absorbe le choc en se déplaçant, se luxant (traumatisme des ATM, contusion méniscale, luxation, etc.) ou se fracturant (choc mentonnier, plaie mentonnière, fracture des condyles mandibulaires et otorragie par fracture de l'os tympanal et plaie des conduits auditifs externes ; fracture mandibulaire bi- ou trifocale).

Les éléments nobles des parties molles du visage peuvent être lésés par une plaie et/ou un fragment osseux fracturé venant léser l'élément anatomique voisin – plaie du globe oculaire, contusion ou incarcération d'un muscle oculomoteur, plaie du nerf facial, plaie d'un rameau du nerf trijumeau, contusion ou section du nerf infraorbitaire, plaie du conduit parotidien (canal de Sténon) ou du conduit submandibulaire (canal de Wharton), plaie d'une artère ou d'une veine faciale.

La stomatologie est une spécialité médicochirurgicale s'attachant à l'étude des affections de la cavité buccale, des dents et de ses annexes (glandes salivaires notamment).

Chirurgie maxillo-faciale et stomatologie
© 2017, Elsevier Masson SAS. Tous droits réservés

Plus récemment, la chirurgie orale s'attache à la prise en charge des affections dentaires, parodontales (dont l'os alvéolaire) et muqueuses buccales.

La chirurgie maxillofaciale est plus complète, capable d'appréhender les pathologies de la face en tant que squelette osseux et enveloppe cutanéomusculaire. Elle peut ainsi être chirurgie cancérologique, réparatrice, traumatologique, orthognathique, plastique et esthétique des mâchoires et de l'extrémité céphalique.

La séméiologie des affections oro-maxillo-faciales procède des mêmes méthodes d'investigation que celles des autres parties de l'organisme. La méthodologie est fondée sur l'interrogatoire, l'examen clinique (inspection, palpation, percussion, auscultation, transillumination) puis, seulement alors, des examens paracliniques (radiologiques, sanguins, bactériologiques, anatomopathologiques, etc.).

> L'examen clinique buccofacial rigoureux et systématique est une étape indispensable de la démarche diagnostique devant une pathologie de la sphère orofaciale. Le caractère parfois impressionnant des traumatismes maxillofaciaux ainsi que l'œdème important qui s'y associe peuvent parfois rendre cet examen clinique difficile.

II. Interrogatoire

L'interrogatoire doit précéder l'examen du patient. Le sexe, l'âge, les habitudes de vie du patient (profession, tabagisme, alcoolisme, situation familiale), les antécédents personnels et familiaux du patient, ses éventuelles allergies, ses traitements habituels et récents sont consignés dans une observation datée comportant l'identification du praticien. Ses objectifs sont :

- rapporter les signes généraux (asthénie, perte de poids, fièvre, anorexie) ;
- relever les signes fonctionnels (douleurs en l'évaluant sur une échelle de 1 à 10) ;
- préciser les circonstances et l'heure de l'incident en cas de pathologie aiguë (traumatologique par exemple) ;
- évaluer l'évolutivité de la pathologie dans un cadre chronique (matinale, nocturne, postprandiale, etc.) ;
- énoncer la motivation principale de sa consultation.

Cette première étape de l'examen, par sa « rigueur empathique », institue les bases d'une relation de confiance entre le patient et son médecin.

III. Examen clinique

Bilatéral et comparatif, il commence classiquement par l'examen cervicofacial (exobuccal) et se poursuit par l'examen de la cavité buccale et des structures endobuccales. Les données de ces examens guideront la prescription d'examens complémentaires. Enfin, les éventuelles implications médicolégales de cet examen buccofacial doivent être gardées à l'esprit, avec un souci de qualité rédactionnelle de l'observation médicale (date, heure, auteur) résumant les données de cet examen et précisant l'intégrité ou non des éléments nobles du pôle céphalique. La photographie médicale est essentielle au dossier médical du patient en chirurgie maxillofaciale (même devant un examen clinique a priori normal). Le dossier photographique doit comporter des clichés de face, profil droit et gauche, trois quarts droit et gauche, en plongée et en contreplongée, ainsi que des photographies endobuccales. Les photographies doivent se faire avec un bon éclairage et les cheveux dégagés. Le patient doit donner son accord pour les réaliser, lorsqu'il est en état de le faire.

A. Examen cervicofacial

1. Inspection cervicofaciale

La face s'étend de la racine des cheveux jusqu'à un plan théorique horizontal passant par le bord basilaire du corps de la mandibule et se subdivise en plusieurs régions mentionnées sur la figure 2.1.

Inspection statique

L'analyse esthétique globale de la face examinera (vidéo 1) :
- la forme générale du visage ;
- la symétrie des éléments marquants du relief du visage (nez, oreilles, lèvres, pommettes, menton) ;
- l'équilibre et la projection relative des différents étages du massif facial (tiers supérieur, moyen et inférieur) dans les plans frontal et sagittal ;
- le parallélisme des lignes bipupillaire et bicommissurale dans les plans frontal et sagittal ;
- une anomalie de projection des globes oculaires (exophtalmie ou énophtalmie) : à quantifier en millimètres grâce à un ophtalmomètre (de Hertel, par exemple) ;
- la distance interpupillaire (son augmentation sera le signe d'un hypertélorisme) et la distance intercanthale (son augmentation sera le signe d'un télécanthus) ;
- une anomalie de posture de la région cervicocéphalique (torticolis par contracture uni- ou bilatérale des muscles sterno-cléido-mastoïdiens par exemple).

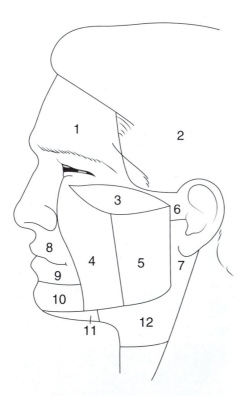

Figure 2.1. Subdivision de la face et du cou en différentes régions.
1. Frontale ; 2. temporale ; 3. zygomatique ; 4. massétérine (génienne haute et basse) ; 5. parotidienne ; 6. prétragienne ; 7. rétromandibulaire ; 8. labiale supérieure ; 9. labiale inférieure ; 10. mentonnière ; 11. sous-mentonnière ; 12. pharyngomandibulaire.

Connaissances

L'inspection statique recherchera plus précisément les lésions ou anomalies suivantes :
- aspect de la chevelure et des phanères faciaux (cils, sourcils, moustache, etc.) et leur ligne d'implantation (figure 2.2) ;
- grain et texture du revêtement cutané, anomalie de texture cutanée (érythème, cyanose, angiodysplasie, angiome) (figure 2.3) ;

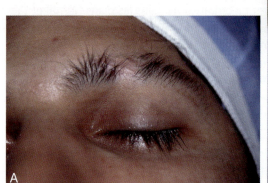
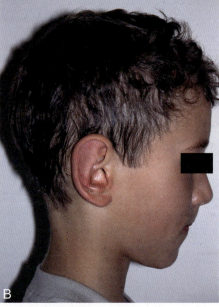

Figure 2.2. Aspect de la chevelure et des phanères faciaux. a. Amputation traumatique de la portion médiane du sourcil gauche. b. Niveau de la ligne d'implantation frontale et occipitale des cheveux.

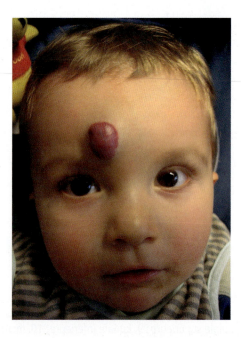

Figure 2.3. Inspection, anomalie de texture et couleur cutanée : hémangiome infantile frontal d'un enfant de 1 an.

Examen de la face et de la cavité buccale

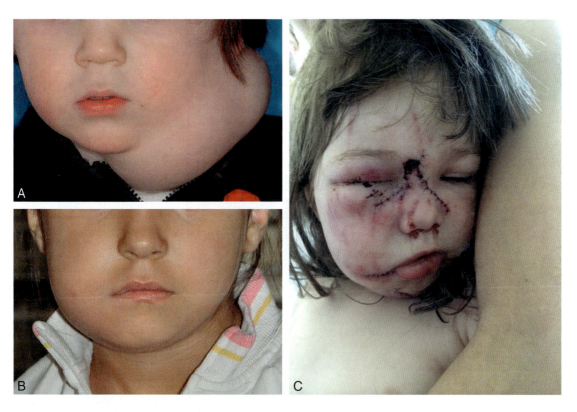

Figure 2.4. Tuméfaction cervicofaciale (toujours noter sa localisation, son importance, la date et l'heure de l'examen). a. Lymphangiome cervical gauche. b. Tuméfaction périmandibulaire gauche correspondant à une cellulite génienne basse droite d'origine dentaire (molaire mandibulaire droite). c. Œdème facial post-traumatique.

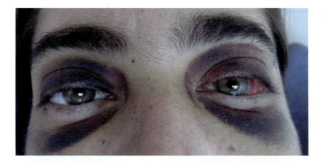

Figure 2.5. Ecchymose périorbitaire bilatérale « en lunette ».

- présence d'un œdème ou d'une tuméfaction (localisation, importance) (figure 2.4);
- présence d'une ecchymose (superficielle) ou hématome (profond) (taille, localisation) (figure 2.5);
- présence d'une ou plusieurs plaies : en noter la localisation, la taille, la profondeur et l'orientation sur un schéma récapitulatif précis et daté (figure 2.6);
- existence d'un écoulement par les orifices naturels du massif facial : noter son caractère muqueux, séreux (otorrhée, rhinorrhée, hypersialie) ou sanglant (otorragie, épistaxis, hématémèse) et son abondance (figure 2.7).

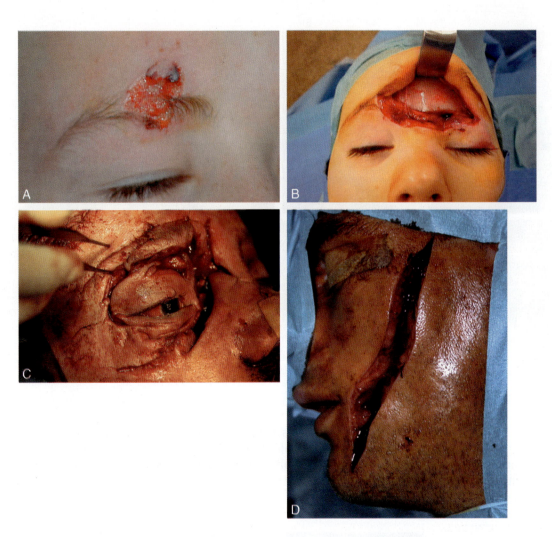

Figure 2.6. Inspection cervicofaciale à la recherche d'une plaie. Toujours en noter la localisation, la taille, la profondeur et l'orientation sur un schéma récapitulatif précis et daté. a. Plaie par morsure de chien avec amputation du sourcil (chez un enfant). b. Plaie avec décollement sous-périosté (chez un enfant). c. Plaie faciale complexe contuse et dilacérée orbitopalpébrale droite intéressant les paupières et les voies lacrymales. d. Plaie franche, propre, hémifaciale gauche, faisant surtout redouter une section artérioveineuse, nerveuse faciale (risque d'atteinte d'un ou plusieurs rameaux du nerf VII) et/ou salivaire (glande parotide et conduit parotidien gauche).

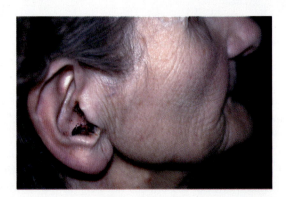

Figure 2.7. Exemple d'otorragie : écoulement sanglant (devenu sec) découvert à l'inspection de la conque de l'oreille droite d'une patiente venue consulter après une chute de sa hauteur, sur le menton.

Examen de la face et de la cavité buccale

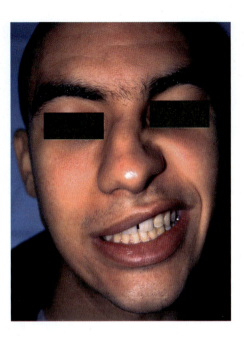

Figure 2.8. Patient à qui on demande de sourire et chez qui on décèle une paralysie faciale droite périphérique.

Inspection dynamique
Elle complète l'inspection statique de la face.

Motricité faciale globale (vidéos 2, vidéos 3)
La mise en jeu des différents muscles du visage permet de déceler un déficit moteur dans un ou plusieurs territoires du nerf facial. Elle est appréciée en demandant au patient d'effectuer différentes mimiques, en souriant de façon forcée (*muscles zygomatiques – rameau infra-orbitaire de la branche temporofaciale du VII*) (figure 2.8) en gonflant les joues (*muscle buccinateur – rameaux buccaux supérieurs de la branche temporofaciale*), en haussant les sourcils (*muscle frontal – rameaux temporaux de la branche temporofaciale*) et en fermant fort les yeux (*muscle orbiculaire des paupières – rameaux palpébraux de la branche temporofaciale*).

Elle permet de faire la différence entre un déficit partiel ou complet, central ou périphérique.

Cet examen vise à dépister une parésie (déficit partiel) ou une paralysie (déficit complet) par une atteinte centrale (hémifaciale) ou périphérique (limité à un seul territoire) du nerf facial (VIIe paire crânienne).

Motricité extrinsèque oculaire (figure 2.9) (vidéo 4)
Les paires crâniennes III, IV et VI sont testées en demandant au patient de suivre le doigt de l'examinateur dans les différentes directions du regard externe (VI), en haut et en dehors (IV), en bas et en dehors (III).

Fonction des autres paires de nerfs crâniens
L'examen des autres paires de nerfs crâniens doit également être réalisé, en particulier celui des nerfs optique (I), olfactif (II), trijumeau (V) (cf. figure 1.13 au chapitre 1) (vidéo 5) et cochléovestibulaire (VIII). L'examen des paires crâniennes IX (nerf glossopharyngien) et XII (nerf grand hypoglosse) appartient à l'examen endobuccal.

Fonction manducatrice (vidéo 6, vidéo 7)
On notera l'amplitude de l'ouverture buccale maximale (normal = 45 ± 5 mm chez l'adulte) ainsi que le chemin d'ouverture, normalement rectiligne. L'amplitude des mouvements de diduction (ou latéralité) et de propulsion (antéposition) sera également évaluée.

Connaissances

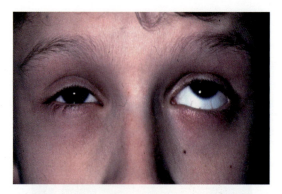

Figure 2.9. Ophtalmoplégie verticale dans un contexte de traumatisme de l'orbite, signant une fracture du plancher de l'orbite droite avec incarcération du muscle droit inférieur.

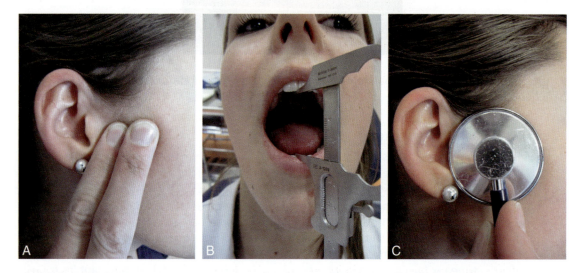

Figure 2.10. Palpation et auscultation des articulations temporomandibulaires. a. Palpation bouche ouverte/bouche fermée, à la recherche d'un ressaut articulaire. b. L'utilisation d'un pied à coulisse permet la mesure de l'ouverture buccale (normale entre 40 à 50 mm). c. Auscultation au stéthoscope pour une appréciation auditive de la normalité du jeu articulaire des ATM : absence de claquement et de craquements.

2. Palpation cervicofaciale

Zone saillante ou douloureuse

La palpation du massif facial est réalisée au mieux après s'être réchauffé les mains et en se plaçant en arrière d'un patient assis ou semi-couché, ce qui permet de réaliser un examen bilatéral comparatif. Pour le confort du patient, il est souhaitable de débuter la palpation à distance d'une zone douloureuse éventuelle.

La palpation des reliefs du squelette facial recherche un point douloureux exquis, une mobilité anormale et/ou une déformation faisant évoquer une lésion osseuse (ostéite, tumeur osseuse, fracture). On en notera alors les limites, le caractère douloureux, la fluctuance et la mobilité par rapport aux plans superficiel et profond (vidéo 8, vidéo 9).

Articulations temporomandibulaires

La palpation des articulations temporomandibulaires (ATM) vérifiera la bonne mobilité des condyles (figure 2.10a) (vidéo 10) : ouverture buccale normale (40 à 50 mm) (figure 2.10b),

Examen de la face et de la cavité buccale

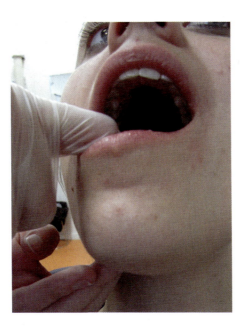

Figure 2.11. Le palper bidigital (un doigt endobuccal rejoignant un doigt exobuccal) permet une appréciation de la consistance des tissus s'interposant entre les deux doigts.

mouvement symétrique, absence de claquements, ressauts, craquements ou douleurs provoqués lors des mouvements mandibulaires, pouvant alors faire évoquer un syndrome algodysfonctionnel de l'appareil manducateur (SADAM).

L'auscultation des articulations recherchera un bruit anormal (grincement, craquement) à l'ouverture et/ou à la fermeture (figure 2.10c).

Sensibilité cervicofaciale

L'examen de la sensibilité du massif facial explorera les territoires sensitifs du nerf trijumeau (V) : le rameau ophtalmique (V1) donnant la sensibilité frontale, le rameau maxillaire ou infraorbitaire (V2) la sensibilité de l'étage moyen du visage (pommettes, nez, sillon nasogénien, lèvre et gencive supérieures), et le rameau mandibulaire (V3) la sensibilité de la portion inférieure du visage (cf. figure 1.13 au chapitre 1), sans oublier la zone de Ramsay-Hunt innervée par le nerf intermédiaire de Wrisberg (VIIbis) et les régions angulomandibulaire et cervicale innervées par le plexus cervical superficiel (vidéo 11, vidéo 12).

On y recherche un trouble de la sensibilité : une zone d'hypoesthésie, d'hyperesthésie ou de paresthésies (picotements, fourmillements).

Glandes salivaires et ganglions

La palpation des aires de projection des glandes salivaires (préauriculaire pour la glande parotide, loge submandibulaire pour la glande du même nom, plancher buccal de chaque côté du frein lingual pour la glande sublinguale) recherche une tuméfaction et/ou une douleur provoquée dans ces zones et/ou un écoulement (vidéo 13). Le palper bidigital se pratique par un doigt endobuccal venant faire contre-appui au doigt exobuccal (figure 2.11) (vidéo 14, vidéo 15).

Au niveau du cou, la palpation des aires ganglionnaires est un temps essentiel de l'examen clinique cervicofacial. La palpation des aires ganglionnaires doit explorer les différentes aires cervicofaciales (figure 2.12) à la recherche d'adénopathies. L'examinateur se placera derrière le patient, les doigts en crochets, et précisera le nombre (adénopathie unique ou polyadénopathie), la localisation, la consistance, la mobilité par rapport aux plans superficiel et profond, et la sensibilité des adénopathies palpées (figure 2.13) (vidéo 16).

Connaissances

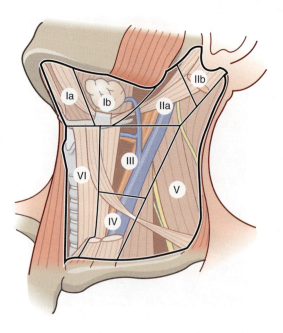

Figure 2.12. Les différentes aires ganglionnaires cervicales sont figurées sur un schéma qui est complété lors de l'examen en consultation ou sous anesthésie générale. Daté et signé, ce schéma sert dans la stadification et l'évolution de la pathologie.
Ia : groupe submental ; Ib : groupe submandibulaire ; IIa : groupe sous-digastrique ; IIb : groupe supraspinal et rétrospinal ; III : groupe supra-omo-hyoïdien ; IV : groupe jugulocarotidien bas ; V : groupe spinal ; VI : groupe récurrentiel.

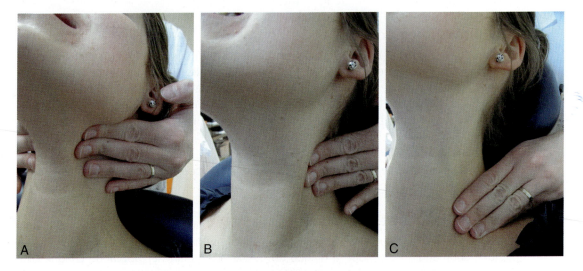

Figure 2.13. Les différentes étapes de la palpation cervicale. a. Palpation jugulocarotidienne. b. Palpation spinale postérieure. c. Palpation sus-claviculaire.

Un kyste ou une tumeur peut tout autant être décelé(e).
La loge thyroïdienne sera aussi palpée.
La détection d'une tuméfaction cervicale impose d'en préciser le nombre, la taille, son caractère inflammatoire ou non, mou ou dure, mobile ou fixé, sensible ou non. Le mieux est de consigner les informations sur un schéma daté et signé.

Examen de la face et de la cavité buccale

3. Auscultation faciale

L'auscultation s'applique à l'exploration des bruits perçus par le patient au niveau des ATM (figure 2.10c) ; elle est aussi intéressante pour le diagnostic d'infection gangréneuse (crépitations neigeuses). Devant une anomalie vasculaire superficielle, elle permet de détecter la présence d'un souffle en faveur d'une malformation artérioveineuse.

4. Transillumination

La transillumination est rarement utilisée : elle contribue parfois à l'exploration des tumeurs labiojugales (contenu liquide translucide ou tumoral opaque) latérocervicales ou auriculaires.

B. Examen endobuccal

1. Conditions de réalisation

L'examen de la cavité buccale nécessite un bon éclairage (lampe électrique ou, mieux, miroir frontal), certains instruments (miroir buccal à manche, pince coudée de type précelle pour porter le coton et essuyer les surfaces pour un examen à sec, un abaisse-langue en métal ou en bois) et une protection (lunettes, doigtiers ou gants) pour une palpation endobuccale protégée (compte tenu des risques de transmission par contact avec la muqueuse et la salive) (figure 2.14).

L'examen endobuccal sera au mieux réalisé sur un patient en position assise. L'abaisse-langue et le miroir permettent de déplisser les uns après les autres les sillons de la cavité buccale et de permettre l'accès à l'oropharynx (figure 2.15).

L'examen doit être systématique et intéressera toutes les régions de la cavité buccale. Si le patient est porteur de prothèses dentaires mobiles, l'examen doit être réalisé avec et sans ces

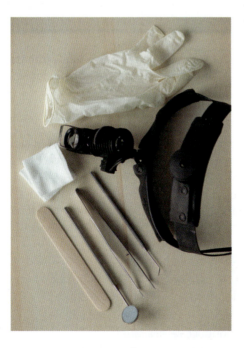

Figure 2.14. Matériel et instruments de l'examen. Éclairage frontal, miroir buccal à manche, pince coudée de type précelle, sonde dentaire, abaisse-langue, lunettes et gants constituent le nécessaire incontournable pour un examen cervicofacial et buccal, précis et protégé.

Connaissances

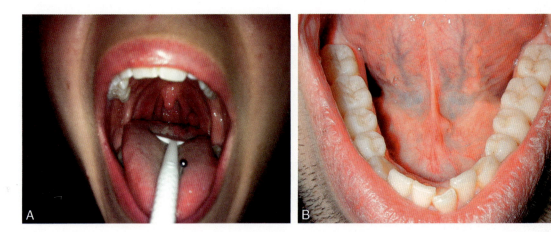

Figure 2.15. Examen endobuccal. a. Abaisse-langue et miroir permettent de déplisser les uns après les autres les sillons de la cavité buccale et d'accéder à l'oropharynx. b. Examen du plancher buccal et de la face ventrale de langue.

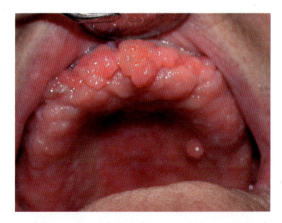

Figure 2.16. L'examen endobuccal doit aussi être réalisé sans prothèse dentaire amovible en bouche. La dépose de la prothèse peut révéler l'existence d'une pathologie sous-jacente, ici, un carcinome épidermoïde de la muqueuse.

prothèses en bouche : on examinera les prothèses, vérifiera leur stabilité et intégrité en détectant d'éventuelles aspérités pouvant blesser la muqueuse buccale.

L'examen de la cavité buccale doit comporter une inspection et une palpation au doigt de toutes les surfaces muqueuses. On recherchera une inflammation de la muqueuse, au niveau de la bouche (stomatite), du voile du palais (ouranite), des lèvres (chéilite), de la langue (glossite) ou de la gencive (gingivite). On recherchera des atteintes de la muqueuse palatine (ulcérations, plaies, lésions dyskératosiques) (figure 2.16) et de l'os sous-jacent (kyste, tumeur ostéocondensante ou ostéolytique). La description en précisera le siège exact.

Les régions à examiner sont successivement (figure 2.17) :
- la face muqueuse des lèvres supérieure et inférieure ;
- la zone de jonction des lèvres, ou commissure labiale ;
- la face muqueuse endobuccale des joues ;
- la voûte palatine (palais dur, palais mou, voile du palais et luette) ;
- la loge amygdalienne (pilier antérieur, amygdale et pilier postérieur) et l'oropharynx ;
- le larynx et les cordes vocales ;

Examen de la face et de la cavité buccale

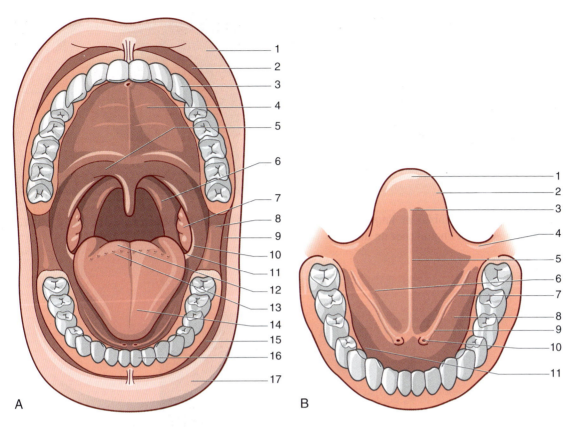

Figure 2.17. Régions à explorer lors de l'examen endobuccal. a. Schéma de la cavité buccale « bouche ouverte » rappelant toutes les régions à explorer de façon systématique et rigoureuse.
1. Lèvre supérieure ; 2. vestibule supérieur ; 3. arcade dentaire maxillaire ; 4. palais ; 5. voile du palais et luette médiane ; 6. pilier amygdalien postérieur ; 7. amygdale dans sa loge ; 8. région maxillomandibulaire ; 9. commissure labiale ; 10. pilier antérieur de l'amygdale ; 11. région des trois replis ; 12. foramen cæcum ; 13. « V » lingual ; 14. face dorsale et pointe de la langue ; 15. vestibule inférieur ; 16. arcade dentaire mandibulaire ; 17. lèvre inférieure.
b. Schéma de la cavité buccale « langue relevée » précisant les zones qu'il ne faut pas oublier de déplisser et à explorer à la face ventrale de la langue (pointe de la langue au palais).
1. Pointe linguale ; 2. bord latéral de la langue ; 3. face ventrale de la langue ; 4. sillon glosso-amygdalien ; 5. frein lingual ; 6. sillon pelvilingual ; 7. région du nerf lingual ; 8. loge glandulaire sublinguale ; 9. conduit submandibulaire (ou canal de Wharton) ; 10. ostium du conduit submandibulaire ; 11. sillon pelvimandibulaire.

- le plancher buccal, le sillon pelvilingual, la langue (face dorsale contre le palais et ventrale contre le plancher buccal) ;
- les arcades dentaires supérieure maxillaire et inférieure mandibulaire, respectivement séparées de la lèvre supérieure et de la lèvre inférieure par les vestibules supérieur et inférieur ;
- les dents, le parodonte (gencive attachée, desmodonte, alvéole dentaire) (cf. figure 10.1 au chapitre 10) et l'occlusion dentaire normale ou pathologique (cf. figures 3.27, 3.35 et 3.36 au chapitre 3).

2. Examen de la face muqueuse des lèvres supérieure et inférieure

Il faut ouvrir, à l'aide du miroir ou de l'abaisse-langue, le fond des vestibules labiaux supérieur et inférieur. L'examen apprécie l'état de la muqueuse, le tonus musculaire labial et une brièveté et une insertion basse éventuelles du frein labial (figure 2.18a) ou lingual (figure 2.18b) qui peuvent influencer la position des incisives et l'état de la gencive en regard de celle-ci.

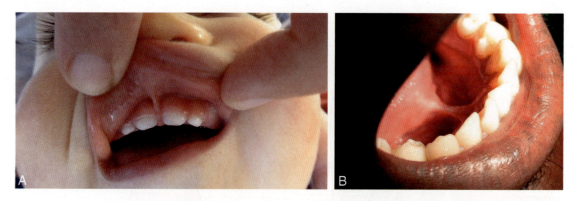

Figure 2.18. Freins labial et lingual. a. Brièveté du frein labial supérieur chez un jeune enfant. b. Brièveté du frein lingual chez un adulte.

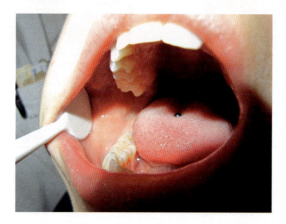

Figure 2.19. Examen de la face muqueuse des joues. Le miroir ou l'abaisse-langue permet d'exposer l'ostium du conduit parotidien (orifice du canal de Sténon) droit situé en regard de la deuxième molaire maxillaire droite.

3. Examen de la face muqueuse des joues

Le miroir ou l'abaisse-langue permet d'exposer le fond des vestibules jugaux supérieur et inférieur. L'examen apprécie l'état de la muqueuse et de l'ostium du conduit parotidien (orifice du canal de Sténon) situé en regard de la deuxième molaire maxillaire. La pression simultanée de la glande parotide et un massage orienté de l'oreille vers les lèvres permettent d'apprécier la qualité et la quantité de salive qui s'écoule à cet ostium (figure 2.19).

Les glandes salivaires accessoires correspondent aux multiples granulations présentes sous la muqueuse labiale et jugale. À cette étape de l'examen, on évitera de palper les glandes de façon prolongée ; ce qui risque de les vider, de rendre impossible cette appréciation et de faire conclure à tort à l'absence de salive.

L'examen du vestibule permettra de déceler des tuméfactions de développement sous-périostée, responsable d'un comblement du dit vestibule (tumeur osseuse des mâchoires, cellulite d'origine dentaire, ostéite des mâchoires).

4. Examen de la voûte palatine et du voile du palais, de l'oropharynx et du larynx

La muqueuse de la voûte du palais est accessible à l'examen direct ou en vision indirecte au miroir. La langue du patient est abaissée par un abaisse-langue pour pouvoir examiner le voile

Examen de la face et de la cavité buccale

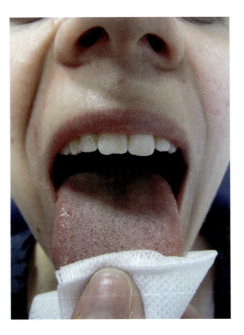

Figure 2.20. La traction de la langue saisie à l'aide d'une compresse permet d'examiner au miroir les reliefs de sa base (papille du « V » lingual, amygdales linguales), l'oropharynx et les cordes vocales dans la filière laryngée (vision indirecte).

du palais et sa dynamique lors de la phonation. La langue pourra aussi être saisie à l'aide d'une compresse et tractée de façon à pouvoir examiner au miroir les reliefs de sa base (papille du « V » lingual, amygdales linguales) (figures 2.17a et 2.20), l'oropharynx et les cordes vocales dans la filière laryngée.

L'examen du voile du palais et de la luette appréciera la qualité des muqueuses ainsi que le caractère médian et symétrique de la luette. Un aspect bifide de la luette est un équivalent de fente vélaire a minima ou un signe de fente sous-muqueuse (atteinte des muscles vélaires sans atteinte de la muqueuse).

5. Examen de la langue et du plancher buccal

On apprécie l'aspect de la muqueuse, la position de la langue au repos et en fonction, l'existence éventuelle d'empreintes dentaires sur les bords de langue, traduisant une éventuelle dysfonction, la texture voire le volume lingual. La langue doit être examinée sur l'ensemble de ses faces dorsale et ventrale (figures 2.15b et 2.20). La base de langue est accessible à la vision indirecte au miroir et au toucher.

En refoulant la langue mobile à l'aide d'un abaisse-langue, on peut examiner le plancher buccal en déplissant totalement le sillon pelvilingual. On apprécie le frein de langue, dont la brièveté peut gêner la mobilité linguale et l'examen du plancher antérieur. Les ostiums des conduits excréteurs glandulaires submandibulaires (canaux de Wharton) s'ouvrent de part et d'autre du frein de langue en arrière des incisives inférieures, au niveau du plancher buccal. La palpation bimanuelle suit le trajet de chaque conduit à la recherche d'une éventuelle lithiase. Les glandes submandibulaires sont examinées en exerçant une pression combinée bimanuelle endo- et exobuccale, les doigts de la main exobuccale étant placés en crochet sous le rebord mandibulaire. La pression et le massage de la glande permettent d'apprécier la qualité et la quantité de salive qui s'écoule de ces ostiums (figure 2.21) (vidéo 17).

Connaissances

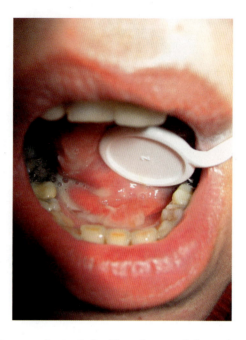

Figure 2.21. Aspect de salive purulente à l'orifice des conduits submandibulaires (ou canaux de Wharton).

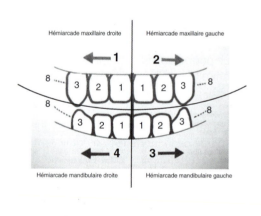

Figure 2.22. Méthode de numérotation des dents. a. Formule dentaire de l'adulte en denture définitive. b. Formule dentaire de l'enfant en denture lactéale.

6. Examen des dents, de leur parodonte et l'occlusion les dents

Les dents

L'inspection permet de déterminer la formule dentaire en précisant le nombre de dents en place sur l'arcade (figures 2.22 et 2.23) (absence de dents ou agénésies dentaires, dents incluses, dents surnuméraires), leur position (palatoversion ou vestibuloversion, chevauchements, etc.), leur nature (lactéales ou définitives) et leur état (facettes d'usure, fractures, caries, tartre, etc.). Nous rappellerons l'orientation dentaire dans l'espace (figure 2.24).

Chez l'adulte (denture permanente, en bas), chaque hémiarcade comprend deux incisives, une canine, deux prémolaires et trois molaires, dont la dernière est la dent de sagesse. Les dents maxillaires droites sont numérotées de 11 (incisive centrale supérieure droite) à

Examen de la face et de la cavité buccale

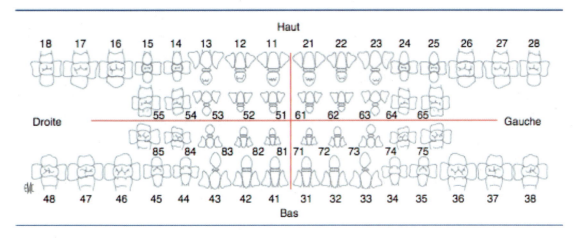

Figure 2.23. Association des formules dentaires de l'enfant et de l'adulte pouvant aider à l'évaluation des dentures mixtes (à la fois lactéale et définitive).

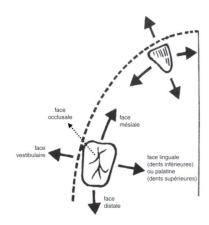

Figure 2.24. Schéma précisant les termes qui permettent de repérer une dent dans son espace buccal.

18 (troisième molaire supérieure droite), les dents maxillaires gauches sont numérotées de 21 à 28, les dents mandibulaires gauches de 31 à 38 et les dents mandibulaires droites de 41 à 48 (figure 2.22a).

En denture déciduale (en haut), chaque hémiarcade comprend deux incisives, une canine et deux molaires. Les dents maxillaires droites sont numérotées de 51 à 55, les dents maxillaires gauches de 61 à 65, les dents mandibulaires gauches de 71 à 75 et les dents mandibulaires droites de 81 à 85.

L'examen dentaire au miroir distinguera les faces occlusale, vestibulaire, palatine ou linguale des dents (figure 2.22b).

La percussion des dents cariées ou traitées doit être latérale (figure 2.25a) (le réveil d'une douleur signe alors une pulpite) et axiale (une douleur signerait une probable desmodontite) (figure 2.25b).

Le test de vitalité pulpaire permet d'apprécier la réaction de la dent au froid (coton réfrigéré par un aérosol) (vidéo 18).

On notera les dents couronnées, traitées, cariées ou délabrées. Enfin, on notera la présence de prothèses fixes (couronnes, dents à tenon ou bridges) ou mobile qui seront en principe retirées en début d'examen (car pouvant cacher des lésions muqueuses sous-jacentes).

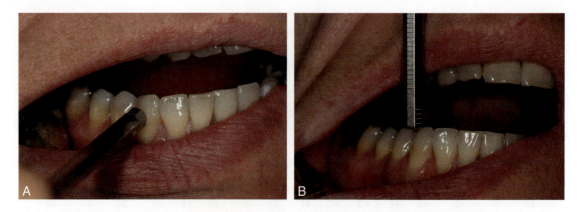

Figure 2.25. Percussion des dents. Percussion latérale (a) et axiale (b) de la canine 43 à l'aide de l'extrémité du manche métallique d'un miroir, permettant de réveiller une éventuelle douleur.

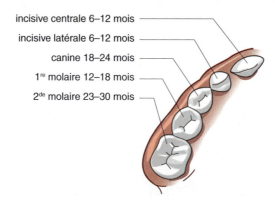

Figure 2.26. Calendrier d'éruption précisant l'âge d'apparition des dents lactéales.

Rappelons les différentes étapes chronologiques de la dentition lactéale (figure 2.26) :
- entre 6 et 12 mois pour les incisives centrales et latérales ;
- entre 12 et 18 mois pour les premières molaires de lait ;
- entre 18 et 24 mois pour les canines ;
- entre 23 et 30 mois pour les deuxièmes molaires de lait.

La denture lactéale comporte 20 dents.

Les différentes étapes chronologiques de la dentition définitive jusqu'à la denture définitive qui comprend 32 dents (figure 2.27) sont les suivantes :
- première molaire à 6 ans ;
- incisives centrales à 7 ans ;
- incisives latérales à 8 ans ;
- premières prémolaires à 9 ans ;
- canines à 10 ans ;
- deuxièmes prémolaires à 11 ans ;
- deuxièmes molaires à 12 ans ;
- troisièmes molaires, ou dents de sagesse, à 18 ans.

Parodonte

L'état du parodonte (tissu au pourtour de la dent : cément, ligament alvéolodentaire, os alvéolaire, gencive) (cf. figure 10.1 au chapitre 10) sera apprécié. Cet examen nécessite un miroir,

Examen de la face et de la cavité buccale

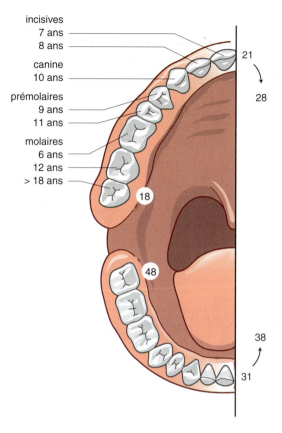

Figure 2.27. Calendrier d'éruption précisant l'âge d'apparition des dents définitives. En denture mixte, les formules dentaires peuvent être plus complexes et évoluent avec l'âge (figure 2.28).

une précelle et une sonde ; il s'attache en particulier à vérifier l'état de la gencive (aspect, fragilité, rétraction, dénudation gingivale), de l'os alvéolaire (exposition, culs-de-sac parodontaux ou pyorrhéiques, poches parodontales), et décèle les mobilités dentaires.

Occlusion dentaire

L'occlusion en intercuspidation maximale (OIM) correspond à la situation dans laquelle il y a le plus grand nombre possible de contacts entre les dents des arcades maxillaire et mandibulaire.

L'occlusion en relation centrée (ORC) correspond à la relation entre les arcades lorsque les condyles mandibulaires sont dans la situation la plus haute et la plus postérieure dans la cavité glénoïde.

Entre ORC et OIM, il existe en règle générale un proglissement de 1 à 2 mm.

L'appréciation de l'articulé dentaire est un point clé de l'examen en pathologie malformative, déformative et traumatologique. On décèlera ainsi :
- dans le plan frontal : un contact prématuré, une supraclusie, une infraclusie ;
- dans le plan sagittal : une pro- ou rétromaxillie, une pro- ou rétromandibulie (cf. figure 3.23 au chapitre 3), une pro- ou rétrogénie ;
- dans le plan axial : une latérodéviation.

Fonctions masticatoires

L'ouverture buccale doit être rectiligne (sans décalage des points interincisifs maxillaire et mandibulaire). L'amplitude normale, mesurée au pied à coulisse entre les points interincisifs, est de 45 ± 5 mm chez l'adulte.

Connaissances

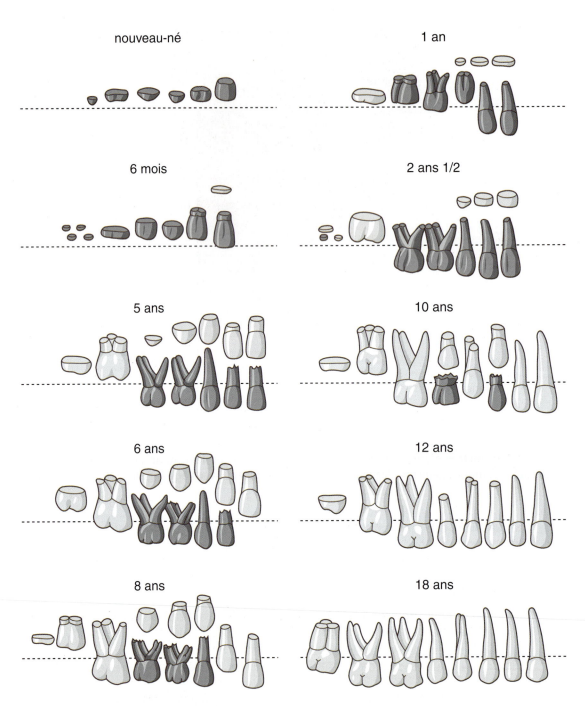

Figure 2.28. Schématisation des différents stades de dentures mixtes (lactéale et définitives coexistant chez l'enfant d'« âge mûr »).

La fonction incisive (pour couper) correspond à une propulsion mandibulaire permettant un contact dentaire uniquement au niveau incisif.

La fonction canine (pour saisir et arracher) correspond à des mouvements de latéralité mandibulaire dans lesquels il ne persiste plus qu'un contact en bout-à-bout canin, à droite ou à gauche.

La fonction triturante (pour broyer les aliments avec les prémolaires et molaires) se fait par des mouvements latéraux à droite puis à gauche.

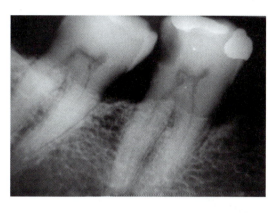

Figure 2.29. Cliché rétroalvéolaire (le plus petit des films radiographiques) permettant une analyse fine de la dent et de son parodonte.

IV. Examens paracliniques

A. Examens radiologiques

L'ensemble du squelette facial peut être exploré par de multiples incidences radiographiques selon la mâchoire examinée (noter qu'on parle de maxillaire pour le supérieur et de mandibule pour l'inférieur) et selon la portion osseuse qu'on souhaite étudier.

1. Examens radiographiques classiques

Cliché rétroalvéolaire

De petits films endobuccaux, de 30 × 40 mm, dénommés rétrodentaires, rétroalvéolaires ou radiovisiogrammes (RVG) (figure 2.29), permettent une exploration de très bonne qualité, de deux à quatre dents voisines sur la totalité de leur longueur, ou une analyse plus fine de la région apicale, de la région périapicale, du ligament alvéolodentaire et de l'os alvéolaire environnant – le cône de l'appareil radiographique étant disposé perpendiculairement au film. Ils sont maintenant systématiquement numérisés.

Cliché endobuccal occlusal

Le cliché endobuccal occlusal est un film radiographique plus grand (55 × 75 mm), qui sera mordu par le patient. L'incidence radiographique supérieure ou inférieure sera perpendiculaire au film mordu. Supérieure, elle permet une exploration du maxillaire, de la voûte palatine et du plancher nasal antérieur ; inférieure, elle permet d'explorer le plancher de bouche et l'arche mandibulaire (recherche d'une lithiase submandibulaire radio-opaque, du déplacement d'une fracture, d'une soufflure corticale mandibulaire par exemple) (figure 2.30).

Orthopantomogramme

La technique radiographique la plus commune est celle du panoramique dentaire, ou orthopantomogramme (figure 2.31). Il nécessite un appareil spécial où le patient devra se tenir debout ou éventuellement s'asseoir (patient valide et âgé de plus de 5 ans). C'est une tomographie circulaire réglée sur l'arc mandibulaire qui montre sur un seul film l'ensemble des structures maxillomandibulaires et dentaires, qui sont ainsi déroulées et déformées. Il faut donc rester très prudent lors de l'analyse de forme et de symétrie des structures. Ce cliché reste cependant un excellent cliché de débrouillage pour une analyse de l'ensemble des mâchoires, du nombre et de l'état des dents, de la trame osseuse. Cependant, pour une analyse fine alvéolodentaire ou osseuse, on préférera un rétroalvéolaire ou un CBCT centré sur la zone ou la dent incriminée.

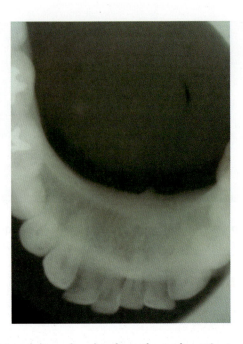

Figure 2.30. Exemple de cliché endobuccal occlusal mordu par le patient permettant d'explorer le plancher de bouche et l'arche mandibulaire. Découverte d'une lithiase radio-opaque submandibulaire droite.

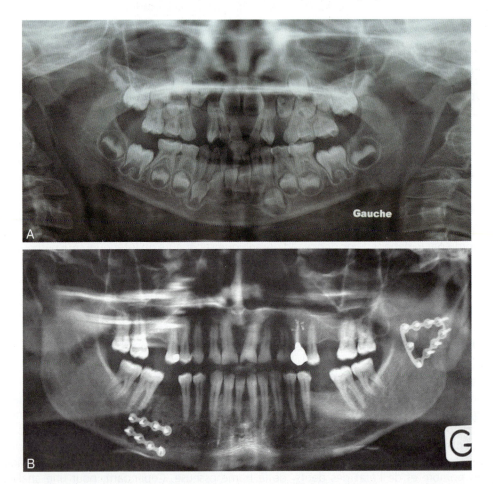

Fig. 2.31. Radiographie panoramique, ou orthopantomogramme ou Panorex. a. Panoramique dentaire de l'enfant. b. Panoramique dentaire de l'adulte après ostéosynthèse parasymphysaire droite et condylienne gauche.

Plan vertical

Dans le plan vertical, le cliché de Blondeau ou position « nez-menton-plaque » étudie les orbites, les sinus maxillaires, les arcades zygomatiques, l'os zygomatique, le massif moyen et la mandibule superposée au rocher (figure 2.32a). La téléradiographie de face est un cliché de face du massif facial (contour cutané et squelette) en grandeur réelle (figure 2.32b).

Plan sagittal

Dans le plan sagittal, la téléradiographie de profil est un complément essentiel de la téléradiographie de face : toutes deux permettent une évaluation précise *en grandeur réelle* du morphotype et une étude céphalométrique du crâne et de la face utiles pour l'étude des dysmorphoses, avant la chirurgie orthognathique (figure 2.32c).

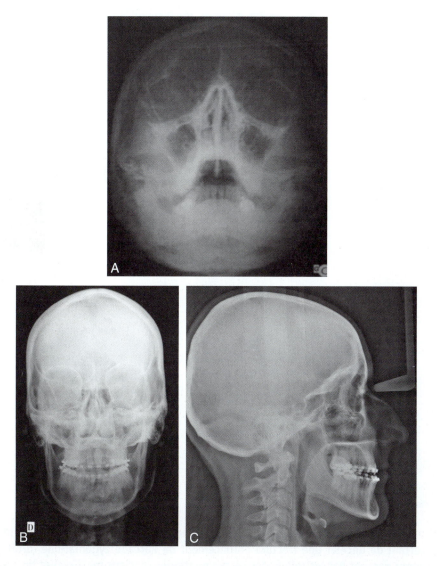

Fig. 2.32. Plans vertical et sagittal. a. Le cliché de Blondeau ou position « nez-menton-plaque » étudie les orbites, les sinus maxillaires, les arcades zygomatiques, le malaire, le massif moyen et la mandibule superposée au rocher. b et c. Les téléradiographies de face et de profil sont respectivement des clichés de face et de profil du massif facial appréciant, en grandeur réelle, le contour cutané et le massif squelettique du patient utiles pour l'étude des dysmorphoses et avant la chirurgie orthognathique.

Plan horizontal

Dans le plan horizontal, les clichés en incidence verticale comportent le cliché de Hirtz, ou grand contour (figure 2.33a), et ses dérivés latéralisés (figure 2.33b). Cette incidence nécessite aussi une déflexion importante et est contre-indiquée en cas de suspicion d'un problème rachidien cervical du fait de la nécessité d'une déflexion céphalique. Il étudie l'étage antérieur et moyen de la face (orbites, sinus maxillaires, massif sphénoïdal, trous ovale et petit rond, arc mandibulaire, ATM, arcades zygomatiques).

Ils sont de plus en plus supplantés par le scanner en coupes axiales (figure 2.33c).

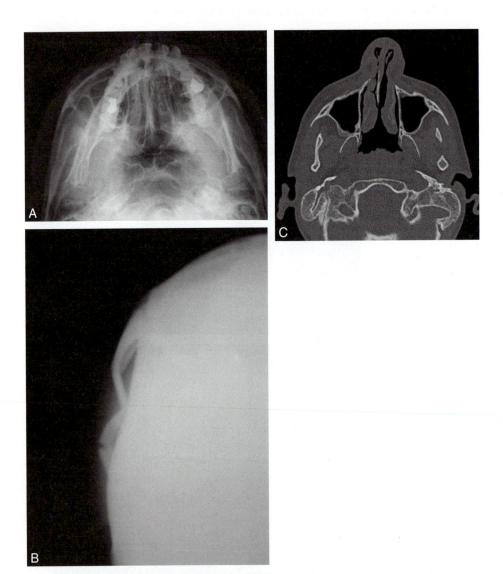

Figure. 2.33. Plan horizontal. a. Cliché de Hirtz, ou grand contour. b. Cliché de Hirtz latéralisé (ici à droite) permettant de déceler une fracture-enfoncement de l'arcade zygomatique (droite). c. Coupe axiale de scanner passant par les reliefs des os zygomatiques (anciens malaires) et les arcades zygomatiques, et permettant d'apprécier l'intégrité et la bonne projection de ces « pare-chocs » osseux du massif facial.

Examen de la face et de la cavité buccale

> **Les incidences radiographiques suivantes sont dorénavant largement supplantées par le scanner et le CBCT**
> Vous ne les prescrirez plus qu'exceptionnellement :
> - la *face haute* permettait d'étudier la voûte, l'étage antérieur de la base du crâne, le massif facial superposé au rocher et la mandibule ;
> - la *face basse ou sous-occipito-frontale* imposait au patient de se trouver en position nez-menton-plaque, le rayon pénétrant la nuque. Il étudiait la partie postérieure des branches horizontales, les angles, les branches montantes et les condyles ;
> - le *cliché de Waters* dérivait du précédent avec une inclinaison supplémentaire du plan de Francfort de 45° par rapport au plan du film ;
> - le *cliché de Worms* utilisait une incidence de 25° au-dessus de la ligne orbitoméatale, la plaque étant placée derrière la tête. Ce cliché étudiait l'écaille occipitopariétale, l'étage moyen de la base du crâne (mastoïdes, dos, de la selle turcique dans le trou occipital), le col, les condyles et la mandibule) ;
> - l'*incidence de Paoli* ou incidence verticorétrobregmatique (rayon entrant à un travers de doigt sous le bregma et sortant au niveau de la symphyse mentonnière étudiait la partie postérolatéroinférieure de la face ;
> - l'*incidence de Gosserez* (incidence racine-base ou de l'arcade faciale supérieure à 90°) pénétrait à l'angle interne de l'œil et sortait au niveau de la symphyse mentonnière. Elle permettait une étude de l'arcade faciale supérieure et de la pyramide osseuse nasale ;
> - le *profil de crâne* étudie la voûte, la base du crâne et la selle turcique, le massif facial, les parties molles du cavum et la charnière occipitocervicale ;
> - le *défilé mandibulaire* permet une étude de l'hémimandibule (angle et branche montante).

2 Autres examens radiologiques

Tomodensitométrie

La tomodensitométrie permet des coupes axiales ou transversales, coronales ou frontales (pour les parois de l'orbite en particulier médiale et inférieure) et sagittales (figure 2.34) par reconstruction. Les reconstructions tridimensionnelles disponibles donnent une idée intéressante de la symétrie des éléments squelettiques mais ne peuvent être encore considérées comme fidèles (figure 2.35). La variabilité des densités disponibles permet une analyse en fenêtre osseuse ou tissulaire. Il s'agit de l'examen de référence en traumatologie, qui permet une analyse osseuse fiable.

Les performances techniques des nouveaux appareils *cone beam* (CBCT), leur bonne résolution spatiale et la réduction de l'irradiation conduisent certains auteurs à privilégier leur utilisation. En champ réduit ou grand champ, ils permettent l'acquisition et le traitement d'images d'une grande précision en densité osseuse et dentaire, et ce avec une exposition moindre en rayons X (figure 2.36). Cependant, cet examen ne permet pas l'analyse tissulaire. Par conséquent, en présence d'une lésion tumorale ou lytique des mâchoires, la réalisation d'un scanner avec injection de produit de contraste est à privilégier.

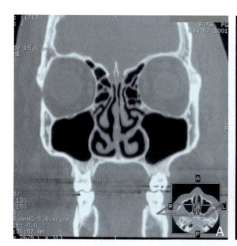
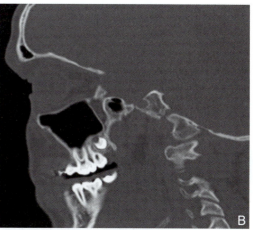

Fig. 2.34. Tomodensitométrie. a. Coupe coronale (ou frontale) des cavités orbitaires. b. Coupe sagittale (antéropostérieure) des cavités orbitaires. Elles permettent d'apprécier, entre autres, l'intégrité ou une fracture de l'orbite osseuse (plancher notamment).

Connaissances

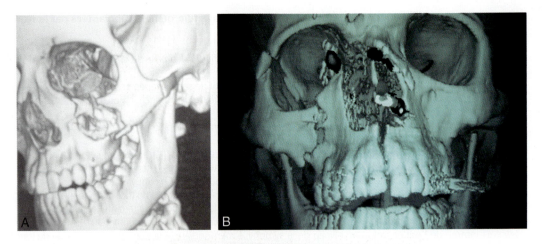

Fig. 2.35. Exemple de reconstruction tridimensionnelle scanographique donnant une idée globale de la symétrie et de la continuité osseuse des différents éléments du massif facial. a. Fracture du zygoma gauche comminutive dans la région proximale (margelle orbitaire inférieure). b. Traumatisme plus complexe (fractures de l'os zygomatique droit, disjonction intermaxillaire ou palatine, paroi interne de l'orbite droite et os nasal droit).

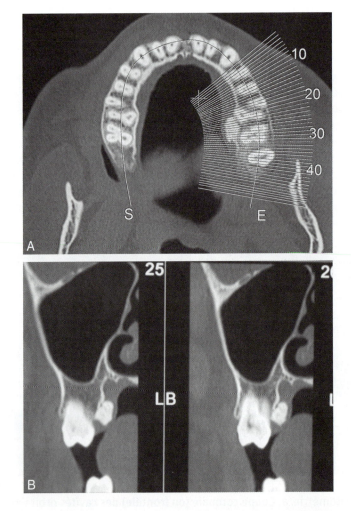

Figure 2.36. Exemple de *cone beam* (*cone beam computed tomography* – CBCT) montrant sa précision dans l'analyse osseuse et dentaire. a. Coupe axiale de l'arcade maxillaire. b. Reconstruction des coupes 25 et 26.

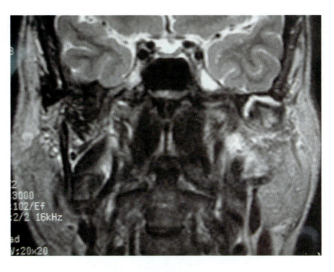

Figure 2.37. Cliché par imagerie par résonance magnétique, examen de choix dans l'analyse des tissus mous (infiltration, tumeurs) et dans l'évaluation des dysfonctions des articulations temporomandibulaires. IRM avec injection, coupe axiale, montrant une malformation artérioveineuse du maxillaire supérieur gauche.

Imagerie par résonance magnétique

L'IRM est un examen de choix dans l'étude des pathologies des tissus mous en particulier parotidiens (infiltration, tumeurs, malformations veineuses et lymphatique, etc.) et dans l'évaluation des dysfonctions des articulations temporomandibulaires (incidences de profil bouche fermée et bouche ouverte) (figure 2.37). L'IRM est l'examen de choix en oncologie avec atteinte des tissus mous.

Angiographie, artériographie

L'angiographie carotidienne externe, ou artériographie des vaisseaux du cou, permet de visualiser le réseau vasculaire cervicofacial (vascularisation tumorale, malformation artérioveineuse, vaisseaux à disposition en vue d'une microanastomose de lambeau libre) (figure 2.38a).

L'artériographie des membres inférieurs peut être demandée avant la réalisation d'un lambeau libre de membre inférieur (perméabilité du réseau proximal et distal, artériopathie, existence de collatérales) (figure 2.38b), mais elle est de plus en plus remplacée par l'angioscanner.

Échographie

L'échographie permet de préciser la nature échogénique du contenu d'une masse cervicofaciale atypique (tumeur parotidienne ou cervicale) ou de faire le diagnostic anténatal d'une dysmorphose (figure 2.39). Associée au Doppler, elle apporte des arguments diagnostiques dans les anomalies vasculaires superficielles.

Sialographie

La sialographie n'a presque plus d'intérêt dans l'exploration des glandes salivaires principales (parotide et submandibulaire). Elle passait par un cathétérisme du canal au niveau de l'ostium glandulaire. Elle rendait compte de l'arborescence salivaire, de la présence éventuelle d'un obstacle lithiasique radio-opaque ou non (encorbellement) et de la fonctionnalité de la glande (capacité d'évacuation du produit de contraste) (figure 2.40).

Connaissances

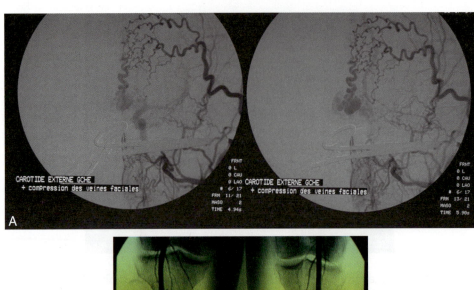

Figure 2.38. Artériographie. a. Vaisseaux du cou (angiographie carotidienne externe). b. Membres inférieurs. Cliché montrant l'intégrité des trépieds tibiofibulaires au niveau des deux jambes.

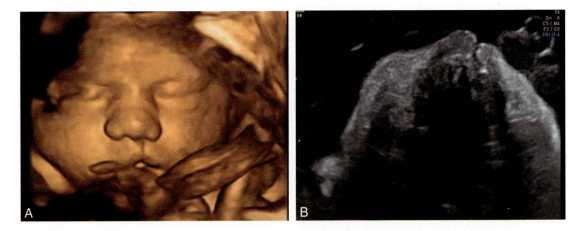

Figure 2.39. Échographie faciale in utero posant le diagnostic de fente labio-alvéolo-palatine. a. Construction tridimensionnelle. b. Coupe antéropostérieure axiale.

Longtemps réalisée au lipiodol, elle utilise à présent des produits radio-opaques hydrosolubles de maniement difficile. Sa qualité dépend de l'opérateur et de la rigueur de la technique. Elle est actuellement abandonnée par la plupart des radiologues. Elle garde un intérêt thérapeutique dans notre spécialité pour la prise en charge des parotidites chroniques juvéniles.

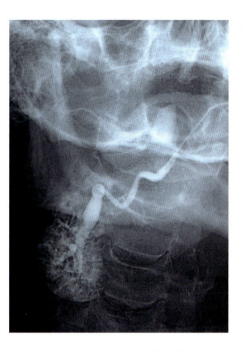

Figure 2.40. Exemple de sialographie explorant une glande salivaire.
Cathétérisme du conduit au niveau de l'ostium glandulaire, arborescence salivaire, éventuel obstacle lithiasique ou tumoral, fonctionnalité de la glande.

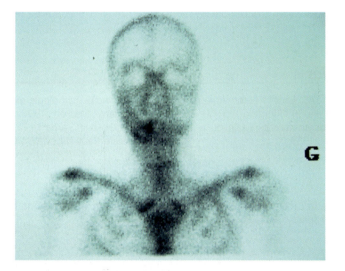

Figure 2.41. Scintigraphie au technétium 99 m du pôle céphalique d'un patient, retrouvant une hyperfixation anormale au niveau de l'hémimandibule droite.

Scintigraphie

La scintigraphie peut concerner les glandes salivaires, la thyroïde, l'os (recherche de foyers osseux inflammatoires ou tumoraux), la vascularisation d'un lambeau libre microanastomosé (qualité de la vascularisation) (figure 2.41).

Tomographie par émission de positons

La TEP-scanner, ou *PET-scan*, grâce à un couplage des procédés tomographiques et scintigraphiques, permet la visualisation d'une lésion (tumeur primitive, métastase, etc.) consommatrice de la solution glucosée radioactive donnée au patient avant l'examen.

Radiographie pulmonaire

Rappelons enfin que la radiographie pulmonaire tient sa place dans notre spécialité, que ce soit lors du bilan préopératoire, d'un bilan carcinologique ou d'une recherche de tuberculose.

| Les tomographies ne doivent plus être prescrites de nos jours.

B. Examen anatomopathologique

Outre son grand intérêt en cas de désorientation diagnostique, l'étude anatomopathologique est la preuve médicolégale essentielle des tumeurs malignes (bien que le diagnostic de carcinome épidermoïde soit le plus souvent suspecté cliniquement) et bénignes (l'une excluant l'autre). Une biopsie doit être réalisée devant toute lésion ulcérée ou bourgeonnante sans cause locale, ne cédant pas au-delà de 15 jours.

Elle est tout autant indispensable pour un examen de la totalité de la pièce d'exérèse ; elle fait alors d'une suspicion clinique préopératoire une réalité tissulaire postopératoire – par exemple : confirmation d'un adénome pléomorphe dans une pièce de parotidectomie totale, coexistence d'un améloblastome et d'un kératokyste par analyse de la totalité de la pièce après énucléation d'une lésion ostéolytique mandibulaire.

Le prélèvement sera d'un volume suffisant, orienté et adressé parfois à l'état frais (possibilité d'immunomarquage en immunohistochimie). On évitera tout prélèvement dans du sérum physiologique (cytolyse et dégradation des tissus par osmose).

La demande sera renseignée avec précision, en rappelant les éléments cliniques et radiologiques pouvant guider l'anatomopathologiste.

Des exercices supplémentaires sont disponibles en ligne : pour voir ces compléments, connectez-vous sur http://www.emconsulte/e-complement/475109 et suivez les instructions.

Pour en savoir plus

Encycl Méd Chir (Elsevier SAS, Paris) : « Stomatologie », « Chirurgie maxillofaciale », « Odontologie ».

Fraudet JR. Orthopédie dento-maxillo-faciale du jeune enfant. Paris : Arnette ; 1989.

Lézy JP, Princ G. Pathologie maxillofaciale et stomatologie. Paris : Masson ; 1997.

Szpirglas H, Ben Slama L. Pathologie de la muqueuse buccale. Paris : Elsevier ; 1999.

Vidéo 1. Inspection de la face chez un enfant de 13 ans, après un traumatisme facial.

Vidéo 2. Examen de la motricité faciale chez l'enfant.

Vidéo 3. Examen de la motricité faciale chez l'adulte.

Vidéo 4. Examen oculomoteur (chez un enfant) : étude de la motricité oculaire extrinsèque.

Vidéo 5. Examen de la sensibilité faciale chez l'enfant : vérification de l'intégrité des branches du nerf trijumeau et de la zone de Ramsay-Hunt.

Vidéo 6. Examen de la fonction manducatrice chez l'adulte.

Vidéo 7. Examen de la fonction manducatrice chez l'enfant.

Vidéo 8. Palpation du massif facial osseux chez l'enfant.

Vidéo 9. Palpation du massif facial osseux chez l'adulte.

Vidéo 10. Palpation de l'articulation temporomandibulaire.

Vidéo 11. Examen de la sensibilité faciale à la recherche d'un déficit du nerf trijumeau. L'examen de la sensibilité du massif facial explorera les territoires sensitifs du nerf trijumeau (V) : le rameau ophtalmique (V1) donnant la sensibilité frontale, le rameau maxillaire ou infraorbitaire (V2) la sensibilité de l'étage moyen du visage (pommettes, nez, sillon nasogénien, lèvre et gencive supérieures), et le rameau mandibulaire (V3) la sensibilité de la portion inférieure du visage. Les régions angulomandibulaire et cervicale sont innervées par le plexus cervical superficiel.

Vidéo 12. Examen complémentaire de la sensibilité faciale à la recherche d'un déficit de la branche VIIbis du nerf facial (intermédiaire de Wrisberg) et du plexus cervical superficiel.

Vidéo 13. La palpation de la région parotidienne et le massage de la glande de l'oreille vers la joue permettent de déceler un écoulement salivaire à l'ostium du conduit parotidien (orifice du canal de Sténon) situé à la face endojugale en regard de la deuxième prémolaire. Purulent, cet écoulement signe l'infection de la glande parotide (parotidite aiguë suppurée).

Vidéo 14. Palpation des aires de projection des glandes salivaires : loge parotidienne et loge submandibulaire.

Vidéo 15. Palpation bidigitale de la glande submandibulaire dans sa loge.

Vidéo 16. Palpation systématique de toutes les aires ganglionnaires cervicales.

Vidéo 17. Inspection du plancher buccal : visualisation de l'ostium du conduit excréteur de la glande submandibulaire (canal de Wharton) : la pression et le massage de la glande permettent d'apprécier la qualité et la quantité de salive qui s'écoule de ces ostiums.

Vidéo 18. La réalisation d'un test au froid permet d'apprécier la réaction de la dent au froid et donc sa vitalité (coton réfrigéré par un aérosol : Cryotest® ou Dentatest®).

CHAPITRE 3

Item 46 – UE 2
Développement buccodentaire et anomalies

I. Dépister les anomalies du développement maxillofacial
II. Embryologie faciale et anomalies
III. Embryologie de la région branchiale et anomalies
IV. Embryologie dentaire et anomalies
V. Éruption dentaire et anomalies
VI. Croissance craniofaciale et anomalies
VII. Prévenir les maladies buccodentaires fréquentes de l'enfant
VIII. Glossaire

Connaissances

Objectifs pédagogiques

Dépister les anomalies du développement maxillofacial et prévenir les maladies buccodentaires fréquentes de l'enfant.

Item 31. Évaluation et soins du nouveau-né à terme.
Item 46. Anomalies maxillofaciales et développement buccodentaire.
Item 54. L'enfant handicapé : orientation et prise en charge.
Item 344. Infection aiguë des parties molles.

I. Dépister les anomalies du développement maxillofacial

A. Généralités

On distingue trois périodes dans la formation et le développement de l'extrémité céphalique :
- l'histogenèse : jusqu'à la deuxième semaine ;
- l'organogenèse : de la deuxième à la huitième semaine ;
- la morphogenèse : de la huitième semaine (ossification) à la naissance, le développement et la croissance se prolongeant jusqu'à l'âge adulte ;

Plusieurs mécanismes malformatifs sont possibles. En effet :
- une cause peut donner plusieurs anomalies dans un même champ morphogénétique ;
- plusieurs causes peuvent donner une anomalie à l'origine d'une séquence malformative ;
- une cause peut donner plusieurs malformations dans des champs morphogénétiques différents.

Chirurgie maxillo-faciale et stomatologie
© 2017, Elsevier Masson SAS. Tous droits réservés

B. Classification des anomalies craniofaciales

L'altération de la forme craniofaciale peut débuter à toutes les époques du développement (figure 3.1), la précocité étant toujours synonyme de gravité.

Au cours de l'histogenèse (cf. glossaire), la défectuosité du matériel cellulaire ou de son organisation au sein du blastème primitif peut être responsable de dysplasies tissulaires pouvant atteindre un ou plusieurs tissus. Ces dysplasies, à caractère évolutif, se regroupent volontiers sous le vocable de phacomatoses (cf. glossaire).

Au cours de l'organogenèse (cf. glossaire), le tube neural et ses expansions sensorielles induisent puis organisent leur environnement craniofacial. La déficience de cette induction neurosensorielle va retentir gravement sur la morphologie de la voûte crânienne (*pas de cerveau = pas de crâne*) mais aussi au niveau de la face, lorsque la dysinduction par altération d'une placode sensorielle provoque celle de son territoire facial d'influence. Cette relation entre la placode et son territoire facial varie selon l'organe de sens considéré :

- relation directe, contenant-contenu pour la placode optique (pas d'œil = pas d'orbite) ;
- relation indirecte entre l'olfaction et le tiers médian de la face (dans le cas de l'arhinencéphalie où l'on peut observer un œil unique médian surmonté d'une trompe nasale sans cavités nasales, une microcéphalie, une fente labiale et palatine, etc. (cf. glossaire).

L'ensemble de ces malformations, résultant de la déficience du tube neural ou de ses expansions, peut se définir sous le vocable de *malformations cérébro-cranio-faciales*. Plus tard, la malformation peut résulter d'une incapacité des bourgeons à fusionner, par déficience mésenchymateuse ou par la persistance d'un mur épithélial faisant obstacle à leur fusion. Ce défaut, qui peut survenir dans la dernière période de l'organogenèse, crée une déformation évolutive – *la fente*, dont la localisation labio-maxillo-palatine en est le modèle le plus représentatif.

Au cours de la morphogenèse, les différentes structures (os, cartilage, etc.) issues des tissus fondamentaux peuvent être le siège d'altérations, ce qui les rend inaptes à s'intégrer dans le programme de croissance.

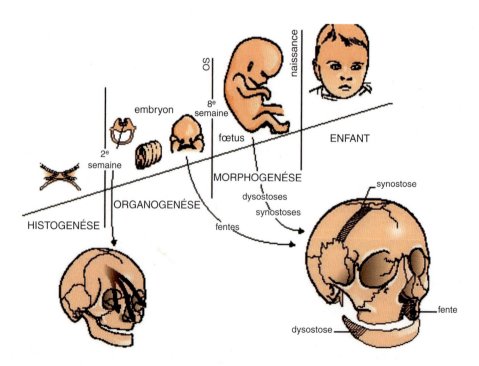

Figure 3.1. Le développement craniofacial et ses anomalies.

Les déformations du squelette par déficience du tissu osseux ou dysostose (cf. glossaire) peuvent siéger indifféremment ou simultanément au niveau de l'orbite, du nez, du maxillaire ou de la mandibule.

L'altération tissulaire peut être limitée à la périphérie de la pièce osseuse, responsable d'une synostose (cf. glossaire), ou fermeture prématurée des joints de dilatation que sont les sutures. Les synostoses prématurées, le plus souvent localisées à la voûte crânienne, s'opposent à l'expansion encéphalique, ce qui caractérise la séméiologie fonctionnelle de la *craniosténose*. Selon le site de la suture affectée, l'aspect morphologique de la voûte crânienne peut varier dans sa longueur (brachy- ou dolichocéphalie) ou dans son modelé (plagio- ou trigonocéphalie). La retombée des sutures crâniennes sur la base, à la jonction craniofaciale, explique le retentissement que peut avoir une synostose sur la morphologie orbitaire et sur la croissance du massif facial.

La discordance temporospatiale des rythmes de croissance fait que l'expression clinique d'une atteinte suturaire sera :

- immédiate, à évolution rapide, au niveau de la voûte crânienne, tributaire de la poussée encéphalique ;
- plus tardive au niveau de la face, entité de croissance discontinue, multifactorielle et à long terme.

Un certain nombre de dysmorphoses craniofaciales sévères résulte de l'association de phénomènes dysostosiques et synostosiques. Ces *dysostosténoses* correspondent parfois à des syndromes polymalformatifs associant une craniosténose primitive, une faciosténose évolutive, des dysostoses multicentriques. En pathologie craniofaciale, les acrocéphalosyndactylies illustrées par le syndrome d'Apert (cf. glossaire) en sont les manifestations les plus caractéristiques.

Il convient d'adjoindre à cette classification les déformations craniofaciales qui résultent d'un défaut de fonctionnement des structures d'animation ou d'un déséquilibre, qu'il soit postural ou dynamique, susceptible d'intervenir à tout moment de la croissance du nouveau-né, puis de l'enfant.

Fentes, dysostoses, synostoses et déséquilibres dynamiques se situent dans l'agenda embryologique au-delà de l'induction neurosensorielle. Ces dysmorphoses, qui concernent l'embryon et le fœtus aux alentours de la huitième semaine, constituent le groupe des *malformations craniofaciales*.

II. Embryologie faciale et anomalies

A. Embryologie faciale

Au début de la quatrième semaine, l'extrémité céphalique de l'embryon est grossièrement arrondie. Peu à peu se développent des renflements (les bourgeons faciaux) qui s'organisent autour d'une dépression – le stomodéum (bouche primitive) – provisoirement obturée par la membrane pharyngienne.

Ces bourgeons sont constitués de tissu mésenchymateux (au sein duquel se développent les structures cartilagineuses, musculaires et osseuses) et d'un revêtement épiblastique.

Vers la cinquième semaine (figures 3.2a, 3.2b), on distingue :

- le bourgeon nasofrontal (qui évoluera en bourgeon frontal, bourgeons nasaux internes et bourgeons nasaux externes) ;
- les deux bourgeons maxillaires ;
- les deux bourgeons mandibulaires.

Ces bourgeons se modifient en forme et en volume, et s'organisent autour des placodes sensorielles et du stomodéum. Ils tendent à fusionner par phénomènes de confluence et de soudure jusqu'au troisième mois (figures 3.2c, 3.2d). Si une anomalie survient dans cette période, il existera une malformation.

Connaissances

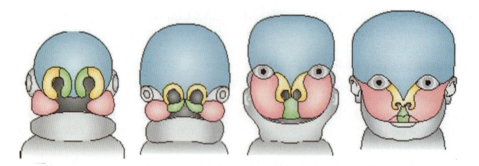

Figure 3.2. Les bourgeons faciaux et leur développement. a. 3 semaines. b. 7 semaines. c. 10 semaines. d. Face constituée.

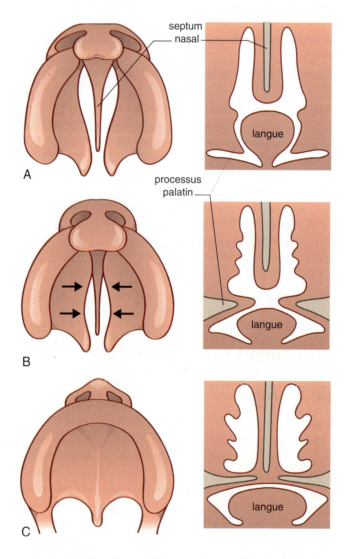

Figure 3.3. Le cloisonnement de la bouche primitive : a. 7 semaines. b. 8 semaines. c. 10 semaines.

Le cloisonnement de la bouche primitive se fait par la fusion sur le plan médian des bourgeons nasaux et maxillaires supérieurs, qui vont former à la partie antérieure de la bouche primitive le *palais primaire* (I) vers la septième semaine. En même temps se développent une lame médiane (la cloison nasale) et deux lames latérales (les processus palatins) qui fusionnent pour donner le *palais secondaire* (II) après abaissement de la langue entre la septième et la dixième semaine (figure 3.3).

B. Anomalies de l'embryologie faciale

Une anomalie de formation ou de soudure des bourgeons va être à l'origine de malformations plus ou moins complexes.

1. Kystes et fistules de la face

Ils résultent d'un trouble de coalescence touchant un ou plusieurs bourgeons faciaux et d'inclusions ectodermiques à la jonction de ces structures :
- les fistules faciales : elles sont rares et se voient surtout à la lèvre inférieure, accompagnant parfois une fente labiopalatine dont elles signent le caractère familial (syndrome de Van Der Woude (cf. glossaire) (figure 3.4).
- les kystes faciaux embryonnaires : ils sont plus fréquents. Ce sont des inclusions ectodermiques qui persistent lors de la fusion des bourgeons, responsables de kystes dermoïdes ou épidermoïdes. Le kyste de la queue du sourcil, situé à la jonction du bourgeon frontal et du bourgeon maxillaire, est le plus banal (figure 3.5).

Ceux du plancher buccal peuvent être d'expression endobuccale (adgéniens) ou cervicale (adhyoïdiens) (figure 3.6).

Les kystes et fistules médians du dos du nez procèdent d'un défaut de fermeture du neuropore antérieur (27e jour) et peuvent avoir une extension endocrânienne (figure 3.7).

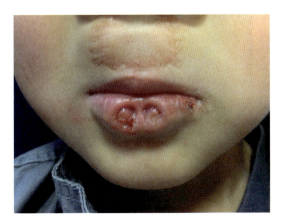

Figure 3.4. Fistules labiales inférieures.

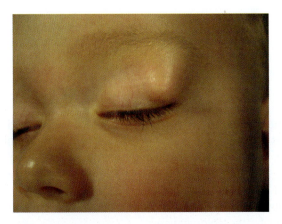

Figure 3.5. Kyste de la queue du sourcil gauche.

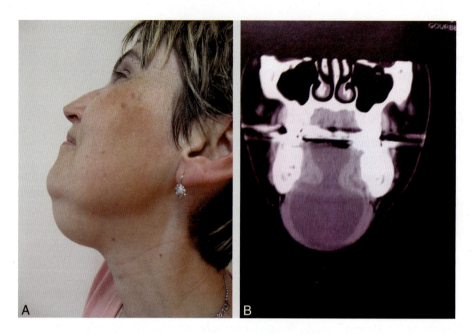

Figure 3.6. Kyste en sablier du plancher buccal. a. Patiente de profil. b. TDM en coupe coronale.

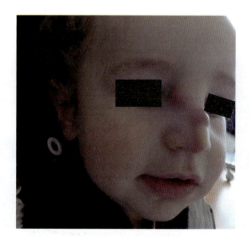

Figure 3.7. Kyste du dos du nez surinfecté.

Le traitement de toutes ces lésions est chirurgical et nécessite une exérèse complète du kyste ou de la fistule, pour éviter toute récidive.

2. Fentes faciales

Elles résultent d'un défaut d'accolement avec ou sans hypoplasie d'un ou de plusieurs bourgeons faciaux. Elles affectent gravement non seulement la morphologie faciale mais aussi la fonction orofaciale, aggravant le retentissement social et psychologique de la malformation.

Certaines fentes faciales sont rares comme le colobome (cf. glossaire) (fente entre le bourgeon maxillaire supérieur et le bourgeon nasal externe), la macrostomie (cf. glossaire) (fente entre le bourgeon maxillaire supérieur et le bourgeon maxillaire inférieur). D'autres sont plus fréquentes : ce sont les fentes labiopalatines.

Item 46 – UE 2 Développement buccodentaire et anomalies

C. Fentes labiopalatines

La présence des fentes labiopalatines, (en fait labio-maxillo-palatines) – anomalie de formation du palais primaire et/ou du palais secondaire – a une double conséquence :
- morphologique ;
- fonctionnelle.

Ainsi, il existe selon les formes cliniques des troubles de la respiration, de la phonation, de la déglutition, de l'audition et de l'éruption dentaire (figure 3.8).

1. Formes cliniques

Il existe des formes plus ou moins complètes, plus ou moins symétriques, uni- ou bilatérales (figure 3.9). On les classe en fentes du palais primaire en avant du canal nasopalatin et fentes du palais secondaire en arrière du canal nasopalatin :
- *fente du palais primaire* ou labiomaxillaire (figure 3.10): elle relève d'un défaut d'accolement des bourgeons nasaux et du bourgeon maxillaire. La forme unilatérale complète associe une ouverture du seuil narinaire, de la lèvre supérieure et de l'arcade alvéolaire (dans la région de l'incisive latérale) jusqu'au canal palatin antérieur (région du prémaxillaire). Les berges de la fente sont plus ou moins décalées en fonction des tractions musculaires et du degré d'hypoplasie des bourgeons. La forme bilatérale isole un bourgeon médian (ou prémaxillaire) porté en avant par le vomer ; il est constitué du tubercule labial médian et du secteur alvéolaire correspondant aux incisives centrales et latérales. Ce bourgeon médian est souvent décalé en avant par rapport aux deux berges externes de la fente ;
- *fente du palais secondaire* ou fente (division) palatine (figure 3.11): dans ce cas, la fente est médiane, allant du canal palatin antérieur à la luette et faisant communiquer largement la cavité buccale avec les fosses nasales par défaut d'accolement des deux lames palatines. Il

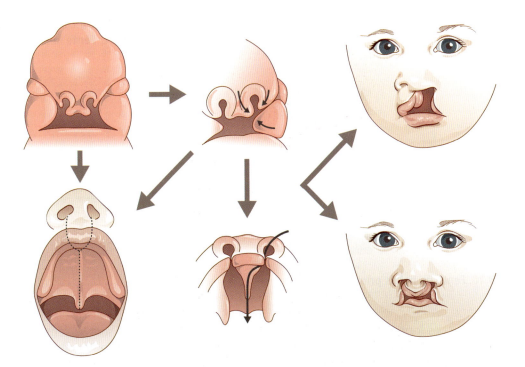

Figure 3.8. La fente embryonnaire et son évolution : a. Évolution normale par confluence des bourgeons faciaux. b. absence de confluence responsable de fente uni- ou bilatérale.

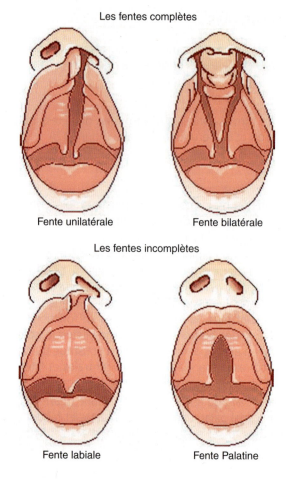

Figure 3.9. Formes cliniques des fentes labiopalatines. Fentes complètes (a, b) et incomplètes (c, d). a. fente labiomaxillovélaire unilatérale. b. Fente labiomaxillovélaire bilatérale. c. Fente labiale (palais primaire). d. Fente palatovélaire (palais secondaire).

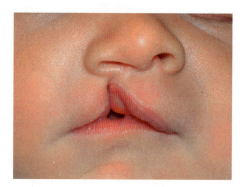

Figure 3.10. Fente du palais primaire.

existe des formes partielles suspectées en cas de luettes bifides ; ce sont les fentes du voile (fentes vélaires ou fentes sous-muqueuses) ; il est important de les dépister dès la naissance car elles peuvent entraîner des troubles fonctionnels ;
- *fente labio-maxillo-palatine totale* (figure 3.12) : uni- ou bilatérale, elle associe de façon plus ou moins complète les deux formes précédentes.

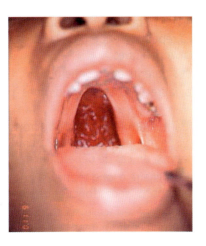

Figure 3.11. Fente vélopalatine.

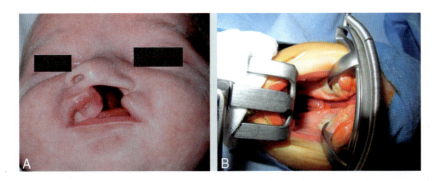

Figure 3.12. Fente du palais primaire (a) et du palais secondaire (b), unilatérale totale gauche.

2. Épidémiologie

Les fentes labiopalatines concernent en moyenne une naissance sur 750, avec une prédominance des formes unilatérales du palais primaire. De causes plurifactorielles, elles résultent le plus souvent d'un accident au cours de l'organogenèse entre la cinquième et la septième semaine (infectieux, traumatique, toxique, métabolique, endocrinien, parfois génétique), réalisant alors un tableau isolé ou entrant dans le cadre d'un syndrome polymalformatif.

3. Traitement

La prise en charge est *pluridisciplinaire*. Le conseil génétique et la prise en charge psychologique peuvent débuter avant la naissance si le diagnostic échographique anténatal a été posé. Le traitement de la fente s'intègre dans un calendrier qui diffère selon les équipes, mais qu'il est important d'expliquer aux parents.

Il faudra réaliser :
- un traitement chirurgical primaire (fermeture précoce, simultanée ou successive de la lèvre et du palais, au plus tard avant la fin de la première année de vie de l'enfant) ;
- un suivi orthophonique régulier des fonctions orales, et en particulier de la phonation et de la déglutition ;
- un suivi orthodontique précoce et prolongé jusqu'à la fin de la croissance pour dépister et traiter les désordres dentoalvéolaires ;

- un suivi ORL, à la recherche notamment de troubles de la fonction tubaire responsables d'otites séromuqueuses à répétition et de troubles de l'audition entraînant éventuellement la pose d'aérateurs transtympaniques ;
- un suivi psychologique des parents et du patient ;
- un conseil génétique à la recherche de syndromes polymalformatifs ou d'une cause génétique ;
- un suivi chirurgical pendant toute la durée de la croissance afin de réaliser un éventuel traitement secondaire à visée morphologique nasolabiale et maxillaire, ou fonctionnelle par renforcement du vélopharynx, en cas de déperdition nasale au cours de la phonation.

Cette prise en charge pluridisciplinaire à long terme est primordiale pour le traitement optimal de la malformation et de ses conséquences fonctionnelles.

D'autres anomalies de l'organogenèse faciale sont possibles, en particulier la persistance de la bascule postérieure de la langue comme dans la séquence de « Pierre Robin » (figure 3.13), associant une fente palatine (par interposition de la langue entre les deux lames palatines), une rétro-micro-mandibulie et une glossoptose. Cette anomalie, conséquence d'une dysmaturité neuromusculaire réversible, est responsable de troubles de la déglutition et de troubles respiratoires majeurs qui imposent le placement en urgence du nouveau-né au sein d'un service de réanimation néonatale.

Transversalité : la fente labio-maxillo-palatine

La gestion de la fente labio-maxillo-palatine est un exemple de prise en charge multidisciplinaire dans lequel le chirurgien maxillofacial est l'élément central.

Cela commence en prénatal, par une coopération entre les obstétriciens qui diagnostiquent la fente, le plus souvent à l'échographie du deuxième trimestre (la fente du palais primaire est diagnostiquée en prénatal dans plus de 90 % des cas alors que la fente du palais secondaire dans moins de 10 % des cas), et qui vont adresser les futurs parents au chirurgien maxillofacial afin de leur expliquer le calendrier de prise en charge. Une fois l'enfant porteur de fente né, les pédiatres et le chirurgien maxillofacial devront accompagner la maman en cas de problème de l'alimentation. L'allaitement maternel reste possible principalement dans le cadre des fentes du palais primaire isolée. Dans le cas des fentes du palais secondaire, des tétines spéciales et/ou une plaque obturatrice sont proposées, le nouveau-né n'étant pas capable de « faire le vide » au moment de la succion à cause de la communication bucconasale.

Les fentes du palais secondaire modifient l'anatomie vélaire et sont responsables d'un défaut d'ouverture de l'ostium de la trompe d'Eustache. Celle-ci ayant pour but d'aérer l'oreille moyenne, les enfants porteurs de fentes sont plus sujets à faire des otites séromuqueuses. Le suivi par un ORL expérimenté est indispensable et la pose d'aérateurs transtympaniques souvent nécessaire. La collaboration entre le chirurgien maxillofacial et l'ORL permet le plus souvent d'associer la pose des aérateurs et une chirurgie de fente (fermeture du voile, du palais, pharyngoplastie). Cette collaboration diminue ainsi le nombre d'anesthésies nécessaires.

La fente alvéolaire est souvent responsable d'anomalies au niveau de l'incisive latérale : agénésie, microdontie, duplication. De plus, la chirurgie de fermeture du palais entraîne des troubles de croissance du maxillaire dans le sens sagittal et transversal. Ces anomalies du développement du maxillaire doivent être diagnostiquées et prises en charge par une collaboration entre chirurgien maxillofacial, orthodontiste et odontologiste.

Enfin, les fentes du palais secondaire peuvent être responsables d'une incompétence vélopharyngée se traduisant par une rhinolalie ouverte (voix nasonnée). Encore une fois, le diagnostic doit être précoce, réalisé par un phoniatre, et la rééducation est suivie par l'orthophoniste. Parfois, les séances d'orthophonie ne sont pas suffisantes et une chirurgie de type pharyngoplastie ou véloplastie est indispensable. Là encore, l'indication est posée après discussion entre le chirurgien maxillofacial, le phoniatre et l'orthophoniste.

Pour toutes ces raisons, un enfant porteur de fente sera suivi annuellement en réunion de concertation multidisciplinaire, associant idéalement, durant la même consultation, un chirurgien maxillofacial, un ORL, un orthodontiste, un prothésiste dentaire et un orthophoniste. Viennent aussi se greffer à cette consultation un généticien dans les formes familiales ou syndromiques et un pédopsychiatre, si besoin.

Item 46 – UE 2 Développement buccodentaire et anomalies

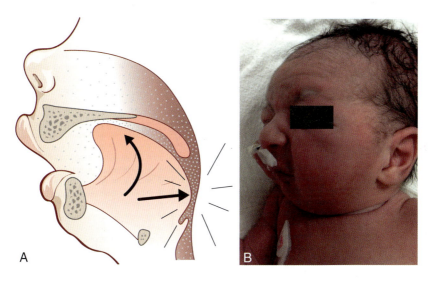

Figures 3.13. La séquence de Pierre Robin (a, b).

III. Embryologie de la région branchiale et anomalies

A. Formation des arcs branchiaux

Vers la cinquième semaine apparaissent, sur la face ventrale de l'embryon, cinq paires d'arcs branchiaux. Ce sont des bourrelets mésenchymateux recouverts d'ectoblaste en dehors et d'endoblaste en dedans. Ils sont numérotés de I à V, et seulement les quatre premières paires sont visibles à l'extérieur. Entre ces arcs, il existe des sillons plus ou moins marqués : les poches ectoblastiques à l'extérieur et les poches endoblastiques à l'intérieur ; elles sont numérotées de 1 à 4 (figure 3.14).

B. Évolution des arcs branchiaux

L'arc I (arc mandibulaire) donne à sa partie supérieure les deux bourgeons maxillaires et, dans son centre, les deux bourgeons mandibulaires.

L'épiblaste qui recouvre cet arc donne l'émail dentaire, les glandes salivaires, la muqueuse buccale et une partie du pavillon de l'oreille.

L'arc II (arc hyoïdien) se développe considérablement jusqu'à recouvrir les arcs III et IV, et donne la région hyoïdienne. Les arcs III, IV et V involuent.

C. Évolution des poches branchiales

Seule la première poche ectoblastique persiste et donne le conduit auditif externe.

Les deuxième, troisième et quatrième poches ectoblastiques forment une poche commune (le sinus cervical), puis disparaissent (figure 3.15).

Les cinq poches endoblastiques se développent et donnent :
- pour la première, le récessus tubotympanique et la trompe d'Eustache ;
- pour la deuxième, l'amygdale palatine ;
- pour la troisième, les parathyroïdes supérieures et le thymus ;
- pour la quatrième, une partie de la thyroïde.

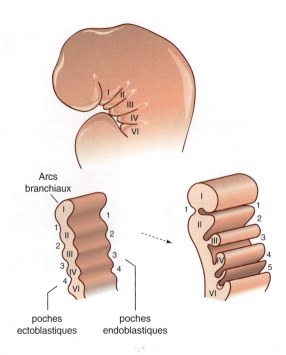

Figure 3.14. Arcs branchiaux.

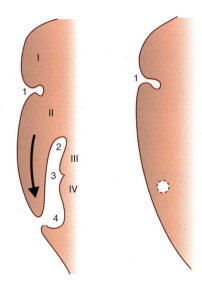

Figure 3.15. Fermeture du sinus cervical.

Sur la face ventrale de l'intestin pharyngien, à la partie médiane, il existe une région lisse : le champ mésobranchial, à partir duquel se développent la langue, une partie de la thyroïde et le canal thyréoglosse (entre la thyroïde et la langue) qui involue.

D. Anomalies de l'organogenèse branchiale

1. Kystes et fistules branchiales (figure 3.16)

Généralités

Ces malformations bénignes sont fréquentes ; elles correspondent à des anomalies de régression des poches ectodermiques. Une régression partielle des poches est responsable de la formation de kystes de structure dermoïde (avec inclusion de phanères, dents, etc.) ou

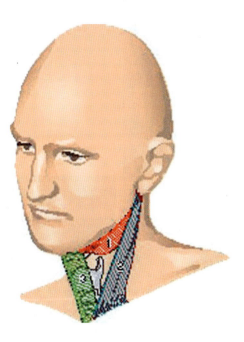

Figure 3.16. Projection des orifices externes des fistules
1. Premier arc (en rouge) ; 2. deuxième arc (en bleu) ; 3. médianes (en vert).

épidermique. Au maximum, il persiste une fistule branchiale, borgne ou non, faisant alors communiquer la paroi cervicale et le pharynx. Ces lésions pouvant augmenter de volume et se surinfecter, elles doivent être traitées par une exérèse chirurgicale complète.

On distingue les malformations qui suivent.

Kystes et fistules de la région latérale du cou

- *Kystes et fistules de la première fente* : ce sont le plus souvent des fistules dont l'orifice externe se situe dans la région sous-maxillaire, qui traversent la région parotidienne pour atteindre le conduit auditif externe. Ces anomalies sont abordées par voie de parotidectomie en respectant le nerf facial.
- *Kystes et fistules de la deuxième fente* : ce sont les plus fréquents. L'orifice externe de la fistule se situe au bord antérieur du muscle sterno-cléido-mastoïdien (figure 3.17), le trajet se poursuit ensuite vers l'os hyoïde et se termine dans la région amygdalienne ; ils sont abordés par voie cervicale et peuvent nécessiter une amygdalectomie.

Kystes et fistules de la région médiane

Ils se développent sur les vestiges du tractus thyréoglosse. L'orifice externe de la fistule se situe dans la région thyroïdienne médiane, continue dans la région thyroïdienne jusqu'à la région linguale du foramen cæcum (ou tuberculum impar) en arrière du nerf V lingual. Les kystes peuvent siéger sur tout le trajet fistuleux (figure 3.18a). À leur partie antérieure, ils prennent l'aspect d'une tuméfaction cervicale médiane, mobile à la déglutition avec une thyroïde normale (figure 3.18b). Ces anomalies relèvent d'une chirurgie large emportant le corps de l'os hyoïde et contrôlant la région basilinguale. Il faudra auparavant s'assurer de la présence d'une thyroïde fonctionnelle.

D'autres malformations de la région branchiale sont possibles, en particulier les hypoplasies des arcs, responsables de microsomies faciales. La plus fréquente est le syndrome otomandibulaire, ou syndrome de l'arc I, réalisant une hypoplasie plus ou moins sévère des régions mandibulaire, orbitozygomatique et auriculaire. La cause peut être génétique et s'intègre alors fréquemment dans le cadre d'une malformation sévère, souvent bilatérale, comme dans le syndrome de Franceschetti.

Connaissances

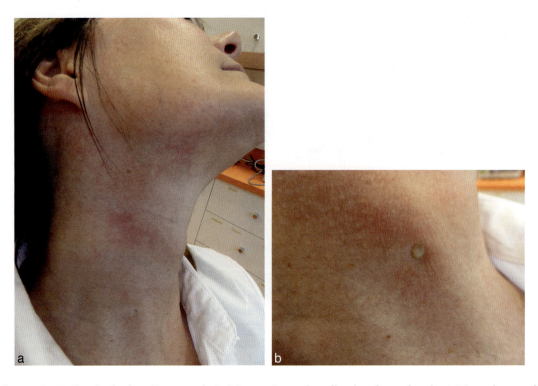

Figures 3.17. Fistule du deuxième arc droit (a) avec issue de salive louche au bord antérieur du muscle sterno-cléido-mastoïdien (b).

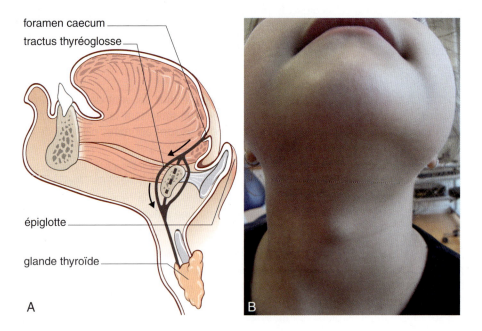

Figures 3.18. Trajet des kystes et fistules du tractus thyréoglosse et aspect d'un kyste.

IV. Embryologie dentaire et anomalies

A. Embryologie dentaire

Vers le deuxième mois, des épaississements se forment au niveau du revêtement épithélial du stomodéum (figure 3.19). Ces bourgeons vont ensuite s'enfoncer dans le mésenchyme sous-jacent, pour former la *lame primitive* ou « mur plongeant », futur vestibule buccal.

Item 46 – UE 2 Développement buccodentaire et anomalies

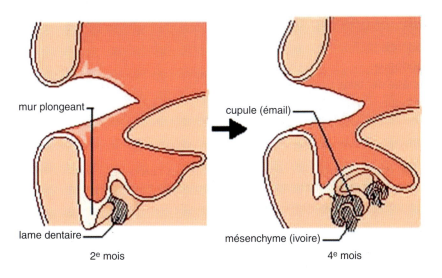

Figure 3.19. Embryologie dentaire (odontogenèse).

Celui-ci va émettre un prolongement médial, la *lame dentaire*, à l'origine de la coiffe épithéliale (épithélium *dentaire*).

Cette structure prend la forme d'une cupule, puis d'une cloche présentant deux couches cellulaires : une couche médiale ou *épithélium adamantin médial* et une couche latérale ou *épithélium adamantin latéral*. Sous cette cupule de cellules épithéliales, le mésenchyme se condense, préfigurant la pulpe. À terme, la cupule épithéliale aboutira à la formation de l'émail, grâce à la prolifération des adamantoblastes, et le bourgeon mésenchymateux aboutira à la formation de la dentine (ivoire) par la prolifération des odontoblastes.

Il existe cependant une interaction entre les différentes structures et toute anomalie de l'une retentira sur l'autre.

Plus tard, la formation de la racine dentaire est produite par prolifération de la couche odontoblastique, prolifération qui s'étend de la couronne vers l'apex.

B. Anomalies de l'embryologie dentaire

Les maladies de la formation des dents regroupent deux types d'affections, les anomalies dentaires primitives et les dysplasies dentaires (anomalies de formation dentaire secondaires à une affection locale ou générale).

C. Anomalies dentaires primitives

1. Anomalie de position des dents ou dystopie dentaire

- Inclusion dentaire.
- Ectopie dentaire.
- Transposition.
- Hétéropie dentaire.

2. Anomalie de volume des dents

- Microdontie.
- Macrodontie.

Connaissances

3. Anomalie de nombre des dents

- Anodontie.
- Oligodontie.
- Agénésie dentaire.
- Polydontie.

4. Anomalie de forme des dents ou dysdontie

L'anomalie peut concerner la couronne (dysmorphies coronaires), la racine (dysmorphies radiculaires) ou les deux (dysmorphies coronoradiculaires).

Parfois, il existe une dysmorphie intradentaire (dens in dente).

D. Dysplasies dentaires

On regroupe par ce terme les hypoplasies et les dyschromies.

1. Hypoplasies dentaires

Ce sont soit des atteintes de la dentine (cf. glossaire) (dentinogenèse *imparfaite)* dont l'origine est plus précoce et exclusivement génétique, soit des atteintes de l'émail (amélogenèse *imparfaite)* (cf. glossaire) qui peuvent être de causes diverses :

- génétique ;
- pathologie maternelle : rubéole (encoches, dents coniques), syphilis (incisive supérieure ou première prémolaire hypoplasique – *dent de Hutchinson* ;
- pathologie infantile (traumatisme, maladies infectieuses ou virales, intoxications, rachitisme, syndromes endocriniens, ostéodystrophie d'Albright, etc.).

Les hypoplasies de cause générale sont souvent diffuses, celles de cause locale sont situées en regard de la cause, traumatique surtout (agression directe ou infection). C'est la dent de Turner.

2. Dyschromies dentaires primitives

Ce sont les colorations dentaires anormales. Elles n'ont pas de traduction radiologique. On les retrouve par exemple dans la porphyrie érythropoïétique congénitale (maladie de Günther), responsable d'une *érythrodontie* (coloration rose brun des dents, mieux vue en lumière ultraviolette). D'autres causes sont plus fréquentes, comme la pigmentation médicamenteuse. La prise de tétracycline en cure prolongée chez l'enfant peut notamment donner une coloration gris-jaune de la denture.

V. Éruption dentaire et anomalies

A. Éruption dentaire

On définit comme *denture* l'ensemble des dents en place sur l'arcade et comme *dentition* les phénomènes liés à l'éruption et à l'évolution des dents sur l'arcade.

1. Denture lactéale ou temporaire

La denture lactéale ou temporaire comporte 20 dents (figure 3.20) et se met en place entre l'âge de 6 mois et 2 ans et demi :

Item 46 – UE 2 Développement buccodentaire et anomalies

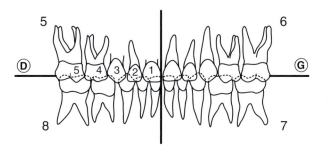

Figure 3.20. Denture temporaire.

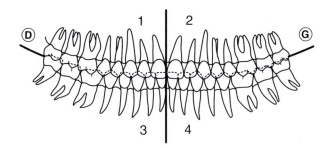

Figure 3.21. Denture permanente.

- incisives centrales et latérales : entre 6 et 12 mois ;
- première molaire : entre 12 et 18 mois ;
- canine : entre 18 et 24 mois ;
- deuxième molaire : entre 24 et 30 mois.

2. Denture définitive

La denture définitive comporte 32 dents (figure 3.21) et se met en place entre l'âge de 6 ans et 18 ans :
- première molaire : 6 ans (*dent de 6 ans*) ;
- incisive centrale : 7 ans ;
- incisive latérale : 8 ans ;
- première prémolaire : 9 ans ;
- canine : 10 ans ;
- deuxième prémolaire : 11 ans ;
- deuxième molaire : 12 ans (*dent de 12 ans*) ;
- troisième molaire : 18 ans (*dent de sagesse*).

Les dents sont disposées sur deux arcades dentaires, dont chacune peut être divisée en deux moitiés symétriques par rapport à un plan sagittal médian.

Chacun des quadrants comporte pour la denture temporaire cinq dents (deux incisives, une canine et deux molaires) et pour la denture définitive huit dents (deux incisives, une canine, deux prémolaires et trois molaires).

Dans chaque hémiarcade, les dents sont numérotées depuis l'incisive médiane jusqu'à la dernière dent, pour les dents temporaires de 1 à 5 et de 1 à 8 pour les dents définitives. La dent sera numérotée par deux chiffres, le premier désignant le quadrant dont fait partie la dent (1 : quadrant supérieur droit ; 2 : quadrant supérieur gauche ; 3 : quadrant inférieur gauche, 4 : quadrant inférieur droit), le second chiffre désignant le numéro de la dent dans le quadrant considéré. Ainsi, la dent n° 13 sera une dent située dans le quadrant supérieur droit, et la troisième dans ce quadrant en partant de la ligne médiane : il s'agit de la canine supérieure droite.

Pour les dents temporaires, les quadrants seront numérotés de 5 à 8, le quadrant n° 5 désignant le quadrant supérieur droit, le 6 le quadrant supérieur gauche, le 7 le quadrant inférieur gauche et le 8 le quadrant inférieur droit. Ainsi, la dent n° 65 désigne une dent temporaire (ou déciduale ou de lait) située dans le quadrant supérieur gauche en cinquième position par rapport à l'incisive médiane : il s'agit de la deuxième molaire.

B. Anomalies de l'éruption dentaire

1. Anomalie de la dentition temporaire

- *Dentition temporaire précoce* : la présence de dents temporaires à la naissance est retrouvée dans une naissance sur 6 000 ; la dent la plus fréquemment concernée est l'incisive centrale mandibulaire.
- *Dentition temporaire (éruption) compliquée* : les accidents de l'éruption des dents temporaires sont bien connus des pédiatres ; ils peuvent être locorégionaux (gingivostomatite, hypersalivation) ou généraux (fièvre, perte d'appétit, etc.).
- *Absence de chute des dents temporaires* : la persistance des dents temporaires peut atteindre une seule dent et elle est alors en relation avec l'absence du germe de la dent définitive sous-jacente (agénésie) ou sa malposition (inclusion). Lorsque cette anomalie concerne toute la denture temporaire, elle est en relation avec une maladie génétique (la dysostose cléidocrânienne par exemple).

2. Anomalie de la dentition permanente

- *Accidents d'éruption* : notamment les éruptions compliquées des dents de sagesse. Il existe des accidents locaux dont la forme la plus fréquente est la péricoronarite. Il s'agit d'une inflammation du sac péricoronaire associant fièvre, douleur rétromolaire irradiant dans l'oreille avec une inflammation de la gencive en regard de la dent en cause. La pression à ce niveau est douloureuse et peut faire sourdre une sérosité, voire du pus. Un trismus réactionnel est observé. Une adénopathie satellite est souvent palpée. Le bilan radiologique est indispensable. Il montre la position des dents, leur nombre, leur rapport avec le nerf dentaire, la possibilité qu'elles auront de venir sur l'arcade et l'état des autres dents. La répétition des épisodes de péricoronarite aboutit à la formation d'un kyste inflammatoire situé en arrière de la couronne de la dent de sagesse, le kyste marginal postérieur.
- *Dent incluse* : elle se définit comme une dent qui n'a pas fait son éruption à la date habituelle, pour laquelle la cavité péricoronaire ne présente aucune communication avec la cavité buccale et qui siège au voisinage de son lieu normal d'éruption. À la mandibule, il s'agit surtout des troisièmes molaires, plus rarement des canines et prémolaires. Au maxillaire, il s'agit de la canine et plus rarement de la troisième molaire, de l'incisive supérieure, de la deuxième prémolaire ou des dents surnuméraires. La thérapeutique de l'accident aigu est médicale. Lorsque la dent ne sort pas sur l'arcade ou que les accidents infectieux se renouvellent trop souvent, l'avulsion (cf. glossaire) de la dent causale est le traitement radical.
- Le mineur pratique l'extraction du charbon et le médecin l'avulsion d'une dent.

VI. Croissance craniofaciale et anomalies

A. Croissance craniofaciale

1. Ossification

Deux grands mécanismes président à l'ossification des diverses pièces osseuses qui composent le crâne et la face :

- *l'ossification membraneuse* : l'ossification débute directement dans le mésenchyme. C'est le mécanisme que l'on retrouve au niveau de la voûte crânienne et de la plus grande partie des os de la face. Les pièces osseuses vont peu à peu se développer par croissance interstitielle ; elles seront limitées en périphérie par une structure spéciale : le *périoste*. Celui-ci a des possibilités de formation osseuse et il sera responsable de l'équilibre de la pièce osseuse par sa double polarité : tantôt apposant, construisant de l'os, tantôt résorbant. Les différentes pièces osseuses sont séparées les unes des autres par des structures spéciales, les *sutures*, qui correspondent à la réflexion de la membrane périostée, douée donc des possibilités d'ostéogenèse. La suture n'est pas le lieu d'une ossification de type primaire. Il s'agit d'une ossification de type secondaire, « de rattrapage », ne se produisant qu'en réponse à une sollicitation mécanique en tension ;
- *l'ossification de type enchondral* : elle se produit au sein d'une maquette cartilagineuse préfigurant l'os futur. C'est l'ossification que l'on retrouve au niveau des os longs et au niveau de la base du crâne. Dans ce type d'ossification, au niveau des os longs, il existe des structures cartilagineuses spécialisées : les *cartilages de conjugaison*. Ils sont doués de possibilité d'ossification de type primaire, c'est-à-dire répondant à des sollicitations hormonales (hormone de croissance, somathormone), mais ne répondant pas aux sollicitations de type mécanique. On trouve ce type de cartilage au niveau des épiphyses d'os longs (cartilage de conjugaison), responsables de l'accroissement en longueur des os longs. On les trouve également au niveau de la base du crâne cartilagineux (chondrocrâne) : les *synchondroses*.

2. La croissance

Le crâne

On oppose la croissance de la voûte, constituée essentiellement d'os de type membraneux, à la croissance de la base, constituée d'os de type enchondral.

À la voûte, les pièces osseuses sont séparées les unes des autres par les sutures (figure 3.22).

Les différentes sutures crâniennes sont : la *suture coronale*, entre frontaux et pariétaux ; la *suture sagittale*, entre les pariétaux ; la *suture lambdoïde*, entre pariétaux et occipital ; la *suture métopique*, entre les frontaux ; et la *suture inter-pariéto-squameuse*. Ces sutures, très lâches à la naissance, confèrent au crâne une grande plasticité, permettant les déformations lors de l'accouchement. Elles permettent aussi au crâne de se développer très rapidement après la naissance en raison de l'expansion cérébrale. Elles sont sollicitées par l'expansion cérébrale, qui est très importante pendant les premières années de la vie (le volume de l'encéphale double

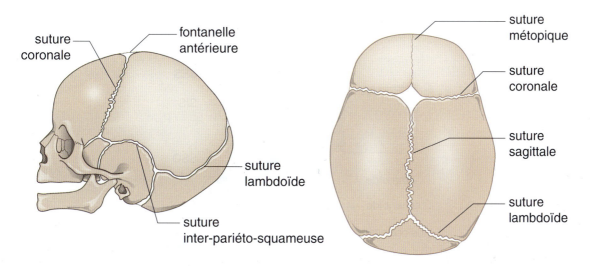

Figure 3.22. Les sutures de la voûte.

à 6 mois, triple à 2 ans, et à 3 ans il représente 80 % de son volume définitif). Grâce à leur perméabilité et à leur ossification de rattrapage, elles permettent le développement cérébral et se ferment lorsqu'elles ne sont plus sollicitées et deviennent alors des *synfibroses*.

À la base, la maquette cartilagineuse ou chondrocrâne est de type primaire et laisse apparaître des zones cartilagineuses spécialisées : les synchondroses (figure 3.23). La plus importante est la synchondrose sphéno-occipitale, responsable de la croissance en longueur de la base du crâne. Elle est active pendant toute la croissance, ne se fermant qu'à l'âge de 20 ans. En avant, il existe une structure cartilagineuse commune au crâne et à la face : le mésethmoïde cartilagineux, responsable de la croissance de l'étage antérieur de la base du crâne et de la partie médiane de la face.

La face

La face est composée de deux étages : l'étage maxillaire et l'étage mandibulaire, dont le développement est indissociable.

Le maxillaire

Le maxillaire est formé de plusieurs pièces osseuses de type membraneux. Son développement et sa croissance vont se faire dans tous les plans de l'espace :

- développement vertical (figure 3.24) :
  - à sa partie supérieure, orbitaire, l'expansion du contenu de l'orbite (œil, muscles oculomoteurs, graisse péri- et intraorbitaire), sollicite les sutures frontomaxillaire et frontomalaire, et permet l'agrandissement de l'orbite ;
  - à sa partie moyenne, il est classiquement lié au développement du sinus maxillaire. En fait, celui-ci ne fait qu'occuper l'espace libéré par les germes dentaires. La présence d'une ventilation nasale y participe également ;
  - à sa partie inférieure, alvéolodentaire, la mise en place progressive des dents sur l'arcade maxillaire s'accompagne de la formation de l'os alvéolaire et augmente la dimension verticale du maxillaire ;
- développement antéropostérieur (figure 3.25) : le développement antéropostérieur est lié à l'évolution d'une structure cartilagineuse primaire appartenant à la fois à la base du crâne dont elle forme la partie centrale de l'étage antérieur et à la face : le mésethmoïde cartilagineux. Cette structure, qui correspond à l'ethmoïde et à la poutre septovomérienne, va se développer vers le bas et l'avant, entraînant le développement sagittal de la face. Il s'agit d'une structure cartilagineuse primaire répondant aux sollicitations hormonales ;
- développement transversal : il est tributaire, en haut, de la largeur du mésethmoïde cartilagineux. En bas, le développement transversal du maxillaire est directement lié à la *fonction linguale* – assurant l'élargissement maxillaire en stimulant la suture intermaxillaire lors des

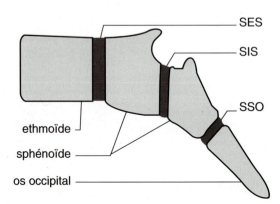

Figure 3.23. La base cartilagineuse (chondrocrâne) et les synchondroses.

mouvements de succion, déglutition, mastication, phonation – et à la *fonction de ventilation,* responsable du bon développement des fosses nasales et de la bonne expansion sinusienne.

La mandibule

La mandibule (figure 3.26) est le seul os mobile de la face. C'est un os de type membraneux dont l'ossification va débuter pendant les deux premiers mois embryonnaires au niveau de la branche horizontale au contact du *cartilage de Meckel,* squelette primitif du premier arc, qui se chondrolyse vers le sixième mois. La croissance sera ensuite de type secondaire, par phénomènes d'apposition/résorption périostée, essentiellement dépendants de l'activité musculaire. Tous les muscles cervicaux et faciaux interviennent ; les plus importants sont les masticateurs, les muscles de la sangle vélopharyngée et les muscles sous-hyoïdiens.

L'essentiel de la croissance mandibulaire apparaît donc de type secondaire, liée à la fonction. Ces fonctions se modifient beaucoup dès les premières années de la vie : phénomènes de succion présents dès le stade fœtal et importants chez le nouveau-né (faisant surtout intervenir les deux muscles ptérygoïdiens latéraux), puis apparition progressive de la mastication (intervention

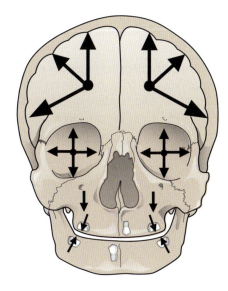

Figure 3.24. **Développement vertical craniofacial.**

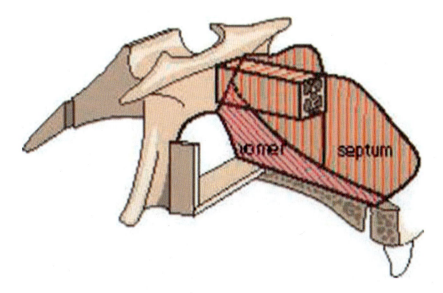

Figure 3.25. **Croissance sagittale du tiers médian.**

des puissants muscles élévateurs : massétérs, temporaux, ptérygoïdiens médiaux) au fur et à mesure de l'éruption dentaire (temporaire puis définitive).

L'accroissement de la branche montante mandibulaire était jadis attribué au cartilage condylien considéré comme un centre de croissance primaire. Il s'agit en fait d'un centre de croissance secondaire formé à l'intérieur d'une enveloppe fibropériostée. Il est tributaire de la fonction, en l'occurrence la mobilité mandibulaire, et permet le rattrapage de la croissance lors du développement en bas et en avant de la mandibule, qui suit elle-même le déplacement du maxillaire, en maintenant l'engrènement dentaire.

Lorsque l'éruption dentaire se produit, progressivement les dents vont entrer en rapport avec les dents voisines sur la même arcade, mais également avec les dents antagonistes sur l'arcade opposée. Lorsque toutes les dents seront sur l'arcade, elles définiront ainsi l'articulé dentaire.

On analyse l'articulé dentaire dans la position d'occlusion où s'établit le plus grand nombre de contacts entre les dents du maxillaire et celles de la mandibule : c'est l'occlusion d'intercuspidation maximale.

L'articulé dentaire normal s'établit ainsi lors de la denture lactéale, puis définitive, tout au long des processus de croissance et de morphogenèse faciale.

Il répond à des critères bien précis définissant la classe I d'Angle (articulé dentaire normal) (figure 3.27) :

- alignement des points interincisifs médians supérieur et inférieur, les arcades dentaires formant une courbe elliptique plus ou moins ouverte en arrière, avec un bon alignement des bords incisifs des cuspides et des sillons intercuspidiens médians ;
- arcade dentaire inférieure s'inscrivant en totalité à l'intérieur de l'arcade dentaire supérieure, de telle sorte que :

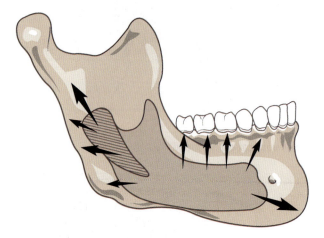

Figure 3.26. Le développement mandibulaire.

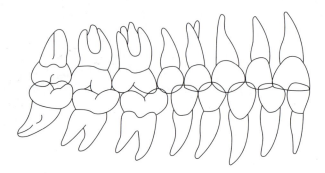

Figure 3.27. Articulé dentaire normal (classe I).

Item 46 – UE 2 Développement buccodentaire et anomalies

– transversalement, les cuspides vestibulaires des prémolaires et molaires mandibulaires viennent s'engrener dans les sillons intercuspidiens médians des mêmes dents maxillaires ; il existe un recouvrement des incisives mandibulaires par les incisives maxillaires ;

– sagittalement, il existe une distoclusion (déplacement vers l'arrière) de la première molaire maxillaire par rapport à la première molaire mandibulaire d'une demi-cuspide ; la canine maxillaire s'engrène entre la canine et la première prémolaire mandibulaire ;

– verticalement, le recouvrement incisif est de l'ordre de 2 mm.

L'apparition progressive des dents sur les arcades et leur engrènement va engendrer des contraintes mécaniques lors de la mastication, responsables de zones de résistance au sein de l'os maxillaire : les « piliers de la face » (cf. chapitre 4, « Traumatologie maxillofaciale »).

B. Démarche diagnostique devant une anomalie de la croissance craniofaciale

1. Circonstances de découverte

Chez l'enfant : ce sont les pédiatres, lors du suivi de l'enfant, ou les parents qui constatent une anomalie faciale et/ou buccodentaire, ou bien l'anomalie est constatée plus tard lors d'un dépistage scolaire.

Chez l'adulte, il peut s'agir :

• d'anomalies morphologiques portant sur le tiers moyen ou le tiers inférieur de la face ;

• de dysfonctionnements temporomandibulaires (douleurs, craquements, limitation d'ouverture buccale) ;

• de parodontopathie (déchaussement dentaire).

2. Examen clinique de la face dans le cadre d'une anomalie de la croissance craniofaciale

Il s'effectue de face et de profil.

De face

L'examen clinique de face (figure 3.28a) étudie la symétrie faciale et certains rapports transversaux. Normalement, la distance intercanthale interne est égale à la longueur de la fente palpébrale et à la largeur des ailes narinaires, la longueur de la commissure labiale égale celle de la distance intercornéenne interne.

Les rapports verticaux des deux étages faciaux : la face est divisée verticalement en étage supérieur mesuré depuis la glabelle au point sous-nasal, et étage inférieur mesuré du point sous-nasal au bord inférieur du menton. On y ajoute un étage crânien mesuré de la glabelle à la racine des cheveux : ces trois étages sont sensiblement égaux.

Normalement, au repos, les lèvres supérieure et inférieure sont au contact sans crispation des muscles du menton ; le bord de la lèvre supérieure se situe à 2–3 mm au-dessus du bord libre des incisives supérieures, les arcades dentaires étant alors séparées par un « espace libre » d'environ 2 mm.

De profil

L'examen clinique de profil (figure 3.28b) étudie :

• la projection nasale (normalement le point sous-nasal est situé à mi-distance entre le sillon alogénien et le sommet de la pointe du nez) ;

• l'angle nasolabial (environ 90° chez l'homme et 110° chez la femme) ;

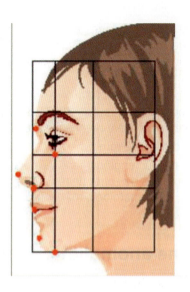 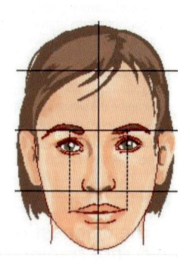

Figure 3.28. Dimensions et proportions faciales.

- les rapports sagittaux des lèvres (la lèvre supérieure étant légèrement plus en avant que la lèvre inférieure);
- le relief et la projection du menton (légèrement en retrait de la lèvre inférieure);
- les rapports verticaux des étages faciaux.

3. Examen statique et dynamique de la cavité buccale

Il comprend :
- l'étude de la denture arcade par arcade;
- l'étude de l'OIM (occlusion où s'établit le plus grand nombre de contacts entre les dents du maxillaire et de la mandibule);
- l'étude de l'occlusion de relation centrée (occlusion de relation centrée);
- l'étude des fonctions masticatoires :
  - *fonction incisive*, ou protection incisive (pour couper) : lorsque le sujet propulse sa mandibule en conservant le contact dentaire, celui-ci persiste au niveau incisif à l'exclusion de tout autre contact dentaire;
  - *fonction canine* (pour saisir et arracher), ou protection canine : c'est un mouvement de latéralité mandibulaire permettant d'arriver en bout-à-bout canin à l'exclusion de tout autre contact, comme dans la fonction incisive; elle est bilatérale.

Ces deux fonctions mettent en action le muscle ptérygoïdien latéral responsable de la propulsion condylienne.
  - *fonction triturante* (pour broyer avec les molaires et prémolaires) : elle se fait alternativement de chaque côté.
- l'étude de l'ouverture buccale maximale dont l'amplitude sera mesurée en interincisif au pied à coulisse (normale chez l'adulte : 50 mm ± 5 mm).

4. Étude fonctionnelle

On distingue l'étude fonctionnelle :
- de la mimique faciale, en particulier du sourire, avec existence ou non d'un découvrement gingival prononcé (*sourire gingival*);
- de la respiration, respiration nasale habituelle normale ou buccale, secondaire à une dysfonction apparue dans l'enfance (rhinopharyngite, asthme, déviation de la cloison nasale, végétations adénoïdes);

- de la déglutition, normalement de type secondaire (à partir de 2 ans), c'est-à-dire s'effectuant dents serrées, la langue prenant appui sur la partie antérieure du palais, ou de type primaire (normale chez le nourrisson, anormale ensuite), sans occlusion dentaire, avec interposition linguale pouvant persister chez l'adulte et facteur de béance ;
- de la phonation (bilan orthophonique), de la vision (bilan ophtalmologique), de l'aspect du crâne (la forme du crâne influant sur celle de la face), de la posture céphalique (asymétrie craniofaciale majeure dans le torticolis congénital traité tardivement).

5. *Étude radiographique*

On distingue :
- la radiographie panoramique permettant d'étudier l'ensemble de la mandibule et de la denture éventuellement avec l'aide de clichés dentaires plus précis (clichés rétroalvéolaires) ;
- les téléradiographies de la face, dans les trois dimensions (face, profil, axiale) : les clichés sont pris à grande distance (4 m) pour éviter la déformation due à l'incidence divergente des rayons, ce qui permet d'obtenir des radiographies proches du rapport idéal 1/1, la tête étant positionnée dans un céphalostat de telle sorte que le plan de Francfort soit horizontal ; ces clichés tridimensionnels permettent une étude architecturale et structurale de la face venant compléter le bilan clinique.

Plan de Francfort : ligne joignant sur le cliché de profil le bord supérieur du conduit auditif externe au bord sous-orbitaire.

6. *Étude des moulages*

L'étude des moulages des arcades dentaires intervient dans la décision thérapeutique (traitement orthodontique isolé, chirurgie isolée, association orthodonticochirurgicale).

C. Anomalies de la croissance craniofaciale

1. *Anomalies crâniennes*

Anomalies de la voûte

Il s'agit d'affections caractérisées par une pathologie des sutures.

Retard de fermeture des sutures

Cette anomalie ne provoque pas de retentissement pathologique sur le développement cérébral. On la trouve dans le rachitisme, associée aux déformations squelettiques avec fragilité osseuse. Au crâne, les sutures sont élargies et les fontanelles se ferment avec retard (18–24 mois). Il existe également un retard dentaire.

La dysostose cléidocrânienne, ou maladie de Pierre Marie et Sainton, est une maladie héréditaire caractérisée par l'aplasie des clavicules, le retard d'ossification des fontanelles, des sutures de la voûte du crâne et des inclusions dentaires multiples.

Synostose prématurée des sutures

À l'inverse des précédentes, il s'agit ici d'affections graves car la fusion prématurée de la suture entrave le développement cérébral.

Les *craniosynostoses* (cf. glossaire) atteignent une suture ou un groupe de sutures ; elles entravent la croissance perpendiculairement à la suture pathologique et provoquent une déformation crânienne par hypercroissance compensatrice dans la direction de la suture sténosée (loi de Virchow). Les plus connues des craniosynostoses (figure 3.29) sont :
- la brachycéphalie (figure 3.30) : synostose de la suture coronale ;
- la plagiocéphalie : synostose d'une demi-suture coronale ;

Connaissances

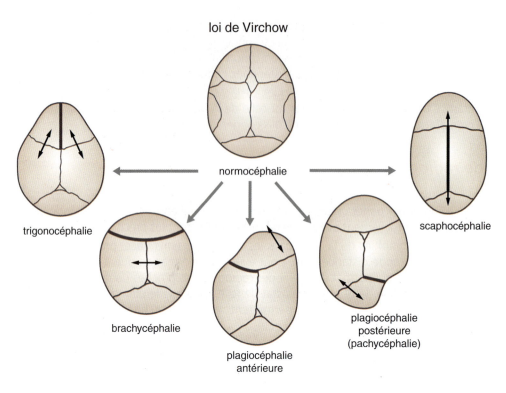

Figure 3.29. Les principales synostoses de la voûte et leurs déformations (loi de Virchow).

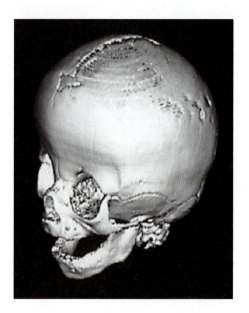

Figure 3.30. Scanner 3D d'une brachycéphalie par synostose prématurée des sutures coronales.

- la scaphocépahlie (figure 3.31) : synostose prématurée de la suture sagittale ;
- la trigonocéphalie (figure 3.32) : synostose prématurée de la suture métopique ;
- la pachycéphalie : synostose prématurée de la suture lambdoïde.

Elles pourront rester isolées ou s'associer à une dysostose et à une atteinte des sutures faciales, donnant les *cranio-facio-sténoses* : maladie d'Apert et maladie de Crouzon (cf. glossaire) (figure 3.33).

Item 46 – UE 2 Développement buccodentaire et anomalies

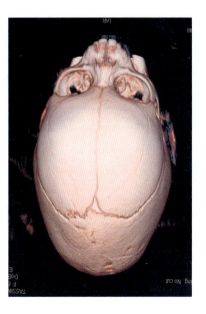

Figure 3.31. Scanner 3D d'une scaphocéphalie, synostose prématurée de la suture sagittale.

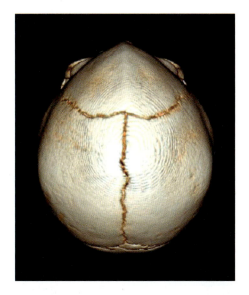

Figure 3.32. Scanner 3D d'une trigonocéphalie, synostose prématurée de la suture métopique.

Les craniosténoses et cranio-facio-sténoses sont des affections graves. Le risque évolutif majeur est l'hypertension intracrânienne chronique (particulièrement dans les formes brachycéphales), qui évolue à bas bruit (surveillance du fond d'œil) et peut conduire à une atteinte des voies optiques et de l'intégrité cérébrale. Elles doivent être opérées précocement (avant le 12e mois).

Anomalie de la base

L'anomalie la plus caractéristique est l'atteinte du chondrocrâne : l'achondroplasie (cf. glossaire). Elle est relativement fréquente (1 naissance sur 10 000) ; 80 % des cas sont sporadiques, 20 % sont familiaux avec transmission autosomique dominante. Elle se caractérise par l'association spécifique d'un nanisme micromélique, avec des atteintes très caractéristiques de la tête (crâne volumineux, ensellure nasale, micromaxillie), du tronc (lordose lombaire) et des mains (en « trident »).

Connaissances

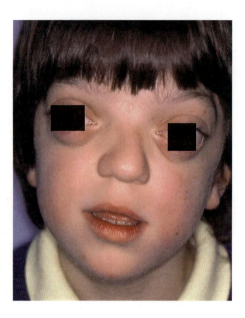

Figure 3.33. Syndrome de Crouzon.

Ces anomalies résultent de troubles de la croissance cartilagineuse intéressant le cartilage de conjugaison et les synchondroses. La croissance membraneuse n'est pas perturbée. Au crâne, l'atteinte porte sur le mésethmoïde cartilagineux responsable d'une base crânienne courte, d'un défaut de poussée médiofaciale avec nez court et large.

À la radiographie, la boîte crânienne est trop volumineuse par rapport à la face (« montgolfière portant une petite nacelle »), la selle turcique est très ouverte et la synchondrose sphéno-occipitale est prématurément soudée.

2. Anomalies maxillomandibulaires

Elles vont porter sur les deux compartiments des maxillaires : alvéolaires et/ou squelettiques. Leur dénominateur commun sera un trouble de l'articulé dentaire.

Anomalies alvéolodentaires

Elles concernent le compartiment alvéolodentaire des maxillaires, c'est-à-dire le compartiment comportant la dent et son tissu de soutien (parodonte). Il est d'une grande plasticité et répond aux sollicitations mécaniques.

On pourra assister à un déplacement d'un groupe de dents dans les trois sens de l'espace, le plus souvent en relation avec des perturbations fonctionnelles (anomalies de la mastication, phonation, déglutition, ventilation) qu'il faudra rechercher, ainsi que l'existence de praxies anormales (persistance de la succion du pouce).

On pourra ainsi avoir :
- une rétroalvéolie, surtout au niveau incisif : déplacement lingual ou palatin des incisives ;
- une proalvéolie : déplacement vestibulaire des incisives souvent lié à la persistance de la succion du pouce ou de la sucette (figure 3.34) ;
- une endoalvéolie : surtout au maxillaire, traduisant une ventilation nasale déficiente avec souvent une respiration uniquement buccale ;
- une infra-alvéolie (béance interdentaire), caractérisée par l'absence de contact entre les dents du haut et du bas, liée souvent à une position basse de la langue, une persistance de la déglutition infantile et une respiration essentiellement buccale.

Ces anomalies vont intervenir tôt pendant l'enfance ; elles demanderont à être dépistées et leur traitement fera appel à l'orthopédie dentofaciale (déplacement des dents et de l'os alvéolaire par action de forces mécaniques). Les traitements orthodontiques utilisent des systèmes (arcs) ancrés sur les dents définitives. C'est pourquoi ils ne commencent en général pas avant la neuvième année (évolution des prémolaires définitives). Ce traitement sera souvent associé à une rééducation fonctionnelle (de la posture linguale, de la déglutition, de la phonation).

Anomalies des bases squelettiques

Ces anomalies vont porter sur les deux étages faciaux, maxillaire et/ou mandibulaire. Leur terminologie doit être connue : les anomalies siégeant au maxillaire supérieur ont une dénomination se terminant par -*maxillie* (promaxillie, rétromaxillie), tandis que les anomalies mandibulaires se terminent par -*mandibulie* (promandibulie, rétromandibulie).

Ces dysmorphoses provoquent un trouble de l'articulé dentaire qui va permettre de les définir. Rappelons que l'articulé dentaire normal correspond à la classe I. On aura des anomalies avec occlusion de classe II et des anomalies avec occlusion de classe III.

Anomalies avec occlusion de classe II (figure 3.35)

Elles sont caractérisées par la mésiocclusion (position plus avancée) de la première molaire supérieure par rapport à l'inférieure. Il existe un décalage en avant de l'arcade dentaire supérieure par rapport à l'inférieure. On distingue les anomalies symétriques et les anomalies asymétriques :

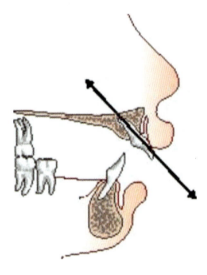

Figure 3.34. Proalvéolie.

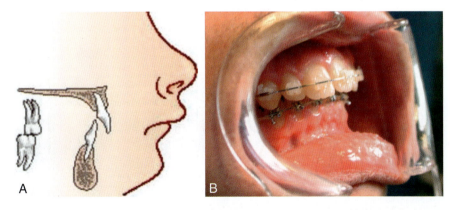

figures 3.35. Occlusion dentaire et aspect de profil d'une classe II. a. Schéma occlusal et facial de profil d'une classe II. b. Articulé dentaire d'un patient en classe II.

- anomalies symétriques :
  - soit rétromandibulie avec position mandibulaire rétruse, décalage entre les incisives maxillaires et mandibulaires (*overjet*), interposition labiale inférieure entre les incisives, incompétence labiale ;
  - soit promaxillie retentissant sur l'angle nasolabial (qui se ferme) et la projection de la lèvre supérieure.

Quelle que soit l'origine de l'anomalie, le menton apparaît petit, « fuyant », le nez proéminent, avec l'exagération d'une éventuelle cyphose nasale.

Ces anomalies peuvent être congénitales (comme dans le syndrome de Robin) ou acquises (comme dans les séquelles des ankyloses temporomandibulaires bilatérales. Il s'agit de la destruction des articulations temporomandibulaires, post-traumatique ou post-infectieuse, responsable d'une entrave à la mobilité mandibulaire provoquant une limitation invincible d'ouverture buccale (constriction permanente des mâchoires), retentissant secondairement sur la croissance des branches montantes en raison de la disparition des phénomènes d'apposition/résorption périostée qui, normalement, sont sous la dépendance de la fonction musculaire. Leur diagnostic est à faire le plus précocement possible pour entreprendre un traitement chirurgical de libération de l'articulation et ainsi de la croissance).

- anomalies asymétriques : elles sont liées à un défaut de croissance unilatéral, secondaire : soit à une ankylose temporomandibulaire unilatérale, soit à une microsomie hémifaciale, anomalie portant sur le premier arc branchial et responsable d'un défaut de croissance de la branche montante, de la région temporale et du pavillon de l'oreille. Cette dernière est caractérisée cliniquement, d'une part, par une asymétrie faciale plus ou moins marquée due à l'hypotrophie osseuse mais également à l'hypoplasie des tissus mous de la région, et, d'autre part, par une anomalie variable du pavillon de l'oreille. Le traitement en est complexe, associant traitement chirurgical d'allongement de la branche montante mandibulaire et, plus tard, chirurgie de réfection du pavillon de l'oreille (otopoïèse). Il existe alors une asymétrie faciale avec obliquité de la ligne bicommissurale, ascension de l'angle mandibulaire et latérodéviation du menton du côté de l'anomalie. Ce trouble de croissance, qui siège primitivement au niveau de la mandibule, provoque secondairement une anomalie maxillaire en bloquant sa croissance vers le bas et l'éruption des dents du secteur latéral, ce qui aggrave l'asymétrie.

Anomalies avec occlusion de classe III

Elles sont caractérisées par la mésiocclusion de la molaire inférieure par rapport à la supérieure (déplacement en avant) plus importante que celle de la classe I (figure 3.36). On distingue les anomalies symétriques et les anomalies asymétriques :

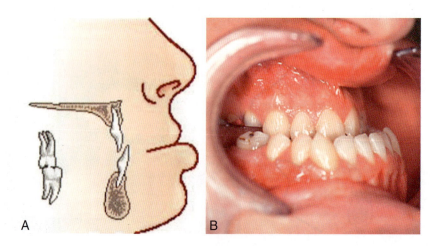

Figures 3.36. Occlusion dentaire et aspect de profil d'une classe III. a. Schéma occlusal et facial de profil d'une classe III. b. Articulé dentaire d'un patient en classe III.

Item 46 – UE 2 Développement buccodentaire et anomalies

- anomalies symétriques :
  - promandibulie (ancien prognathisme) : héréditaire dans 25 % des cas (famille des Habsbourg), menton proéminent, lèvre inférieure projetée donnant à la face un aspect brutal. Dans les formes importantes, le contact interdentaire ne se fait qu'au niveau des molaires. Il existe des formes sans retentissement vertical (angle mandibulaire normal, voisin de 90°) et des formes avec ouverture de l'angle mandibulaire (obtusisme) et excès vertical antérieur ;
  - rétromaxillie : l'anomalie porte sur l'étage moyen, la lèvre supérieure est en retrait, l'angle nasolabial est ouvert, la région périnasale est rétruse ; souvent, l'anomalie s'accompagne d'un trouble de la ventilation nasale avec narines étroites responsables de difficultés ventilatoires ;
- anomalies asymétriques : elles se produisent par excès de croissance unilatérale avec emballement de la croissance d'une hémimandibule par rapport à l'autre, l'anomalie se situant au niveau d'un condyle temporomandibulaire (hypercondylie – cf. glossaire). La croissance est excessive dans le sens vertical et, dans le sens antéropostérieur, responsable d'une béance occlusale unilatérale, d'une occlusion de classe III unilatérale donnant à l'angle mandibulaire du côté atteint un aspect arrondi. Le menton est déplacé du côté opposé à l'anomalie. Au niveau de la commissure buccale, la ligne bicommissurale est orientée vers le bas du côté de l'anomalie.

Principes thérapeutiques

Les anomalies des bases squelettiques relèvent d'une thérapeutique chirurgicale (chirurgie orthognathique). Le geste de base est une ostéotomie de la mâchoire anormale, de façon à corriger l'anomalie et à l'immobiliser dans la position corrigée.

Cette chirurgie intervient chez l'adolescent, une fois la croissance terminée (16 à 18 ans).

Dans l'immense majorité des cas, l'intervention est précédée d'une phase de préparation orthodontique dont le but est de corriger les troubles de l'alignement dentaire et de permettre ainsi à l'intervention d'aboutir à un articulé dentaire normal, garant de la stabilité du résultat. Cette chirurgie exige une bonne coopération entre orthodontiste et chirurgien maxillofacial.

VII. Prévenir les maladies buccodentaires fréquentes de l'enfant

1. Carie dentaire

C'est de loin la lésion dentaire la plus fréquente. Elle se manifeste au début par une simple zone dyschromique de l'émail, puis par une véritable perte de substance localisée dans laquelle la sonde dentaire pénètre en déclenchant une douleur.

La carie peut concerner les dents temporaires et définitives. Elle peut se situer partout sur la couronne et au collet de la dent à sa jonction avec la gencive, rendant parfois son diagnostic peu évident. Elle est visible radiologiquement sous forme d'une zone déminéralisée dont on précisera les rapports avec la chambre pulpaire. Les complications de la carie dentaire, qui surviennent dès lors que la carie atteint la pulpe et provoque sa nécrose, sont détaillées dans le chapitre concernant les lésions dentaires et gingivales.

2. Prévention de la carie dentaire

La prévention dentaire repose essentiellement sur une hygiène buccodentaire stricte :
- brossage dentaire quotidien dès la denture temporaire, en utilisant des brosses à dents adaptées à l'âge ;
- fluoration, par apport de fluor dans l'alimentation (dose usuelle : 0,05 mg/kg et /j) et par action directe sur l'émail en utilisant des dentifrices adaptés ;

Connaissances

Connaissances

- limitation de l'apport en hydrates de carbone, avec notamment suppression du biberon sucré du soir qui provoque rapidement de nombreuses caries ;
- surveillance annuelle par l'odontologiste.

VIII. Glossaire

- **Achondroplasie** : l'achondroplasie est une maladie congénitale de l'os donnant un nanisme avec accourcissement surtout de la racine des membres et un visage caractéristique. Si l'intelligence n'est en règle générale pas affectée, il ne faut pas négliger certaines difficultés d'apprentissage ou la possibilité d'hydrocéphalie. C'est le plus fréquent des nanismes d'origine génétique.

- **Amélogenèse** : l'amélogenèse est la formation de l'émail dentaire qui se déroule pendant la formation de la couronne, lors du développement de la dent. Elle se déroule après la dentinogenèse, qui est la formation de la dentine. Étant donné que la présence de dentine est un prérequis indispensable à la formation de l'émail, nous avons donc ici un exemple du concept biologique appelé induction. L'amélogenèse se fait en deux étapes : une phase sécrétoire et une phase de maturation. Des protéines et une matrice organique forment un émail partiellement minéralisé pendant la phase sécrétoire. La phase de maturation complète le processus de minéralisation de l'émail.

- **Arhinencéphalie** : anomalie génétique chromosomique qui se manifeste pendant l'embryogenèse au niveau de la division de la vésicule télencéphalique et qui se traduit par une anomalie majeure au niveau de l'encéphale antérieur : l'absence de rhinencéphale. Alors que se différencient normalement deux hémisphères cérébraux, dans le cas de l'arhinencéphalie, il n'y a qu'un seul hémisphère, en forme de fer à cheval ouvert vers l'arrière. Des anomalies sont également constatées au niveau des ventricules cérébraux (il n'y en a qu'un) et du liquide cérébrospinal. On a constaté cette anomalie dans la trisomie 13 (3 chromosomes 13 au lieu de 2), où elle est généralement associée à des malformations du visage et à l'absence totale de l'olfaction (d'où le nom arhinencéphalie donné à cette affection). Cette malformation a également été décrite dans la trisomie 18 et la monosomie 7q (pas de bras long du chromosome). Les malformations observées sur le visage peuvent être majeures : un seul œil dans une seule orbite (cyclopie), une seule narine, bec de lièvre. Synonyme : holoprosencéphalie.

- **Avulsion** : le terme avulsion désigne l'arrachement, l'extraction d'une structure de l'organisme ou une partie de celui-ci, de son point de fixation, c'est-à-dire de l'endroit où cette structure est fixée dans le corps. Les avulsions les plus connues sont les avulsions des dents ou avulsion dentaire qui correspondent à l'extraction, ou délogement d'une dent. L'avulsion dentaire est soit provoquée, on parle alors d'avulsion thérapeutique, soit spontanée survenant alors à la suite d'un choc ; il s'agit dans ce cas d'une avulsion traumatique.

- **Colobome** : le colobome oculaire est une anomalie de développement du cristallin, de l'iris, de la choroïde ou de la rétine survenant lors de la vie embryonnaire.

- **Craniosynostoses** : les craniosynostoses sont des pathologies en rapport à une soudure prématurée d'une ou plusieurs sutures crâniennes. Cette pathologie débute au cours de la vie fœtale.

- **Dentine** : la dentine appelée aussi ivoire est la substance majoritaire constituant la dent et plus généralement l'organe dentaire. Elle est composée à 70 % d'hydroxyapatite, à 20 % de matières organiques et à 10 % d'eau. Elle est recouverte par de l'émail dentaire au niveau de la couronne dentaire et par du cément au niveau de la racine dentaire. La dentine est vascularisée et innervée par les vaisseaux et les nerfs venant du desmodonte depuis l'apex radiculaire jusqu'à la chambre pulpaire coronaire.

- **Dysostose** : terme venant du grec *dus* (difficulté) et *osteon* (os). Anomalie du développement des os.

- Glossoptose : chute de la langue en arrière, ce qui a pour conséquence de rétrécir le diamètre du pharynx avec risque d'obstruction des voies aériennes supérieures.

- Histogenèse : ou organogenèse, c'est la science du développement des tissus (organes) à partir d'un embryon ayant des cellules non différenciées. Elle comprend une morphogenèse externe (apparition des membres, délatéralisation des ébauches oculaires, etc.) et interne (certains tissus donnent spécifiquement certains organes : le mésoblaste intraembryonnaire intermédiaire donnant par exemple le cordon néphrogène, c'est-à-dire les trois paires de reins).

- Hypercondylie: l'hypercondylie mandibulaire (mâchoire) est due à un excès de croissance du cartilage condylien qui peut être primitif (hyperactivité du cartilage de croissance) ou secondaire (adaptation de ce cartilage à des situations de déséquilibres occlusaux et/ou cervicofaciaux). La distinction entre ces deux grands types d'hypercondylie conditionne le traitement. L'hypercondylie primitive active se traite par une condylectomie avec respect de l'appareil discal (la scintigraphie osseuse met en évidence une hyperfixation localisée). En période inactive et dans les formes modérées, le traitement peut être plus conservateur vis-à-vis de l'articulation temporomandibulaire et se limiter comme dans l'hypercondylie secondaire à une chirurgie de recentrage et de symétrisation mandibulaire sans condylectomie. Ces formes secondaires peuvent être évitées par un traitement orthopédique précoce en cas de déséquilibres occlusaux et/ou cervicofaciaux.

- Macrostomie : anomalie de fusion des angles labiaux, uni- ou bilatérale, donnant une bouche anormalement large avec déplacement de la commissure labiale latéralement.

- Maladie de Crouzon : la maladie de Crouzon est une craniosynostose en rapport avec une mutation du gène *FGFR2*. Cette mutation du gène *FGFR2* est responsable d'autres craniosynostoses regroupées sous le nom de craniosynostoses *FGFR*-dépendantes. Les sutures du crâne qui fusionnent dans cette maladie sont les sutures coronales, lambdoïdes et sagittales. Il existe une forme clinique de la maladie de Crouzon avec manifestation dermatologique à type d'acanthosis nigricans en rapport avec une mutation du *FGFR3*.

- Organogenèse : l'organogenèse est le processus de formation des organes d'un fœtus humain qui se déroule entre la cinquième et la huitième semaine à partir des trois feuillets embryonnaires fondamentaux (ectoderme, endoderme et mésoderme). Cela comprend les mécanismes de prolifération cellulaire et l'agencement des organes. Après l'embryogenèse, les cellules évoluent en ébauches d'organes. Cette période voit le corps de l'embryon se modifier pour prendre la forme d'un têtard. On voit apparaître les subdivisions céphalique et troncale. Une ébauche caudale se forme entre la neurulation et la phase larvaire.

- Phacomatoses : les phacomatoses (du grec *phakos* : lentille) sont un groupe de maladies impliquant des anomalies de développement du tissu ectodermique aboutissant à des malformations diverses du névraxe à des tumeurs de petite taille (phacomes), cutanées, nerveuses et oculaires. Ce groupe de maladies est souvent héréditaire car d'origine génétique : la neurofibromatose type 1 (NF-1) ou maladie de Recklinghausen, la neurofibromatose type 2 (NF-2), la sclérose tubéreuse de Bourneville, le syndrome de Sturge-Weber-Krabbe, la maladie de Von Hippel-Lindau, la maladie de Rendu-Osler, l'ataxie-télangiectasie en sont des exemples.

- Syndrome d'Apert : c'est une facio-cranio-synostose en rapport avec une mutation du gène *FGFR3*. Cette mutation du gène *FGFR3* est responsable d'autres craniosynostoses regroupées sous le nom de craniosynostose *FGFR*-dépendante. Les sutures du crâne qui fusionnent dans cette maladie sont les sutures coronales. Cette synostose s'associe à un maxillaire hypoplasique et des syndactylies des doigts et des orteils.

- Syndrome de Van der Woude : ce syndrome est la première cause de fente labiale ou palatine en rapport avec une mutation d'un gène unique.

- Synostose : l'articulation osseuse, ou synostose, est un type d'articulation où soit le périoste de deux os est en continuité, soit les deux os sont fusionnés. Ce type d'articulation présente une mobilité nulle et fait partie des articulations immobiles.

Connaissances

Points clés

- La malformation faciale la plus fréquente en Europe est représentée par les fentes labiopalatines (un cas pour 750 naissances).
- Les fentes labiopalatines nécessitent une prise en charge multidisciplinaire. La fermeture chirurgicale de la lèvre et du palais en constitue le traitement primaire.
- Les kystes et fistules du tractus thyréoglosse sont les anomalies les plus fréquentes de l'organogenèse branchiale médiane.
- La synostose prématurée d'une suture de la voûte du crâne entraîne une déformation compensatrice parallèle à la suture sténosée. Le traitement est chirurgical et est justifié par le risque d'hypertension intracrânienne chronique.
- Les troubles de l'articulé dentaire liés à des anomalies alvéolodentaires sont dus à des sollicitations mécaniques et sont donc traités chez l'enfant par orthopédie dentofaciale.
- Les troubles de l'articulé dentaire d'origine squelettique ou alvéolodentaire de l'adulte sont traités de façon chirurgicale par différents types d'ostéotomies complétées par l'orthodontie selon la cause précise.

Pour en savoir plus

Bibliographie

Abjean J, Korbendau JM. L'occlusion. Paris : Prélat ; 1980.

Ajacques C. Anomalies dentaires. In : Stomatologie et Odontologie. Encycl Méd Chir ; 1993. p. 16. 22-032-H-10.

Bassigny F. Manuel d'orthopédie dentofaciale. Paris : Masson ; 1982.

Benoist M. Traité de chirurgie stomatologique et maxillofaciale. Paris : Masson ; 1988.

Brabant H, Klees L, Werelds RJ. In : Anomalies, mutilations et tumeurs des dents humaines. 1 vol. Paris : Prélat ; 1958. p. 458.

Chaput A. *Traité de stomatologie*. Paris: Flammarion ; 196, 1140 p. (collection médicochirurgicale).

Couly G. Développement céphalique. Paris : CDP ; 1991.

Lebeau J, Raphaël B, Bettega G. Kystes et fistules congénitaux de la face et du cou. In : Stomatologie. Encycl Méd Chir92 ; 1999. p. 11. 22-037-H-10.

Marchac D, Renier D. Chirurgie craniofaciale des craniosténoses. Paris : Medsi ; 1982.

Merville C, Vincent JL. Dysmorphies maxillomandibulaires. Paris : Doin ; 1991.

Piette E, Reycler H. In : Traité de pathologies buccale et maxillofaciale. 1 vol. Bruxelles : De Boecke Université ; 1991. p. 1977. XIII.

Raphaël B, Lebeau J, Bettega G. Développement et croissance de la mandibule dans son environnement. Ann Chir Plast Esthe 2001 ; 46 : 478–94.

Stricker M, Raphaël B. Croissance craniofaciale normale et pathologique. Morfoss : Reims ; 1993.

Recommandations

Haute Autorité de santé. Indications de l'orthopédie dentofaciale et dento-maxillo-faciale chez l'enfant et l'adolescent [en ligne]. Juin 2002. www.hassante. fr/portail/jcms/c_272208/indications-de-lorthopedie-dento-faciale-et-dentomaxillo-faciale-chez-lenfant-et-ladolescent.

Haute Autorité de santé. Les critères d'aboutissement du traitement d'orthopédie dentofaciale [en ligne] ; Décembre 2003. www.hassante.fr/portail/jcms/c_272294/les-criteres-daboutissement-du-traitementdorthopedie-dentofaciale.

CHAPITRE

4

Items 329, 330, 360 – UE 11 Traumatologie maxillofaciale

I. Épidémiologie
II. Examen d'un traumatisé craniofacial
III. Indications de l'imagerie
IV. Diagnostic des traumatismes des parties molles
V. Diagnostic des traumatismes dentaires des dents définitives
VI. Diagnostic des fractures de la mandibule
VII. Diagnostic des fractures de l'étage moyen de la face
VIII. Particularités des traumatismes maxillofaciaux de l'enfant et du sujet âgé
IX. Conduite à tenir devant un traumatisé facial

Objectifs pédagogiques

▮ Évaluation de la gravité et recherche des complications précoces :
- chez un traumatisé craniofacial ;
- devant une plaie des parties molles.

▮ Identifier les situations d'urgence.

▮ Expliquer les particularités épidémiologiques, diagnostiques et thérapeutiques des fractures de l'enfant, en insistant sur celles qui sont liées à la croissance.

Tronc commun. Connaître les principales stratégies de prescription en imagerie.
Item 80. Anomalies de la vision d'apparition brutale.
Item 85. Épistaxis.
Item 100. Diplopie.
Item 118. Principales techniques de rééducation et de réadaptation.
Item 148. Méningites infectieuses et méningoencéphalites chez l'enfant et l'adulte.
Item 169. Prévention de la rage.
Item 329. Prise en charge immédiate pré-hospitalière et à l'arrivée à l'hôpital, évaluation des complications chez : […] un patient ayant une plaie des parties molles.
Item 330. Orientation diagnostique et conduite à tenir devant un traumatisme craniofacial.
Item 344. Infection aiguë des parties molles (abcès, panaris, phlegmon des gaines).
Item 360. Fractures chez l'enfant : particularités épidémiologiques, diagnostiques et thérapeutiques.

L'évaluation de la gravité des lésions chez un patient présentant un traumatisme craniofacial passe par une bonne connaissance de l'anatomie, la pratique d'un examen clinique systématisé et la réalisation d'examens complémentaires ciblés. Le dépistage des situations d'urgence et des complications précoces guide la planification de la prise en charge.

Chirurgie maxillo-faciale et stomatologie
© 2017, Elsevier Masson SAS. Tous droits réservés

I. Épidémiologie

Les traumatismes maxillofaciaux sont très fréquents. Ils touchent surtout les hommes (sex-ratio : entre 3/1 et 4/1) jeunes (18 à 25 ans). Les causes les plus fréquentes sont les accidents de la voie publique, les rixes, les accidents de sport et les accidents domestiques.

Les structures le plus fréquemment atteintes sont les dents, la mandibule, plus particulièrement la région condylienne, les os nasaux, le zygoma et le plancher de l'orbite.

Il existe cependant d'importantes nuances épidémiologiques en fonction de données géographiques (pays, région, situation urbaine ou non) et de données socioéconomiques (milieu social, activité professionnelle, etc.).

Les données épidémiologiques sont moins bien connues chez les enfants, les traumatismes maxillofaciaux étant beaucoup moins fréquents dans la population pédiatrique. La prédominance masculine y est moins nette et l'étiologie dominée par les chutes et les accidents de la voie publique. Le type de lésions et leur prise en charge y sont particuliers.

II. Examen d'un traumatisé craniofacial

Toutes les données de l'examen clinique doivent être notées et datées. Elles ont une valeur médicolégale primordiale.

A. Urgences

1. Urgences vitales

Les urgences vitales doivent être diagnostiquées rapidement et prises en charge dès le ramassage du blessé sur le lieu de l'accident :

- *asphyxies* liées à une glossoptose (fracas mandibulaire, fracture biparasymphysaire de la mandibule), à un encombrement des voies aériennes supérieures (fragments dentaires, osseux ou tissulaires, fragments de prothèse dentaire, caillots sanguins). La liberté des voies aériennes supérieures doit être systématiquement vérifiée : si elle ne peut pas être maintenue, l'intubation naso- ou plus souvent orotrachéale doit être rapidement envisagée ; la trachéotomie est le dernier recours ;
- *choc hypovolémique* par pertes sanguines importantes : les plaies des parties molles de la face sont souvent très hémorragiques. La spoliation sanguine peut également être masquée et sous-estimée (épistaxis déglutie). Le contrôle des fonctions hémodynamiques doit être systématique. Devant tout saignement important, la mise en place d'une voie veineuse périphérique de bon calibre et une perfusion d'entretien doivent être discutées et réalisées avant la survenue d'un choc hypovolémique ;
- *association à un autre traumatisme* : tout traumatisé facial doit, jusqu'à preuve du contraire, être considéré comme un traumatisé crânien et un traumatisé du rachis cervical. Un écoulement nasal ou rhinopharyngé de liquide cérébrospinal (rhinorrhée aqueuse), spontané ou lors d'une manœuvre de Valsalva, doit être systématiquement recherché car exposant au risque de méningite. Il faut également vérifier l'absence de traumatisme thoracoabdominal ou de traumatisme des membres associé, reléguant souvent le traumatisme facial au second plan.

2. Urgences fonctionnelles

Les urgences fonctionnelles doivent également être recherchées car elles nécessiteront une prise en charge rapide dans un service spécialisé :

- *atteinte du nerf optique, diplopie, plaies délabrantes des paupières* : un examen de la vision sur le lieu de l'accident puis régulièrement pendant le transport est indispensable. La diplopie par incarcération des muscles oculomoteurs est une urgence fonctionnelle. S'ils ne sont pas notés dès le ramassage, ces éléments de l'examen clinique seront perdus si l'état neurologique du patient s'aggrave ou s'il nécessite une sédation. En cas d'exposition du globe oculaire, celui-ci doit être protégé par un pansement régulièrement humidifié jusqu'à la prise en charge définitive ;
- *pertes dentaires traumatiques*, qui doivent être recherchées et notées : les dents avulsées doivent être recherchées sur le terrain et conditionnées pour permettre leur éventuelle réimplantation rapide ;
- *plaies du nerf facial* : un examen sommaire de la motricité faciale doit être réalisé le plus rapidement possible chez le patient vigile, l'atteinte pouvant ensuite être masquée par une éventuelle sédation ou une aggravation de la conscience ultérieures.

B. Interrogatoire

L'interrogatoire fait préciser (par l'entourage si le patient n'est pas en mesure de le faire lui-même) :

- les modalités du traumatisme ;
- l'existence de signes fonctionnels ;
- les antécédents.

1. Modalités

- Date et heure.
- Circonstances de survenue : agression, accident de la voie publique, accident du travail, domestique, de sport, morsure, etc.
- Point d'impact sur la face.
- Direction et intensité du choc.

2. Signes fonctionnels

- Sensation de craquement lors du choc.
- Douleurs spontanées ou provoquées.
- Gênes fonctionnelles :
  - manducatrices : modification de l'articulé dentaire (contacts dentaires prématurés, béances), limitation de l'ouverture buccale, déplacements, pertes et mobilités dentaires, désadaptation de prothèse(s) dentaire(s), difficultés de déglutition, etc. ;
  - visuelles : modification de l'acuité visuelle, diplopie ;
  - respiratoires nasales : obstruction nasale uni- ou bilatérale, partielle ou complète, anosmie ou hyposmie, épistaxis ;
  - phonatoires.

3. Antécédents

- Les antécédents du patient et les traitements en cours sont précisés.
- Une éventuelle anomalie occlusale préexistante doit être recherchée et précisée car l'occlusion dentaire sera l'un des repères anatomiques les plus importants pour le contrôle de la

réduction des fractures de la mandibule et du tiers moyen de la face. Un contact avec le chirurgien-dentiste traitant est parfois utile.

- La recherche de photographies prétraumatiques récentes du patient est souvent très utile pour apprécier l'état antérieur.

C. Inspection de la face

L'inspection doit être systématique, symétrique et comparative. Elle se fait de face, de profils et en vues plongeantes inférieure et supérieure. Elle recherche :

- une lésion du revêtement cutané au point d'impact (plaie, ecchymose, hématome), des corps étrangers (fragments de pare-brise, débris telluriques, graviers, goudron, débris végétaux) ;
- un œdème localisé (paupières, lèvres, nez, pommettes) ou généralisé à toute la face (faciès lunaire). Ces œdèmes surviennent rapidement après le traumatisme et sont souvent très importants, masquant les reliefs sous-jacents ;
- une hémorragie extériorisée par un orifice naturel (stomatorragie, épistaxis, otorragie), par une plaie, en distinguant un saignement artériel d'un saignement veineux. La face comporte des structures très bien vascularisées (os, muscles, peau, muqueuses) et les hémorragies y sont souvent impressionnantes. L'hémostase sera réalisée immédiatement par compression de la plaie, clampage du vaisseau sous contrôle de la vue ou méchage endocavitaire ;
- une rhinorrhée aqueuse, si elle n'a pas été détectée précédemment ;
- une déformation : enfoncement d'un relief, déviation d'une structure, asymétrie du visage ; elle témoigne le plus souvent d'une fracture déplacée.

La recherche de déformations est très souvent gênée par l'apparition rapide de l'œdème post-traumatique. Il faut donc, pour les lésions peu urgentes, savoir répéter l'inspection au bout de quelques jours de manière à apprécier cliniquement le retentissement morphologique du déplacement d'une fracture.

D. Examen de la motricité faciale

La motricité faciale est sous la dépendance du nerf facial (VIIe paire de nerfs crâniens). On évalue la mobilité du front, des sourcils, des paupières, des ailes nasales, des lèvres, du muscle peaucier du cou de manière symétrique et comparative. La mise en évidence d'un trouble de la mobilité faciale (parésie, paralysie) est parfois gênée par l'œdème ou par la déformation engendrée par une plaie faciale.

E. Palpation faciale

La palpation des reliefs osseux doit être systématique (de haut en bas), symétrique et comparative, en finissant par la zone traumatisée. Elle recherche les signes directs ou indirects d'une fracture.

1. Signes directs

- Déplacement osseux (asymétrie des reliefs).
- Douleur exquise à l'endroit des traits de fracture.

- Perception d'une « marche d'escaliers » au niveau d'un rebord osseux.
- Mobilité anormale du squelette.

2. Signe indirect

On recherche un emphysème sous-cutané (palpation d'une « crépitation neigeuse ») signant la fracture d'une paroi d'une cavité aérienne (sinus maxillaire ou frontal, cellules ethmoïdales, plancher de l'orbite). Cet emphysème est parfois provoqué par un effort de mouchage ou lors d'un éternuement (manœuvre de Valsalva).

F. Examen de la sensibilité faciale

La sensibilité faciale est sous la dépendance du nerf trijumeau (V^e paire de nerfs crâniens). Elle se décompose comme suit (cf. figure 1.13 au chapitre 1) :
- nerf ophtalmique (V1) : sensibilité cornéenne et sensibilité cutanée de l'hémifront, de la racine et du dorsum de l'héminez et de la paupière supérieure homolatéraux ;
- nerf maxillaire (V2) : sensibilité cutanée de l'aile nasale, de la partie haute de la joue, de l'hémilèvre supérieure homolatérales, sensibilités dentaire et muqueuse de l'hémiarcade dentaire supérieure homolatérale ;
- nerf mandibulaire (V3) : sensibilité cutanée de l'hémilèvre inférieure, de l'hémimenton et de la partie basse de la joue homolatéraux, sensibilités dentaire et muqueuse de l'hémiarcade dentaire inférieure homolatérale.

Seuls la région angulomandibulaire (encoche massétérine) et le pavillon de l'oreille échappent au nerf trijumeau : ils dépendent de branches du plexus cervical superficiel, les portions profondes du pavillon (zone de Ramsay-Hunt) étant en outre innervées par la branche sensitive du nerf facial (VII*bis*) (cf. figures 1.13 et 1.30 au chapitre 1).

La sensibilité faciale peut être atteinte par contusion d'une branche du nerf trijumeau au point d'impact ou par lésion au niveau d'un trait de fracture.

G. Examens endocavitaires

1. Fosses nasales

Les fosses nasales sont examinées par rhinoscopie antérieure à l'aide d'un spéculum nasal après évacuation par lavage et mouchage doux des caillots de sang pour apprécier la perméabilité des fosses nasales. On recherchera :
- l'existence de plaies muqueuses, responsables d'une épistaxis ;
- des déformations ou des déplacements de la cloison nasale, s'accompagnant parfois d'une effraction du cartilage septal fracturé ;
- un hématome de la cloison, qui devra être évacué rapidement (risque de nécrose ischémique et/ou de chondrite de la cloison) ;
- l'existence d'une rhinorrhée aqueuse, signant une fracture de l'étage antérieur de la base du crâne associée à une brèche méningée.

2. Cavité buccale

L'examen de la cavité buccale recherche :
- des lésions dentaires : mobilité(s), fracture(s) ou perte(s) dentaire(s) ; ces lésions dentaires doivent impérativement être décrites et notées dans l'observation dans un but médicolégal ;
- des lésions muqueuses : ecchymose, hématome ou plaie de la langue, du palais, du voile, de la gencive, des vestibules buccaux ;

- des fractures : palpation endobuccale de la mandibule (à la recherche d'une déformation, d'une mobilité anormale, d'une plaie muqueuse) et des maxillaires (douleur, déformation et mobilité au niveau du cintre maxillozygomatique signant une fracture zygomatique, mobilité complète de l'arcade dentaire supérieure signant une fracture du tiers moyen de la face de type Le Fort, mobilité d'un secteur dentaire isolé signant une fracture alvéolodentaire) ;
- une modification de l'articulé dentaire, en se référant aux antécédents du patient (dysharmonie dentofaciale préexistante ?) et aux facettes d'usure dentaires ; ces modifications (contacts dentaires prématurés, béances) peuvent signer une fracture mandibulaire et/ou maxillaire déplacée ;
- des écoulements déglutis : épistaxis, stomatorragie, rhinorrhée cérébrospinale ;
- des corps étrangers : dent luxée ou fracturée, fragment de prothèse, projectile (plombs, balle).

3. Conduits auditifs externes

L'examen recherche des caillots, une plaie cutanée (pouvant signer une fracture de l'os tympanal consécutive à une fracture de la région condylienne) (figure 4.1), une sténose du conduit. L'état du tympan est noté, à la recherche de signes en faveur d'une fracture du rocher (hémorragie de la caisse du tympan, plaie).

H. Examen des fonctions

L'examen des fonctions sera répété car l'altération de certaines d'entre elles peut s'installer de manière progressive.

Les résultats, datés, seront consignés dans le dossier.

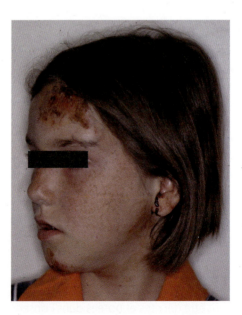

Figure 4.1. Otorragie gauche accompagnant une fracture du condyle gauche. Noter également la plaie sous-mentonnière, classique dans ce type de fracture.

1. Examen de la manducation

Il apprécie les mouvements des articulations temporomandibulaires (ouverture buccale, propulsion et diductions droite et gauche de la mandibule) et l'occlusion dentaire, la présence d'un trismus, les possibilités de morsure, de mastication et de déglutition.

2. Examen ophtalmologique

L'examen ophtalmologique fait état de :

- l'acuité visuelle : une baisse de cette acuité peut être en rapport avec une atteinte de la rétine (décollement, déchirure, hématome), une hémorragie du vitré ou une atteinte du nerf optique (œdème, contusion) ;
- l'état de la pupille (forme et étude des réflexes photomoteurs direct et consensuel) : à la recherche d'une déchirure du muscle irien, de signes en faveur d'une atteinte du nerf optique et/ou d'atteintes intracrâniennes (hématome, contusion ; cf. infra « Examen neurologique ») ;
- l'existence d'une dystopie oculaire : énophtalmie, abaissement du globe, surélévation du globe, exophtalmie ; dans les deux premiers cas, elle signe l'existence d'une fracture des parois orbitaires et, dans les deux derniers cas, d'un hématome intraorbitaire ;
- l'existence d'une limitation des mouvements oculaires à l'origine d'une diplopie dans certains regards (haut, bas, droite, gauche) dont les causes peuvent être mécaniques (incarcération des muscles extrinsèques de l'œil) ou neurologiques (atteinte traumatique des nerfs oculomoteurs) ;
- la fonction palpébrale : à la recherche d'une dystopie canthale médiale ou latérale pouvant signer un arrachement des ligaments palpébraux et/ou une fracture au niveau de leurs zones d'insertion, d'un ptosis pouvant signer soit une atteinte du nerf moteur oculaire commun (IIIe paire de nerfs crâniens), soit une désinsertion ou une section traumatique de l'aponévrose de ce muscle ;
- la fonction lacrymale : à la recherche d'une obstruction des voies lacrymales (fracture de l'os lacrymal) se traduisant par un larmoiement.

> La mesure de l'acuité visuelle doit être répétée dans le temps. Une baisse progressive de l'acuité doit faire pratiquer en urgence un scanner orbitaire dans le plan neuro-optique et discuter, en fonction des résultats, une décompression du nerf optique en urgence.
> Un avis ophtalmologique doit être demandé au moindre doute pour la réalisation d'un fond d'œil, un chiffrage de l'acuité visuelle et un test de Hess-Lancaster pour objectiver une diplopie.

3. Examen neurologique

L'examen neurologique recherche :

- un trouble de la conscience, *immédiat ou différé*, pouvant témoigner d'une atteinte cérébrale (contusion, œdème, hémorragie), durale ou sous-durale (hématomes) ;
- une asymétrie des pupilles et les réflexes pupillaires direct et consensuel (cf. supra « Examen ophtalmologique ») ;
- une amnésie antérograde ou rétrograde, témoignant du traumatisme crânien (léger à sévère) ;
- une anosmie par atteinte traumatique (cisaillement, contusion) du nerf olfactif (Ire paire de nerfs crâniens) au niveau de la lame criblée de l'ethmoïde ; son pronostic est défavorable ;
- une rhinorrhée cérébrospinale, témoignant d'une brèche de la dure-mère.

Connaissances

> L'examen neurologique (score de Glasgow, examen des pupilles) doit être répété dans le temps.

4. Examen des voies respiratoires hautes

Il a pour but d'évaluer une gêne respiratoire par obstruction nasale, rhinopharyngée ou oropharyngée (caillots, hématome, chute en arrière de la base de la langue ou glossoptose, corps étrangers, prothèse dentaire).

III. Indications de l'imagerie

Après avoir éliminé une éventuelle lésion crânienne ou cervicale, le diagnostic des fractures du massif facial fera appel à l'imagerie. Ces examens complémentaires doivent être orientés par la clinique.

A. Examens radiologiques

1. Pour la mandibule

Orthopantomogramme (figure 4.2)

Il s'agit d'un cliché de référence exposant tout l'os mandibulaire et la denture. Il n'est réalisable que si le patient peut se tenir debout ou assis. Il ne permet qu'une vue de profil des branches et d'une grande partie du corps mandibulaire ; la région symphysaire n'est vue que de face. Il doit donc le plus souvent être complété par des incidences orthogonales (face basse et cliché mordu du bas) pour apprécier le déplacement d'une fracture.

Défilés mandibulaires (droit et gauche) (figure 4.3)

Ils permettent de visualiser alternativement chaque hémimandibule et peuvent remplacer l'orthopantomogramme si ce cliché ne peut pas être réalisé (traumatisme des membres inférieurs ou du bassin, lésion du rachis thoracolombaire, troubles de la conscience) et à la condition que le patient puisse incliner la tête à droite et à gauche (absence de lésion du rachis cervical). Ces clichés partiels sont moins lisibles qu'un orthopantomogramme en raison des superpositions osseuses inévitables.

Cliché « mordu du bas » (ou cliché occlusal du bas) (figure 4.4)

Le patient maintient le film entre ses dents et le rayon est vertical et ascendant. Cet examen permet de préciser les lésions de l'arc symphysaire.

Cliché « face basse » (figure 4.5)

Il s'agit d'une incidence antéropostérieure, le nez et le front du patient étant au contact du film. Cet examen permet une visualisation de face des régions angulaires et des branches mandibulaires.

2. Pour l'étage moyen

Clichés de Blondeau et de Waters (figure 4.6)

Il s'agit d'incidences antéropostérieures qui se différencient par l'inclinaison de la tête du patient. Pour l'incidence de Blondeau, le menton et le nez du patient sont au contact du film.

Items 329, 330, 360 – UE 11 Traumatologie maxillofaciale

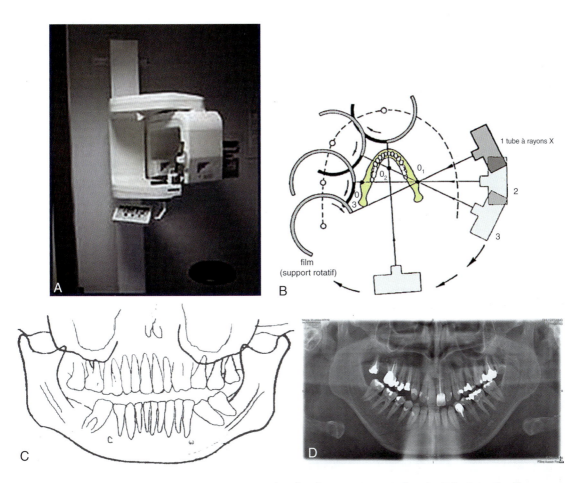

Figure 4.2. Orthopantomogramme. a. Exemple d'orthopantomographe. b. Principe de l'examen. c. Schéma des structures visualisées par l'examen. Cet examen permet d'obtenir une vue panoramique de l'ensemble de la mandibule. d. Cliché montrant une fracture parasymphysaire droite en biseau et une fracture de la branche horizontale gauche.

Ces examens permettent d'explorer le squelette du tiers moyen de la face, plus particulièrement les cavités orbitaires et sinusiennes.

Incidence des os nasaux (figure 4.7)

Il s'agit d'un cliché de profil du massif facial centré sur la pyramide nasale utilisant un rayonnement de faible intensité. Comme son nom l'indique, il visualise les os nasaux de profil.

Clichés axiaux de Hirtz et de Gosserez (figure 4.8)

Il s'agit d'incidences caudocrâniennes ascendantes (axiaux), le film étant placé au niveau du vertex. Ces examens visualisent le plus grand contour de la face, plus particulièrement l'arcade zygomatique latéralement (cliché de Hirtz) et la pyramide nasale en avant (cliché de Gosserez). Le cliché de Gosserez, en visualisant la pyramide nasale de manière axiale, complète systématiquement l'incidence des os nasaux de profil pour une analyse complète des déplacements des fractures du nez.

Cliché « mordu du haut » (ou cliché occlusal du haut)

Il s'agit du pendant au maxillaire du cliché « mordu du bas ». Il permet de visualiser le prémaxillaire.

Connaissances

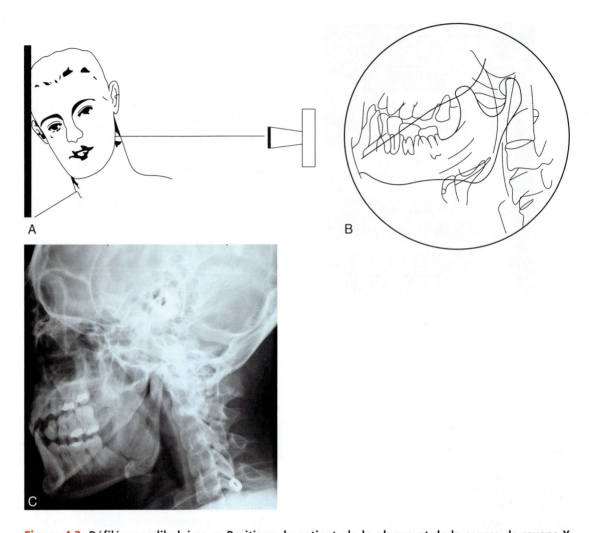

Figure 4.3. Défilés mandibulaires. a. Positions du patient, de la plaque et de la source de rayons X pour la réalisation d'un défilé mandibulaire droit. b. Schéma des structures visualisées par l'examen. c. Cliché droit montrant une fracture de l'angle droit (on suspecte une fracture associée de l'angle gauche). À noter que l'exploration de l'ensemble de la mandibule nécessite un défilé droit et un défilé gauche.

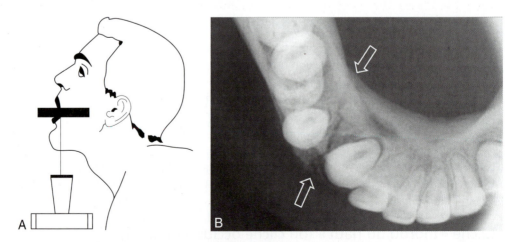

Figure 4.4. Cliché mordu du bas. a. Position du patient, de la plaque et de la source de rayons X. b. Cliché montrant une fracture symphysaire chez un enfant.

Items 329, 330, 360 – UE 11 Traumatologie maxillofaciale

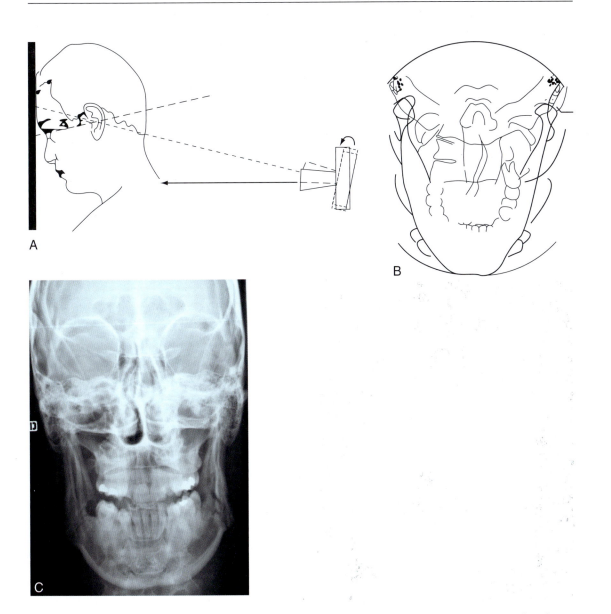

Figure 4.5. Cliché face basse. a. Positions du patient, de la plaque et de la source de rayons X. b. Schéma des structures visualisées par l'examen. c. Cliché montrant une fracture des deux angles mandibulaires.

3. Pour les dents

Orthopantomogramme, clichés « mordu du bas » et « mordu du haut »
Cf. supra.

Clichés rétroalvéolaires (figure 4.9)
Il s'agit de clichés endobuccaux, le film étant placé au contact de la face postérieure des dents. Ils visualisent de manière très précise des groupes de deux à trois dents et leur parodonte.

Connaissances

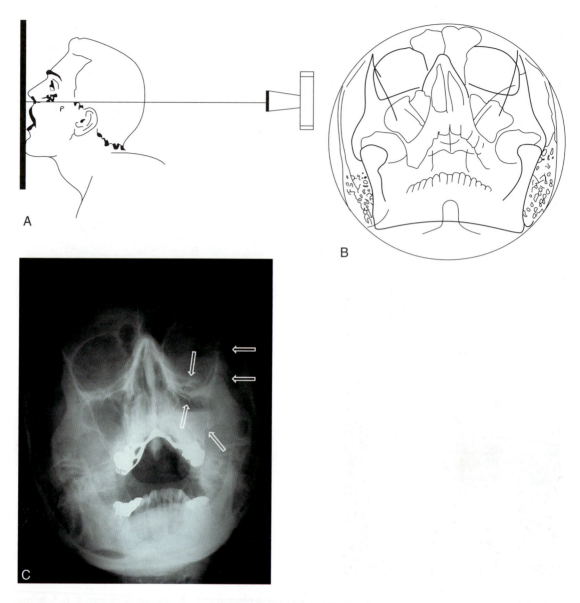

Figure 4.6. Cliché de Blondeau. a. Positions du patient, de la plaque et de la source de rayons X. b. Schéma des structures visualisées par l'examen. c. Fracture zygomatomaxillaire gauche.

B. Examens tomodensitométriques

La tomodensitométrie, lorsqu'elle est disponible, remplace avantageusement la majorité des examens radiologiques conventionnels précédents. L'absence de superposition des structures osseuses permet d'obtenir une très grande précision d'analyse. Ces examens permettent également d'éviter la multiplication des clichés conventionnels en cas de fracas facial ; enfin, ils sont réalisables quel que soit l'état neurologique du patient ainsi qu'en cas de lésions rachidiennes associées ou suspectées.

Un examen scanographique doit notamment être demandé :
- en cas de doute persistant sur une fracture mal mise en évidence sur les clichés conventionnels (fracture de la région condylienne notamment) ;
- en cas de fracture complexe du tiers moyen de la face (fracture de Le Fort) ou de fracas facial ;

Items 329, 330, 360 – UE 11 Traumatologie maxillofaciale

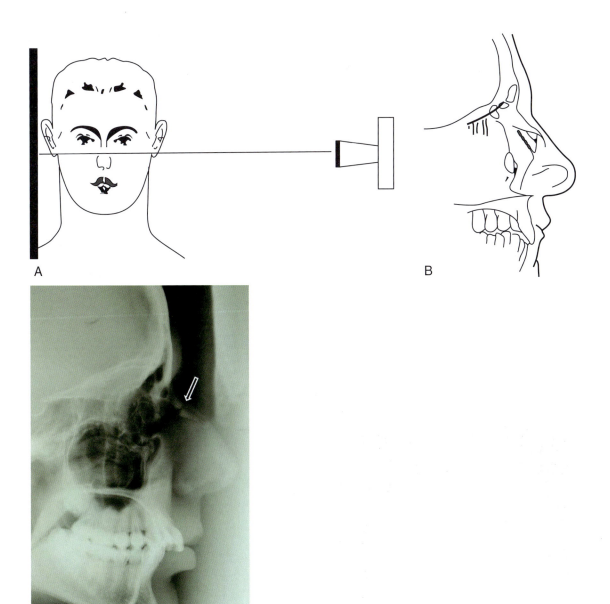

Figure 4.7. Incidence des os nasaux. a. Positions du patient, de la plaque et de la source de rayons X. b. Schéma des structures visualisées par l'examen. c. Cliché d'une fracture des os nasaux.

- en cas de signes fonctionnels ophtalmologiques (diplopie, dystopie oculaire, baisse de l'acuité visuelle) ;
- devant une suspicion de rhinorrhée cérébrospinale ;
- par opportunité, lorsqu'un scanner est effectué pour des raisons neurochirurgicales ou en raison d'un polytraumatisme. Les techniques d'acquisition actuelles (acquisition spiralée en mode continu) permettent de réaliser un scanner complet de l'extrémité céphalique en moins de deux minutes, ce qui est toujours possible, quel que soit le degré d'urgence.

Les coupes axiales servant à l'acquisition des données (coupes natives) sont utiles pour l'analyse fine de la région centrofaciale (CNEMFO) et des confins craniofaciaux (figure 4.10). Les cellules ethmoïdales, les parois du sinus frontal, le canal optique et la fosse ptérygomaxillaire sont particulièrement bien visualisés. L'analyse complète des structures à partir de ces coupes impose cependant un effort mental d'empilement des coupes.

Elles peuvent être utilement complétées par des reconstructions dans différents plans.

Connaissances

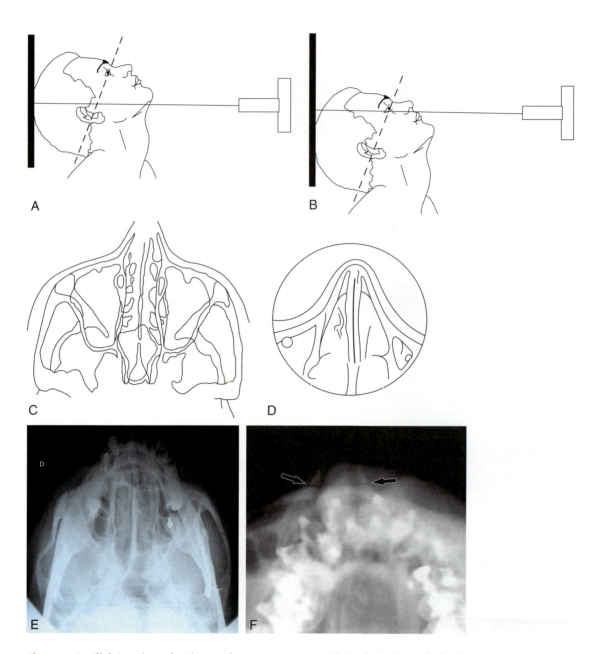

Figure 4.8. Clichés axiaux de Hirtz et de Gosserez. a. Positions du patient, de la plaque et de la source de rayons X pour le cliché de Hirtz. b. Positions du patient, de la plaque et de la source de rayons X pour le cliché de Gosserez. c. Schéma des structures visualisées par le cliché de Hirtz. d. Schéma des structures visualisées par le cliché de Gosserez. e. Cliché de Hirtz montrant une fracture du processus temporal de l'os zygomatique droit. f. Cliché de Gosserez montrant une fracture des os nasaux.

Reconstructions coronales (figure 4.11)

Elles sont indispensables pour une analyse des parois de l'orbite, de la base du crâne et de la région condylienne.

Reconstructions sagittales (figure 4.12)

Elles permettent une analyse complémentaire des parois supérieure et inférieure de l'orbite ainsi que de la base du crâne.

Items 329, 330, 360 – UE 11 Traumatologie maxillofaciale

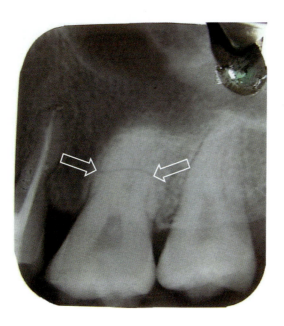

Figure 4.9. Cliché rétroalvéolaire des dents 25 et 26. Fracture radiculaire de la dent 26.

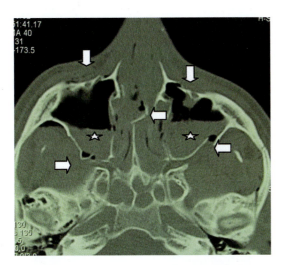

Figure 4.10. Scanner de l'étage moyen (coupe axiale). Fracture de Le Fort II avec hémosinus bilatéral et fracture du septum nasal.

Reconstructions dans le plan neuro-optique

Il s'agit de reconstruction orbitaire oblique d'arrière en avant et de médial en latéral. Elles permettent de suivre le nerf optique sur l'ensemble de son trajet intraorbitaire.

Reconstructions tridimensionnelles (figure 4.13)

Elles permettent une représentation surfacique de la structure à analyser. Elles sont souvent d'interprétation difficile au niveau des structures osseuses fines (effet de masse partielle) et peuvent de ce fait produire des images en faux négatif ou en faux positif. Elles ont en revanche un grand intérêt dans le bilan préopératoire des fractures de la région condylienne en montrant, sur une seule image, l'ensemble des caractéristiques de la fracture (hauteur du trait de fracture, taille du fragment condylien, déplacement) (figure 4.14).

Connaissances

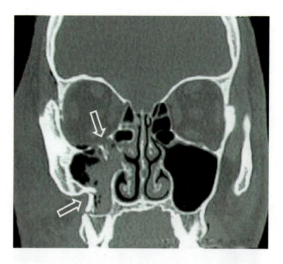

Figure 4.11. Reconstruction scanographique coronale. Fracture zygomatique associant fracture zygomatofrontale, zygomatomaxillaire et fracture comminutive du plancher de l'orbite.

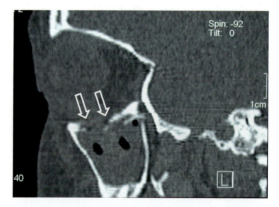

Figure 4.12. Reconstruction scanographique sagittale. Fracture du plancher de l'orbite.

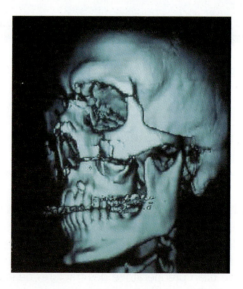

Figure 4.13. Reconstruction scanographique tridimensionnelle. Fracture complexe de l'étage moyen (Le Fort II et os zygomatique gauche).

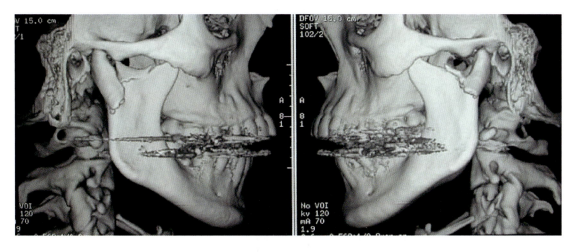

Figure 4.14. Reconstructions scanographiques tridimensionnelles. Fractures sous-condyliennes bilatérales déplacées.

C. Imagerie par résonance magnétique

L'IRM n'a que peu d'indications en traumatologie faciale. Elle permet éventuellement de préciser les lésions intraorbitaires et encéphaliques.

D. Tomographie volumique à faisceau numérisé (*cone beam*)

Ce type d'examen radiologique peut, dans certains cas, remplacer la tomodensitométrie. Les informations obtenues sont semblables à celles obtenues par la tomodensitométrie, en dehors d'une analyse moins fine des parties molles, avec une dose d'irradiation plus faible pour le patient.

Les artefacts liés à la présence de matériel métallique sont moins intenses que ceux générés par la tomodensitométrie.

Un autre avantage de ce type d'examen est la possibilité, pour l'opérateur, d'effectuer toutes les reconstructions possibles (planaire, curviligne, tridimensionnelle) à partir des images natives, sans avoir besoin du recours du radiologue, l'examen étant livré sous la forme d'un CD-Rom comportant le logiciel de reconstruction dédié.

L'examen de l'ensemble du massif facial nécessite au mieux l'utilisation d'un appareil à champ large (20 × 20 cm), les appareils à champ plus restreint nécessitant la réalisation de plusieurs examens successifs avec bénéfice moindre en termes de dose d'irradiation.

Ces examens nécessitent le plus souvent que le patient puisse se tenir debout ou assis (comme pour la réalisation d'un orthopantomogramme), seuls certains appareils permettant actuellement la réalisation en position couchée (comme pour la réalisation d'une tomodensitométrie).

IV. Diagnostic des traumatismes des parties molles

A. Contusions de la face

Les contusions de la face se manifestent par une douleur, un œdème au point d'impact : lèvres, nez, paupières, joues. Les ecchymoses et les hématomes éventuellement associés ont tendance à diffuser le long des espaces celluloadipeux de la face et peuvent de ce fait être observés à distance du point d'impact initial.

Ces lésions peuvent entraîner une certaine impotence fonctionnelle, avec un aspect figé du visage. Elles sont généralement d'évolution spontanément favorable. Les hématomes volumineux nécessitent parfois un drainage chirurgical.

B. Plaies des parties molles

1. Plaies muqueuses

En bouche, elles s'observent essentiellement au niveau de la gencive attachée (fracture de la mandibule), au niveau de la fibromuqueuse palatine (fracture sagittale du maxillaire), de la langue (morsure à la suite d'un traumatisme sur le menton), du voile du palais (dues à des objets tenus en bouche au moment du traumatisme : crayon, sucette, par exemple), du plancher buccal antérieur et du palais (tentative d'autolyse, arme tenue sous le menton).

Une sialorrhée réactionnelle est habituelle, surtout chez l'enfant.

2. Plaies périorificielles (lèvres, paupières, narines, oreilles)

Elles vont de la plaie superficielle uniquement cutanée ou muqueuse à la plaie transfixiante qui nécessitera un repérage précis des berges pour éviter tout décalage et une réparation attentive de tous les plans (cutané, musculaire, cartilagineux, muqueux). Leur gravité tient à leur tendance à la rétraction cicatricielle, source d'ectropion au niveau des paupières (figure 4.15) et/ou de sténoses orificielles.

3. Plaies cutanées de la face

Elles peuvent être superficielles ou profondes, franches ou contuses. Elles imposent de s'assurer de l'intégrité des organes nobles sous-jacents : nerf facial, conduit parotidien, vaisseaux faciaux (figure 4.16).

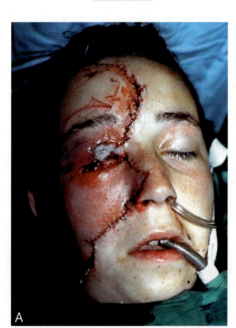
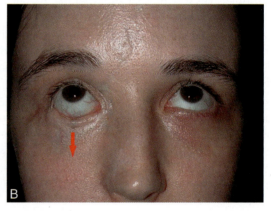

Figure 4.15. Plaie faciale droite atteignant la paupière inférieure. a. Aspect postopératoire immédiat. b. Rétraction cicatricielle post-traumatique six mois après la réparation.

Items 329, 330, 360 – UE 11 Traumatologie maxillofaciale

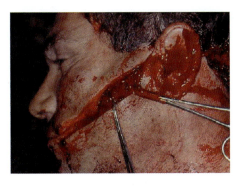

Figure 4.16. Plaie jugale pénétrante avec lésion du nerf facial et section vasculaire et du conduit parotidien.

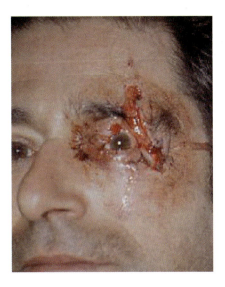

Figure 4.17. Plaie de la région orbitaire avec lésion des deux paupières et des voies lacrymales au niveau de l'angle interne.

Les plaies du nerf facial doivent être suturées sous loupe ou microscope après repérage des extrémités sectionnées.

Les plaies du conduit parotidien doivent être suturées sur un cathéter pour protéger la suture et éviter la sténose cicatricielle.

Les plaies du parenchyme salivaire, d'évolution habituellement favorable, peuvent se compliquer d'une collection ou d'une fistule salivaire secondaire, source d'infection.

Les plaies cutanées de l'angle interne de l'œil et du quart interne de la paupière inférieure doivent faire rechercher, outre une lésion du globe oculaire, une atteinte des voies lacrymales qui doivent être réparées sur un cathéter pour éviter la survenue d'un épiphora (larmoiement permanent ou intermittent) (figure 4.17).

La réparation des plaies cutanées de la face impose une suture soigneuse, plan par plan (sous-cutané par fils résorbables, cutané par points séparés de fil monobrin ou par surjet intradermique), après parage économique des berges. La très bonne vascularisation du revêtement cutané facial permet habituellement la conservation des petits lambeaux cutanés.

Toute plaie aboutit à une cicatrice. Si la cicatrisation de première intention (c'est-à-dire lorsqu'une suture chirurgicale a pu être réalisée) des plaies de la face est habituellement rapide (de 5 à 8 jours, date d'ablation des fils) en l'absence de complications (infection, désunion, nécrose des berges, etc.), la qualité esthétique de la cicatrice finale ne pourra être jugée qu'à l'issue de la phase active de la cicatrice (phénomènes inflammatoires physiologiques inhérents à tout processus cicatriciel), c'est-à-dire au bout d'un an en moyenne (18 à 24 mois chez l'enfant).

Le pronostic esthétique de la cicatrice dépend de quatre facteurs essentiels :

- orientation de la plaie par rapport aux lignes de moindre tension cutanée (cf. figure 1.10 au chapitre 1) : les plaies parallèles à ces lignes sont de bon pronostic ; les plaies perpendiculaires à ces lignes ont une nette tendance à l'hyperplasie cicatricielle, à l'élargissement progressif et à la rétraction, notamment dans les régions périorificielles ;
- intensité de la phase active : plus la phase active est intense (enfants), plus la cicatrice définitive sera large ;
- qualité de la suture : la suture de toute plaie, tout particulièrement au niveau de la face, doit respecter des règles de base : suture plan par plan (au minimum derme et épiderme), sans décalage des berges et sans tension excessive, utilisation de fils monobrins les plus fins possibles, ablation précoce des points épidermiques en cas d'utilisation de fil non résorbable ;
- éviction solaire stricte pendant toute la phase active de la cicatrice : les rayons UV ont pour effet de réactiver les phénomènes inflammatoires cicatriciels et d'induire une dyschromie cicatricielle définitive.

Le chirurgien n'a malheureusement que peu de possibilités d'interférer sur les deux premiers facteurs.

C. Morsures

Le mordeur est le plus souvent un chien. De par leur fréquence et les risques qu'elles font courir aux victimes, les morsures méritent qu'on formalise leur prise en charge (figure 4.18).

1. Recueillir des informations

Une double enquête aussi bien sur l'animal mordeur que sur le patient mordu est nécessaire.

L'animal mordeur

Il faut évaluer les risques que sa morsure peut représenter pour le patient mordu. Le risque le plus important est la survenue d'une infection, toujours possible, allant jusqu'à la très rare mais gravissime infection rabique.

Deux situations peuvent se présenter : le chien est connu ou non.

Chien connu

Le chien a-t-il mordu après provocation (morsure de défense) ou, au contraire, a-t-il un comportement inhabituel (agitation, agressivité récente) pouvant faire craindre une possible contamination rabique ?

Toujours demander le statut vaccinal de l'animal et une consultation vétérinaire.

Dans tous les cas, il ne faut pas tuer l'animal, une surveillance vétérinaire étant indispensable pour décider ou non de débuter une vaccination antirabique du patient mordu.

Chien inconnu, non retrouvé

Toujours demander au centre antirabique le plus proche l'attitude à adopter en fonction du risque potentiel de contamination, variable selon les régions.

Items 329, 330, 360 – UE 11 Traumatologie maxillofaciale

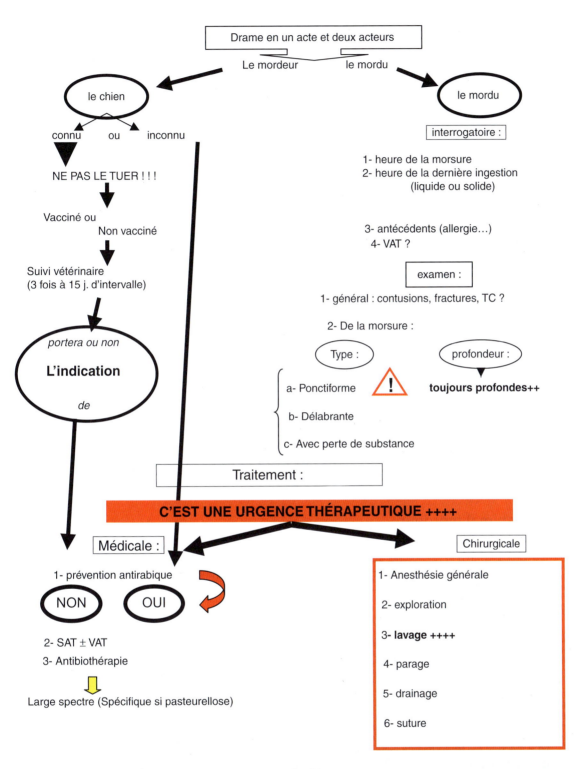

Figure 4.18. Conduite à tenir devant une morsure de chien.

Le patient mordu

L'aspect spectaculaire ou au contraire anodin de la morsure est toujours trompeur. Il est donc indispensable de conduire un examen stéréotypé.

Interrogatoire

- Terrain :
  - âge ;
  - antécédents médicaux, chirurgicaux, allergiques ;
  - statut vaccinal : tétanos.
- Circonstances de la morsure :
  - heure de survenue ;
  - traumatismes associés.
- Heure de la dernière ingestion solide ou liquide (cette précision conditionne le délai d'intervention et le type d'anesthésie à mettre en œuvre).

Examen clinique

- Examen général : il est conseillé de commencer par l'examen général afin de ne pas l'oublier devant l'aspect, parfois spectaculaire, de la morsure ; l'examen recherche des contusions, des hématomes, des fractures, un traumatisme crânien associé (choc violent d'un gros chien sur un enfant, par exemple).
- Examen de la morsure :
  - délabrante et/ou avec perte de substance associée : elle va être source de graves séquelles morphologiques ou esthétiques ; la prise en charge est urgente ;
  - punctiforme : son aspect anodin est toujours trompeur car elle surplombe toujours une vaste zone de décollement profonde, infectée par les crocs ;
  - lésions sous-jacentes : elles peuvent intéresser les tendons, les muscles, les vaisseaux et, surtout, les nerfs ; elles doivent être diagnostiquées avant tout traitement.

2. Traitement

Il s'agit d'urgences thérapeutiques.

L'animal mordeur

Il ne faut pas le tuer. Une surveillance vétérinaire systématique est mise en route avec examen de l'animal à la recherche de signes de rage à j3, j7 et j15. Si au bout de ces 15 jours l'animal, correctement vacciné, n'a présenté aucun signe de contamination, il n'y a pas lieu d'effectuer une vaccination antirabique chez le mordu. Si le chien présente des signes suspects, le patient est vacciné.

En zone d'endémie rabique et si le chien a été malencontreusement tué, il faut envoyer sa tête à l'Institut Pasteur de Paris pour obtenir un diagnostic histologique sur sa matière cérébrale. En attendant les résultats, le protocole de vaccination est entrepris par le service de maladies infectieuses, quitte à être arrêté en l'absence de contamination rabique.

Le patient mordu

Une morsure est toujours une plaie profonde infectée. C'est une urgence médicochirurgicale. Tout retard de prise en charge aboutira à la constitution d'un abcès profond.

Urgence chirurgicale

- Anesthésie générale : elle seule permet d'effectuer la série de gestes stéréotypés.
- Exploration de l'ensemble du trajet des crocs, toujours plus profond et plus vaste que ne le laisse supposer la discrétion de la porte d'entrée, en repérant et réparant les structures lésées.

Items 329, 330, 360 – UE 11 Traumatologie maxillofaciale

- Lavage très abondant au sérum physiologique, ce qui constitue le geste majeur de l'intervention.
- Parage des berges et de tous les tissus contus.
- Drainage des décollements.
- Suture soigneuse de chaque plan. S'il existe une perte de substance, les gestes de réparation seront toujours différés.
- Si le patient est vu tardivement, le geste chirurgical est toujours indiqué, mais consiste alors en la mise à plat d'un abcès.

Urgence médicale

- Risque rabique : la rage est constamment mortelle lorsque la maladie est déclarée ; le moindre doute ou l'absence de renseignement sur l'animal mordeur impose la vaccination.
- Risque tétanique : il faut vérifier la validité de la vaccination ; sérothérapie et vaccination s'imposent dans le cas contraire.
- Risque d'infection par germes aérobies et anaérobies : ces germes sont constamment présents sur les crocs de l'animal ; l'association acide clavulanique-amoxicilline est efficace et recommandée chez l'enfant en l'absence de contre-indications ; les cyclines représentent l'antibiothérapie de choix chez l'adulte contre *Pasteurella multocida* (bacille à Gram négatif), fréquente dans la cavité buccale animale.
- En cas de morsure humaine : connaître le statut du mordeur concernant ; entre autres, les hépatites B et C, le VIH ; en cas de positivité, il faut prendre l'avis d'un infectiologue.

D. Dermabrasions

Dues à des lésions de râpage, les dermabrasions sont des plaies superficielles, ne dépassant pas le derme, consistant en une perte de substance localisée de l'épiderme. Leur réparation est habituellement obtenue par cicatrisation dirigée (pansements gras), grâce à une réépidermisation à partir des berges et/ou des îlots de kératinocytes localisés au niveau des annexes épidermiques (follicules pileux et glandes sudoripares). Elles peuvent laisser des cicatrices pigmentées (tatouages) par incrustation dans le derme de multiples corps étrangers microscopiques. Elles devront faire l'objet d'un nettoyage soigneux par brossage avant la réalisation du pansement.

E. Corps étrangers

Les corps étrangers doivent être systématiquement recherchés au sein des plaies (éclats de verre, corps étrangers végétaux ou minéraux) et retirés. Oubliés dans la plaie, ils peuvent être à l'origine d'une complication infectieuse, parfois très tardive, ou, au contraire, être plus ou moins tolérés par l'organisme qui les isole alors au sein d'une coque. Les fragments de pare-brise sont particulièrement difficiles à localiser en urgence et à distance en raison de leur caractère radiotransparent.

Critères de gravité des plaies des parties molles

- Plaies transfixiantes.
- Plaies périorificielles.
- Plaies perpendiculaires aux lignes de moindre tension cutanée.
- Lésion d'organe noble, à rechercher (œil, voies lacrymales, nerf facial, conduit salivaire).
- Plaie par morsure.
- Présence de corps étrangers.

Connaissances

V. Diagnostic des traumatismes dentaires des dents définitives

Le diagnostic des traumatismes dentaires se pose après tout choc direct (chute, coup de poing, etc.) ou indirect (fracture maxillaire ou mandibulaire) de la dent.

A. Contusion dentaire

La contusion dentaire se manifeste par des douleurs dentaires post-traumatiques spontanées, provoquées ou exacerbées par la morsure ou le froid, pouvant persister plusieurs heures, voire plusieurs jours, sans anomalie clinique et/ou radiographique. La surveillance de la vitalité dentaire (par des tests thermiques ou, mieux, électriques au testeur de pulpe) s'impose.

Il existe souvent une sidération immédiate de la sensibilité dentaire à ces tests qui doivent être répétés dans les jours, les semaines et les mois suivants le traumatisme. Le risque est la survenue d'une nécrose pulpaire secondaire, responsable d'une dyschromie inesthétique de la dent, d'une rhizalyse, d'un granulome apical et de la perte prématurée de la dent.

B. Fracture dentaire

1. Fracture de la couronne, avec ou sans exposition pulpaire

La dent est douloureuse, surtout lorsque la pulpe est exposée. Un cliché rétroalvéolaire précise le trait de fracture et sa position par rapport à la chambre pulpaire. Si la chambre pulpaire est exposée, une dévitalisation et un traitement endodontique rapides (ablation de la pulpe et remplacement par un produit de comblement) sont nécessaires. Dans le cas contraire, la douleur doit être soulagée par l'application rapide d'un vernis protecteur sur la tranche de fracture. Dans les deux cas, il faut envisager, dans les meilleurs délais, une réparation de la couronne dentaire. Si le fragment de couronne a pu être retrouvé et conservé, celui-ci peut être recollé à l'aide de colles spéciales. Dans le cas contraire, la réparation fait appel à des résines composites.

Une surveillance clinique et radiologique de la dent traumatisée doit être mise en route de manière à détecter les complications à long terme.

2. Fracture radiculaire

Une fracture radiculaire est suspectée devant une douleur dentaire exagérée par la morsure et/ou une mobilité dentaire. Un cliché rétroalvéolaire précise l'emplacement du trait de fracture par rapport à l'extrémité de l'apex : tiers apical, tiers moyen, tiers cervical. Cette localisation est un facteur pronostique important : plus la fracture est distale et plus l'avenir de la dent est compromis.

Pour les fractures des deux tiers proximaux, une tentative de sauvetage de la dent peut être entreprise à l'aide de traitements endodontiques à l'hydroxyapatite visant à obtenir une cicatrisation de la fracture.

Là encore, une surveillance attentive et prolongée de la dent doit être mise en route.

3. Luxation alvéolodentaire

La luxation alvéolodentaire peut être incomplète ou complète.

Luxation incomplète (ou subluxation)

La dent est mobile, douloureuse, légèrement égressée par rapport à son alvéole, avec saignement au collet de la dent (figure 4.19). Un cliché radiologique rétroalvéolaire confirme

Items 329, 330, 360 – UE 11 Traumatologie maxillofaciale

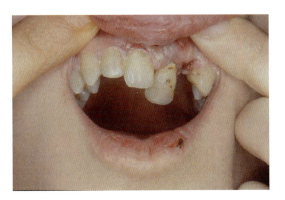

Figure 4.19. Traumatisme dentaire. Contusion de 11 ; avulsion de 22 ; subluxation palatine de 21.

le diagnostic, montrant une absence de fracture radiculaire et un élargissement du ligament alvéolodentaire.

Le traitement consiste en une réduction de la luxation (réimpaction de la dent dans son alvéole) et la mise en place d'une contention (solidarisation de la dent avec les dents adjacentes par collage). La surveillance de la vitalité dentaire est impérative pour détecter rapidement tout signe de dévitalisation imposant un traitement endodontique.

Luxation complète

La dent est totalement expulsée de son alvéole. Si l'état du parodonte le permet et si la dent a été retrouvée, une réimplantation et une contention doivent être effectuées le plus rapidement possible, au mieux dans l'heure qui suit le traumatisme, et ce d'autant plus que le patient est jeune (édification radiculaire inachevée). Les fragments de ligament adhérant à la dent luxée ne doivent pas être retirés, le caillot sanguin dans l'alvéole doit être préservé et la dent elle-même doit être conservée dans un milieu humide jusqu'à sa réimplantation (sérum physiologique additionné de pénicilline, salive du patient ou lait à défaut).

Une surveillance clinique de la vitalité dentaire et radiologique de l'apex doit être mise en route. Un traitement endodontique doit être réalisé en cas d'absence de revitalisation dentaire. Le pronostic à cinq ans est médiocre.

4. Fracture alvéolodentaire

Il s'agit d'une fracture de l'os alvéolaire entraînant une mobilité d'un bloc de plusieurs dents, celles-ci étant intactes. La radiographie rétroalvéolaire et l'orthopantomogramme font le diagnostic. Une réduction et une contention du bloc dentaire mobile doivent être réalisées, suivies d'une surveillance dentaire clinique et radiologique à long terme.

5. Traumatismes dentaires des dents lactéales

L'attitude concernant les dents lactéales est différente de celle concernant les dents définitives devant la présence des germes en regard des dents lactéales ; il faut donc éviter toute situation pouvant léser le germe de la dent définitive d'un point de vue mécanique ou infectieux. En particulier, les réimplantations ne sont pas conseillées, risquant de léser le germe sous-jacent. De la même manière, les subluxations peuvent conduire à une avulsion plutôt que d'entretenir une interférence occlusale qui risque aussi de léser le germe au contact. Par ailleurs, la contention nécessiterait de repositionner la dent lactéale dans l'alvéole, avec le risque d'infection secondaire, y compris avec des soins endocanalaires bien menés. Dans ces deux cas, luxation ou subluxation, il est préférable de ne pas conserver la dent mais de la faire remplacer par un mainteneur d'espace afin de préserver l'espace pour l'éruption de la dent définitive et d'éviter les lésions sur le germe de la dent définitive (dystrophies, dyschromies, voire perte).

Connaissances

Pour ce qui est des fractures coronaires et radiculaires, l'attitude est identique aux dents défi-nitives, avec toujours la possibilité de l'avulsion et la mise en place d'un mainteneur d'espace si des difficultés de soins devaient amener à un risque infectieux pour le germe définitif.

En cas de traumatisme sur les dents lactéales (fracture coronaire, contusion, luxation, ingres-sion) un certificat médical détaillé devra être systématiquement rédigé, décrivant les lésions constatées, prenant en compte l'état dentaire préexistant (dents manquantes, prothèses, etc.), mentionnant les traitements réalisés en urgence et à prévoir ultérieurement et en émettant des réserves sur le devenir à long terme des dents atteintes, des dents adjacentes et des oppo-santes, et surtout des germes dentaires en regard le cas échéant.

En cas de fracture coronaire, les soins sont identiques à ceux pour les dents définitives. En cas de traitement endocanalaire, un matériau résorbable doit être utilisé pour permettre le processus d'éruption des dents définitives.

C. Pronostic

Le pronostic de ces traumatismes dentaires est difficile à établir d'emblée. Des complications peuvent survenir : infection secondaire locale (granulome apical, kyste radiculodentaire, fistule gingivale, etc.) ou régionale (cellulite), ankylose dentaire (disparition du ligament alvéoloden-taire), rhizalyse.

Des troubles de l'éruption des dents définitives peuvent être observés (expulsion du germe, infection du sac péricoronaire, dent malformée, dent incluse) lorsque le traumatisme est sur-venu sur une dent de lait par traumatisme du germe de la dent définitive en regard.

> Un certificat médical détaillé devra être systématiquement rédigé, décrivant les lésions constatées, pre-nant en compte l'état dentaire préexistant (dents manquantes, prothèses, etc.), mentionnant les traite-ments réalisés en urgence et à prévoir ultérieurement et en émettant des réserves sur le devenir à long terme des dents atteintes, des dents adjacentes et des opposantes, et surtout des germes dentaires en regard le cas échéant.

Fractures dentaires

- Niveau de la fracture :
  - coronaire : ouverture pulpaire ou non ;
  - radiculaire : niveau de la fracture (gravité des fractures distales).
- Mobilité dentaire : distinction entre lésions purement dentaires (subluxation) et participation osseuse (fracture alvéolodentaire) à l'aide de clichés rétroalvéolaires.
- Risque de séquelles : importance du certificat médical initial pour une prise en charge éventuelle par les assurances.

VI. Diagnostic des fractures de la mandibule

On distingue classiquement les fractures du corps mandibulaire (fractures des portions dentées et de la région angulaire) et les fractures des ramus mandibulaires (fractures des portions non dentées et de la région condylienne), les premières étant, par définition, des fractures le plus souvent ouvertes, les secondes des fractures habituellement fermées.

Les fractures de la région condylienne sont les fractures mandibulaires les plus fréquentes (figure 4.20).

Items 329, 330, 360 – UE 11 Traumatologie maxillofaciale

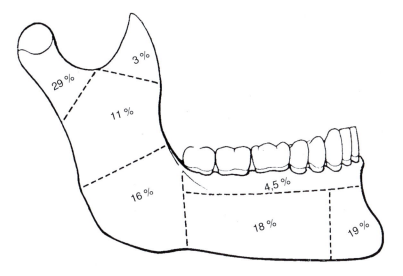

Figure 4.20. Localisation des fractures mandibulaires et leur pourcentage de survenue (d'après Afrooz, 2015).

A. Fractures des portions dentées et de la région angulaire

Elles regroupent les fractures des régions symphysaire et parasymphysaire, des corpus et de la région angulaire.

> Il s'agit de fractures ouvertes dont le traitement est urgent.

1. Physiopathologie

Choc direct sur la mandibule.

2. Signes cliniques

- Douleur au niveau du trait de fracture.
- Stomatorragie.
- Sialorrhée.
- Impotence fonctionnelle (douleur à la mobilisation de la mandibule et à la mastication).
- Trismus antalgique.
- Plaie de la muqueuse gingivale au niveau du trait de fracture, le plus souvent entre les deux dents bordant le foyer de fracture (figure 4.21). Cette plaie s'explique par la transmission à la gencive, inextensible, du mouvement de cisaillement osseux qui se produit lors du traumatisme. Cette plaie fait communiquer le foyer de fracture avec la cavité buccale, ce qui explique le caractère ouvert de ces fractures.
- Modification de l'articulé dentaire en raison du déplacement des fragments dentés (chevauchement, angulation, décalage) sous l'action du traumatisme et de l'action combinée des muscles abaisseurs et élévateurs de la mandibule.
- Mobilité osseuse anormale, à rechercher avec prudence du fait de la douleur et du risque de lésion iatrogène du nerf alvéolodentaire inférieur (V3).
- Hypo- ou anesthésie dans le territoire labiomentonnier du nerf alvéolodentaire inférieur (V3) (signe de Vincent) pour les fractures très déplacées en regard du canal mandibulaire.

3. Radiographie

- Orthopantomogramme (ou cliché panoramique dentaire) (figure 4.22) : cliché de débrouillage, souvent suffisant pour poser l'indication chirurgicale.
- « Face basse » pour la région angulaire.
- Cliché « mordu du bas » pour la région symphysaire.
- Défilé mandibulaire, à défaut.

Ces clichés peuvent être remplacés ou complétés (doute diagnostique) par la réalisation d'un scanner en coupes axiales et coronales, en fenêtre osseuse (suivant la disponibilité des moyens techniques et humains).

Ces examens complémentaires confirment la (ou les) fracture(s) (environ 30 % des fractures mandibulaires sont plurifocales, avec une fréquence particulière pour l'association à une fracture de la région condylienne), en précisant :

- le siège exact de la (ou des) fracture(s) : symphyse, régions parasymphysaires, corps, angle, ramus (figure 4.23), situation par rapport au canal mandibulaire ;
- les caractéristiques du trait : simple, avec troisième fragment ou fracture comminutive, direction du biseau ;

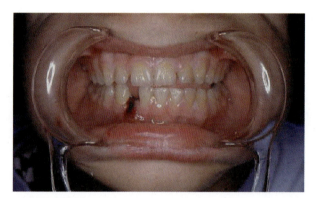

Figure 4.21. Fracture de la portion dentée de la mandibule. Plaie gingivale, diastème entre 42 et 43, déviation vers le gauche du point interincisif inférieur, béance gauche (du secteur incisif au secteur molaire).

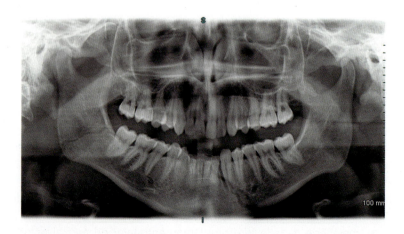

Figure 4.22. Fracture de la portion dentée (orthopantomogramme). Fracture parasymphysaire gauche, le trait est situé entre les dents 32 et 33 associée à une fracture de l'angle mandibulaire droit.

Items 329, 330, 360 – UE 11 Traumatologie maxillofaciale

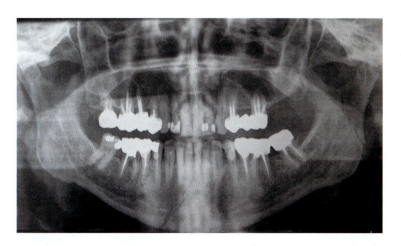

Figure 4.23. Fracture bifocale de la mandibule (orthopantomogramme). Symphyse, sous-condylienne gauche.

- les déplacements osseux : décalage, angulation, chevauchement ;
- l'état de la denture : il faut faire la part entre l'état antérieur à la fracture et les lésions qui reviennent au traumatisme (incidences thérapeutiques et médicolégales pour l'indemnisation du dommage corporel).

4. Formes cliniques

Chez l'enfant
- Les fractures sont souvent peu déplacées (fractures en bois vert).
- Elles peuvent passer inaperçues au bilan radiographique standard (orthopantomogramme) et doivent faire réaliser un scanner au moindre doute.
- Les fractures peuvent passer par un germe dentaire et l'endommager, ce qui implique une surveillance ultérieure de l'éruption dentaire et la prudence médicolégale.
- Les fractures de la région symphysaire (choc direct sur le menton) doivent systématiquement faire rechercher une fracture associée de la (ou des) région(s) condylienne(s) et inversement.

Chez le sujet édenté
- Les fractures de la région angulaire sont rares.
- Elles prédominent en revanche au niveau du corps (branches horizontales) en raison de la perte osseuse associée à l'édentation (figure 4.24).
- Elles sont souvent peu symptomatiques.

5. Complications

Complications immédiates
Les complications immédiates consistent essentiellement en l'apparition de troubles respiratoires par œdème ou hématome du plancher buccal, voire par glossoptose en cas de fracture parasymphysaire bilatérale entraînant un recul de la langue.

Complications secondaires
Troubles sensitifs dans le territoire du nerf alvéolaire inférieur
Ces troubles sont le plus souvent immédiats et transitoires en cas de simple contusion. Ils peuvent être définitifs en cas de traumatismes nerveux plus sévères (hypoesthésies, anesthésies, dysesthésies

Connaissances

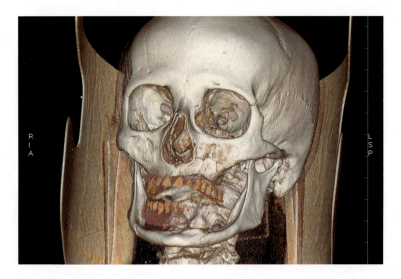

Figure 4.24. Fracture de la branche horizontale gauche chez un sujet édenté présentant une atrophie majeure de l'os mandibulaire (scanner 3D).

ou paresthésies définitives). Les mêmes troubles peuvent être secondaires à la réduction et à l'ostéosynthèse (atteinte iatrogène peropératoire du nerf) et engager la responsabilité du chirurgien, raison pour laquelle l'observation initiale doit renseigner sur un éventuel trouble sensitif immédiat. Ces troubles sensitifs peuvent évoluer vers une symptomatologie douloureuse chronique de type névralgique, parfois extrêmement invalidante.

Risque septique
S'agissant de fractures ouvertes dans la cavité buccale, le risque septique (abcès au niveau du foyer de fracture, ostéite, pseudarthrose septique) est toujours possible. Une prise en charge thérapeutique habituellement rapide et la mise en route d'une antibioprophylaxie systématique ont rendu ce risque rare.

Consolidation en cal vicieux, malocclusion séquellaire
Les techniques de réduction et d'ostéosynthèses stables actuellement disponibles en routine ont considérablement minimisé ce risque.

Retard de consolidation et pseudarthrose
Là encore, les techniques d'ostéosynthèse actuelles ont rendu ce risque faible.

6. Principes thérapeutiques chez l'adulte

- Il s'agit de fractures habituellement ouvertes (dans la cavité buccale) dont le traitement est urgent, au mieux dans les heures qui suivent le traumatisme.
- Patient laissé à jeun jusqu'à la prise de décision.
- Mise en route d'une antibioprophylaxie intraveineuse.

En cas de fracture déplacée
Traitement chirurgical (figure 4.25)
Réduction et ostéosynthèse par voie ouverte (endobuccale le plus souvent ou, plus rarement, cutanée en cas de fractures complexes) sous anesthésie générale et intubation nasotrachéale ou plus rarement submentale (pour permettre le contrôle peropératoire de l'articulé dentaire).

Items 329, 330, 360 – UE 11 Traumatologie maxillofaciale

À défaut, traitement orthopédique (figure 4.26)
Blocage maxillomandibulaire (« intermaxillaire ») au fil d'acier ou par élastiques pendant six semaines, éventuellement réalisable sous anesthésie locale.

En cas de fracture non déplacée
Possibilité d'abstention thérapeutique dans certaines localisations et pour des fractures incomplètes (patient coopérant et motivé); mise en route d'une alimentation liquide et surveillance radiologique régulière pendant six semaines.

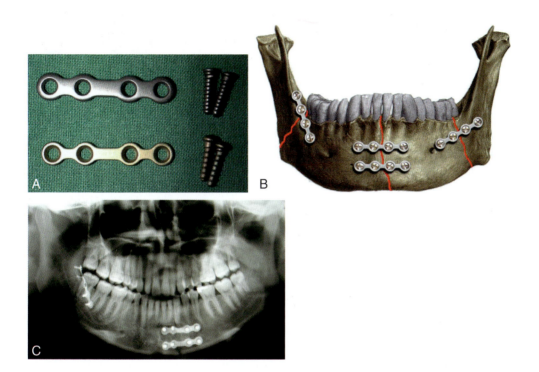

Figure 4.25. Traitement chirurgical des fractures des portions dentées de la mandibule. a. Types de plaques utilisées. b. Principe de pose. c. Réduction et ostéosynthèse d'une fracture bifocale de mandibule par voie ouverte endobuccale (orthopantomogramme postopératoire immédiat).

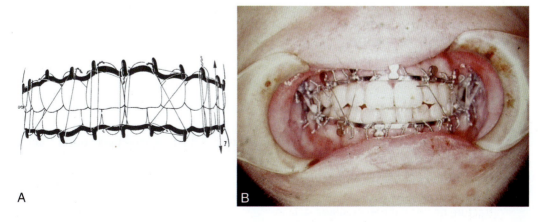

Figure 4.26. Traitement orthopédique d'une fracture mandibulaire : blocage maxillomandibulaire au fil d'acier.

Connaissances

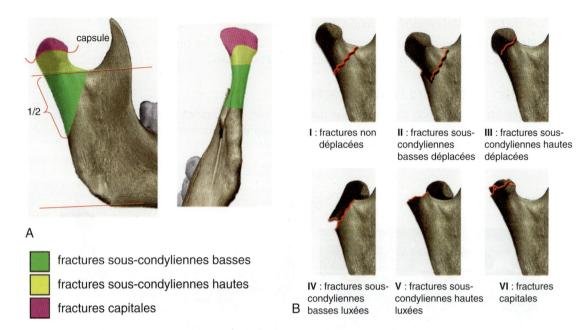

Figure 4.27. Classification des fractures de la région condylienne. a. En fonction de la hauteur du trait de fracture. b. En fonction du déplacement (classification de Spiessel et Schroll).

B. Fractures de la région condylienne

Les fractures de la région condylienne sont les fractures mandibulaires les plus fréquentes, surtout chez l'enfant. Les fractures bilatérales sont également très fréquentes.

Il s'agit de fractures considérées comme fermées dont le traitement est de ce fait moins urgent que les fractures des portions dentées.

Elles regroupent des fractures de gravité et de pronostic très différents en fonction de leur localisation exacte (fracture condylienne par définition intra-articulaire, fractures sous-condyliennes haute et basse), de leur degré de déplacement (fracture non déplacée, fracture déplacée, fracture-luxation avec expulsion du condyle de la fosse mandibulaire) (figure 4.27) et de l'âge de survenue (enfant ou adulte).

Leur traitement (fonctionnel ou chirurgical) est largement fonction de ces différents paramètres.

1. Physiopathologie

Traumatisme indirect (choc sur le menton, choc ascendant sur l'angle mandibulaire), bouche entrouverte.

2. Signes cliniques (figure 4.28)

- Plaie sous-mentonnière, très fréquente, occupant parfois (et à tort) l'avant du tableau clinique (figure 4.1).
- Douleur au niveau de la région préauriculaire du côté fracturé, spontanée et/ou à la mobilisation mandibulaire.
- Tuméfaction préauriculaire du côté fracturé.
- Otorragie par plaie cutanée de la paroi antérieure du conduit auditif externe (signant une fracture de l'os tympanal) (figure 4.1).
- Impotence fonctionnelle mandibulaire : ouverture buccale et propulsion mandibulaire (et diduction controlatérale à la fracture en cas de fracture unilatérale) limitées.

Items 329, 330, 360 – UE 11 Traumatologie maxillofaciale

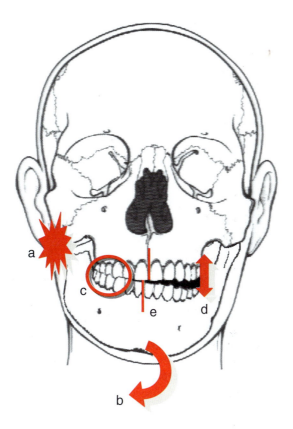

Figure 4.28. Signes cliniques des fractures de la région condylienne. a. Douleur préauriculaire. b. Latérodéviation du côté fracturé lors de l'ouverture buccale et de la propulsion mandibulaire. c. Contact molaire prématuré homolatéral à la fracture. d. Béance controlatérale. e. Décalage du point interincisif inférieur du côté fracturé.

- Ouverture buccale et propulsion mandibulaire s'accompagnant d'une latérodéviation du côté de la fracture, signant le raccourcissement de la branche mandibulaire homolatéral en cas de fracture déplacée unilatérale.
- Modification de l'articulé dentaire :
  - en cas de fracture unilatérale : contact molaire prématuré du côté fracturé (et pseudobéance du côté opposé), décalage du point interincisif inférieur du côté fracturé, signant là encore le raccourcissement de la branche mandibulaire homolatérale à la fracture ;
  - en cas de fracture bilatérale (figure 4.29) : contact molaire prématuré bilatéral (et pseudobéance antérieure) signant le raccourcissement des deux branches mandibulaires.

3. Radiographie

Orthopantomogramme

Il s'agit d'un cliché de débrouillage (diagnostic d'éventuelles fractures mandibulaires et de traumatismes dentaires associés) qui ne visualise la fracture que de profil et uniquement les éventuels déplacements dans les plans axial (chevauchement) et sagittal (bascules antérieure et postérieure) (figure 4.30). Il faut systématiquement y associer une autre incidence pour préciser le déplacement du fragment condylien. Les faux négatifs ne sont pas rares en cas de fracture peu déplacée et/ou du fait des superpositions osseuses.

Défilé mandibulaire
À défaut de l'examen précédent. Il présente les mêmes limites.

Incidence « face basse »
Incidence perpendiculaire à la précédente, elle permet de visualiser la région condylienne de face et de préciser les déplacements dans le plan frontal (bascule médiale ou, plus rarement, latérale) (figure 4.31).

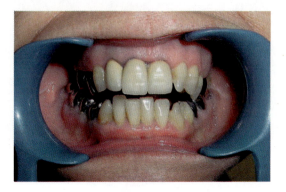

Figure 4.29. Contact molaire prématuré bilatéral et béance antérieure liés à une fracture condylienne bilatérale.

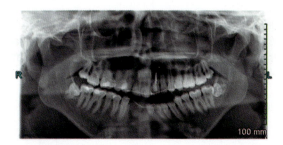

Figure 4.30. Fractures sous-condyliennes bilatérales (orthopantomogramme) associées à une fracture symphysaire.

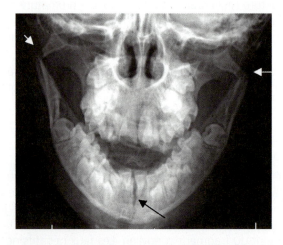

Figure 4.31. Fracture trifocale de la mandibule chez l'enfant (incidence face basse). Fractures sous-condyliennes bilatérales et fracture symphysaire. Noter le déplacement latéral des ramus.

Items 329, 330, 360 – UE 11 Traumatologie maxillofaciale

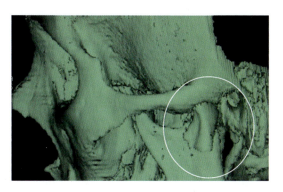

Figure 4.32. Fracture sous-condylienne haute gauche (scanner en reconstruction tridimensionnelle).

Scanner
Il permet de lever un doute éventuel (coupes axiales) et, surtout, de préciser très exactement le siège de la fracture et les déplacements (reconstructions frontales et tridimensionnelles), préalable indispensable à la prise de décision thérapeutique (figure 4.32).

4. Formes cliniques

Fractures bilatérales
Elles sont fréquentes. La symptomatologie clinique est bilatérale. Elles peuvent être de localisation et de déplacement symétriques ou non. Leur traitement est difficile.

Fractures bilatérales associées à une fracture du corps mandibulaire (fractures trifocales de la mandibule)
Ces fractures sont à l'origine d'une valgisation des angles mandibulaires entraînant un élargissement du tiers inférieur de la face (figure 4.31). Leur traitement est chirurgical, au moins en ce qui concerne la fracture de la portion dentée.

Fracture de la région condylienne associée à une fracture de l'os tympanal
Elle se manifeste par une possible sténose du conduit auditif externe et une otorragie par plaie cutanée en regard de la paroi antérieure du conduit auditif externe. Cette otorragie doit être différenciée de celle qui peut accompagner une fracture du rocher, cette dernière s'accompagnant habituellement d'un hémotympan, d'une surdité de perception, d'une paralysie faciale et de vertiges.

Fracture avec pénétration intracrânienne du fragment condylien
Elle est très rare et s'explique par une fracture associée du fond de la fosse mandibulaire de l'os pariétal, zone de très faible épaisseur osseuse. L'indication chirurgicale est formelle.

Fracture survenant chez le patient édenté
Elle ne présente pas de particularité physiopathologique mais doit faire poser une indication chirurgicale en raison de la difficulté à mettre en route un traitement fonctionnel efficace.

Fracture associée à des troubles neurologiques (coma prolongé)
Là encore, le traitement chirurgical doit être discuté pour les mêmes raisons que précédemment.

5. Complications

Les complications surviennent essentiellement en cas d'absence de diagnostic et/ou d'absence de prise en charge précoce adaptée.

Complications précoces

Troubles de l'articulé dentaire

Ils sont principalement liés à la réduction de hauteur séquellaire de la branche mandibulaire. Ces troubles occlusaux s'amendent parfois avec le temps grâce aux possibilités d'adaptation des dents (égression, ingression), spontanées ou non (traitement orthodontique de correction, meulages dentaires sélectifs) et grâce aux possibilités de remodelages de la région condylienne, essentiellement chez l'enfant.

Troubles cinétiques de la mandibule

Ils se manifestent par :

- des limitations séquellaires de l'ouverture buccale (inférieure à 40 mm), de la propulsion mandibulaire et de la diduction du côté opposé à l'ancienne fracture ;
- par des latérodéviations du côté de l'ancienne fracture lors de l'ouverture buccale et de la propulsion mandibulaire.

Ces troubles sont liés à une hypomobilité articulaire et au raccourcissement du ramus du côté fracturé. Ils sont souvent définitifs.

Dysfonctionnement de l'articulation temporomandibulaire

Les troubles occlusaux et cinétiques décrits ci-dessus ainsi que les lésions de l'appareil discal survenues lors du traumatisme initial peuvent avoir pour conséquence, à court, moyen ou long terme, un dysfonctionnement articulaire se manifestant par la triade classique : douleur (préauriculaire), bruits intra-articulaires (claquement, craquement) et limitation de l'ouverture buccale. Ces douleurs sont particulièrement rebelles aux antalgiques classiques et le bilan radiologique conventionnel, en dehors des remaniements osseux liés au cal, est le plus souvent normal.

Ces dysfonctionnements sont parfois transitoires, s'améliorant progressivement par les mécanismes d'adaptation décrits ci-dessus.

Ankylose de l'articulation temporomandibulaire

C'est la complication la plus sévère, survenant essentiellement après une fracture condylienne intra-articulaire. L'ankylose se manifeste cliniquement par une limitation progressive et chronique de l'ouverture buccale (« constriction permanente des mâchoires ») et s'explique radiologiquement par une ossification progressive de la région articulaire (figure 4.33). Son traitement est chirurgical, mais avec une nette tendance à la récidive.

Complications tardives

Les complications tardives sont essentiellement représentées par des troubles de la croissance mandibulaire du côté fracturé lorsque la fracture est survenue dans l'enfance, aboutissant à une asymétrie mandibulaire parfois sévère (figure 4.34). En cas de fracture bilatérale, ce trouble de croissance est bilatéral, se traduisant par une hypomandibulie plus ou moins sévère et par un aspect en « profil d'oiseau » (figure 4.35).

6. Principes thérapeutiques

Il existe deux grandes options de traitement des fractures de la région condylienne : les traitements fonctionnels et les traitements chirurgicaux.

Items 329, 330, 360 – UE 11 Traumatologie maxillofaciale

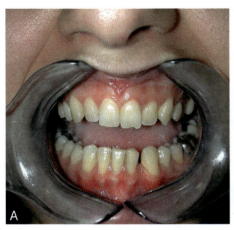
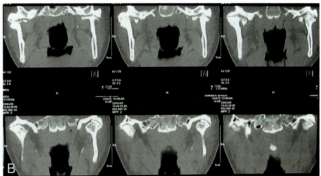

Figure 4.33. Ankylose bilatérale des articulations temporomandibulaires au décours de fractures capitales bilatérales. a. Limitation sévère de l'ouverture buccale. b. Reconstructions scanographiques frontales montrant les remaniements osseux et la fusion osseuse entre les régions condyliennes et les régions temporales.

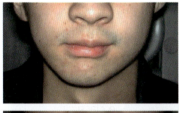
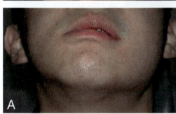
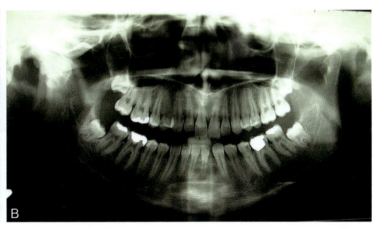

Figure 4.34. Asymétrie mandibulaire consécutive à une fracture condylienne droite dans l'enfance. a. Vue clinique de face et de dessous. b. Orthopantomogramme montrant le raccourcissement séquellaire du ramus droit.

Traitements fonctionnels

Ces traitements dits « conservateurs » consistent en une mobilisation la plus précoce possible de la mandibule (propulsion, diductions, ouverture) soit active (rééducation volontaire par le patient), soit active-aidée (mise en place de tractions élastiques en propulsion de la mandibule). Leur but principal est d'obtenir, grâce à un remodelage de la région condylienne, la meilleure fonction et occlusion possible. Ils sont essentiellement utilisés :
- chez les enfants (où ils permettent de profiter du potentiel de croissance résiduel de la région condylienne) ;
- dans les fractures capitales (c'est-à-dire de la tête du condyle, difficiles à opérer) ;
- dans les fractures avec atteinte articulaire directe telles que les fractures hautes avec bascule de l'unité condylienne et arrachement capsulaire (risque augmenté d'ankylose) ;
- dans les fractures peu ou pas déplacées.

Utilisés chez l'adulte, ils peuvent aboutir à des séquelles anatomiques définitives (raccourcissement de la branche mandibulaire du côté fracturé) si une rééducation très bien encadrée n'est

Connaissances

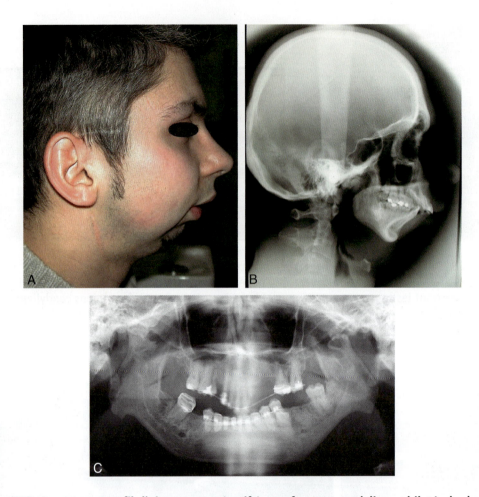

Figure 4.35. Aspect en « profil d'oiseau » consécutif à une fracture condylienne bilatérale dans l'enfance. a. Aspect clinique de profil montrant la rétromandibulie sévère secondaire au trouble de la croissance post-traumatique. b. Téléradiographie de profil du massif facial montrant la micromandibulie séquellaire. c. Orthopantomogramme montrant le raccourcissement des deux ramus mandibulaires et les remaniements osseux au niveau des deux articulations.

pas proposée : blocages sur arcs rigides préformés anatomiques, mise en place de crochets de propulsion homolatéraux à la fracture condylienne à retentissement articulaire, un blocage nocturne et une rééducation diurne active et passive (élastiques de propulsion-diduction). L'association d'une ostéosynthèse après réduction d'une fracture sous-condylienne moyenne ou basse à retentissement articulaire est souvent proposée pour aider à la mécanothérapie et corriger le défaut de hauteur postérieure.

Traitements chirurgicaux

Ils consistent en une réduction de la fracture par voie ouverte suivie d'une ostéosynthèse stable à l'aide de plaques et de vis (figure 4.36). Ils sont toujours suivis d'une période de rééducation. Ils ont l'avantage de permettre, le plus souvent, de restaurer l'anatomie, d'éviter un certain nombre de séquelles décrites ci-dessus et de raccourcir les délais de traitement. Leurs inconvénients sont l'éventuelle rançon cicatricielle en cas de voie d'abord cutanée et le risque d'atteinte iatrogène du nerf facial qui barre l'accès chirurgical à cette région. Ils sont essentiellement utilisés lors de fractures sous-condyliennes (taille du fragment condylien suffisante et accès chirurgical plus facile), de fractures très déplacées et chez l'adulte en fin de croissance.

Items 329, 330, 360 – UE 11 Traumatologie maxillofaciale

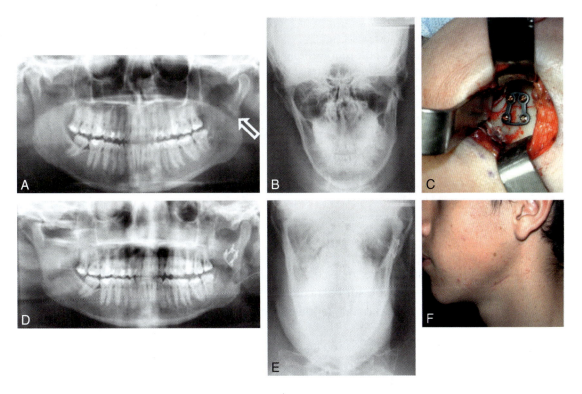

Figure 4.36. Traitement chirurgical d'une fracture sous-condylienne basse gauche déplacée chez l'adulte. a. Orthopantomogramme préopératoire. b. Incidence face basse préopératoire. c. Réduction de la fracture par voie cutanée et mise en place d'une plaque d'ostéosynthèse. d. Orthopantomogramme postopératoire. e. Face basse postopératoire montrant la réduction anatomique de la fracture. f. Cicatrice cutanée.

C. Fractures du ramus mandibulaire (hors fracture de la région condylienne)

Ces fractures présentent la même physiopathologie et les mêmes signes cliniques que les fractures de la région condylienne mais sans en avoir les complications potentielles.

Il s'agit de fractures survenant dans des zones non dentées, habituellement fermées, protégées par les masses musculaires situées de part et d'autre de la branche mandibulaire (muscles masséter latéralement et ptérygoïdien médial médialement).

Hors répercussions fonctionnelles majeures, leur traitement (selon les mêmes modalités techniques que les fractures des portions dentées) peut être différé de quelques jours, si nécessaire.

Fractures mandibulaires : données indispensables

- Portions dentées et angle :
  - fractures ouvertes (plaie gingivale) : urgences thérapeutiques ;
  - impotence fonctionnelle ;
  - trouble occlusal lié au décalage des fragments ;
  - le nerf V3 est-il atteint ou non ?
  - orthopantomogramme ;
  - traitement essentiellement chirurgical.

Connaissances

- Région condylienne :
  - enfant, chute sur le menton, plaie sous-mentonnière ;
  - douleur préauriculaire (et éventuelle otorragie) ;
  - contact molaire prématuré du côté fracturé ;
  - scanner : précision diagnostique, hauteur du trait de fracture ;
  - fréquence des fractures plurifocales ;
  - risques évolutifs importants : ankylose, croissance mandibulaire chez l'enfant.

VII. Diagnostic des fractures de l'étage moyen de la face

L'étage moyen de la face est compris entre le plan occlusal et la base du crâne. Il peut être le siège de fractures sans ou avec répercussion sur l'articulé dentaire.

Fractures sans répercussion sur l'articulé dentaire

- Fractures zygomatomaxillaires (anciennement dénommées « fractures du malaire »), latérofaciales.
- Fracture isolée des parois de l'orbite, essentiellement du plancher de l'orbite (et/ou de la paroi médiale de l'orbite).
- Fracture des os nasaux.
- Fractures centrofaciales complexes (fractures du CNEMFO).

Fractures avec répercussion sur l'articulé dentaire (fractures occlusofaciales)

- Fracture de Le Fort I, Le Fort II, Le Fort III : il s'agit de fractures horizontales qui séparent l'arcade dentaire maxillaire de la base du crâne à des hauteurs variables. Elles sont parfois associées à des fractures sagittales médiane ou paramédianes du maxillaire au niveau du palais osseux. Toutes ces fractures sont la conséquence de traumatismes violents et le fragment osseux mobile subit, en cas de déplacement, une impaction vers le haut et une rotation antihoraire (vue de profil droit) sous l'effet du traumatisme initial et des contractions musculaires secondaires.
- Fractures frontales : elles se situent à la limite supérieure du massif facial et tirent leurs particularités de la présence sous-jacente du sinus frontal.

L'ensemble de ces fractures peuvent s'associer entre elles et/ou à des fractures mandibulaires pour aboutir à des *fracas panfaciaux*.

A. Fractures zygomatomaxillaires

Les fractures zygomatomaxillaires classiques (fractures-disjonction du zygoma) sont des fractures latérofaciales associant toujours trois foyers de fracture :

- fracture de la paroi antérieure du sinus maxillaire irradiant vers le haut en direction de la margelle infraorbitaire et du plancher de l'orbite et vers le bas en direction du cintre zygomatomaxillaire ;
- fracture de l'apophyse frontale du zygoma, le plus souvent en regard de la suture frontozygomatique ;
- fracture de l'apophyse temporale du zygoma en regard de la coulisse temporale.

La localisation de ces trois foyers de fracture explique les signes cliniques de ces fractures.

L'existence d'une fracture des parois antérieure et supérieure du sinus maxillaire explique que ces fractures doivent être considérées comme ouvertes et qu'un risque infectieux (notamment intraorbitaire) est toujours présent.

1. Physiopathologie

Choc direct sur la pommette.

2. Clinique

À l'inspection

- Épistaxis homolatérale : elle signe la présence de sang dans le sinus maxillaire (hémosinus).
- Effacement du relief de la pommette homolatérale : il s'accompagne d'un élargissement de l'hémiface traumatisée et signe le déplacement de l'os zygomatique (figure 4.37). Il est souvent masqué par l'œdème qui se met en place dans les heures qui suivent le traumatisme et qui persistera quelques jours.
- Hémorragie sous-conjonctivale externe : elle s'explique par la diffusion sous-conjonctivale de l'hématome périfracturaire siégeant au niveau de la suture frontozygomatique.
- Limitation douloureuse de l'ouverture buccale (trismus) : elle témoigne d'un embrochage du tendon du muscle temporal en regard de la fracture de l'apophyse temporale de l'os zygomatique.
- Limitation des mouvements du globe oculaire (notamment en élévation) avec diplopie associée signant une atteinte (embrochage, incarcération) des muscles extrinsèques de l'œil (muscle droit inférieur notamment) au niveau des foyers de fracture des parois de l'orbite (plancher notamment) (figure 4.38).
- Énophtalmie et/ou dystopie oculaire : elles signent l'augmentation de volume de l'orbite liée à l'effondrement du plancher et/ou de la paroi externe de l'orbite. Elles sont habituellement masquées initialement par l'œdème et/ou la pneumorbite, voire un hématome intraorbitaire.
- Un examen ophtalmologique initial (acuité visuelle, fond d'œil, test de Lancaster) est indispensable à la recherche d'une contusion associée du globe oculaire (plaie conjonctivale, contusion du muscle irien, hémorragie du vitré, décollement et/ou déchirure rétiniennes) et pour objectiver l'éventuelle diplopie.

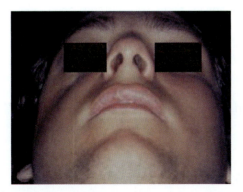

Figure 4.37. Fracture de l'étage moyen : enfoncement de la pommette signant une fracture de l'os zygomatique droit.

Connaissances

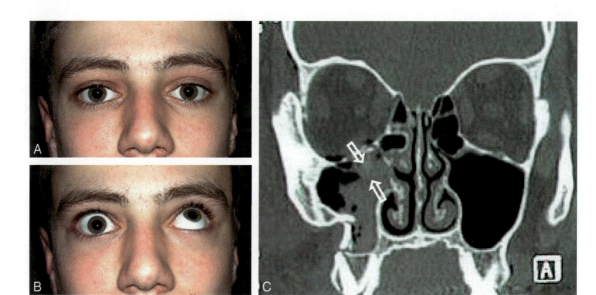

Figure 4.38. Fracture de l'os zygomatique droit. a et b. Limitation d'élévation du globe oculaire droit par incarcération du muscle droit inférieur dans le foyer de fracture du plancher orbitaire. c. Reconstruction scanographique frontale montrant la fracture du plancher, l'incarcération musculaire, les foyers de fracture frontozygomatique et zygomatomaxillaire.

L'existence d'une diplopie impose un scanner (reconstructions frontales) et la découverte d'une incarcération du muscle droit inférieur est une urgence thérapeutique.

À la palpation
- Décalage en « marche d'escaliers » en regard des foyers de fracture : rebord orbitaire inférieur, paroi externe de l'orbite au niveau de la suture frontozygomatique, cintre zygomatique au niveau de la région vestibulaire supérieure en regard du bloc prémolomolaire signant le déplacement du zygoma.
- Déclenchement d'une douleur exquise à ces endroits.
- Parfois, mobilité nette du corps du zygoma.
- Emphysème sous-cutané (« crépitation neigeuse ») de la paupière inférieure, traduisant le passage d'air du sinus maxillaire dans l'orbite (pneumorbite) à travers la fracture du plancher de l'orbite, et dans les tissus sous-cutanés de la joue à travers la fracture de la paroi antérieure du sinus maxillaire. Cet emphysème résulte parfois d'un effort de mouchage ou d'éternuement (hyperpression intrasinusienne).
- Hypoesthésie dans le territoire du nerf infraorbitaire (V2) : joue, aile du nez, hémilèvre supérieure et hémiarcade dentaire supérieure. Elle traduit la contusion ou la lésion de ce nerf en regard des fractures du plancher de l'orbite et/ou de la paroi antérieure du sinus maxillaire (foramen infraorbitaire).

3. Radiographie

Clichés standards
Les incidences standards antéropostérieures (Blondeau, Waters) et l'incidence axiale de Hirtz suffisent habituellement à confirmer le diagnostic (figure 4.39).

Items 329, 330, 360 – UE 11 Traumatologie maxillofaciale

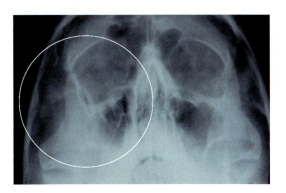

Figure 4.39. Fracture de l'os zygomatique droit (incidence de Waters) montrant l'impaction et la rotation de l'os.

Signes directs de fracture
- Décalage osseux sur la margelle infraorbitaire, souvent à cheval sur le foramen infraorbitaire.
- Décalage osseux au niveau de l'apophyse temporale du zygoma (cliché de Hirtz).
- Rupture et irrégularité du cintre zygomatomaxillaire.
- Diastasis de la suture frontozygomatique trop bien visible.

Signes indirects
- Asymétrie de forme des contours orbitaires.
- Opacité du sinus maxillaire, liée à un hémosinus.
- Signe de la goutte : opacité arrondie appendue sous le plancher de l'orbite signant la hernie de graisse intraorbitaire dans le sinus maxillaire.

Scanner
Le scanner est nécessaire en cas de doute diagnostique (superpositions osseuses sur clichés standards, fracture peu déplacée) et actuellement indispensable, notamment en cas de signes fonctionnels oculaires, pour apprécier l'importance des fractures des parois orbitaires (du plancher et de la paroi interne notamment). Dans ce contexte, ce sont les reconstructions frontales et sagittales centrées sur l'orbite qui sont les plus informatives.

4. Forme clinique : fracture isolée de l'apophyse temporale de l'os zygomatique

Cette fracture résulte d'un choc latérofacial. La déformation est limitée au niveau de l'apophyse, la pommette étant restée en place. Le trismus est souvent au premier plan. Le bilan radiographique (incidence de Hirtz, scanner en coupes horizontales) montre l'enfoncement osseux caractéristique (figure 4.8e).

5. Complications

Complications précoces

Diplopie
La diplopie est initialement le plus souvent due à une incarcération du muscle droit inférieur dans le foyer de fracture du plancher de l'orbite.

Il s'agit d'une urgence thérapeutique. En l'absence de désincarcération dans les quelques heures qui suivent le traumatisme, la cicatrice musculaire (fibrose par ischémie musculaire) aboutit à une diplopie séquellaire le plus souvent définitive. Chez l'enfant, le risque d'amblyopie est majeur.

Dans de rares cas, la diplopie est d'origine neurologique (contusion ou lésion des nerfs oculomoteurs dans la fissure orbitaire supérieure) mais s'accompagne alors souvent de signes associés évocateurs (mydriase, ptosis). Le scanner permettra de préciser l'atteinte osseuse au fond du cône orbitaire.

Énophtalmie et dystopie oculaire

Elles s'expliquent par l'augmentation de volume de l'orbite liée à l'effondrement des parois latérale et surtout inférieure de l'orbite. En l'absence de réparation chirurgicale anatomique de ces parois, l'énophtalmie et la diplopie sont définitives.

Perte de l'acuité visuelle

Elle apparaît dans 3 à 5 % des cas et s'explique par la contusion du globe au moment du traumatisme.

Cécité

La cécité est exceptionnelle mais redoutable. Elle s'explique soit par une contusion directe du nerf optique au niveau d'un trait de fracture irradié au canal optique, soit par un hématome compressif intraorbitaire, soit par une thrombose de l'artère centrale de la rétine. Dans tous ces cas, un scanner en urgence et un avis ophtalmologique précoce sont indispensables pour permettre de discuter une décompression chirurgicale de l'orbite rapide associée à une corticothérapie à hautes doses en urgence.

Hypoesthésie du nerf V2

Elle s'explique par une atteinte du nerf au niveau de son trajet intraorbitaire et/ou au niveau de son émergence (foramen infraorbitaire). La réduction de la fracture, éventuellement associée à une libération du nerf au niveau du foramen, permet dans près de 80 % des cas une récupération complète de la sensibilité en plusieurs mois.

Complications infectieuses

Les fractures zygomatomaxillaires sont des fractures ouvertes en profondeur, dans le sinus maxillaire. Les complications infectieuses intraorbitaires, même si elles sont rares, sont toujours possibles et leur survenue est redoutable. Elles doivent faire discuter la mise en route d'une antibioprophylaxie.

Limitation de l'ouverture buccale

Initialement expliquée par un embrochage du tendon du muscle temporal au niveau de l'apophyse temporale de l'os zygomatique, elle est habituellement régressive après réduction de la fracture et rééducation. Si elle persiste, elle doit faire rechercher un contact prématuré entre le coroné et la face postérieure du zygoma (cal vicieux).

Complications tardives

- Séquelles morphologiques : enfoncement de la pommette, énophtalmie, dystopie oculaire. La qualité du bilan clinique et radiologique initial ainsi que la prise en charge chirurgicale des fractures déplacées visant à rétablir une anatomie normale permettent de minimiser ce risque.
- Diplopie résiduelle : elle ne peut être totalement prévenue, même en cas de prise en charge précoce, notamment en cas d'étiologie neurologique. La rééducation orthoptique et/ou le port de lunettes correctrices (verres à prisme) permettent d'en minimiser les conséquences.

Items 329, 330, 360 – UE 11 Traumatologie maxillofaciale

- Séquelles sinusiennes : sinusites post-traumatiques.
- Séquelles sensitives : environ 20 % des hypoesthésies du nerf infraorbitaire initiales ne récupèrent pas totalement et peuvent évoluer vers des névralgies, parfois invalidantes.

6. Principes thérapeutiques

- Mise en route d'une antibioprophylaxie (fracture ouverte).
- En cas de signes fonctionnels oculaires (urgence thérapeutique) ou de fracture déplacée (après fonte de l'œdème) :
  - sous anesthésie générale ;
  - réduction de la fracture zygomatique au crochet de Ginestet (réduction percutanée) ou sous contrôle de la vue (réduction endobuccale) ;
  - stabilisation de la fracture si la réduction est instable à l'aide de plaque d'ostéosynthèse (suture frontozygomatique et/ou margelle infraorbitaire et/ou cintre zygomatomaxillaire) ; l'ancienne technique d'embrochage zygomaticozygomatique n'est plus utilisée que par quelques équipes ;
  - exploration du plancher de l'orbite, désincarcération du muscle droit inférieur et réduction de la hernie graisseuse suivies, en cas de nécessité, d'une reconstruction du plancher (interposition d'un film résorbable, greffe osseuse ou grille titane en fonction du défect) ;
  - libération du nerf infraorbitaire ;
  - en cas de baisse de l'acuité visuelle et/ou de cécité : décompression du nerf optique (par voie para-latéro-nasale ou neurochirurgicale) en urgence vraie après bilan scanographique minutieux et concertation multidisciplinaire.

Fractures zygomatomaxillaires : données indispensables

- Signes :
  - enfoncement de la pommette ;
  - « marche d'escaliers » (rebord orbitaire inférieur) ;
  - hypoesthésie du nerf V2 ;
  - épistaxis.
- Examen ophtalmologique soigneux et obligatoire sur le plan médicolégal.
- Radiologie :
  - Blondeau, Waters, Hirtz : signes directs et indirects évocateurs. Ces clichés tendent à être délaissés au profit du scanner ;
  - scanner en cas de signes fonctionnels oculaires et de plus en plus systématique.
- Traitement :
  - urgent en cas de signes fonctionnels, différé et chirurgical dans les autres cas ;
  - antibioprophylaxie (fracture ouverte).

B. Fracture isolée du plancher de l'orbite

Les fractures isolées du plancher de l'orbite résultent d'un choc direct, antéropostérieur, sur le globe oculaire. La pression sur le globe oculaire crée une hyperpression intraorbitaire à l'origine de la fracture par un mécanisme indirect. Le plancher est la paroi la plus vulnérable en raison de sa très faible épaisseur mais la paroi médiale, de configuration identique, peut également être atteinte. L'examen ophtalmologique (acuité visuelle, fond d'œil et test de Lancaster) est impératif, de même que le scanner.

Ces fractures sont de deux types : blow-out et fracture en trappe.

Fracture de type *blow-out*

La fracture du plancher est largement ouverte dans le sinus maxillaire sous-jacent et est plus ou moins comminutive (figure 4.40). La margelle infraorbitaire est intacte (*blow-out* pur) ou fracturée (*blow-out* impur). Du fait de la comminution, l'incarcération du muscle droit inférieur est improbable, mais une quantité plus ou moins importante de graisse intraorbitaire va faire hernie dans le sinus maxillaire, mécanisme à l'origine d'une possible énophtalmie.

Fracture en trappe

L'hyperpression intraorbitaire réalise deux fractures sagittales, l'une complète (habituellement médiale) et l'autre en bois vert (habituellement latérale), créant ainsi une trappe à charnière latérale dans laquelle les structures intraorbitaires (graisse et muscle droit inférieur) vont s'immiscer sous l'effet de l'hyperpression puis s'incarcérer au moment de la fermeture de la trappe (figure 4.41). Cette incarcération va être à l'origine d'une diplopie (figure 4.38). Le volume orbitaire est habituellement intact (absence de comminution), raison pour laquelle l'énophtalmie n'est habituellement pas retrouvée.

> Ce type de fracture est plus fréquent chez l'enfant. Il s'agit d'une urgence thérapeutique.

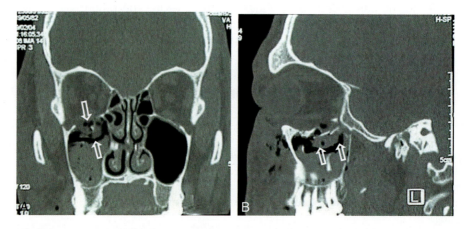

Figure 4.40. Fracture isolée du plancher de l'orbite droite de type *blow-out*. a. Reconstruction scanographique frontale montrant l'effondrement du plancher orbitaire et la hernie du contenu orbitaire dans le sinus maxillaire (aspect « en goutte »). b. Reconstruction scanographique sagittale.

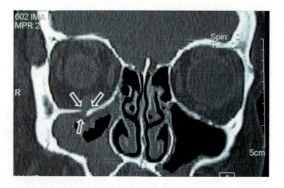

Figure 4.41. Fracture isolée du plancher de l'orbite droite de type fracture en trappe. Reconstruction scanographique frontale montrant l'absence d'effondrement du plancher et l'incarcération du muscle droit inférieur dans le foyer de fracture.

Les signes cliniques, le bilan, les complications possibles et les principes de prise en charge ont été précisés dans la section précédente.

C. Fractures des os nasaux

1. Physiopathologie

Choc antéropostérieur ou latéral direct sur le nez.

2. Clinique

- Sensation de craquement par le patient au moment du traumatisme.
- Douleur, parfois syncopale.
- Épistaxis : bilatérale, liée à une plaie muqueuse endonasale, signant le caractère ouvert (dans les fosses nasales) de ces fractures.
- Ecchymose en lunettes, témoignant de la diffusion de l'hématome fracturaire dans les espaces celluloadipeux périorbitaires.
- Déformation de la pyramide nasale :
  - dans le plan frontal : nez couché sur l'un des côtés (choc latéral) (figure 4.42) ;
  - dans le plan sagittal : ensellure nasale (choc antéropostérieur) (figure 4.43) ;
  - cette déformation est parfois masquée au moment de l'examen clinique par l'œdème post-traumatique se mettant en place dans les heures qui suivent le traumatisme ;
  - il faut également faire préciser au patient l'aspect prétraumatique de son nez : des photographies du patient avant son traumatisme sont utiles.
- Obstruction nasale : elle peut être objectivée en faisant expirer le patient par le nez au-dessus d'un miroir (miroir de Glatzel). La rhinoscopie antérieure (au spéculum) permet de montrer un simple œdème de la muqueuse, une plaie muqueuse laissant éventuellement apparaître le cartilage septal fracturé et dévié ou un hématome de la cloison, responsables de la gêne ventilatoire.

L'hématome de cloison est une urgence thérapeutique.

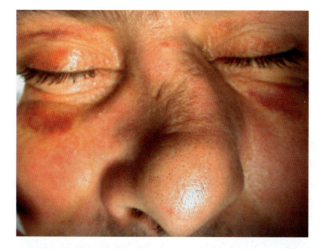

Figure 4.42. Fracture des nasaux : nez couché.

Connaissances

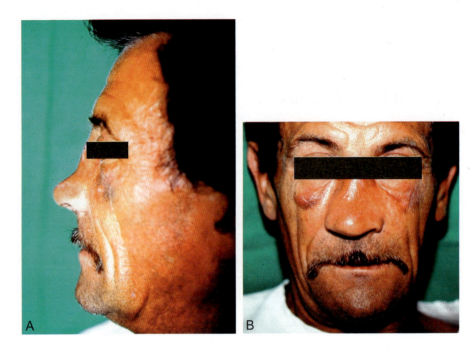

Figure 4.43. Fracture des os nasaux : ensellure et déviation latérale.

3. Radiographie

Deux incidences standards orthogonales suffisent au diagnostic et à l'analyse des déplacements :
- os nasaux : il s'agit d'une incidence de profil de la pyramide nasale ; seules les déviations dans le plan sagittal (ensellures) sont visibles (voir figure 4.7) ;
- incidence axiale de Gosserez : elle permet une vue craniocaudale du squelette nasal et objective les déviations dans le plan frontal (voir figure 4.8f).

4. Forme clinique : fractures nasomaxillaires

Lorsque le traumatisme est plus violent et/ou que l'orientation du choc est oblique, la fracture des os nasaux peut s'associer à une fracture de l'une ou des deux apophyses frontales des maxillaires. Une « marche d'escaliers » est alors le plus souvent palpable au niveau de la partie médiale du rebord infraorbitaire concerné. Il faut alors vérifier l'absence d'extension intraorbitaire de la fracture.

5. Complications

Complications précoces
Les complications précoces sont essentiellement représentées par l'épistaxis, parfois sévère.

Complications tardives
Séquelles morphologiques
Elles consistent en des déformations séquellaires de la pyramide nasale. Elles sont minimisées mais non pas totalement prévenues par la réduction chirurgicale et la contention des fractures déplacées, un cal osseux pouvant être à l'origine d'irrégularités, voire d'une véritable bosse osseuse au niveau du dorsum. Leur traitement nécessite une rhinoplastie secondaire un an après le traumatisme. La prise en charge par les assurances maladie de ces interventions correctrices secondaires est soumise à entente préalable.

Items 329, 330, 360 – UE 11 Traumatologie maxillofaciale

Séquelles fonctionnelles respiratoires

Elles peuvent être obstructives et s'expliquer par une déviation séquellaire de la cloison nasale ou être liées à une perforation de la cloison cartilagineuse (nécrose ischémique suite à un hématome de cloison négligé). Leur traitement fait appel à une septoplastie secondaire.

6. Principes thérapeutiques

- Traitement de l'épistaxis.
- Antibioprophylaxie (fracture ouverte).
- Mise en route d'un traitement antiœdème (corticothérapie).
- Patient revu en consultation au bout de 72 heures après fonte de l'œdème pour apprécier les répercussions fonctionnelles et cosmétiques, et poser l'indication chirurgicale.
- En cas de fracture déplacée :
  - sous anesthésie générale ;
  - réduction de la fracture par manœuvres externes et internes ;
  - contention externe par plâtre et interne par méchage ou attelles siliconées pendant huit à dix jours.
- En cas de présence d'un hématome de la cloison : évacuation en urgence vraie.

D. Fractures centrofaciales complexes

Il s'agit de fractures du nez dépassées. L'énergie traumatique n'est que partiellement absorbée par la pyramide nasale et va pouvoir entraîner des lésions en arrière de celle-ci, au niveau des structures profondes de la région centrofaciale (os lacrymaux, ethmoïde, parois internes des orbites et partie médiale des planchers orbitaires, apophyses frontales des maxillaires, parois antérieure et postérieure du sinus frontal), aboutissant aux classiques fractures du CNEMFO (complexe naso-ethmoïdo-maxillo-fronto-orbitaire).

> Du fait de la violence du choc, tous ces patients doivent être considérés comme des traumatisés crâniens, au moins légers.

1. Physiopathologie

Choc violent sur la région nasale.

2. Clinique

- Les signes classiques de la fracture des os nasaux sont présents : épistaxis bilatérale, douleur, obstruction nasale, hématome en lunettes. L'épistaxis peut être massive et nécessiter une prise en charge immédiate (cf. infra).
- Effacement du relief de la pyramide nasale témoignant de l'impaction du nez entre les orbites.
- Méplat frontal par embarrure dans les fractures étendues à l'os frontal.
- Élargissement de la région interorbitaire (télécanthus), reflet de la dystopie canthale médiale par désinsertion des ligaments canthaux et/ou par valgisation des os lacrymaux, point d'attache de ces ligaments (figure 4.44).
- Larmoiement par atteinte des parois osseuses du (ou des) sac(s) lacrymaux.

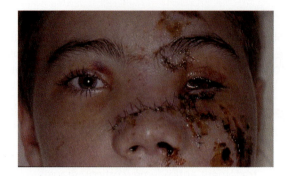

Figure 4.44. Fracture du CNEMFO. Noter le télécanthus.

- Énophtalmie secondaire à l'effondrement des parois médiales et latérales des deux orbites.
- Œdème important des paupières et intraorbitaire d'installation rapide masquant souvent les déformations précédentes dans les jours qui suivent le traumatisme.
- Emphysèmes sous-cutanés périorbitaires témoignant de la présence d'air dans les orbites (pneumorbites) en relation avec les fractures des parois orbitaires (planchers et parois médiales).
- Diplopie statique et/ou dynamique par atteinte des muscles oculomoteurs et/ou en raison d'une dystopie oculaire sévère.
- Rhinorrhée cérébrospinale en cas de fracture irradiée à l'étage antérieur de la base du crâne.
- Anosmie en cas de fracture irradiée à la lame criblée de l'ethmoïde.
- Cécité en cas d'irradiation des fractures aux canaux optiques et/ou à l'étage antérieure de la base du crâne.

> Un avis neurochirurgical est indispensable en cas de fracture de la paroi postérieure du sinus frontal et/ou en cas de suspicion de fracture de l'étage antérieur de la base du crâne. Un avis ophtalmologique est indispensable en cas de signes fonctionnels oculaires.

3. Radiographie

Les incidences radiographiques standards (Blondeau, Waters, crâne de profil) sont systématiquement complétées par un scanner craniofacial en coupe axiale et en reconstructions frontales et sagittales pour une analyse précise des orbites, des structures profondes de la région centrofaciale et de la base du crâne. Les reconstructions tridimensionnelles permettent une visualisation simplifiée des lésions de surface (figure 4.45).

L'existence d'une pneumatocèle (présence d'air dans l'espace sous-dural) au bilan radiologique (figure 4.46) signe à lui seul l'existence d'une brèche de la dure-mère.

4. Complications

Complications précoces

Épistaxis cataclysmique

Elle peut engager le pronostic vital et nécessite une prise en charge immédiate (cf. infra).

Méningite précoce par voie ascendante

Une antibioprophylaxie doit être mise en route et un avis neurochirurgical doit être demandé en cas de suspicion de brèche de la dure-mère.

Items 329, 330, 360 – UE 11 Traumatologie maxillofaciale

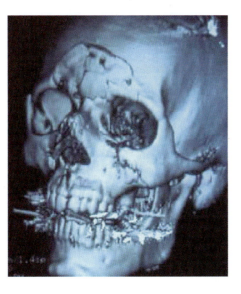

Figure 4.45. Fracture du CNEMFO (reconstruction scanographique tridimensionnelle).

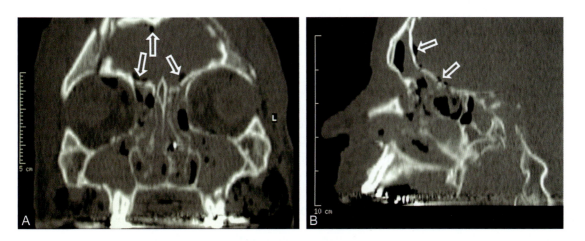

Figure 4.46. Pneumatocèle. a. Reconstruction scanographique frontale montrant la présence d'air intracrânien. b. Reconstruction scanographique sagittale.

Complications oculaires (cécité, diplopie, etc.)
Elles doivent faire demander un avis ophtalmologique en urgence.

Anosmie uni- ou bilatérale
Elle témoigne d'un traumatisme des nerfs olfactifs au niveau de la lame criblée de l'ethmoïde. Elle est de diagnostic difficile à la période initiale et est souvent définitive.

Complications tardives
Méningite tardive
Elle reste possible des années après le traumatisme initial, la dure-mère ayant parfois du mal à cicatriser spontanément.

Séquelles morphologiques
Elles concernent essentiellement la pyramide nasale (rétrusion de la racine du nez, ensellure globale sévère), les canthus médiaux (télécanthus séquellaire) et la position des globes oculaires

Connaissances

(énophtalmie séquellaire). Elles témoignent d'un défaut de prise en charge thérapeutique initiale et nécessitent des corrections chirurgicales secondaires difficiles.

Obstruction des voies lacrymales

Elle nécessite parfois la réalisation d'une dacryo-rhino-cystostomie.

Séquelles mnésiques

Elles résultent du traumatisme crânien, toujours associé.

5. Principes thérapeutiques

Les principes thérapeutiques sont difficiles à codifier et dépendent essentiellement des constatations cliniques et radiologiques.

- Antibioprophylaxie (ce sont toutes des fractures ouvertes).
- En urgence :
  - traitement de l'épistaxis ;
  - décompression éventuelle d'un nerf optique.
- Bilan neurologique et ophtalmologique.
- Après fonte de l'œdème et en fonction des lésions :
  - réduction de la pyramide nasale ;
  - réparation des fractures des parois orbitaires (planchers et parois médiales) ;
  - canthopexie transnasale ;
  - réparation des voies lacrymales ;
  - réparation des brèches méningées (neurochirurgiens) ;
  - réparation des fractures de la paroi postérieure du sinus frontal ou cranialisation en fonction de la gravité (neurochirurgiens) ;
  - réparation des fractures de la paroi antérieure du sinus frontal.

Fractures centrofaciales complexes

- Distinguer la fracture simple des os nasaux (à risque essentiellement ventilatoire et morphologique) de la fracture du CNEMFO (risques neurologique, hémorragique, infectieux, fonctionnel oculaire et morphologique majeurs).
- Scanner indispensable.
- Traitement lourd, parfois multidisciplinaire (neurochirurgien, ophtalmologiste).

E. Fractures occlusofaciales de Le Fort

Les fractures occlusofaciales de Le Fort ont en commun de séparer à une hauteur variable le plateau palatin et la base du crâne. Elles mobilisent et déplacent l'arcade dentaire maxillaire, créant un trouble occlusal. Elles suivent classiquement la classification de Le Fort (figure 4.47).

Toutes ces fractures passent par des cavités naturelles de la face (fosses nasales, sinus maxillaires, cellules ethmoïdales) et doivent donc être considérées comme des fractures ouvertes.
En raison de la violence du choc à l'origine des fractures, tous ces patients doivent être considérés comme des traumatisés crâniens, au moins légers.

Items 329, 330, 360 – UE 11 Traumatologie maxillofaciale

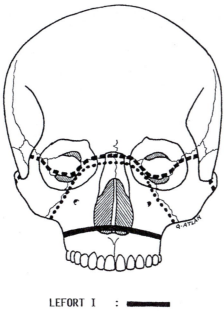

LEFORT I : ▬▬▬
LEFORT II : ●●●●●●●
LEFORT III : ▬ ▬ ▬ ▬

Figure 4.47. Fractures de Le Fort : localisation schématique des traits de fracture.

1. Fracture de Le Fort I

La fracture de Le Fort I détache le plateau palatin du reste du massif facial par un trait de fracture horizontal passant au ras de l'orifice piriforme, brisant le septum nasal, les parois latérales des fosses nasales, les parois antérieures et postérieures des deux sinus maxillaires et le bas des processus ptérygoïdiens.

Physiopathologie
Choc sous-nasal violent.

Clinique
- Impotence fonctionnelle : aspect figé, bouche entrouverte, douleur faciale basse s'exagérant à la tentative d'occlusion.
- Trouble de l'articulé dentaire : contacts molaires prématurés bilatéraux et pseudobéance antérieure par recul et bascule en bas et en arrière du plateau palatin (figure 4.48).
- Palpation douloureuse du fond du vestibule supérieur.
- Ecchymose en « fer à cheval » au fond du vestibule supérieur.
- Épistaxis témoignant de plaies de la muqueuse des fosses nasales et/ou des hémosinus maxillaires.
- Mobilité isolée de l'ensemble de plateau palatin et de l'arcade dentaire supérieure par rapport au reste du massif facial, déclenchant une douleur exquise (figure 4.49).

Une fracture sagittale médiane (disjonction maxillaire) ou paramédiane peut être associée, se traduisant éventuellement par une plaie de la fibromuqueuse palatine ou un hématome sous-muqueux.

L'examen du reste de la face est normal.

Connaissances

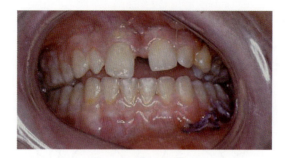

Figure 4.48. Trouble d'occlusion dentaire d'une fracture de Le Fort I associée à une disjonction sagittale intermaxillaire : diastème interincisif et contact prématuré 11-41.

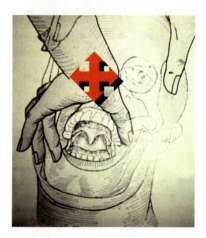

Figure 4.49. Manœuvre permettant de rechercher les mobilités anormales du massif facial lors des fractures de Le Fort.

Radiographie
Clichés standards (Blondeau, Waters, massif facial de profil)
- Rupture de l'arrondi harmonieux des cintres zygomatomaxillaires bilatéraux.
- Hémosinus maxillaires bilatéraux.
- Recul, bascule en bas et en arrière du plateau palatin et fracture du processus ptérygoïdien sur le profil.

Scanner en coupes axiales et reconstructions frontales
Il est souvent nécessaire pour préciser les lésions.

Complications
Complications précoces
Elles sont peu nombreuses, en dehors d'une éventuelle épistaxis massive.

Complications tardives
- Séquelles occlusales : en l'absence de traitement bien conduit, un trouble séquellaire de l'occlusion dentaire peut être retrouvé.
- Séquelles mnésiques du fait du traumatisme crânien associé.

Principes thérapeutiques
- Antibioprophylaxie (fracture ouverte).
- Sous anesthésie générale.

- Réduction de la fracture en se fondant sur le rétablissement de l'occlusion dentaire préexistante et en tenant compte d'une éventuelle fracture sagittale associée qui tend à élargir l'arcade dentaire dans le sens transversal.
- Contention en position réduite soit par ostéosynthèse (vis et miniplaques) (figure 4.50) soit, à défaut, par réalisation d'un blocage maxillomandibulaire associé à une suspension périzygomatique ou frontale (figure 4.51) pendant six semaines.

2. Fracture de Le Fort II

La fracture de Le Fort II détache de manière solidaire le plateau palatin et la pyramide nasale du reste du massif facial. Le trait de fracture passe de manière plus ou moins symétrique par les os nasaux ou par la jonction frontonasale, les processus frontaux des maxillaires, la paroi médiale et le plancher des deux orbites, les margelles infraorbitaires, les parois antérieures et postérieures des sinus maxillaires, les cintres zygomatomaxillaires et les processus ptérygoïdiens en arrière. Les deux os zygomatiques restent en place.

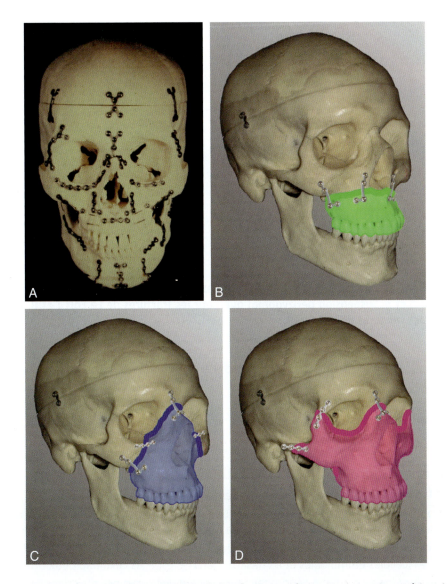

Figure 4.50. Principe du traitement chirurgical des fractures de Le Fort : ostéosynthèse à l'aide de plaques placées sur les piliers de la face. a. Versatilité des systèmes de plaques. b. Le Fort I. c. Le Fort II. d. Le Fort III.

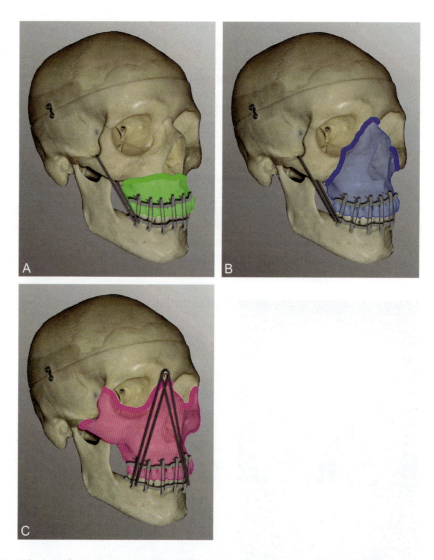

Figure 4.51. Principe du traitement orthopédique des fractures de Le Fort : blocage intermaxillaire et suspension. a et b. Suspension périzygomatique pour les fractures de Le Fort I et II. c. Suspension frontale pour les fractures de Le Fort III.

De face, elle réalise une fracture de forme pyramidale à base palatine et à sommet glabellaire.

Physiopathologie
Identique à la fracture précédente.

Clinique (figure 4.52)
- Effacement de la racine du nez qui est encastrée entre les deux orbites.
- Trouble de l'occlusion dentaire : identique à la fracture de Le Fort I (contacts molaires prématurés bilatéraux) et lié au recul et à la bascule de l'arcade dentaire maxillaire.
- Écchymose périorbitaire en lunettes, témoignant de la diffusion des hématomes fracturaires (cellules ethmoïdales et os nasaux) dans les espaces celluloadipeux orbitaires.
- Emphysème sous-cutané périorbitaire témoignant de la présence d'air dans les orbites (pneumorbites) en relation avec les fractures des parois orbitaires (planchers et parois médiales).
- Épistaxis en raison de l'atteinte de la pyramide nasale.

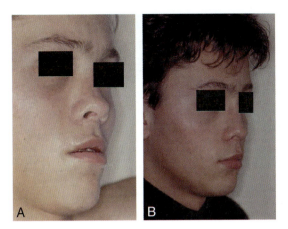

Figure 4.52. Fracture de Le Fort II : enfoncement de la région médiofaciale (aspects préopératoire et postopératoire).

- Palpation d'une « marche d'escaliers » au niveau des margelles infraorbitaires.
- Palpation douloureuse de foyers de fracture : racine du nez, rebords infraorbitaires, cintres zygomatomaxillaires.
- Mobilité de l'ensemble du palais, de l'arcade dentaire maxillaire et de la pyramide nasale désolidarisés du reste de la face. Les zygomas sont stables.
- Hypoesthésie dans le territoire des nerfs infraorbitaires (V2), le trait de fracture passant le plus souvent à proximité des foramens infraorbitaires.
- Éventuelle diplopie par atteinte des muscles extrinsèques des yeux (droit médial, oblique inférieur, oblique supérieur, droit inférieur).
- Larmoiement par atteinte des parois du sac lacrymal.
- Troubles visuels en rapport avec une possible contusion associée des globes oculaires ou une atteinte du nerf optique par compression intraorbitaire (œdème, hématome) ou contusion au niveau du canal optique (irradiation des fractures du plancher de l'orbite au niveau de l'apex du cône orbitaire).
- Possibilité de rhinorrhée cérébrospinale en cas d'irradiation de la fracture horizontale de la racine du nez à l'étage antérieur de la base du crâne.
- Possibilité d'anosmie liée à l'irradiation de la fracture à la lame criblée de l'ethmoïde.

Radiographie

Les clichés standards sont systématiquement complétés par un scanner craniofacial (figure 4.53). Cet examen permet de préciser la situation des traits de fracture, notamment par rapport aux structures ethmoïdales (labyrinthes, lame criblée).

Complications

Complications précoces

Les complications précoces sont en rapport avec les possibles atteintes oculaires (cécité) et de l'étage antérieur de la base du crâne (méningite, anosmie), et du ou des nerfs infraorbitaires (hypoesthésie).

Complications tardives

- Séquelles morphologiques : elles sont minimisées par le traitement (réduction anatomique de la fracture).
- Séquelles occlusales : un trouble séquellaire de l'occlusion dentaire peut être retrouvé.
- Séquelles sensitives : hypoesthésie voire dysesthésies douloureuses séquellaires dans le territoire du nerf V2.

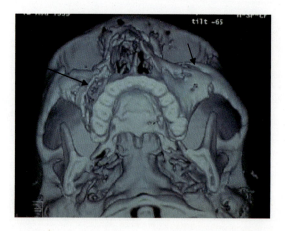

Figure 4.53. Fracture de Le Fort II : reconstruction scanographique tridimensionnelle.

- Séquelles mnésiques du fait du traumatisme crânien associé.
- Séquelles sensorielles : vision, olfaction.

Principes thérapeutiques
- Antibioprophylaxie (fracture ouverte, risque de méningite en cas de fracture de la base du crâne).
- Traitement de l'épistaxis.
- Sous anesthésie générale et après fonte de l'œdème.
- Réduction de la fracture en se fondant sur le rétablissement de l'occlusion dentaire préexistante.
- Contention en position réduite soit par ostéosynthèse (vis et miniplaques) (figure 4.50), soit, à défaut, par réalisation d'un blocage maxillomandibulaire associé à une suspension périzygomatique ou frontale (figure 4.51) pendant six semaines.
- Réparation éventuelle des fractures des parois médiales et inférieures des orbites.

3. Fracture de Le Fort III

Isolée, la fracture de Le Fort III est exceptionnelle. Classiquement, elle disjoint dans son ensemble le massif facial (maxillaire, os zygomatiques, région nasale) de la base du crâne. Le trait de fracture est horizontal, passant sur la ligne médiane au niveau de la jonction frontonasale ou des os nasaux (comme dans la fracture de Le Fort II), puis latéralement par les processus frontaux des maxillaires, les parois médiales puis latérales des deux orbites en fracturant au passage le plancher de l'orbite à un niveau quelconque, les processus frontaux puis temporaux des os zygomatiques, et se termine en arrière au niveau des processus ptérygoïdes.

En pratique, ce type de fracture est souvent associé à d'autres fractures : latérofaciales bilatérales, centrofaciale, occlusofaciale de type Le Fort I ou II, fracture(s) mandibulaire(s), fracture(s) alvéolodentaire(s).

L'association d'une fracture occlusofaciale complexe à une ou plusieurs fractures mandibulaires constitue une *fracture panfaciale* (figure 4.54).

Physiopathologie
Choc facial violent.

Clinique
- Enfoncement de la face avec œdème global et ecchymoses multiples aboutissant à un faciès « lunaire ».
- Effondrement de la pyramide nasale.

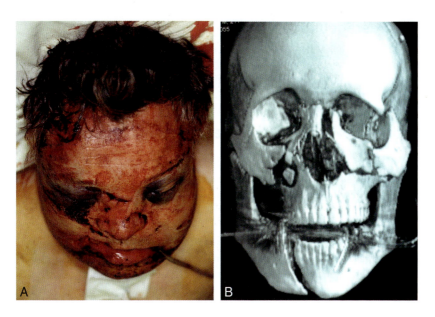

Figure 4.54. Aspect clinique et radiologique d'un fracas panfacial. a. Aspect clinique : ecchymoses, œdème très important. b. Aspect radiologique (scanner en reconstruction tridimensionnelle) : fracture mandibulaire parasymphysaire droite, fractures de Le Fort I et II, fracture sévère des os nasaux, fracture de l'os zygomatique gauche. L'état des condyles mandibulaires ne peut pas être apprécié sur cette vue.

- Mobilité de l'ensemble de la face par rapport au crâne, os zygomatiques compris. En bouche, la mobilisation est difficile en raison d'engrainements osseux fréquents au niveau des foyers de fracture.
- Épistaxis voire stomatorragie en raison de l'atteinte de la pyramide nasale. Ce saignement peut être sévère.
- Trouble de l'articulé dentaire identique aux fractures de Le Fort I et II.
- Douleur exquise à la palpation et à la mobilisation des foyers de fracture : racine du nez, sutures frontozygomatiques, processus temporaux.
- Rhinorrhée cérébrospinale fréquente en raison des fractures associées de la base du crâne.
- Certains signes décrits dans la fracture de Le Fort II (ecchymose et emphysème périorbitaires, éventuelle diplopie, larmoiement, troubles de l'acuité visuelle, anosmie) peuvent également être rencontrés dans les fractures de Le Fort III.

Radiographie

Les incidences standards sont systématiquement complétées (voire remplacées) par un examen tomodensitométrique en coupes axiales avec reconstructions frontales et sagittales, de manière à explorer les lésions orbitaires et intraorbitaires et la base du crâne. Cet examen est également indispensable pour le diagnostic d'éventuelles lésions cérébrales associées.

Complications

En dehors des séquelles sensitives dans le territoire du nerf V2, les mêmes complications que celles décrites dans les fractures de Le Fort II sont possibles, avec une fréquence toute particulière des risques de méningite (fréquence des fractures irradiées à l'étage antérieur de la base du crâne) et des séquelles neurologiques et sensorielles du fait de l'intensité du choc initial.

Principes thérapeutiques

Ils sont identiques à ceux des fractures de Le Fort II, à ceci près que, si un traitement orthopédique est mis en route, la suspension doit obligatoirement être réalisée au niveau frontal, seule structure intacte dans ce type de fracture (figure 4.51).

Fractures occlusofaciales de Le Fort : données indispensables

- Signes cliniques :
  - trouble de l'occlusion (recul et bascule de l'arcade dentaire supérieure) ;
  - mobilité de l'arcade dentaire supérieure isolée (Le Fort I) ou en association avec le nez (Le Fort II) et/ou les zygomas (Le Fort III) ;
  - traumatisme crânien associé ;
  - brèche dure-mérienne possible en cas de fractures de Le Fort II et III (risque de méningite) ;
  - atteintes sensorielles possibles (vision, olfaction) en cas de fractures de Le Fort II et III.
- Association possible à d'autres fractures faciales : zygoma, disjonction maxillaire, fracture de mandibule, fracture du nez.
- Radiographie dominée par le scanner.
- Complications ophtalmologiques, hémorragiques, neuroméningées, morphologiques.

F. Fractures des confins craniofaciaux

1. Définition

On désigne sous le terme de confins craniofaciaux la frontière entre la face et le crâne.

2. Description anatomique

Cette zone irrégulière est constituée :
- d'une partie horizontale : l'étage antérieur de la base du crâne avec les toits orbitaires latéralement et la lame criblée de l'ethmoïde au centre prolongée par les petites ailes du sphénoïde en arrière ;
- d'une partie verticale : le frontal creusé par les sinus frontaux.

Elle rentre en rapport :
- en haut : avec les lobes frontaux de l'encéphale ;
- en bas : avec les cavités sphénoïdoethmoïdales et les fosses nasales au milieu et les orbites latéralement.

Elle est traversée par les filets olfactifs.

3. Biomécanique

La partie frontale des confins craniofaciaux constitue un pare-chocs naturel de la face. Cette région comporte :
- un centre de résistance périphérique frontal ;
- des arcs crâniens résistant aux pressions verticales et sagittales ;
- des poutres crâniennes résistant aux pressions transversales et obliques.

En cas de traumatisme frontal par choc direct, la table externe se déforme en cupule, le diploé absorbe l'énergie cinétique du traumatisme tandis que la table interne se rompt, ce qui entraîne des déchirures durales.

La base du crâne se comporte comme des caissons qui absorbent le traumatisme, en s'écrasant les uns contre les autres.

4. Pathologie anatomique

On peut ainsi observer des lésions des plans de recouvrement, des lésions osseuses, neurologiques et orbitaires.

Les lésions osseuses sont classées en :

- fractures linéaires (paramédianes, obliques uni- ou bilatérales) ;
- fractures cunéiformes (internes, moyennes ou externes).

Elles peuvent s'accompagner de *brèches ostéoméningées* dès qu'elles touchent la paroi postérieure des sinus frontaux ou la lame criblée de l'ethmoïde.

Les grands sinus se fracturent volontiers au niveau de la paroi antérieure, les petits sinus résistent au traumatisme et transmettent l'énergie cinétique à la base du crâne qui se fracture.

5. Données cliniques

L'examen clinique (interrogatoire, inspection, palpation, manœuvres) bien conduit oriente vers le diagnostic de lésion des confins craniofaciaux. Il est à la fois neurologique et morphologique après fonte de l'œdème. Il ne permet que rarement de dire s'il existe ou non une brèche ostéoméningée responsable d'une rhinorrhée.

6. Imagerie

Les radiographies simples du crâne montrent souvent des traits de fracture et, parfois, une pneumatocèle.

Le scanner est indispensable pour réaliser un bilan complet des lésions. Il doit comporter des coupes fines dans les différents plans de l'espace (axial, coronal et sagittal). Il permet la mise en évidence d'éventuelles atteintes cérébrales sous-jacentes (œdème, contusion, hémorragie) et l'évaluation du déplacement des structures osseuses (parois frontales, toit des orbites, etc.).

L'IRM objective bien les lésions encéphaliques mais ne renseigne pas mieux sur l'éventuelle existence de brèches ostéoméningées.

7. Autres examens

La recherche de glucose dans les sécrétions et écoulements nasaux n'a aucun intérêt pour mettre en évidence une rhinorrhée car ils en contiennent tous. Le transit isotopique qui n'est fait qu'à distance du traumatisme est habituellement faussement négatif.

8. Diagnostic de brèche ostéoméningée

Les signes formels sont :

- la rhinorrhée vraie constatée lors de l'examen ;
- l'existence d'une pneumatocèle ;
- la présence d'une plaie craniocérébrale transsinusienne frontale ;
- la survenue d'une méningite post-traumatique.

Les signes probables sont :

- l'anosmie ;
- une fracture sinusienne intéressant la paroi postérieure ;
- une fracture ethmoïdale.

Connaissances

> Il vaut mieux, en cas de doute, pécher par excès que par défaut compte tenu de la gravité potentielle des brèches méningées.

9. Indications de contrôle des confins craniofaciaux

Les principales indications d'exploration des fractures des confins craniofaciaux sont : l'existence d'une rhinorrhée, d'une pneumatocèle, d'une plaie craniocérébrale frontale, d'un fracas frontal sinusien, d'un fracas ethmoïdal, d'une méningite post-traumatique, d'une diplopie par lésion du toit orbitaire.

D'autres indications sont à discuter au cas par cas, telles que l'existence d'un trait sinusien postérieur ou d'une anosmie.

Les fractures de la paroi antérieure du sinus occasionnent, si elles sont déplacées, une déformation en cupule, dont les principaux risques sont cosmétiques en l'absence de réduction et l'apparition, parfois tardive, d'une mucocèle.

10. Traitement

Voies d'abord

La voie d'abord cutanée est toujours représentée par un scalp bitragal. Ce n'est qu'exceptionnellement, pour une lésion très limitée, qu'une plaie sourcilière peut être utilisée.

Les voies d'abord osseuses sont au nombre de deux :
- la voie translésionnelle consiste à déposer les esquilles de la paroi antérieure puis celles de la paroi postérieure pour atteindre ainsi au travers des sinus frontaux l'étage antérieur de la base du crâne. Elle s'adresse donc à des fractures médianes ou paramédianes des confins. On peut si besoin rouvrir ou compléter par section piézoélectrique les traits de fracture ;
- la voie transsinusienne consiste à déposer la paroi antérieure puis la paroi postérieure pour atteindre de même au travers des cavités sinusiennes frontales la base du crâne. La dépose des parois est réalisée en deux temps avec la *piezosurgery*.

Exploration

L'exploration est faite dans le plan de l'étage antérieur de la base du crâne, d'avant en arrière et de dehors en dedans, c'est-à-dire des toits orbitaires vers la lame criblée. On décolle la dure-mère du plan osseux et on la libère des traits de fracture dans lesquels elle est souvent incarcérée. Cette exploration doit dépasser les limites des lésions osseuses de la base et donc si besoin être bilatérale. Elle peut conduire, pour être complète, à sacrifier les filets olfactifs.

Traitement des lésions durales

Le parage doit être réalisé a minima. Les brèches linéaires peuvent être directement suturées. Le plus souvent, pour une bonne étanchéité, on met en place en intradural un lambeau de périoste libre qu'on suture à la périphérie de la perte de substance durale. Le parage doit largement dépasser en intradural les limites de la lésion durale. Si la déchirure durale va loin en arrière jusqu'au jugum, aucune suture n'est possible à ce niveau et il faut faire baver le lambeau périosté en excès pour réaliser une chicane. Des suspensions durales sont mises en place et l'ensemble est recouvert par un second lambeau de périoste placé en apposition et volontiers fixé par de la colle biologique..

Traitement des sinus frontaux

Le traitement des sinus frontaux dépend du type des lésions :
- si les lésions ne concernent que la paroi antérieure, une réduction de l'enfoncement est effectuée ;

- drainage sinusonasal si la paroi antérieure et l'infandibulum sont fracturés mais sans atteinte de la paroi postérieure ;
- cranialisation en cas d'atteinte de la paroi postérieure.

Le traitement des lésions osseuses comporte :
- l'obstruction des pertes de substance osseuses de la base et des canaux nasofrontaux par des fragments de paroi postérieure ;
- en cas de voie translésionnelle, la reconstruction du galbe frontal par ostéosynthèse des fragments s'ils sont utilisables, ou à l'aide d'un greffon cortical externe postérieur s'ils sont inutilisables ;
- en cas de voie transsinusienne, l'ostéosynthèse de la paroi antérieure en bonne position.

Chronologie de la prise en charge

- En urgence, parage des plaies ; exploration des confins craniofaciaux huit à 30 jours plus tard selon l'état neurologique.
- Mise en place du traitement médical :
  - antiœdémateux, antiépileptiques, antalgiques ;
  - l'antibioprophylaxie dépend de l'état de souillure des plaies : plaies nettes : un flash d'antibiotiques au bloc puis arrêt ; plaies souillées : antibiothérapie pendant cinq jours.

11. Complications

Ce sont des complications essentiellement infectieuses : méningites, abcès cérébraux, sinusites, mucocèles orbitaires, ostéites.

VIII. Particularités des traumatismes maxillofaciaux de l'enfant et du sujet âgé

A. Chez l'enfant

L'enfant n'est pas un adulte de taille réduite. Il présente en effet un certain nombre de particularités physiologiques et anatomiques qui expliquent les caractéristiques des fractures survenant à cet âge et qui doivent être prises en compte lors du traitement.

L'enfant est en phase de croissance

Ses os sont plus plastiques que ceux de l'adulte. Cela explique le caractère souvent moins déplacé des fractures et la fréquence des fractures en bois vert (figure 4.55).

Ce potentiel de croissance explique également que l'enfant est capable de processus de remodelage, voire de régénération, qui n'existent plus ou de manière beaucoup moins marquée chez l'adulte. Cette caractéristique est particulièrement nette dans les fractures de la région condylienne dont le traitement, chez l'enfant, fait quasi exclusivement appel aux traitements fonctionnels avec de bons résultats fonctionnels et anatomiques.

La croissance du massif facial est essentiellement secondaire, adaptative, liée à l'existence de fonctions :
- fonction musculaire, plus particulièrement des muscles masticateurs et de la langue : le rétablissement rapide de ces fonctions musculaires à l'issue d'un traumatisme est fondamental pour la poursuite d'une croissance faciale harmonieuse ;

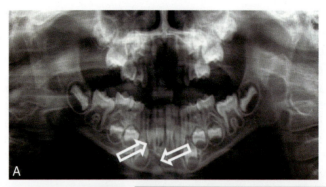
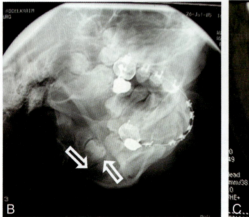
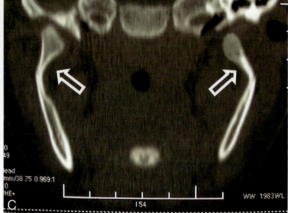

Figure 4.55. Fractures de l'enfant. a. Fracture non déplacée de la symphyse mandibulaire (orthopantomogramme). b. Fracture non déplacée de l'angle mandibulaire gauche (défilé mandibulaire). c. Fractures sous-condyliennes bilatérales en bois vert (reconstruction scanographique frontale).

- fonction articulaire : la mobilité mandibulaire est primordiale pour la croissance mandibulaire et, au-delà, pour la croissance de l'ensemble de la croissance faciale. En cas d'ankylose d'une ou des deux articulations temporomandibulaires, il se produit constamment un déficit parfois très sévère de la croissance mandibulaire du côté atteint aboutissant à des asymétries faciales (ankylose unilatérale) ou à des micromandibulies (figure 4.35) (ankylose bilatérale) ;
- fonction dentaire : le rétablissement d'un articulé dentaire correct, véritable guide de croissance pour la mandibule et les maxillaires, est important ;
- fonction ventilatoire : la ventilation nasale est fondamentale pour le développement des fosses nasales et, au-delà, la croissance des sinus maxillaires et des maxillaires eux-mêmes. De même, la croissance de la pyramide nasale (et, au-delà, des maxillaires) est étroitement dépendante de la croissance de la cloison nasale, notamment de la cloison osseuse (vomer et lame perpendiculaire de l'ethmoïde) ; en cas de traumatisme nasal fracturant ou déplaçant cette cloison, la croissance nasale et maxillaire peut être sévèrement perturbée.

L'enfant est en phase de constitution de sa denture

La denture est exclusivement lactéale jusqu'à l'âge de 6 ans, mixte jusqu'à l'âge de 12 ans puis définitive, à l'exclusion des dents de sagesse (troisièmes molaires) qui ne font leur éruption que vers l'âge de 18 ans. Il faut donc tenir compte de la présence de germes de dents définitives dans la mandibule et le maxillaire jusqu'à l'âge de 12 ans.

Cela a des implications pratiques lorsqu'il s'agit de mettre en place d'éventuelles plaques et vis d'ostéosynthèse (matériel miniaturié). Il faut connaître la possibilité de pose de gouttières de contention éventuellement cerclées en périmandibulaire.

De même, les traumatismes dentoalvéolaires, les fractures des portions dentées de la mandibule et les fractures des maxillaires peuvent endommager les germes dentaires et être responsables de troubles de l'éruption des dents définitives (mortification, dents incluses ou retenues, malpositions dentaires, etc.).

Une surveillance dentaire à long terme est donc indispensable lors de la survenue de ce type de fractures.

---

1. Épidémiologie

L'épidémiologie des fractures de l'enfant est particulière. Les rixes et les accidents de la voie publique sont moins fréquents chez les enfants. Les causes de traumatismes sont plus fréquemment représentées par les chutes et les accidents domestiques.

Si les études épidémiologiques montrent que les fractures sont globalement moins nombreuses chez l'enfant (plasticité osseuse importante, moins de comportements à risque), certaines fractures sont plus fréquentes comparées à l'adulte ; ce sont notamment les fractures de la région condylienne, plus particulièrement les fractures capitales, le col mandibulaire n'étant pas encore totalement constitué.

2. Diagnostic

Le diagnostic de fractures du massif facial est plus difficile chez l'enfant. Cette difficulté diagnostique s'explique par le caractère souvent moins déplacé des fractures, par la présence des germes dentaires au niveau de la mandibule et des maxillaires (artefacts conduisant à de faux négatifs), sur l'attitude souvent pusillanime à cet âge et sur la difficulté de réaliser des examens radiologiques, notamment tomodensitométriques, de bonne qualité (agitation, angoisse).

3. Principes thérapeutiques

Le traitement des fractures est plus volontiers conservateur, fonctionnel ou orthopédique. Cette attitude peu chirurgicale s'explique par les importantes capacités de remodelage chez l'enfant, n'imposant pas toujours une réduction parfaitement anatomique, par le caractère souvent moins déplacé des fractures, par les obstacles anatomiques particuliers à cet âge (germes dentaires) empêchant la mise en place de plaques d'ostéosynthèse et par les troubles de croissance que peut éventuellement entraîner la présence de matériel d'ostéosynthèse métallique. À ce titre, les matériaux résorbables présentent un avantage certain.

B. Chez le sujet âgé

Il existe fréquemment une édentation partielle ou totale, compensée ou non par des prothèses fixes ou amovibles, dont il faudra tenir compte lors de la prise en charge thérapeutique. Les prothèses amovibles, même fracturées, doivent être conservées et réparées. Elles seront utilisées en peropératoire pour servir de repère lors de la réduction des fractures perturbant l'occlusion.

Les os de la face sont globalement plus fragiles et, du fait de l'édentation, la mandibule et les maxillaires sont souvent atrophiques (figure 4.24), beaucoup moins vascularisés et soumis à des contraintes mécaniques proportionnellement plus importantes. De plus, au niveau de la mandibule atrophique, les rapports anatomiques du canal mandibulaire sont modifiés (crestalisation). Les techniques d'ostéosynthèse doivent en tenir compte (voie cervicale privilégiée).

Enfin, l'état général et les antécédents parfois lourds des patients âgés en font des patients à risque, pour lesquels l'indication chirurgicale doit être particulièrement pesée en fonction du rapport bénéfice/risque.

IX. Conduite à tenir devant un traumatisé facial

> **Objectifs thérapeutiques devant un traumatisé de la face**
> - prise en charge immédiate des situations d'urgence extrême ;
> - restauration morphologique et occlusale ;
> - restauration des fonctions de ventilation, de mastication, de déglutition et de phonation ;
> - préservation des fonctions sensitives et sensorielles.

A. Situations d'urgence extrême

1. Hémorragies extériorisées

L'hémorragie peut être extériorisée par un orifice (stomatorragie, épistaxis, otorragie), par une plaie, en distinguant un saignement artériel (sang rouge, saignement actif parfois en jet) d'un saignement veineux (sang foncé, en nappe) (figure 4.56). Son hémostase sera assurée sans tarder par compression ou clampage ou ligature d'un vaisseau bien identifié sous contrôle de la vue. Ces hémorragies peuvent être en partie dégluties, ce qui peut amener à les sous-estimer et exposer au risque de vomissements secondaires avec risque d'inhalation.

En cas d'épistaxis grave, les moyens d'hémostase sont quadruples :
- *comprimer les plaies* : tamponnement antérieur. Il consiste à tasser des mèches grasses dans les deux fosses nasales en les introduisant par les narines (figure 4.57). Il convient essentiellement de placer ces mèches sous l'auvent nasal, siège le plus fréquent des plaies.

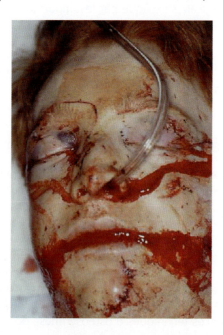

Figure 4.56. Complication hémorragique d'une fracture de l'étage moyen.

Items 329, 330, 360 – UE 11 Traumatologie maxillofaciale

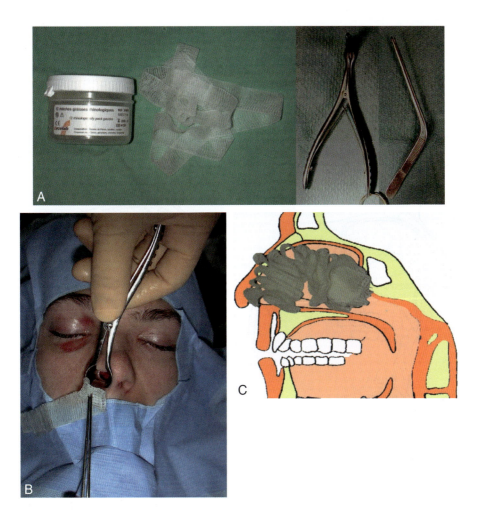

Figure 4.57. Tamponnement antérieur. a. Matériel nécessaire : mèche grasse, spéculum nasal, pince de Politzer. b. Vue peropératoire. c. Vue schématique du placement de la mèche.

Une anesthésie locale préalable (pulvérisation d'un spray de Xylocaïne® naphazolinée) est souvent indispensable ;
- *confiner le saignement* : tamponnement antérieur et postérieur. Il consiste à compléter le tamponnement antérieur précédent par une obturation postérieure des choanes. Le saignement se trouve ainsi confiné dans les fosses nasales par définition inextensibles. L'obturation des choanes peut être obtenue soit par l'introduction par voie endobuccale de compresses tassées dans le nasopharynx (figure 4.58), soit, plus simplement, par l'introduction par voie endonasale d'une sonde à double ballonnet dans chaque narine (figure 4.59) ;
- *pratiquer une embolisation sélective* : en cas de persistance du saignement, une artériographie du système carotidien externe peut être réalisée, permettant d'effectuer une embolisation sélective des vaisseaux alimentant le saignement. La ligature par abord chirurgical de la carotide externe, longtemps recommandée, n'est plus réalisée en raison de son inefficacité et de la lourdeur du geste ;
- *réduire la fracture* : les tranches osseuses d'une fracture saignent et participent au saignement actif à travers les plaies muqueuses. Le seul fait de réduire la fracture va permettre de tarir définitivement cette part du saignement. Cela est valable non seulement pour les fractures du nez mais également pour toutes les fractures faciales.

Connaissances

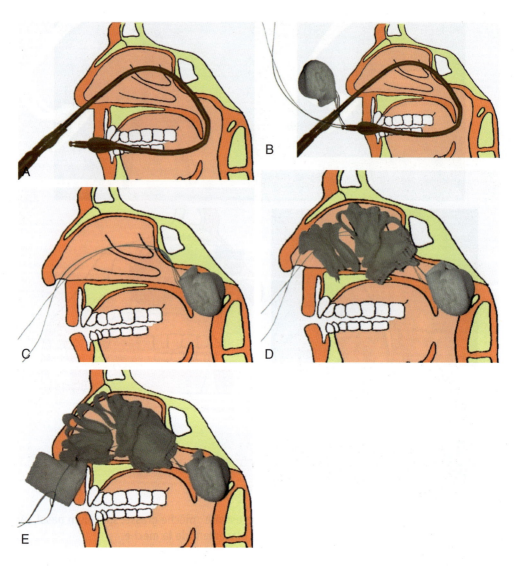

Figure 4.58. Tamponnement antérieur et postérieur à l'aide de compresses et de mèches. a. Introduction d'une sonde (type sonde urinaire) dans chaque narine et extériorisation par la bouche. b. Solidarisation d'un paquet de compresse à l'extrémité de la sonde. c. Retrait de la sonde et blocage des compresses au niveau des choanes (tamponnement postérieur). d. Réalisation d'un tamponnement antérieur. e. Fixation du tamponnement postérieur autour de la columelle par un nœud.

2. Asphyxie

L'asphyxie peut être liée à une obstruction des voies aériennes supérieures par des caillots, des corps étrangers, des prothèses dentaires, une diminution de calibre de ces voies aériennes (hématome, glossoptose lors de fractures mandibulaires biparasymphysaires déplacées). Elle peut également résulter d'une inhalation (sang, dents, fragments de prothèse dentaire, vomissements).

> La liberté des voies aériennes supérieures doit être systématiquement vérifiée et leur libération est une urgence : nettoyage à la compresse, aspiration, canule de Mayo. Si nécessaire, une intubation en urgence ou une trachéotomie doivent être envisagées.

Items 329, 330, 360 – UE 11 Traumatologie maxillofaciale

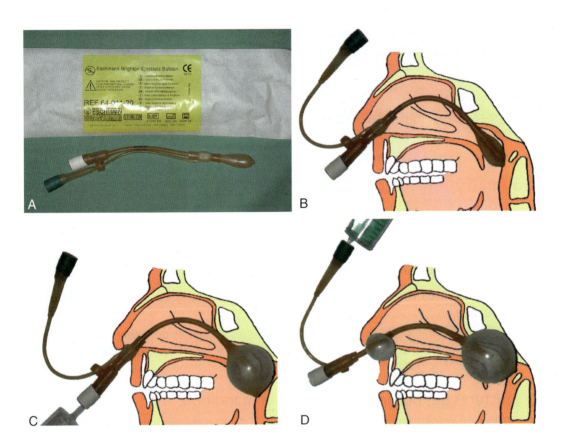

Figure 4.59. Tamponnement antérieur et postérieur à l'aide de sondes à double ballonnet. a. Sonde utilisée. Il faut une sonde par côté. b. Introduction d'une sonde dans chaque fosse nasale. c. Gonflage du ballonnet distal et blocage du ballonnet dans les choanes. d. Gonflage du ballonnet proximal à l'entrée de l'orifice piriforme.

Les traumatismes balistiques de la face, responsables de fracas faciaux et de délabrements complexes des parties molles, associent souvent urgences hémorragique et respiratoire.

3. Cécité traumatique

Un scanner en urgence permet de reconnaître une étiologie qui doit faire poser l'indication d'une décompression chirurgicale rapide : hématome ou œdème intraorbitaire compressif, fracture du canal optique. Le scanner doit permettre de suivre et d'analyser le nerf optique sur l'ensemble de son trajet. Des reconstructions sagittales obliques selon le plan neuro-optique sont à ce titre d'une grande contribution.

Si une sédation est nécessaire pendant le transport du blessé ou si son état neurologique se dégrade rapidement, il est indispensable d'obtenir des équipes médicales d'urgence l'état visuel initial du patient sur le lieu de l'accident. Une cécité immédiate est de pronostic très défavorable au contraire d'une dégradation progressive de l'acuité visuelle, qui peut imposer une décompression en urgence.

B. Traumatisme facial isolé

Un traitement médical est systématiquement indiqué : antalgiques, application de glace, hygiène buccale, alimentation liquide.

L'antibiothérapie sera discutée pour chaque indication. Elle sera mise en route de principe (antibioprophylaxie) dans les plaies faciales souillées, les morsures, les traumatismes dentaires isolés et dans les fractures ouvertes.

La vaccination antitétanique sera systématiquement vérifiée.

1. Traumatismes mineurs

Il s'agit des plaies faciales simples, des traumatismes dentaires isolés, lésions qui seront habituellement traitées en ambulatoire.

2. Traumatismes de gravité intermédiaire

Plaies faciales nécessitant un traitement chirurgical sous anesthésie générale

Ce traitement doit idéalement être effectué dans les six heures qui suivent le traumatisme, si possible en milieu spécialisé. En cas de retard à la suture, les plaies seront désinfectées et mises sous pansement humidifié au sérum physiologique.

Fractures des portions dentées de la mandibule

Après élimination d'un risque asphyxique et un bilan radiologique simple (orthopantomogramme, face basse), une antibiothérapie est mise en route par voie intraveineuse (fractures ouvertes) et le patient est laissé à jeun en raison de son passage prévisible au bloc opératoire dans les heures suivant son admission. Une ostéosynthèse par plaques vissées sous anesthésie générale et par voie endobuccale est actuellement le traitement de référence (figures 4.60 et 4.61). Les repères de réduction sont visuels (bon alignement des fragments osseux) et reposent sur la restauration de l'occlusion dentaire prétraumatique.

À défaut, un traitement orthopédique par blocage maxillo-mandibulaire (l'arcade dentaire maxillaire intacte servant d'attelle) peut être envisagé (figure 4.62 et figure 4.12), éventuellement sous anesthésie locale, pour une durée moyenne de six semaines. Ce traitement imposera cependant une alimentation exclusivement liquide et, surtout, une surveillance postopératoire attentive, un déblocage en urgence pouvant être nécessaire en cas de vomissements pour

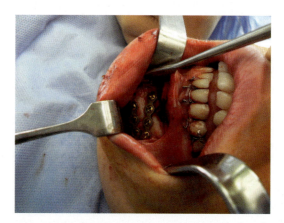

Figure 4.60. Ostéosynthèse d'une fracture de la parasymphyse mandibulaire par plaques miniaturisées vissées.

Items 329, 330, 360 – UE 11 Traumatologie maxillofaciale

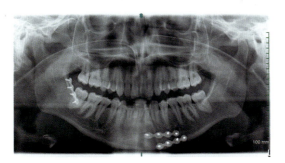

Figure 4.61. Ostéosynthèses de fracture parasymphysaire gauche et de l'angle droit.

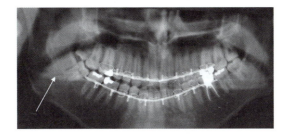

Figure 4.62. Blocage orthopédique par arcs maxillomandibulaires d'une fracture angulaire droite non déplacée.

éviter une inhalation. Une pince coupante permettant de couper les fils d'acier doit être rapidement disponible au lit du patient puis à domicile pendant toute la durée du blocage.

Chez l'enfant, l'ostéosynthèse doit être prudente du fait de la présence de germes dentaires ; un traitement orthopédique par blocage intermaxillaire voire simple contention monomaxillaire (ligature péridentaire, mise en place d'un arc dentaire ou d'une gouttière en résine) en cas de fracture peu déplacée et peu mobile est souvent préféré.

Une fracture non déplacée et non mobile peut simplement être traitée par mise en route d'une alimentation liquide et une surveillance radioclinique régulière.

Fractures de la région condylienne

Le traitement peut être fonctionnel ou chirurgical en fonction de la hauteur du trait de fracture (fractures sous-condyliennes basse ou haute, fracture capitale), de l'importance du déplacement radiologique du fragment condylien (angulation sagittale, chevauchement frontal, bascule médiale) et donc du degré de raccourcissement du ramus, du degré de répercussion fonctionnel (importance du trouble de l'occlusion dentaire) et de l'âge du patient.

Les fractures sous-condyliennes basses déplacées de l'adulte avec troubles de l'articulé dentaire sont des indications chirurgicales. Les fractures capitales de l'enfant sont des indications au traitement fonctionnel. Entre ces deux cas extrêmes, l'attitude dépend essentiellement des équipes amenées à prendre le patient en charge.

Le traitement chirurgical a pour but de réaliser une réduction anatomique de la fracture par voie ouverte (cutanée ou endobuccale, éventuellement aidée par endoscopie) et de la fixer en bonne position à l'aide d'une ostéosynthèse stable (cf. figure 4.36). L'occlusion dentaire prétraumatique et la hauteur du ramus sont d'emblée restaurées. Ce traitement est systématiquement suivi d'une rééducation kinésithérapique active.

Le traitement fonctionnel consiste en une mobilisation active ou active-aidée (mise en place d'arcs dentaires et de tractions élastiques en propulsion de la mandibule, en particulier chez l'enfant peu collaborant) dès la sédation des douleurs. Les mouvements consistent en des séries pluriquotidiennes d'ouvertures buccales, de propulsions mandibulaires et de diductions

Connaissances

en insistant sur la diduction du côté controlatéral à la fracture, la plus limitée. Une attention toute particulière doit être accordée à la symétrie des mouvements d'ouverture et de propulsion, de manière à éviter et à corriger les latérodéviations du côté de la fracture. L'objectif du traitement fonctionnel est la restauration d'une occlusion dentaire normale, d'une ouverture buccale supérieure à 40 mm et de mouvements de propulsion et de diduction le plus physiologiques possibles. La durée de ce traitement est de plusieurs semaines, voire plusieurs mois. L'anatomie normale de la région condylienne est rarement obtenue, sauf parfois chez l'enfant.

La survenue possible de trouble de la croissance mandibulaire chez l'enfant impose une surveillance jusqu'à la puberté.

Les fractures trifocales de la mandibule (portion dentée et fracture bicondylienne) imposent au minimum une ostéosynthèse par plaque(s) vissée(s) de la fracture de la portion dentée pour permettre un éventuel traitement fonctionnel des fractures condyliennes.

Fractures de l'étage moyen de la face sans complication neuroméningée

Un bilan tomodensitométrique sera souvent nécessaire.

Compte tenu de l'œdème facial souvent important, il est parfois nécessaire de différer le traitement de quelques jours.

Seule la fracture en trappe du plancher de l'orbite avec incarcération du muscle droit inférieur est une urgence vraie.

Les fractures du nez sont traitées de manière orthopédique après fonte de l'œdème. Un délai d'attente maximal de dix jours doit cependant être respecté chez l'adulte (5 jours chez l'enfant) en raison d'une consolidation très rapide de ces fractures.

Les fractures simples de l'os zygomatique qui sont stables après réduction orthopédique au crochet ne nécessitent pas d'ostéosynthèse.

Dans les fractures de Le Fort, l'ostéosynthèse doit être préférée au blocage maxillo-mandibulaire. La restauration de l'articulé dentaire prétraumatique est primordiale. Un blocage maxillo-mandibulaire peropératoire est habituellement nécessaire pour guider et maintenir la réduction pendant le temps d'ostéosynthèse. Les plaques seront préférentiellement positionnées au niveau des différents piliers de la face de manière à rétablir la hauteur de celle-ci (figure 4.50).

En cas de diplopie, un abord (et une réparation si nécessaire) du plancher orbitaire sera réalisé.

3. Fractures graves

Il s'agit :
- soit d'une fracture panfaciale, associant une fracture de l'étage moyen de la face à une fracture de la mandibule ;
- soit d'une fracture irradiant vers les confins craniofaciaux avec complication neuroméningée.

Ces situations nécessitent un bilan d'imagerie très précis et, parfois, une prise en charge multidisciplinaire associant les neurochirurgiens en cas de brèche méningée, de fractures associées de la voûte crânienne ou de fracture complexes du sinus frontal.

C. Traumatismes associés

Le traumatisme facial peut être associé à un traumatisme crânien grave avec coma. Il faudra réaliser les gestes d'urgence et différer la prise en charge du traumatisme facial.

Un traitement simple consistant en une réduction de la ou des fractures et une stabilisation provisoire par blocage maxillo-mandibulaire peut être utile pour tarir une hémorragie massive en attendant l'amélioration de l'état général.

Dans le cadre d'un polytraumatisme, les priorités thérapeutiques seront à discuter avec les autres spécialistes concernés (neurochirurgiens, orthopédistes, chirurgiens viscéraux, anesthésistes-réanimateurs).

Points clés

- Extrême urgence :
  - asphyxie : assurer la liberté des voies aériennes ;
  - hémorragie : compression, tamponnement, recours à la radiologie interventionnelle, hémostase chirurgicale ;
  - cécité : drainage d'un hématome compressif, décompression du nerf optique, corticoïdes à fortes doses ;
  - incarcération musculaire intraorbitaire : désincarcération dans les meilleurs délais.
- Traumatisme mineur : prise en charge en ambulatoire.
- Traumatisme de gravité intermédiaire :
  - fractures simples de la mandibule ou de l'étage moyen ;
  - possibilité de prise en charge légèrement différée si nécessaire (œdème).
- Traumatisme grave :
  - fractures panfaciales ;
  - fractures des confins craniofaciaux ;
  - polytraumatisé.

Pour en savoir plus

Afrooz Paul N., Bykowski Michael R., James Isaac B., et al. The Epidemiology of Mandibular Fractures in the United States. Part 1 : A Review of 13,142 Cases from the US National Trauma Data Bank. J Oral Maxillofacial Surg 2015 ; 73(12) : 2361.

AOCMF. https://aocmf.aofoundation.org/Structure/Pages/default.aspx.

Bouletreau P, Ceruse P. Fractures du nez. Stomatologie. Encycl Méd Chir, Paris : Elsevier ; 2006.

Brignol L, Guyot L, Chossegros C. Fracture des maxillaires. Stomatologie. Encycl Méd Chir, Paris : Elsevier ; 2010.

Denhez F, Giraud O. Traitement des fractures de la mandibule. Stomatologie. Encycl Méd Chir, Paris : Elsevier ; 2005. 22-070-A-13.

Denhez F, Giraud O, Seigneurie JB, et al. Fractures de la mandibule. Stomatologie. Encycl Méd Chir, Paris : Elsevier ; 2005. 22-070-A-12.

Duhamel P, Gauthier J, Teyssères N, et al. Examen d'un traumatisé facial. Stomatologie. Encycl Méd Chir, Elsevier, Paris : Elsevier ; 2008. 22-068-A-05.

Ehrenfeld M, Manson P, Prein J. Principles of Internal Fixation of the Craniomaxillofacial Skeleton – Trauma and Orthognathic Surgery. Thieme ed ;2012.

Fonseca RJ, Walker RV, Betts NJ, et al. In : 3rd ed. Oral and maxillofacial trauma. 2 vol. St. Louis, Missouri : Elevier-Saunders ; 2005.

Giraud O, Duhamel P, Seigneurie JB, et al. Traumatologie maxillofaciale : modalités thérapeutiques. Stomatologie. Encycl Méd Chir, Paris : Elsevier ; 2002. 22-068-A-10.

Giraud O, de Soultrait F, Goasguen O, et al. Traumatismes craniofaciaux. Stomatologie. Encycl Méd Chir, Paris : Elsevier ; 2004. 22-073-A-10.

Hollier LH, Thornton JF. Craniofacial trauma. Plast Reconstr Surg 2007 ; 120(Suppl27).

Meningaud JP, Maladière E, Bado F. Plaies de la face et de la cavité buccale. Stomatologie. Encycl Méd Chir, Paris : Elsevier ; 1998. 22-067-B-10.

Tardif A, Misino J, Péron JM. Traumatismes dentaires et alvéolaires. Stomatologie. Encycl Méd Chir, Paris : Elsevier ; 2004. 22-067-A-05.

CHAPITRE

5

Item 88 – UE 4 Pathologie des glandes salivaires

I.   Rappels anatomiques et physiologiques
II. Pathologie infectieuse
III. Pathologie lithiasique
IV. Pathologie tumorale
V.   Pathologie immunologique

Objectifs pédagogiques

Diagnostiquer une pathologie infectieuse, lithiasique, immunologique et tumorale des glandes salivaires.

Item 88. Pathologies des glandes salivaires.
Item 99. Paralysie faciale.
Item 161. Oreillons.
Item 165. Infection à VIH.
Item 207. Sarcoïdose.
Item 216. Adénopathie superficielle de l'adulte et de l'enfant.
Item 295. Tumeurs de la cavité buccale, nasosinusiennes et du cavum, et des voies aérodigestives supérieures.

Les glandes salivaires peuvent être le siège de différentes affections, de nature infectieuse, lithiasique, tumorale et immunologique. Il convient d'avoir présent à l'esprit que les infections des glandes salivaires peuvent être en rapport avec une pathologie générale ou locale, comme les infections d'origine lithiasique – ces infections sont donc traitées dans la section consacrée aux lithiases.

I. Rappels anatomiques et physiologiques

Les glandes salivaires, annexées à la cavité buccale, produisent environ un litre de salive par jour. Cette salive, dont le pH est légèrement acide, contient de nombreux constituants (acides aminés, sels minéraux). Histologiquement, chaque glande possède un parenchyme sécréteur et des canaux excréteurs (figure 5.1).

A. Glandes du collier salivaire (glandes principales)

Leur sécrétion est réflexe, prandiale.

Chirurgie maxillo-faciale et stomatologie
© 2017, Elsevier Masson SAS. Tous droits réservés

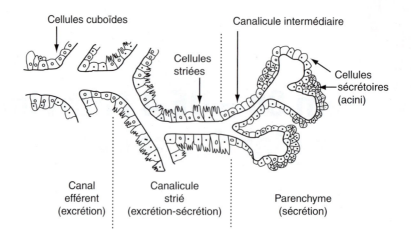

Figure 5.1. Histologie des glandes salivaires.

1. Glande parotide (salive séreuse)

Volumineuse, la glande parotide appartient anatomiquement au cou et se moule en arrière du ramus de la mandibule. Son canal excréteur (le conduit parotidien, ou canal de Sténon) chemine dans la paroi jugale pour s'ouvrir à la face interne de la joue, en regard de la première ou de la deuxième molaire supérieure. Bilobée, la glande parotide se compose d'un lobe superficiel volumineux et d'un lobe profond peu développé. Ces deux lobes sont situés de part et d'autre du nerf facial (VII). Elle est innervée par le nerf auriculotemporal (via le nerf glossopharyngien) pour la production salivaire.

2. Glande submandibulaire (salive séromuqueuse)

Unilobée, la glande submandibulaire est située dans la région sus-hyoïdienne latérale. Son canal excréteur (le conduit submandibulaire, ou canal de Wharton) traverse le plancher buccal pour s'aboucher près du frein de la langue (figure 5.2). Elle est innervée par le nerf lingual.

3. Glande sublinguale (salive muqueuse)

La glande sublinguale est située sous la muqueuse du plancher buccal et se draine directement dans la cavité buccale par plusieurs petits canaux excréteurs et, souvent, également par un canal principal s'abouchant à la portion antérieure du conduit submandibulaire. C'est la glande salivaire principale la plus petite. Elle partage son innervation avec la glande submandibulaire.

B. Glandes salivaires accessoires (salive muqueuse)

À sécrétion continue, les glandes salivaires accessoires, au nombre de 700 environ, sont disséminées sur toute l'étendue de la muqueuse buccale (lèvres, palais, langue).

II. Pathologie infectieuse

Les infections des glandes salivaires peuvent être en rapport avec une pathologie générale (oreillons, infection par le VIH, etc.) ou avec une pathologie locale (lithiase). Ces manifestations peuvent évoluer sur un mode aigu (virales, bactériennes, lithiasiques) ou chronique (parotidites récidivantes).

Item 88 – UE 4 Pathologie des glandes salivaires

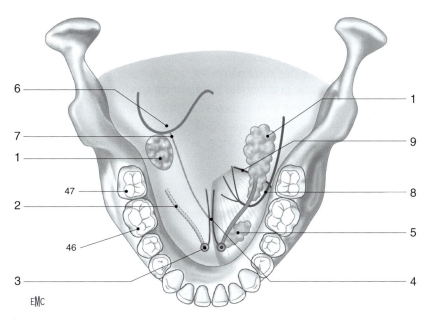

Figure 5.2. Plancher buccal et glande submandibulaire.
1. Pôle supérieur de la glande accessible au doigt endobuccal ; 2. prolongement antéro-interne et conduit submandibulaire (ou canal de Wharton) ; 3. ostium du conduit submandibulaire ; 4. frein de la langue. 5. Glande sublinguale (crête salivaire). 6. Repli palatoglosse. 7. Sillon pelvilingual ; 8. nerf lingual sous-croisant le conduit submandibulaire ; 9. bord postérieur du muscle mylohyoïdien.

Toute sédimentation de la sécrétion salivaire et tout obstacle à l'excrétion de la salive favorisent l'apparition d'infections qui peuvent se propager aux glandes salivaires par voie canalaire ascendante à partir de germes présents dans la cavité buccale. Parfois, l'infection peut atteindre les glandes salivaires par voie hématogène ou s'étendre à une glande salivaire à partir d'un processus de voisinage.

A. Infections virales

Les infections salivaires d'origine virale sont le plus souvent bilatérales puisqu'elles proviennent d'une cause générale.

1. Sialadénite ourlienne (virus des oreillons)

Le virus responsable de la maladie est un paramyxovirus à ARN de la famille des virus parainfluenzae. Autrefois principale cause des parotidites aiguës chez l'enfant, l'instauration de la vaccination (vaccin ROR) a presque complètement fait disparaître les formes infantiles. Le vaccin antiourlien, vivant atténué sur œuf, existe depuis 1968.

La prévention est fondée sur la vaccination, conseillée durant l'enfance. On recommande deux doses de vaccins. La première à 12 mois (vaccin combiné ROR) et la seconde entre 16 et 18 mois. Le taux de couverture vaccinale dépasse les 95 % dans les pays industrialisés, entraînant une réduction du même ordre de l'incidence de la maladie.

Clinique

L'incubation dure environ trois semaines (15 à 24 jours).

Après une notion de contage (contact, gouttelettes de Pfügge, etc.), la phase d'invasion, de courte durée, se manifeste par une fièvre, un malaise, des otalgies. L'examen peut retrouver alors une douleur lors de la pression des glandes parotides.

La période d'état, qui dure environ une semaine, est marquée par une fièvre accompagnée de céphalées, d'une douleur irradiant vers les oreilles et de dysphagie ou d'odynophagie.

À l'inspection, il existe une tuméfaction uni- ou bilatérale (classique « faciès piriforme ») des glandes parotides. L'atteinte des deux parotides peut être simultanée mais est souvent décalée de plusieurs jours. On retrouve une rougeur à l'ostium du conduit parotidien et des adénopathies.

Le diagnostic est clinique ; il est le plus souvent inutile de requérir des examens paracliniques.

La maladie confère une immunité à vie. Ainsi, un second épisode de parotidite aiguë chez l'enfant élimine ce diagnostic et fait évoquer un autre diagnostic (parotidite récurrente juvénile, essentiellement).

Complications

Elles surviennent le plus souvent chez l'adulte jeune, pas ou mal vacciné : orchite (uniquement après la puberté, fréquence 35 %), méningite (la plus fréquente des complications, souvent de bon pronostic), pancréatite, surdité, etc.

Paraclinique

Les examens paracliniques ne sont indiqués qu'en cas de doute diagnostique ou de complications.

La numération formule sanguine est normale. Le taux d'amylase sanguin est augmenté, que l'atteinte soit parotidienne ou pancréatique. En cas de méningite, la ponction lombaire ramène un liquide clair (« eau de roche ») et son analyse montre un nombre de lymphocytes augmenté.

Le virus peut être isolé au niveau de la salive, du liquide cérébrospinal ou de l'urine. Il est rarement trouvé dans le sang. L'identification du virus est réalisée grâce aux techniques de PCR sur le tissu contaminé, avec un rendement bien supérieur à la simple mise en culture, notamment au niveau du liquide cérébrospinal.

La sérologie permet également de confirmer le diagnostic de la maladie en cas de doute. Les IgM sont détectables quelques jours après l'apparition des premiers signes. L'augmentation des IgG sur deux prélèvements séparés de 15 jours est également spécifique.

Évolution

Elle se fait vers la guérison totale dans la majorité des cas ; parfois, elle peut laisser des foyers de nécrose pouvant faire le lit d'une parotidite chronique.

Traitement

Il n'y a pas de traitement spécifique des oreillons. Un traitement symptomatique par des antipyrétiques et des analgésiques, tels que le paracétamol par voie orale, suffit pour soulager la douleur.

2. Autres sialadénites virales

VIH

L'hyperplasie lymphoïde kystique est traitée dans la section consacrée à la pathologie salivaire d'origine immunologique.

Autres virus

Les autres sialadénites virales sont dues aux virus coxsackies, de la grippe, etc.

B. Infections bactériennes

Les infections bactériennes procèdent souvent d'une cause locale, lithiasique notamment, et sont proportionnellement plus fréquentes à la parotide.

Item 88 – UE 4 Pathologie des glandes salivaires

1. Infections salivaires d'origine lithiasique

Elles sont étudiées dans la section consacrée aux lithiases : cf. infra.

2. Infections salivaires à pyogènes

Il s'agit d'une infection aiguë, souvent liée à une baisse du flux salivaire et/ou de l'immunité.

> Les infections salivaires à pyogènes sont une pathologie du sujet âgé et/ou de l'hospitalisé en réanimation (phase postopératoire, chirurgie abdominale majeure), s'inscrivant d'emblée dans un tableau clinique brutalement sévère.

Clinique

On retrouve :

- une tuméfaction douloureuse et inflammatoire de la région parotidienne, du pus sortant à l'ostium du conduit parotidien, spontanément ou lors de la palpation glandulaire ;
- de la fièvre ;
- chez un sujet fréquemment déshydraté (et/ou immunodéprimé et/ou sous neuroleptiques) ;
- présentant des pathologies associées : dénutrition, diabète, insuffisance rénale chronique, etc.

Paraclinique

Il faut rechercher une lithiase (échographie, scanner), surtout en cas de parotidite unilatérale. Si la recherche est négative, le diagnostic de parotidite à pyogènes est confirmé. On réalise aussi un prélèvement du pus sortant à l'ostium pour analyse bactériologique (culture souvent polymicrobienne avec prédominance de staphylocoques dorés et d'anaérobies).

Traitement

Une antibiothérapie adaptée (pénicilline + acide clavulanique ou céphalosporines ou vancomycine + métronidazole) associée à une réhydratation et des soins de bouche suffisent à faire céder la parotidite. L'amélioration locale est en général rapide en 24 à 48 heures. Toutefois, le pronostic est assombri par l'état général des patients.

C. Parotidite récidivante de l'enfant (ou juvénile)

1. Clinique

La parotidite récidivante de l'enfant pose un problème car, lors du premier épisode, c'est le diagnostic d'oreillons qui était posé, avant la généralisation de la vaccination antiourlienne. Ces parotidites débutent chez l'enfant à partir de 4 à 5 ans et disparaissent classiquement à l'adolescence ; elles sont d'étiologie inconnue, souvent récidivantes (diagnostic posé avec la troisième poussée infectieuse) avec plusieurs épisodes infectieux chaque année, ce qui pose un problème de prise en charge et de séquelles fonctionnelles glandulaires.

Il s'agit d'une tuméfaction uni- ou bilatérale, le plus souvent asynchrone. La tuméfaction est inflammatoire et on voit sourdre du pus ou des bouchons mucofibrineux à l'ostium du conduit parotidien.

Douloureuses, elles s'accompagnent d'adénopathies cervicales satellites.

Connaissances

2. Paraclinique

La biologie retrouve une hyperleucocytose, un syndrome inflammatoire (CRP augmentée); la recherche de calcul par échographie est négative. On évite l'utilisation du scanner (radioprotection). La sialendoscopie permet de retrouver un aspect avasculaire de couleur jaunâtre du conduit parotidien.

3. Traitement

En cas de parotidite aiguë, on met en place une antibiothérapie adaptée associée à des anti-inflammatoires. Ce traitement est à renouveler à chaque épisode. Ceux-ci disparaissent classiquement à l'adolescence.

Le traitement préventif consiste à effectuer une sialendoscopie, qui permet des dilatations du canal, souvent trop étroit, l'ablation de micropolypes, lavages des sécrétions muqueuses et instillation locale d'antibiotiques. Cette technique diminue la fréquence des épisodes infectieux ou les fait disparaître.

III. Pathologie lithiasique

La lithiase salivaire est définie par la présence de calcul(s) dans le système canalaire excréteur des glandes salivaires.

Elle est observée à tout âge mais préférentiellement au-delà de 30 ans, de survenue unilatérale avec une prédominance masculine.

> La lithiase salivaire touche toutes les glandes salivaires mais préférentiellement la glande submandibulaire (85 %), plus rarement la parotide.

Il s'agit le plus souvent de calculs (sels de calcium) qui migrent avec le flux salivaire; ces calculs peuvent être multiples.

L'étiologie exacte reste incertaine, même si le tabagisme et des antécédents lithiasiques personnels ou familiaux ont été rapportés. Contrairement aux lithiases rénales, il n'y a pas de facteur général métabolique.

Lorsque l'infection concerne la glande, on parle de *sialadénite*; lorsqu'elle concerne le canal excréteur, on parle de *sialodochite*.

A. Clinique

1. Forme type : lithiase submandibulaire (+++)

Circonstances de découverte

La découverte de la lithiase peut être fortuite ou se faire à l'occasion de l'apparition de signes mécaniques, voire de complications infectieuses.

Découverte fortuite

À l'occasion d'un examen radiologique (panoramique dentaire, cliché de rachis cervical), il peut arriver qu'on découvre une petite tuméfaction du plancher buccal se projetant en regard du conduit submandibulaire. La palpation bimanuelle du plancher buccal permet souvent de retrouver le calcul enchâssé dans le conduit excréteur.

Complications mécaniques (++)
Les signes mécaniques sont en général les premiers signes. Ils sont caractéristiques et rythmés par les repas :
- *hernie salivaire* : c'est un gonflement de la loge submandibulaire (dans le cou et sous la mandibule) qui correspond à un blocage momentané et partiel de l'écoulement salivaire, majoré au début de repas. Elle se traduit par une tuméfaction douloureuse de la glande au niveau cervical (loge submandibulaire) s'accompagnant de sensation de pesanteur et de tension. À la fin du repas, un jet de salive sort sous la langue et la loge submandibulaire reprend une taille normale. Ces épisodes de tuméfaction récidivent de plus en plus souvent. Le rythme avec les repas, net au début de l'évolution, est moins typique avec le temps, la loge restant tendue (figure 5.3) ;
- *colique salivaire* : c'est une douleur survenant aux mêmes moments que la hernie salivaire, qu'elle accompagne le plus souvent.

Complications infectieuses
Les signes inflammatoires et infectieux surviennent après les épisodes d'accidents mécaniques, mais peuvent parfois être inauguraux. Ils peuvent concerner le canal (sialodochite), le plancher buccal antérieur (périsialodochite) ou, enfin, la glande (sialadénite) :
- *sialodochite* (ou whartonite) : c'est une infection à l'intérieur du conduit submandibulaire (ou canal de Wharton). Elle se traduit par une douleur vive, irradiant vers l'oreille, une fièvre souvent élevée, une dysphagie, une hypersialorrhée. Il n'existe pas de cordon reliant la tuméfaction à la table interne de la mandibule, éliminant ainsi une cellulite d'origine dentaire. Il existe une issue de pus au niveau de l'ostium du conduit submandibulaire, surtout après pression de la glande. Cette issue de pus signe le diagnostic. Ce pus pourra être prélevé pour examen bactériologique ;
- *périsialodochite* (abcès du plancher ou périwhartonite) : il s'agit d'un abcès péricanalaire caractérisé par des douleurs à la déglutition et, parfois, une otalgie, un trismus, une tuméfaction du plancher buccal. L'issue de pus par l'ostium est inconstante car l'infection est ici sortie du canal. On observe l'apparition de signes généraux avec exacerbation de la douleur. Sans traitement, une fistulisation du plancher buccal peut apparaître ;

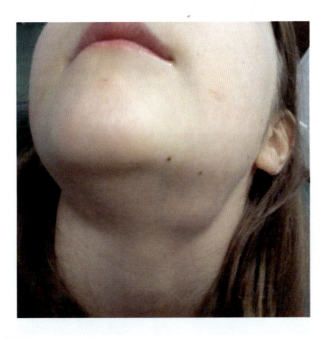

Figure 5.3. Hernie salivaire.

- *sialadénite* : l'infection intracanalaire peut également se propager en arrière vers la glande pour réaliser un tableau de *submandibulite aiguë*. La région submandibulaire est chaude, tendue, douloureuse, le revêtement cutané est normal ou érythémateux, on note une fièvre à 38–39 °C, associée à une dysphagie importante avec otalgie et, parfois, à une issue de pus à l'ostium. L'évolution spontanée se fait vers la fistulisation en l'absence de traitement.

Outre la fistulisation, ces complications infectieuses peuvent évoluer en cellulite cervicale avec risque asphyxique et risque de choc septique par diffusion de l'infection.

Examen physique

Il doit être exobuccal et intrabuccal (à l'aide d'un abaisse-langue, d'un miroir et de lumière adaptée).

L'inspection exobuccale retrouve un gonflement de la glande, confirmée par la palpation.

L'inspection endobuccale recherche une rougeur de la crête salivaire signant une lithiase antérieure, ainsi qu'une issue de pus à l'ostium turgescent.

La palpation bidigitale (+++), avec un doigt endobuccal et un doigt cervical, de l'arrière vers l'avant, doit rechercher le calcul (figure 5.4).

On examine également la glande controlatérale.

2. Lithiase parotidienne

Les caractéristiques de la lithiase parotidienne sont superposables à celles de la lithiase submandibulaire, si ce n'est qu'elle est cinq fois moins fréquente que la lithiase submandibulaire et que les accidents infectieux y sont prédominants car le canal est ici plus étroit. Bien évidemment, la topographie des manifestations est différente puisqu'elles se situent ici au niveau de la loge parotidienne.

Les signes sont les mêmes que ceux de la lithiase submandibulaire.

Complications mécaniques

Hernie et colique salivaires, rythmées par les repas, se manifestent en arrière du ramus mandibulaire et sous l'oreille externe.

Complications infectieuses (++)

Ici aussi, il peut s'agit de sialodochite, de sialadénite (parotidite) ou de périsialodochite (abcès de la joue). La sialodochite (ou sténonite) engendre une inflammation jugale sur le trajet du conduit parotidien (ou canal de Sténon), associée à l'issue de pus au niveau de l'ostium. La

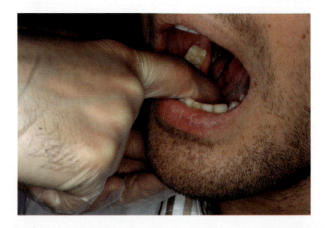

Figure 5.4. Palpation bidigitale à la recherche d'une lithiase submandibulaire.

périsialodochite engendre une inflammation de toute la joue. La parotidite se situe en regard de la loge parotidienne et associe des douleurs et une inflammation parotidiennes.

3. Autres lithiases

Glande sublinguale

La lithiase y est très rare et se manifeste par une tuméfaction inflammatoire pelvibuccale au niveau de la partie latérale du plancher buccal (sublingualite).

Glandes salivaires accessoires

Rare également, la lithiase s'y manifeste par une tuméfaction inflammatoire d'une glande accessoire (lèvres essentiellement) dont l'orifice est centré par un calcul.

B. Paraclinique

Seule la découverte du calcul signe la lithiase. Lorsque les manifestations cliniques ne sont pas franches, des examens complémentaires sont nécessaires pour objectiver le calcul.

1. Radiographies sans préparation

Les clichés occlusaux dits « mordus endobuccaux » ne se font plus en routine car ils nécessitent un fauteuil dentaire équipé et ont une faible sensibilité. Ils mettaient en évidence les calculs radio-opaques (figure 5.5a).

Systématique, le *panoramique dentaire* permet parfois de visualiser les gros calculs mais surtout d'éliminer une pathologie non salivaire, dentaire notamment (figure 5.5b).

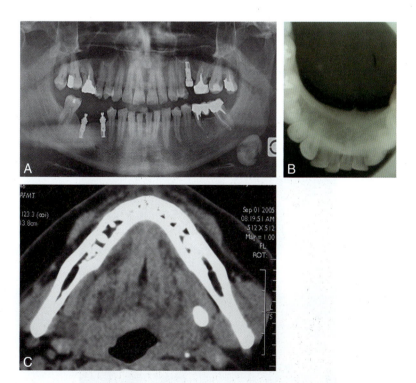

Figure 5.5. a. Découverte fortuite d'une lithiase sur un panoramique dentaire. b. Calcul radio-opaque visible sur un cliché occlusal ou « mordu ». c. Scanner : calcul de la glande submandibulaire gauche.

Pour les calculs submandibulaires, le résultat est une image ovalaire radio-opaque se projetant sur une ligne allant de l'angle mandibulaire à la région incisive.

Une échographie ou une scanographie non injectée sont nécessaires.

2. Échographie

L'échographie (+) est un examen simple, non invasif, qui visualise les calculs, radiotransparents ou pas, lorsqu'ils mesurent plus de 2 mm de diamètre. Le calcul apparaît comme une image hyperéchogène avec cône d'ombre postérieur. Mais cette technique opérateur-dépendante présente encore de trop nombreux faux négatifs notamment dans les calculs antérieurs et a peu de valeur localisatrice pour le chirurgien.

3. Scanographie

La scanographie (++) a une très grande sensibilité pour les calculs radio-opaques dont elle mesure les diamètres (figure 5.5c) et une grande valeur localisatrice. Ces critères sont utiles pour orienter le geste du chirurgien. Dans quelques cas douteux, des clichés injectés peuvent être nécessaires pour éliminer une pathologie inflammatoire ou tumorale. De plus en plus souvent, le *cone beam* supplante le scanner dans cette indication car il est un peu moins irradiant, moins coûteux et engendre moins d'artéfacts dentaires. Il n'est pour l'instant pas pris en charge par l'assurance maladie dans cette indication.

La scanographie est irradiante et plus coûteuse que l'échographie. Les clichés non injectés sont souvent suffisants ; ils évitent les confusions entre les calcifications salivaires et les vaisseaux injectés. Les clichés *low dose* ou avec un appareil de type *cone beam* permettent de limiter la dose d'irradiation et, pour le *cone beam*, le coût de l'examen.

4. Sialographie

En pathologie lithiasique submandibulaire, elle n'est plus réalisée.

5. Sialendoscopie

Technique récente, réalisable sous anesthésie locale, la sialendoscopie (+++) permet de voir et d'enlever le calcul dans le même temps (figure 5.6).

> Cette technique d'avenir a singulièrement diminué la morbidité de la chirurgie des lithiases salivaires.

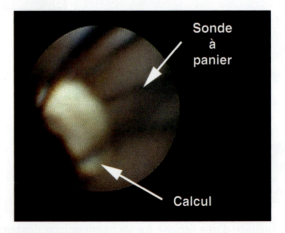

Figure 5.6. Retrait d'un calcul par sialendoscopie.

6. IRM

Coûteuse, l'IRM est moins sensible que le scanner. Elle n'apporte pas d'éléments supplémentaires en pathologie lithiasique par rapport au scanner, sauf chez l'enfant où elle peut se discuter car elle n'irradie pas.

C. Diagnostic différentiel

1. De la lithiase submandibulaire

Le diagnostic est en général facile, fondé sur les accidents mécaniques et infectieux. La clinique est le plus souvent suffisante pour éliminer les autres diagnostics. En cas de doute, le scanner peut trancher avec :

- un accident mécanique, par compression extrinsèque du canal (cancer de l'ostium, prothèse dentaire inadaptée) ;
- un abcès d'origine dentaire (ici, la collection est adhérente à la mandibule).

2. De la lithiase parotidienne

Au stade de latence

- Calcification ganglionnaire.
- Calcification amygdalienne.
- Calcification veineuse.

Au stade des complications

- Parotidite aiguë suppurée de l'adulte (contexte étiologique : patient âgé déshydraté hospitalisé en réanimation notamment).
- Parotidite chronique à poussées aiguës récidivantes.
- Parotidite ourlienne.

D. Traitement

1. Lithiase submandibulaire

Le principe du traitement est tout d'abord d'extraire le calcul, si possible sous anesthésie locale ou, sinon, générale. L'accès buccal au calcul est préféré. Si le calcul est palpable, en fonction de la taille du calcul, on fera :

- calcul ≤ 3 mm : sialendoscopie seule ;
- 4 mm ≤ calcul ≤ 8 mm : sialendoscopie ± lithotripsie extracorporelle ou intracorporelle (*stonebreaker*) ou, sinon, « taille » endobuccale ;
- calcul > 8 mm : « taille » endobuccale.

Avec les progrès des techniques mini-invasives (sialendoscopie et lithotripsie), la submandibulectomie (anciennement appelée sous-maxillectomie) est devenue exceptionnelle, d'autant qu'elle peut occasionner une certaine morbidité (cicatrice, lésion du rameau mentonnier du nerf facial, dysesthésies du nerf lingual, diminution de la salivation).

En cas de poussée infectieuse, on met en place un traitement symptomatique par antibiothérapie adaptée (amoxicilline ou macrolides), antalgiques, antispasmodiques. Les formes collectées peuvent nécessiter un drainage chirurgical endo- ou exobuccal en urgence.

Connaissances

2. Lithiase parotidienne

Les principes du traitement sont les mêmes que pour la glande submandibulaire : extraction d'un petit calcul (<2 mm) par sialendoscopie, destruction d'un calcul plus gros (≥3 mm) du calcul par lithotripsie. Cependant, ici, la chirurgie est d'indication bien moindre en raison de la présence du nerf facial au sein de la glande parotide (parotidectomie conservatrice du nerf VII par voie de lifting). Dans les volumineux calculs postérieurs, un abord externe dit « combiné » car guidé par sialendoscopie permet d'enlever le calcul avec une faible morbidité et pratiquement aucune paralysie faciale.

La lithotripsie est ici également plus intéressante car les calculs sont moins denses et réagissent mieux que pour la glande submandibulaire.

IV. Pathologie tumorale

Les tumeurs des glandes salivaires représentent un chapitre important de la pathologie cervico-maxillo-faciale. Leur traduction clinique relativement univoque (nodule isolé et indolore) fait qu'en l'absence de données fournies par les examens complémentaires, l'exploration chirurgicale constitue le temps essentiel par l'examen anatomopathologique qu'elle autorise.

Sont présentées ci-après essentiellement les tumeurs de la glande parotide, les plus fréquentes, et dont la chirurgie d'exérèse est rendue délicate par la présence au sein de la glande du nerf facial et de l'artère carotide externe.

A. Épidémiologie

Les tumeurs des glandes salivaires constituent 5 à 8 % des tumeurs de la face et du cou. Toutes les glandes salivaires peuvent être intéressées par des tumeurs bénignes ou malignes. La glande la plus souvent touchée est la glande parotide (85 % des tumeurs salivaires +++). Les autres glandes le sont plus rarement : 5 à 10 % pour la glande submandibulaire et 10 à 15 % pour les glandes salivaires accessoires.

Dans plus de 95 % des cas, ces tumeurs sont épithéliales :

- 66 % sont des tumeurs épithéliales bénignes, dont 50 % sont des adénomes pléomorphes ;
- 14 % sont des tumeurs à malignité intermédiaire : tumeurs mucoépidermoïdes et tumeurs à cellules acineuses ;
- 20 % sont des tumeurs malignes (carcinomes adénoïdes kystiques).

Mais la distribution est différente dans les deux groupes de glandes : les tumeurs des glandes salivaires principales sont trois fois sur quatre bénignes, alors que 60 % des tumeurs des glandes salivaires accessoires sont malignes.

Chez l'enfant, les deux tumeurs les plus fréquentes sont l'hémangiome pour les tumeurs bénignes et le rhabdomyosarcome embryonnaire pour les cancers.

Il n'y a pas de facteur de risque clairement identifié des tumeurs des glandes salivaires, mais il est admis que :

- l'irradiation (irradiés atomiques, radiothérapie de l'enfance, radiothérapie pour lymphome) est un facteur de risque des tumeurs des glandes salivaires, qu'elles soient bénignes ou malignes ;
- les tumeurs de Warthin surviennent fréquemment sur terrain tabagique ;
- certaines infections virales (VIH, EBV) sont associées à une augmentation de la fréquence des tumeurs salivaires ;
- Les ondes émises par les téléphones portables ont également été évoquées, mais à ce jour il n'y a pas de preuve publiée.

Item 88 – UE 4 Pathologie des glandes salivaires

Les tumeurs malignes ont d'autant plus de risque d'être responsables de métastases ganglionnaires qu'elles sont de haut grade. Les ganglions intraglandulaires et les niveaux I et II sont principalement touchés. Les métastases viscérales atteignent en premier lieu les poumons (lâcher de ballon du carcinome adénoïde kystique) puis les os et le foie. Elles peuvent survenir tardivement (jusqu'à 20 ans après le diagnostic initial).

B. Anatomopathologie

Les tumeurs des glandes salivaires sont classées en tumeurs épithéliales et en tumeurs non épithéliales (tableau 5.1).

C. Tumeurs de la glande parotide

Les tumeurs de la glande parotide sont dominées par l'adénome pléomorphe.

1. Clinique

Signes d'appel

C'est une tuméfaction isolée de la région parotidienne apparue depuis plusieurs mois ou plusieurs années. Cette tumeur est située dans la loge parotidienne, c'est-à-dire en arrière du bord postérieur du ramus mandibulaire, en avant du bord antérieur du muscle sterno-cléido-mastoïdien, au-dessous du méat auditif externe et au-dessus d'une ligne horizontale qui prolonge le bord basilaire du corpus mandibulaire. Dans les cas typiques, la tuméfaction parotidienne est pré- ou infra-auriculaire et peut soulever le lobule de l'oreille. Dans d'autres cas, plus rares, il peut s'agir d'une tumeur située dans le prolongement antérieur jugal ou encore d'une tumeur à expression pharyngée.

Tableau 5.1. Classification OMS 2005 des tumeurs des glandes salivaires (version simplifiée).

1. Tumeurs épithéliales	2. Tumeurs non épithéliales (rares)
a. Adénomes	a. Bénignes : hémangiome, schwannome
a1. Adénome pléomorphe (tumeur mixte) (+++)	b. Malignes : lymphome, sarcome, métastase intraparotidienne (d'une carcinome épidermoïde, d'un mélanome)
a2. Adénomes simples :	
– cystadénolymphome (+)	
– adénome oxyphile (oncocytome)	
– autres	
b. Tumeur mucoépidermoïde	
c. Tumeur à cellules acineuses	
d. Carcinomes	
d1. Carcinome adénoïde kystique (cylindrome) (++)	
d2. Adénocarcinome ; possiblement par transformation d'un adénome pléomorphe	
d3. Carcinomes épidermoïde, indifférencié, dans un adénome pléomorphe	

Signes d'examen

L'examen physique a deux objectifs principaux : affirmer la nature parotidienne de la masse et rechercher des signes de malignité.

Examen exobuccal

- Analyse de la tuméfaction parotidienne : l'examen précise son siège, sa forme, sa taille, sa consistance, sa mobilité par rapport aux plans profonds ostéomusculaires et superficiels cutanés. Le plus souvent, il s'agit d'une tumeur du lobe superficiel de la parotide, de forme arrondie ou bosselée, de taille modérée (1 à 3 cm), de consistance ferme ou élastique, non douloureuse, mobile par rapport aux plans superficiels et profonds. La fixité et l'extériorisation à la peau témoignent d'une tumeur maligne évoluée et non d'une tumeur mixte ; ce sont des facteurs de très mauvais pronostic.
- Analyse des autres glandes homolatérales ou controlatérales du collier salivaire.
- Analyse des adénopathies satellites prétragiennes ou jugulocarotidiennes (ganglion sous-digastrique), d'une paralysie faciale, d'un trismus, autant de symptômes évocateurs d'une affection maligne extériorisée.

> Ces données sont consignées sur un schéma daté (++++).

Examen endobuccal

- Analyse du conduit parotidien (ou canal de Sténon) et de son ostium (en regard du collet de la deuxième molaire supérieure), de la salive qui s'en écoule ; celle-ci doit être claire et de débit normal (par comparaison avec le côté opposé).
- Analyse du prolongement pharyngien de la glande parotide, qui refoule la loge amygdalienne lorsqu'il est hypertrophié.

Signes d'évolution

En cas de tumeur bénigne, l'évolution est progressive sur plusieurs années, la tuméfaction atteignant parfois un volume considérable, sans perte des caractères de bénignité (figure 5.7).

- En cas de tumeur maligne :
  - l'évolution peut, dans 50 % des cas, être d'allure bénigne (stade de bénignité apparente ou de malignité « enclose ») ;
  - l'évolution peut également être d'allure rapide (stade de malignité « extériorisée »), accompagnée des signes de gravité : douleurs, paralysie faciale (figure 5.8), trismus, adénopathie satellite.

Principales caractéristiques cliniques des tumeurs de la glande parotide

- Adénome pléomorphe :
  - adulte de 40–50 ans ;
  - tuméfaction parotidienne unilatérale, connue, d'évolution lente, dure, indolore ;
  - peau mobilisable en regard ;
  - pas de paralysie faciale ni adénopathie.

- Cystadénolymphome :
  - sujet âgé et/ou fumeur ;
  - tuméfaction ferme, multifocale voire bilatérale, poussées inflammatoires ;
  - pas de paralysie faciale ni adénopathie.
- Carcinome adénoïde kystique :
  - adulte de 40–50 ans ;
  - tuméfaction douloureuse, dure ;
  - associée à une paralysie faciale et à des adénopathies cervicales.

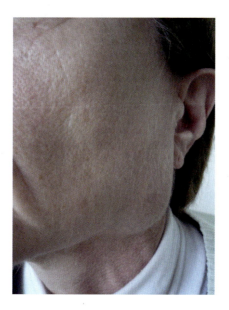

Figure 5.7. Tumeur du pôle inférieur de la glande parotide gauche.

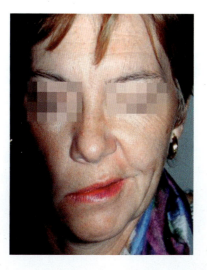

Figure 5.8. Tumeur maligne de la glande parotide : paralysie faciale périphérique droite.

2. Paraclinique

La confirmation histologique étant la règle, toute tumeur parotidienne unilatérale nécessite une parotidectomie superficielle chirurgicale avec examen histologique extemporané. Malgré cela, certains examens paracliniques sont habituellement prescrits pour :
- affirmer la localisation parotidienne de la masse tumorale ;
- éliminer les tumeurs parotidiennes non chirurgicales (lymphome) ;
- rechercher des signes de malignité permettant la planification du traitement avant la chirurgie.

Panoramique dentaire

Utile pour éliminer une autre pathologie (dentaire), il permet parfois de mettre en évidence une lithiase salivaire, des calcifications glandulaires ou d'exceptionnelles images d'amputation ou d'empreinte extrinsèque du bord postérieur du ramus mandibulaire.

Échographie

Examen de débrouillage, elle précise la topographie intra- ou extraglandulaire des tuméfactions cervicales (figure 5.9). L'image d'une tumeur parotidienne est hypoéchogène avec, parfois, aspect pseudokystique. Elle ne dispense pas du scanner ou de l'IRM qui restent incontournables avant l'exérèse chirurgicale.

Examen tomodensitométrique

Le scanner (+) est effectué sans puis avec une injection de produit de contraste par voie veineuse, ce qui nécessite certaines précautions (allergie à l'iode, créatininémie). Il comporte des coupes axiales et coronales.

Il précise les caractères de la tumeur (situation superficielle ou profonde, diamètre tumoral, limites nettes de bon pronostic ou irrégulières de moins bon pronostic, densité tumorale solide ou liquide), le nombre de tumeurs (tumeurs multifocales ou bilatérales) et l'extension locorégionale (extension osseuse, envahissement ganglionnaire).

De façon schématique, deux tableaux sont individualisés :
- tumeur bénigne : image lacunaire, unique, intraglandulaire, avec une capsule bien limitée et un refoulement du système canalaire et glandulaire (encorbellement) (figure 5.10) ;
- tumeur maligne : image inconstante d'extravasation, d'opacification hétérogène, d'amputation canalaire.

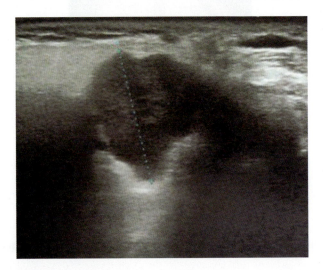

Figure 5.9. Échographie de la parotide.

Item 88 – UE 4 Pathologie des glandes salivaires

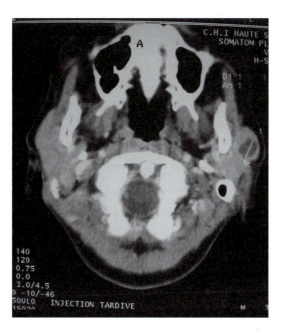

Figure 5.10. Tomodensitométrie : adénome pléomorphe de la glande parotide.

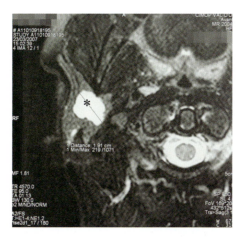

Figure 5.11. IRM (séquence T2) : adénome pléomorphe de la glande parotide.

IRM

Non irradiante, non invasive, de résolution supérieure à celle de la scanographie, l'IRM (+++) permet de mettre en évidence des tumeurs de petite taille, parfois de localiser le nerf facial par rapport à la tumeur, de mettre en évidence des extensions péri-neurales et d'éliminer des images extraparotidiennes. Elle affirme la nature parotidienne de la masse.

Elle offre en outre une orientation diagnostique :
- adénome pléomorphe : masse homogène, bien circonscrite, hyposignal T1, hypersignal T2, polylobé, unifocal (figure 5.11);
- cystadénolymphome : signal intermédiaire homogène en T1 et foyers hyperintenses en T2, kystique, multifocal, régulier;
- tumeur maligne (cylindrome) : masse infiltrante à limites irrégulières, engainements périnerveux.

Actuellement, la réalisation des deux examens donne les renseignements les plus précis en vue de la planification chirurgicale.

Scintigraphie (technétium 99m)

Elle est peu utilisée en pathologie tumorale. Parmi les tumeurs parotidiennes, seul le cystadénolymphome présente une hyperfixation.

TEP-scanner

Bien que non recommandé en routine dans le bilan des tumeurs malignes des glandes salivaires, le TEP-scanner a une bonne sensibilité diagnostique dans la mise en évidence des métastases ganglionnaires régionales et viscérales.

Histologie

La cytoponction à l'aiguille fine effectuée par un histologiste entraîné peut orienter le diagnostic. Elle n'a de valeur que positive et peut donner une indication pour la conduite à tenir lors de l'intervention. Elle ne fait pas l'unanimité auprès de toutes les équipes. La biopsie à l'aveugle doit être proscrite car elle est dangereuse pour le nerf facial et expose au risque de dissémination tumorale et à la fistule salivaire.

La parotidectomie exploratrice avec repérage premier du nerf facial et examen histologique extemporané est le seul examen déterminant pour le diagnostic étiologique d'une tuméfaction parotidienne.

Elle nécessite un examen histologique définitif pour confirmer le diagnostic histologique, permettant un diagnostic de nature dans 100 % des cas et de préciser si la capsule tumorale a été rompue. La parotidectomie exploratrice permet d'effectuer dans le même temps le geste thérapeutique.

3. Diagnostic différentiel

Les tumeurs de la parotide doivent être distinguées d'autres lésions siégeant dans la loge ou hors de la loge parotidienne.

Toute tumeur parotidienne diagnostiquée doit bénéficier d'une IRM puis être enlevée pour être analysée.

Diagnostic différentiel des tumeurs de la parotide

- Lésions situées dans la loge, tissu glandulaire :
  - kystes salivaires ;
  - sialadénites (forme pseudotumorale de parotidite lithiasique localisée) ;
  - sialadénoses avec sialomégalie, d'origine nutritionnelle (sujet boulimique, diabétique), d'origine systémique (maladie de Gougerot-Sjögren, sarcoïdose).
- Lésions situées dans la loge, tissu non glandulaire :
  - adénopathies intraparotidiennes d'origine locorégionale : métastases de carcinomes épidermoïdes ou de mélanomes cutanés, tuberculose ganglionnaire ;
  - hyperplasie lymphoïde kystique de l'infection par le virus VIH ;
  - kystes et fistules latéraux du cou développés à partir de tissu persistant de la première fente branchiale ;
  - autres tumeurs : angiomes, lymphangiomes, neurinomes.
- Lésions situées hors de la loge :
  - cutanées (kystes sébacés, lipomes, pilomatrixome) ;
  - musculaires (hypertrophie massétérine) ;
  - osseuses (tumeur du ramus mandibulaire, saillie de l'apophyse transverse de l'atlas) ;
  - articulaires temporomandibulaires (tumeurs bénignes ou malignes).

4. Traitement

Dans la majorité des cas, lorsque la tumeur est nodulaire et intraglandulaire, la *parotidectomie superficielle conservatrice du nerf facial avec biopsie extemporanée* est la règle. Cette parotidectomie est ensuite complétée à la demande selon le tableau clinique, selon le siège de la tumeur et, surtout, selon l'histologie.

Tumeur bénigne

- Cystadénolymphome : parotidectomie superficielle conservatrice du nerf VII.
- Adénome pléomorphe : parotidectomie totale conservatrice du nerf VII ou parotidectomie superficielle passant à distance de la tumeur.
- Tumeur à malignité intermédiaire (tumeur mucoépidermoïde, à cellules acineuses) : parotidectomie complète, conservatrice du nerf VII si possible (à distance de la tumeur).

Tumeur maligne

Ici, la parotidectomie totale est la règle. Le sacrifice du nerf facial (tronc ou branches) n'est indiqué que dans les cas où le nerf est envahi. En cas de sacrifice du nerf facial, sa réparation par greffe nerveuse peut être envisagée dans le même temps opératoire. Les exérèses larges avec ablation des structures tissulaires voisines (peau, muscle et os) posent des problèmes de reconstruction par lambeaux locorégionaux. Les ganglions de drainage doivent être enlevés dans le même temps opératoire (évidement ganglionnaire cervical unilatéral).

La radiothérapie adjuvante est indiquée en cas de tumeur de haut grade (carcinomes épidermoïdes, carcinomes adénoïdes kystiques, etc.), de tumeurs malignes avancées, de limites chirurgicales positives, d'envahissement cutané ou nerveux

Complications des parotidectomies

Il faut avertir le patient (consentement éclairé) du risque de survenue des complications suivantes.

Paralysie faciale

Fréquente (de 10 à 65 % selon les séries), elle régresse en règle si le nerf facial a bien été respecté, dans un délai de plusieurs mois ; si elle existe, toujours prévenir la kératoconjonctivite liée à la malocclusion palpébrale (prescription de collyre, occlusion palpébrale nocturne).

Syndrome de Frey

Fréquent (15 %), d'apparition tardive (supérieure à trois mois), il consiste en une rougeur et une sudation perprandiale de la région massétérine liées à la repousse aberrante des fibres parasympathiques. Le traitement repose sur des injections répétées de toxine botulique.

Cicatrice prétragienne

Elle reste très discrète, masquée dans les plis naturels.

Dépression résiduelle rétromandibulaire

Elle peut être comblée par une plastie musculaire ou aponévrotique.

Hypoesthésie du lobule de l'oreille

Elle est constante et définitive.

Fistule salivaire

Le risque théorique n'existe qu'en cas de parotidectomie incomplète. Elle est le plus souvent spontanément résolutive.

Connaissances

D. Tumeurs de la glande submandibulaire

De faible fréquence, les tumeurs de la glande submandibulaire prédominent chez la femme.

1. Clinique

- L'interrogatoire recherche :
  - des antécédents de lithiase salivaire (diagnostic différentiel avec une submandibulite chronique) ;
  - la durée et la rapidité d'évolution ;
  - la sensibilité, les douleurs, notamment au niveau de la langue et du nerf dentaire (V3), une maladresse linguale, qui doivent faire craindre un processus malin ;
  - des problèmes ou des soins dentaires récents (diagnostic différentiel).
- L'examen clinique :
  - il met en évidence le plus souvent une masse indolente, ferme, en dedans de la moitié postérieure de la branche horizontale de la mandibule ;
  - le signe du sillon : cette masse est séparée de la mandibule par un sillon plus ou moins marqué, au moins au début ;
  - l'orifice du conduit submandibulaire (ou canal de Wharton) est le plus souvent normal ; la salive est claire ; une salive hémorragique doit faire craindre la malignité ;
  - la muqueuse est le plus souvent normale ;
  - le palper bidigital (endo- et exobuccal) permet de bien localiser la masse dans la loge sous-maxillaire et d'en définir les contours et les limites.
- Les autres indicateurs de malignité sont :
  - l'induration et, plus rarement, l'hémorragie de contact ;
  - l'ulcération muqueuse ou cutanée ;
  - la limitation de la protraction linguale (envahissement musculaire) ;
  - la paralysie du rameau mentonnier du nerf facial.

2. Paraclinique

Le panoramique dentaire permet de mettre en évidence une éventuelle lyse osseuse en regard de la tumeur. Il permet surtout d'éliminer une pathologie dentaire.

La scanographie ou, mieux, l'IRM ont supplanté la sialographie en pathologie tumorale (cf. supra, « Tumeurs de la glande parotide »).

3. Diagnostic différentiel

Le diagnostic différentiel se fait avec la pathologie lithiasique chronique, les adénopathies métastatiques (cancers de la cavité buccale) et, chez le sujet jeune, avec les kystes congénitaux du cou.

4. Traitement

L'exérèse chirurgicale est la règle. Elle permet d'obtenir le diagnostic histologique extemporanément. En raison de l'absence du nerf facial, la chirurgie de la glande submandibulaire est plus simple que la chirurgie parotidienne. Cette exérèse de la glande submandibulaire peut être complétée par un évidement ganglionnaire cervical si la tumeur est maligne à l'examen extemporané de la pièce d'exérèse.

Les dangers nerveux sont représentés ici par le rameau marginal du nerf facial, par le nerf lingual et, plus en profondeur, par le nerf hypoglosse (XII).

E. Tumeurs de la glande sublinguale

La glande sublinguale est le siège d'une « tumeur » particulière, la *grenouillette*, ou ranula – il s'agit en fait d'un faux kyste mucoïde (absence de paroi vraie), secondaire à l'obstruction d'un canal excréteur.

La grenouillette se manifeste par une tuméfaction bleutée et ovoïde du plancher buccal développée entre la face inférieure de la langue et l'arcade dentaire mandibulaire. Elle peut présenter un prolongement trans-mylo-hyoïdien, déformant la région submandibulaire.

La palpation montre une tuméfaction rénitente à contenu liquidien, indolore et isolée. L'évolution se fait par poussées qui sont entrecoupées d'épisodes de fistulisation buccale (écoulement de liquide filant évoquant du blanc d'œuf).

La paraclinique est inutile. Une éventuelle scanographie pourrait confirmer le diagnostic.

Le traitement est chirurgical. Il se fait par voie buccale, avec l'exérèse de la grenouillette dans sa totalité mais également exérèse de la glande sublinguale qui lui a donné naissance.

F. Tumeurs des glandes salivaires accessoires

Les tumeurs des glandes salivaires accessoires s'observent à tout âge, plus volontiers chez la femme de la cinquantaine.

En dehors des lésions traumatiques de la lèvre inférieure (mucocèle), la majorité est représentée par des lésions malignes avec une prédominance de carcinomes adénoïdes kystiques et d'adénocarcinomes.

Cliniquement, elles se présentent sous la forme d'une tumeur sous-muqueuse indolore ou d'une ulcération chronique.

Différentes formes topographiques existent. Les formes palatines sont les plus fréquentes ; elles sont le plus souvent situées en regard des prémolaires. Le bilan s'attachera à mettre en évidence :

- un problème dentaire ou sinusien (diagnostic différentiel) ;
- une extension nasale (rhinoscopie) ;
- une extension osseuse ou sinusienne (tomodensitométrie).

Surveillance

- L'adénome pléomorphe justifie une surveillance postopératoire annuelle prolongée en raison du risque de récurrence.
- Les patients pris en charge pour tumeur maligne des glandes salivaires rentrent dans les protocoles habituels (surveillance trimestrielle pendant deux ans, puis semestrielle pendant trois ans, puis annuelle pendant au moins cinq ans) avec contrôle thoracique en cas de carcinome adénoïde kystique.

V. Pathologie immunologique

Les glandes salivaires peuvent être atteintes par des pathologies immunologiques, qui se manifestent le plus souvent par une hypertrophie d'une ou de plusieurs glandes salivaires et par un déficit salivaire. L'origine peut également être nutritionnelle ou systémique.

On dénomme « sialadénoses » les pathologies chroniques des glandes salivaires, à l'exception des pathologies infectieuses, tumorales ou traumatiques. L'examen des glandes salivaires peut les retrouver augmentées de volume, indurées et sensibles à la palpation. Cette augmentation de volume peut être chronique ou épisodique. Les glandes parotides sont atteintes de manière préférentielle mais non exclusive.

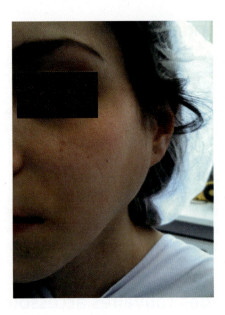

Figure 5.12. Parotidomégalie nutritionnelle (anorexie).

A. Sialadénoses nutritionnelles

Les sialadénoses nutritionnelles se présentent comme une parotidomégalie bilatérale, souvent au sein d'un tableau d'hyperplasie intéressant toutes les glandes salivaires. Elles concernent les sujets gros mangeurs ayant une alimentation riche en amidon (pain, pommes de terre), les éthyliques et, paradoxalement, les sujets anorexiques (figure 5.12) mais qui sont parfois anorexiques-boulimiques. On en rapproche les parotidomégalies du diabète et de la goutte.

B. Sialadénoses systémiques

1. Syndrome de Gougerot-Sjögren

C'est une pathologie inflammatoire auto-immune, caractérisée par une infiltration lymphoïde du système glandulaire exocrine (glandes lacrymales et salivaires, tube digestif, muqueuses génitales, arbre respiratoire) responsable d'un tarissement des sécrétions et d'un syndrome sec.

Des signes de vascularite systémique peuvent être associés le plus souvent du fait d'une cryoglobulinémie mixte. On retrouve très fréquemment des anticorps antinucléaires et de façon plus caractéristique des anticorps anti-SSA et/ou anti SSB. Cette pathologie touche essentiellement les femmes et débute entre 40 et 60 ans.

Clinique

Ce syndrome est caractérisé par l'association :
- kératoconjonctivite sèche avec xérophtalmie (œil sec) : brûlures oculaires ou sensation de corps étranger. Sévère, cette sécheresse oculaire, peut provoquer une douleur profonde et permanente et se compliquer d'ulcère de cornée. La symptomatologie s'aggrave au cours de la journée ;
- xérostomie (bouche sèche) : elle survient dans 60 % des cas. Le symptôme de « bouche sèche » est le motif le plus fréquent de consultation. Il peut être remplacé ou associé à une dysphagie, une dysgueusie, des brûlures buccales, des difficultés à l'élocution prolongée.

Item 88 – UE 4 Pathologie des glandes salivaires

Examen clinique :

- signes directs : muqueuse collante ou sèche, érythémateuse, vernissée, absence de lac salivaire sur le plancher buccal, faible quantité de salive émise à l'ostium des conduits salivaires lors de la pression glandulaire ;
- signes indirects : caries de collets, atrophie des papilles linguales, chéilite, signes de surinfection candidosique, symptomatologie de reflux gastro-œsophagien par perte de la protection liée au flux salivaire, nycturie ;
- sécheresse cutanée et des autres muqueuses (vaginale, etc.).

Il peut s'intégrer à une maladie systémique (généralement une polyarthrite rhumatoïde, mais aussi un lupus érythémateux disséminé, une sclérodermie, une thyroïdite de Hashimoto ou encore une cirrhose biliaire primitive) et on porte alors le diagnostic de syndrome de Gougerot-Sjögren « secondaire ». Sinon, il s'agit d'un syndrome de Gougerot-Sjögren « primitif » qui peut comporter d'ailleurs des manifestations systémiques auto-immunes : pneumopathie interstitielle pouvant évoluer vers une fibrose ; atteinte rénale tubulo-interstitielle ; atteinte articulaire ; douleurs diffuses de mécanismes variés dont une neuropathie des petites fibres. La complication la plus importante est la survenue d'un lymphome non hodgkinien (dit lymphone de MALT : *mucosa associated lymphoid tissue lymphoma*), qui touche 5 à 10 % des malades suivis pendant plus de 15 ans, avec un risque relatif pouvant aller jusqu'à 40 par rapport à la population générale.

Paraclinique

La xérostomie peut être confirmée par le test au sucre ; un morceau de sucre placé sous la langue doit fondre en moins de trois minutes. Ici, le morceau de sucre reste intact ou faiblement délité.

Un test à la fluorescéine doit être réalisé pour mettre en évidence une diminution du temps de rupture du film lacrymal, c'est le *break-up time* (BUT), signifiant une anomalie qualitative du film lacrymal.

Un autre test utilisé est le test de Schirmer : une bandelette de papier-filtre graduée est mise en place dans les culs-de-sac conjonctivaux inférieurs et on mesure le nombre de graduations imbibées à cinq minutes. En cas de sécheresse oculaire, la bandelette est sèche ou peu imprégnée (<5 mm).

Le déficit lacrymal peut être responsable d'une kératoconjonctivite, affection dépistée au biomicroscope après instillation de rose Bengale (coloration des érosions oculaires).

On retrouve souvent une leucopénie (neutropénie plutôt que lymphopénie). À l'électrophorèse des protides sériques, une hyper-gamma-globulinémie polyclonale est très fréquente et responsable augmentation de la VS (CRP le plus souvent normale). Les anticorps antinucléaires sont retrouvés dans plus de 70 à 90 % des cas : il s'agit d'anticorps anti SSA (ou anti-Ro) et ou d'anti-SSB (ou anti-La) dans environ 60 % des cas (ces deux derniers sont un peu plus spécifiques. Le facteur rhumatoïde est souvent présent et en général en rapport avec une cryoglobulinémie. La cryoglobulinémie peut être responsable d'atteinte spécifique allant du simple phénomène de Raynaud jusqu'à des neuropathies ou glomérulopathies sévères, en passant par des arthrites. Le complément est alors souvent abaissé. La sialographie ne se fait plus.

L'IRM met en évidence une augmentation diffuse du volume glandulaire, parfois des sialectasies.

La scintigraphie montre, au terme de l'évolution, un « désert » scintigraphique (absence de captation du traceur par le parenchyme salivaire).

La biopsie des glandes salivaires accessoires (+++) (lèvres surtout, palais) réalisée sous anesthésie locale, retrouve l'infiltrat inflammatoire lymphoplasmocytaire associé à une sclérose collagène (selon la classification de Chisholm, qui comporte cinq stades, les stades évocateurs étant au minimum les stades III et IV où les foyers [focus ou amas de plus de 50 cellules lymphocytaires agglomérées] sont égaux ou supérieurs à 1 tous les 4 mm²). La biopsie doit comprendre au moins quatre glandes salivaires pour être interprétable. L'infiltration lymphocytaire est associée à une atrophie glandulaire et canalaire.

Le diagnostic positif se fait sur l'association des divers critères listés dans le tableau 5.2.

Connaissances

Diagnostic différentiel : autres causes d'hyposialie

- Temporaires :
  - médicaments utilisés ponctuellement : antihistaminiques, etc. ;
  - infections bactériennes ou virales (oreillons) ;
  - déshydratation ;
  - origine psychogène (anxiété, dépression).
- Durables :
  - médicaments (+++) : antidépresseurs, anticholinergiques, neuroleptiques, antihypertenseurs centraux, etc. ;
  - autres maladies systémiques : granulomatoses (sarcoïdose, tuberculose, lèpre), amylose, maladie du greffon contre l'hôte ;
  - syndromes lymphoprolifératifs ;
  - infections par le VIH, HTLV-1, VHC ;
  - diabète ;
  - mucoviscidose ;
  - irradiation de la tête et du cou ;
  - agénésie des glandes salivaires ;
  - vieillissement ;
  - affections du système nerveux central : maladie de Parkinson, sclérose en plaques.

Tableau 5.2. Critères diagnostiques américano-européens du syndrome de Gougerot-Sjögren.
Le diagnostic de syndrome de Gougerot-Sjögren est posé si quatre des six critères sont présents avec au moins les critères 5 ou 6.

1. Symptômes oculaires (au moins un des trois critères ci-dessous)
– sensation quotidienne, persistante et gênante d'yeux secs depuis plus de trois mois ?
– sensation fréquente et répétée de « sable dans les yeux »
– utilisation de larmes artificielles plus de trois fois par jour
2. Symptômes buccaux (au moins un des trois critères ci-dessous)
– sensation quotidienne de bouche sèche depuis plus de trois mois
– à l'âge adulte, glandes salivaires enflées de manière persistante ou récidivante
– consommation fréquente de liquides pour avaler des aliments secs
3. Signes cliniques ophtalmologiques (au moins un des deux tests positif)
– test de Schirmer inférieur à 6 mm en 5 min
– rose Bengale 4 au score de Van Bijsterveld
4. Atteinte des glandes salivaires (au moins un des trois tests ci-dessous positif)
– anomalies scintigraphiques
– anomalies sialographiques
– flux salivaire sans stimulation inférieur à 1,6 ml/15 min
5. Histopathologie
– score de Chisholm de grade III ou IV
6. Autoanticorps
– anti-Ro (SSA)
– anti-La (SSB)

Évolution

L'évolution se fait sur des années vers une aggravation progressive de la maladie, notamment de la sécheresse buccale et de la sécheresse oculaire, très désagréables, permanentes et qui obèrent la qualité de vie des patients.

> Les possibilités de transformation en lymphome nécessitent une surveillance immunohématologique.

L'effet de la corticothérapie est passager et ne vaut pas les inconvénients buccaux de cette thérapie (candidose et caries, elles-mêmes aggravées par l'asialie) : elle n'est plus utilisée. Les immunosuppresseurs peuvent être utiles dans les atteintes systémiques (rituximab).

Traitement

- Les sialagogues, en particulier les médicaments agonistes des récepteurs muscariniques M3 (chlorhydrate de pilocarpine, 1 gélule à 5 mg quatre fois par jour ou Salagen® 1 à 3 cp/j) ne sont efficaces que s'il reste encore du parenchyme glandulaire fonctionnel. Leur principal effet secondaire est la survenue de sueurs (plus rarement de flou visuel, de céphalées et de troubles digestifs) et ils sont contre-indiqués en cas de glaucome à angle fermé et d'asthme instable. Il ne faut pas oublier les « petits moyens » : chewing-gum sans sucre, eau citronnée, noyaux de fruits, etc.
- Les larmes artificielles peuvent être utilisées sans restriction, en privilégiant les produits sans conservateurs et les présentations monodoses. En cas de sécheresse sévère, l'oblitération des points lacrymaux est indiquée.
- Les grosses poussées d'hypertrophie parotidienne peuvent être traitées par corticothérapie en cure courte de dix à 15 jours (0,25 à 0,5 mg/kg par jour).
- Les antipaludéens de synthèse (Plaquénil®) sont indiqués en cas de polyarthrite non érosive associée.

2. Maladie fibrosclérosante à IgG4

Initialement rapportée sous la forme de pancréatite « auto-immune », la maladie fibrosclérosante à IgG4 (MFS IgG4) est une maladie chronique typiquement caractérisée par un taux élevé d'IgG4 sérique (> 1,35 g/l mais taux normal chez 12 % des patients) et histologiquement par un infiltrat lymphoplasmocytaire tissulaire riche en plasmocytes IgG4 + qui peut toucher tous les organes, et particulièrement le pancréas mais aussi les voies biliaires (cholangite), les glandes endocrines (thyroïdite de Riedel), avec des atteintes fibrosantes : fibrose rétropéritonéale, pseudotumeur inflammatoire, une atteinte ganglionnaire, rénale, aortique. Une hyperéosinophilie, un asthme peuvent être présents. L'atteinte salivaire se caractérise par un gonflement induré uni- ou bilatéral des glandes submandibulaires (tumeur de Kuttner).

L'association de l'atteinte des glandes submandibulaires et des glandes lacrymales, définit la maladie de Mikulicz (appelée aujourd'hui sialadénite à IgG4 et dacryoadénite à IgG4) : elle se présente sous la forme de gonflements symétriques douloureux persistant plus de trois mois d'au moins deux glandes parmi des glandes lacrymales, les glandes parotides et submandibulaires. L'expression de « sialadénite liée aux IgG4 » est privilégiée pour cette atteinte. Les hommes sont préférentiellement touchés (sex-ratio de 3/1) dans leur sixième décennie. Le gonflement salivaire est permanent, alors que le syndrome sec est rare ou peu invalidant – contrairement au syndrome de Gougerot-Sjögren (gonflement salivaire intermittent, syndrome sec plus sévère).

Les anticorps anti-SSA et anti-SSB sont toujours négatifs, tandis que les anticorps antinucléaires peuvent être notés à des taux faibles.

La biopsie salivaire met en évidence un infiltrat lymphoplasmocytaire (plasmocytes IgG4+), une atrophie des acini, des thromboses, une fibrose interlobulaire abondante.

La maladie fibrosclérosante à IgG4 est remarquablement corticosensible mais souvent rechute à l'arrêt. On peut utiliser des immunosuppresseurs et particulièrement le rituximab.

3. Sarcoïdose

La sarcoïdose est une maladie granulomateuse systémique chronique, caractérisée sur le plan histologique par un granulome non nécrosant à cellules géantes et épithélioïdes. Les autres causes de granulomatoses doivent être éliminées. Son étiologie est inconnue.

Les lésions principales sont pulmonaires et ganglionnaires. Un gonflement douloureux des glandes salivaires survient dans environ 4 % des cas. Le syndrome de Heerfordt associe à l'hypertrophie parotidienne, une uvéite (uvéoparotidite), une paralysie faciale, de la fièvre.

L'histologie fait le diagnostic.

4. Tuméfactions parotidiennes et virus VIH

Tout au long de l'infection par le virus VIH, des tuméfactions des loges salivaires peuvent se rencontrer. Il peut s'agir d'adénopathies contemporaines de la phase aiguë (primo-infection), d'adénopathies d'installation chronique (syndrome des adénopathies persistantes, ou ARC syndrome) ou de tuméfactions vraies des glandes salivaires, essentiellement parotidiennes.

L'échographie, la sialographie ou la TDM montrent soit un tissu homogène en cas de tuméfaction vraie soit un parenchyme troué de nombreuses cavités correspondant aux adénopathies nécrosées (ou images pseudokystiques salivaires). Ce dernier aspect correspond à l'*hyperplasie lymphoïde kystique*. C'est une affection bénigne qui n'est le plus souvent pas chirurgicale. Seuls les cas inesthétiques peuvent éventuellement conduire à une chirurgie réductrice (parotidectomie superficielle) chez les sujets cliniquement et biologiquement stabilisés (trithérapie).

L'histologie permet de mettre en évidence dans les formes diffuses une infiltration diffuse du parenchyme et, dans les hyperplasies lymphoïdes kystiques, des cavités bordées par un épithélium contenant un liquide brunâtre.

Au cours d'une infection à VIH, la parotide peut également être le siège d'un lymphome, d'une parotidite par infiltration lymphoïde.

Points clés

- Lithiase de la glande submandibulaire :
  - le diagnostic repose sur deux signes mécaniques : « hernie et colique » ; et
  - secondairement, sur des signes infectieux locaux puis locorégionaux ;
  - les examens complémentaires cherchent à localiser le calcul (TDM).
- Tumeurs des glandes salivaires :
  - la plus fréquente : l'adénome pléomorphe parotidien, tumeur bénigne ;
  - toute parésie ou paralysie faciale, ainsi que toute tumeur devenant douloureuse doivent faire évoquer une tumeur maligne (carcinome adénoïde kystique) ;
  - examens : IRM, cytoponction, jamais de biopsie à l'aveugle ;
  - parotidectomie superficielle conservatrice du nerf VII avec examen extemporané devant toute tuméfaction parotidienne chronique.
- Les sialadénoses systémiques comprennent le syndrome de Gougerot-Sjögren, la maladie fibrosclérosante à IgG4, la sarcoïdose. Le syndrome de Gougerot-Sjögren associe xérosmie, kératoconjonctivite, sécheresse cutanée et des autres muqueuses. Il est fonctionnellement gênant et peut évoluer en lymphome, ce qui justifie une surveillance immunohématologique.

Réflexe transversalité

Une pathologie des glandes salivaires et en particulier un syndrome sec peuvent s'intégrer dans une pathologie systémique. Penser à la MFS-IgG4 (nombreuses atteintes systémiques possibles).

Anamnèse : rechercher un phénomène de Raynaud, des arthralgies, une dyspnée, un syndrome sec oculaire ; médicaments ++ responsables de syndrome sec ; alcool, nutrition pour les hyopertrophies

Examen physique : adénopathies, neuropathie, râles crépitants « velcro », etc.

Biologie :

- NFS : leucopénie du Goujerot-Sjögren ; hyperéosinophilie de la MFS IgG4 ;
- électrophorèse : hyper-gamma-globulinémie polyclonale (Goujerot-Sjögren ; hyper-IgG4, sarcoïdose) ;
- anticorps antinucléaires : permet le dépistage des autres autoanticorps : anti-SSA et/ou SSB dans le syndrome de Goujerot-Sjögren.

Histologie : biopsie des glandes salivaires accessoires de taille suffisante (au moins 4 foyers glandulaires) :

- infiltrats lymphocytaire Chisholm III ou IV pour le syndrome de Goujerot-Sjögren ;
- penser à demander un marquage des plasmocytes IgG4 si suspicion MFS-IgG4 ;
- granulome de la sarcoïdose.

Les indispensables de la pathologie des glandes salivaires

Pathologie tumorale
> Les tumeurs des glandes salivaires sont rares et de nature histologique variée, bénigne et maligne.
> La majorité des tumeurs bénignes des glandes salivaires surviennent dans la parotide. Il s'agit le plus fréquemment d'adénomes pléomorphes. Les tumeurs des autres glandes salivaires sont plus souvent malignes.
> La présentation clinique principale est la présence d'une masse intraglandulaire indolore. Les signes d'envahissement nerveux sont pratiquement toujours synonymes de malignité.
> Le bilan paraclinique nécessite une IRM éventuellement associée à un examen tomodensitométrique.
> Le diagnostic définitif nécessite un examen histologique.
> Une tuméfaction parotidienne chronique doit faire envisager la réalisation d'une parotidectomie superficielle avec repérage premier du nerf facial et examen extemporané de la lésion.

Pathologie lithiasique
> Les lithiases salivaires surviennent dans les trois glandes salivaires principales et dans plus de 80 % des cas au niveau de la glande submandibulaire.
> Les manifestations cliniques mécaniques comportent un gonflement glandulaire plus ou moins douloureux, rythmé par les repas. Elles peuvent être complétées par une symptomatologie infectieuse.
> La palpation bidigitale est un élément clé de l'examen clinique en cas de suspicion de lithiase d'une glande salivaire.
> Les examens complémentaires utiles sont l'échographie et le scanner.
> Le traitement peut être souvent conservateur de la glande par abord direct du calcul ou sialendoscopie.

Syndrome de Gougerot-Sjögren
> La suspicion diagnostique est basée sur l'association sécheresse buccale et/ou oculaire, augmentation de volume des glandes parotides, multiplication des caries dentaires, résultats biologiques anormaux.
> Le diagnostic de Gougerot-Sjögren est posé si un certain nombre de critères cliniques et/ou biologiques sont réunis (critères du Groupe de consensus euro-américain).
> Le diagnostic différentiel comprend les prises médicamenteuses, l'âge avancé, d'autres pathologies auto-immunes telles que le lupus, la maladie fibrosclérosante à IgA, la sarcoïdose.

Pour en savoir plus

Collège des universitaires de maladies infectieuses et tropicales. « E. PILLY ». Maladies infectieuses et tropicales. CMIT ; 2014. Alinéa Plus.

Sous UpToDate® : Salivary gland stones (Fazio SB et al.). Classification and diagnosis of Sjögren's syndrome (Fox R et al.). Overview of IgG4-related disease (Moutsopoulos HM et al.). Salivary gland tumors : Epidemiology, diagnosis, evaluation, and staging (Laurie SA et al.). Extrapulmonary manifestations of sarcoidosis (King T.E. Jr).

CHAPITRE 6

Item 295 – UE 9 Tumeurs de la cavité buccale

I. Généralités sur les cancers des voies aérodigestives supérieures
II. Prévention
III. Diagnostic précoce
IV. Aspects cliniques classiques
V. Bilan préthérapeutique
VI. Formes topographiques
VII. Moyens thérapeutiques
VIII. Surveillance
IX. Résultats

Connaissances

Objectifs pédagogiques

Diagnostiquer une tumeur de la cavité buccale, nasosinusienne ou du cavum, ou des voies aérodigestives supérieures.

Item 73. Addiction au tabac.
Item 74. Addiction à l'alcool.
Item 85. Épistaxis.
Item 86. Trouble aigu de la parole. Dysphonie.
Item 97. Migraine, névralgie du trijumeau et algies de la face.
Item 201. Hémoptysie.
Item 216. Adénopathie superficielle de l'adulte et de l'enfant.
Item 248. Dénutrition chez l'adulte et l'enfant.
Item 270. Dysphagie.
Item 287. Épidémiologie, facteurs de risque, prévention et dépistage des cancers.
Item 289. Diagnostic des cancers : signes d'appel et investigations paracliniques ; caractérisation du stade ; pronostic.
Item 291. Traitement des cancers : chirurgie, radiothérapie, traitements médicaux des cancers (chimiothérapie, thérapies ciblées, immunothérapie). La décision thérapeutique pluridisciplinaire et l'information du malade.
Item 292. Prise en charge et accompagnement d'un malade cancéreux à tous les stades de la maladie dont le stade de soins palliatifs en abordant les problématiques techniques, relationnelles, sociales et éthiques. Traitements symptomatiques. Modalités de surveillance.
Item 295. Tumeurs de la cavité buccale, nasosinusiennes et du cavum, et des voies aérodigestives supérieures.

I. Généralités sur les cancers des voies aérodigestives supérieures

A. Épidémiologie

On dénombre, en France, environ 17 000 nouveaux cancers des voies aérodigestives supérieures (VADS) par an et la mortalité est très élevée, avec 10 500 décès. Ils sont plus fréquents

Chirurgie maxillo-faciale et stomatologie
© 2017, Elsevier Masson SAS. Tous droits réservés

en France que dans les autres pays du monde. Ils posent un problème de santé publique non seulement par le nombre de patients atteints, mais aussi par les tranches d'âge concernées (incidence rapidement croissante dès 35 ans, pour atteindre son maximum à 60 ans) et par leur pronostic défavorable.

En France, les cancers des VADS représentent *10 % environ de l'ensemble des cancers*, avec une répartition géographique inégale : les départements de l'Ouest, du Nord et de l'Est sont les plus touchés.

La *prépondérance masculine* (90 % des cas concernent des hommes) reste écrasante bien que, depuis 30 ans, le nombre de cancers des VADS chez la femme soit en constante augmentation. Chez l'homme, cette localisation au niveau des VADS se range en quatrième position en termes de fréquence, après la prostate, les bronches et le côlon-rectum.

Dans 90 % des cas, ces cancers sont en rapport avec une *intoxication alcoolotabagique*. Font exception les cancers du cavum (virus d'Epstein-Barr), les cancers des cavités aériennes paranasales (travailleurs du bois, ébénistes, menuisiers), certains cancers du larynx secondaires à un surmenage vocal chronique ou encore certains cancers de la cavité buccale en rapport avec des lésions muqueuses dysplasiques potentiellement malignes ou précancéreuses (leucoplasie et lichens buccaux atrophique et érosif).

L'atteinte cancéreuse des VADS peut être *multiple*, de façon *synchrone* (concernant plusieurs localisations en même temps) ou *métachrone* (décalée dans le temps). Pour les cancers des VADS habituels (à l'exception des cancers du cavum et des cavités paranasales), la recherche systématique d'un deuxième cancer avec biopsie des zones douteuses permet la détection d'une *deuxième localisation dans environ 20 % des cas*. L'avenir des malades porteurs d'un cancer des VADS demeure menacé, non seulement par une récidive de la tumeur primitive, mais également par l'émergence d'une deuxième localisation aux VADS, voire à l'arbre trachéobronchique ou à l'œsophage. Au-delà de cinq ans, le risque de deuxième cancer devient plus important que le risque de récidive de la tumeur initiale.

Principaux sites atteints

- Cavité buccale (25 % des cas).
- Oropharynx (25 %).
- Larynx (25 %).
- Hypopharynx (15 %).
- Cavum (7 %).
- Cavités nasales et paranasales (3 %).

B. Anatomopathologie

Les cancers des VADS sont, dans plus de 90 % des cas, des *carcinomes épidermoïdes*.

Les cancers des cavités sinusiennes paranasales sont, dans la moitié des cas, un carcinome glandulaire (adénocarcinome). Les cancers du cavum sont des carcinomes indifférenciés de type nasopharyngien (UCNT – *undifferentiated carcinoma of nasopharyngeal type*). Les formations lymphoïdes de l'anneau de Waldeyer (cavum, amygdales, base de langue) sont le siège de prédilection des lymphomes malins.

C. Particularités anatomiques des voies aérodigestives supérieures

Selon le siège tumoral initial et les structures envahies, la symptomatologie clinique et les séquelles thérapeutiques concerneront, à des degrés divers, les trois fonctions principales intéressant les VADS, la respiration, la déglutition et la phonation qui, toutes, retentissent sur la vie de relation.

Le drainage lymphatique du cou se fait en général dans le sens du courant lymphatique. L'envahissement ganglionnaire est en rapport avec la localisation de la tumeur primitive. C'est ainsi que, dans les localisations latéralisées, les adénopathies sont généralement homolatérales, mais on peut retrouver une bilatéralité en raison de drainages lymphatiques croisés. Lorsque la tumeur est médiane ou antérieure, les adénopathies sont souvent bilatérales. Les carcinomes de la base de la langue donnent volontiers des adénopathies bilatérales.

II. Prévention

La prévention repose sur la détection et l'éviction – lorsque cela est possible – des facteurs de risque et des lésions précancéreuses.

A. Facteurs de risque

Les facteurs de risque sont :

- l'alcool et le tabac : l'association des deux constituant indéniablement un facteur de risque majeur (encadré 6.1 et tableau 6.1) ;
- les irritations chroniques de la muqueuse : qu'elles soient mécaniques, par frottement sur une dent délabrée, une prothèse mal ajustée, ou par morsures répétées, ou qu'elles soient également thermiques (rôle de la chaleur des cigarettes, d'une alimentation brûlante, souffleurs de verre) ;

Encadré 6.1

Complications et séquelles des irradiations sur les VADS

Mucite et dermite

Elles apparaissent dès le 15e jour après le début de la radiothérapie. Variable, la mucite va de l'érythème non douloureux n'entravant pas l'alimentation (grade 1) à de très nombreuses ulcérations saignantes accompagnées de sévères douleurs empêchant de s'alimenter et même de boire, obligeant à une alimentation entérale ou parentérale (grade 4).

Hyposialie

La diminution de la sécrétion salivaire est secondaire à l'irradiation des glandes salivaires se trouvant dans le champ d'irradiation :

- 50 % en cas d'irradiation des aires ganglionnaires ;
- 80 % en cas de tumeurs de l'oropharynx ;
- 100 % en cas de tumeurs de la cavité buccale ou du cavum.
- Éviter cette complication n'est à l'heure actuelle pas possible. Si les doses n'ont pas été trop élevées, la salive revient progressivement en six à 12 mois. Outre ce désagrément, cette hyposialie entraîne fréquemment des pathologies dentaires (caries puis odontonécrose). Cette dernière complication est devenue, sinon moins fréquente, du

moins retardée grâce à une prophylaxie fluorée systématique (applications de gel fluoré dans des gouttières réalisées sur mesure) pendant quelques minutes tous les jours tant que la salive reste anormale (en pratique, à vie). Traitements palliatifs et substituts de salive restent extrêmement décevants.

Agueusie

Conséquence directe de l'irradiation sur les bourgeons du goût et de l'asialie, elle intervient dans l'inappétence fréquente rencontrée chez ces patients.

Mycoses

Elles représentent un risque permanent et très fréquent. Elles cèdent à un traitement antifongique (traiter le patient et les prothèses mobiles).

Complications dentaires

Elles apparaissent après la radiothérapie (délai d'au moins un an) et concernent les dents situées dans le volume d'irradiation, mais aussi celles situées en dehors de lui (conséquence de l'hyposialie). Il s'agit de caries du collet, de fracture par fragilisation de la dentine, d'une abrasion progressive, d'une coloration noire des dents (« dents d'ébène ») avec comme terme ultime un effritement des dents par odontonécrose.

Ostéoradionécrose mandibulaire

- Liée à la thrombose vasculaire qui fragilise l'os, c'est la complication la plus redoutable, car cette nécrose osseuse est en général extensive. Elle est fonction de la dose de radiothérapie, de l'âge, de l'hygiène buccodentaire, de l'existence de gestes agressifs ou intempestifs sur la mandibule (extractions dentaires postérieures à l'irradiation), de la poursuite du tabagisme. Elle est spontanée dans 50 % des cas et, sinon, provoquée par un geste chirurgical (extraction en terrain irradié, par exemple). Les symptômes associent douleur souvent très intense, trismus et signes radiologiques caractéristiques (ostéolyse mal limitée, fracture pathologique, séquestre). Une récidive locale doit toujours être discutée en cas de symptômes atypiques. Devant l'insuffisance habituelle du traitement médical (antibiotiques, oxygénothérapie hyperbare pour quelques centres), le recours à la chirurgie est nécessaire (curetage osseux étendu, voire mandibulectomie interruptrice). Cette complication peut apparaître précocement (trois mois après la fin de l'irradiation) et reste un risque permanent à long terme (dix ans).

La prévention de l'ostéoradionécrose mandibulaire repose sur :

- avant irradiation : soins et hygiène buccodentaire avec détartrage ; avulsion de toute dent non correctement traitable ou siège d'une parodontopathie ;
- à vie : fluoration des dents conservées ; avulsions dentaires sous antibiothérapie et avec fermeture muqueuse étanche.

Limitation de l'ouverture de bouche par myosite rétractile des muscles masticateurs

Elle est douloureuse et invalidante, gênant l'alimentation et entravant le port des prothèses dentaires.

Réhabilitation dentaire prothétique difficile (et parfois impossible)

En raison de l'asialie et de l'absence de dents restantes.

Ulcérations torpides et nécroses muqueuses

- En rapport avec un trouble trophique post-radique, elles sont à distinguer d'une récidive – ce qui nécessite un « œil expérimenté » – afin d'éviter les gestes agressifs (biopsie intempestive) favorisant l'extension rapide de ces ulcérations jusque parfois aux gros vaisseaux du cou qu'elles peuvent ulcérer, provoquant des hémorragies cataclysmiques (ruptures de carotides) terminales.
- les difficultés et altérations de déglutition, d'élocution, pour lesquelles l'aide d'une rééducation orthophonique ou kinésithérapeutique est utile ;
- la réhabilitation dentaire et de la fonction manducatrice, la prise en charge par une diététicienne ;
- les séquelles neuromusculaires et trophiques : lymphœdème (drainage), algodystrophie cervicobrachiale (kinésithérapie) ; la prescription de séances de kinésithérapie post-thérapeutiques s'impose souvent ;
- l'encadrement psychologique si nécessaire pour le patient, et sa famille parfois ;
- l'aide aux sevrages alcoolique et tabagique ;
- la réinsertion dans la vie sociale et professionnelle ;
- la demande d'invalidité : Commission des droits et de l'autonomie des personnes handicapées (CDAPH, anciennement COTOREP) et d'affection longue durée (ALD) par le médecin traitant.

Tableau 6.1. Risque relatif de cancers buccopharyngés en fonction de la consommation d'alcool et de tabac.

		Alcool (g par jour)			
		0	11,5	11,5-42,5	42,5
Tabac (cigarette par jour)	0	1	1,4	2,6	2,3
	< 20	1,5	1,7	1,7	4,1
	20–39	1,2	3,2	4,5	9,6
	≥ 40	2,4	3,2	8,2	15,5

D'après Rothmann K, Keller A. J La prévention est affaire d'éducation du public et de politique de santé. Chron Dis 1972 ; 25:711.

- les états carentiels ;
- les terrains immunodéprimés (greffés, VIH, etc.) ; le rôle défavorable des traitements immunosuppresseurs est à connaître ;

- le rôle des virus HPV (16 et 18), discuté dans le cancer de l'oropharynx, en particulier du sujet jeune ;
- le soleil dans le cancer de la lèvre inférieure.

Modes d'action du tabac et de l'alcool dans la genèse des cancers buccopharyngés

- Le tabac agit :
  - par brûlure chronique ;
  - par ses composants toxiques (nicotine) ;
  - par ses composants cancérigènes (hydrocarbures).
- L'alcool agit, semble-t-il :
  - par action irritante locale directe par l'éthanol (directement proportionnelle à la prise d'alcool) ;
  - par la dégradation des moyens hépatiques, notamment, de résistance aux agressions externes et aux carences nutritionnelles (avitaminose A) ;
  - par son rôle de solvant des substances cancérigènes du tabac.

D'après Lefèbvre JL, Adenis L. *Rev Prat* 1995 ; 45:818-24.

B. Lésions précancéreuses (ou potentiellement malignes)

Les lésions précancéreuses précèdent dans 10 à 15 % des cas la lésion cancéreuse. On distingue les lésions muqueuses blanches (le plus souvent) et rouges.

1. Lésions muqueuses blanches

Leucoplasie, ou leucokératose

La leucoplasie (figure 6.1) se caractérise par une plage blanchâtre, souple, ne se détachant pas au grattage et correspondant histologiquement à une accumulation de kératine (hyperkératose)

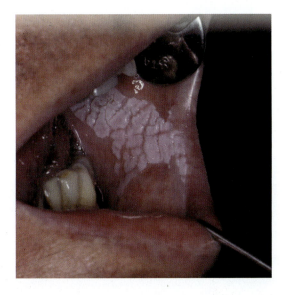

Figure 6.1. Leucokératose.

en surface. Le tabac est le facteur étiologique le plus souvent identifié. Les localisations préférentielles sont le plancher buccal, la lèvre inférieure, la région rétrocommissurale labiale. Plus ces leucoplasies paraissent inhomogènes, plus elles sont suspectes.

Les érythroleucoplasies (rouges et blanches) ont un risque de dégénérer qui est multiplié par quatre.

Lichen buccal

Non tant le lichen plan typique, qui peut évoluer vers la chronicité ou même la guérison, que le *lichen érosif* (figure 6.2) ou *atrophique* qui évolue par poussées. Les localisations préférentielles sont la face interne de joue, la langue mobile, la gencive adhérente.

La survenue d'un placard érythémateux, irrégulier, parsemé de ponctuations grisâtres, adhérentes, fines et serrées est très évocatrice de cancer.

Le risque de dégénérer d'un lichen atrophique ou érosif est majoré lorsqu'il est situé sur la langue et le plancher et si une intoxication tabagique est associée.

Candidose chronique

Une candidose chronique (figure 6.3), notamment dans la forme hyperplasique, verruqueuse, voire pseudotumorale, est à surveiller. Il s'agit de lésion précancéreuse facultative et son potentiel de dégénérescence est discuté.

Papillomatose orale floride

Il s'agit d'une lésion précancéreuse « quasi obligatoire » qui atteint le sujet âgé (soixante à quatre-vingts ans), surtout la femme. Elle représente 1 à 3 % des cancers transformés. Pour certains, il s'agit d'un stade de cancer atténué.

Parfois dénommée kératose villeuse maligne, la papillomatose orale floride (figure 6.4) se présente sous la forme de touffes de fines villosités plus ou moins allongées, de couleur blanche ou rosée. Cette tumeur est extensive, très récidivante. Son diagnostic nécessite souvent trois ou quatre prélèvements successifs et très profonds. L'évolution vers un carcinome verruqueux est quasi inéluctable.

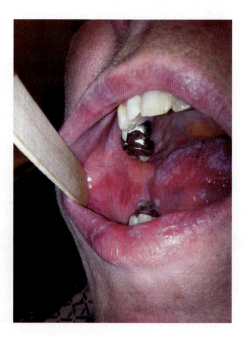

Figure 6.2. Lichen buccal plan érosif de la joue.

Item 295 – UE 9 Tumeurs de la cavité buccale

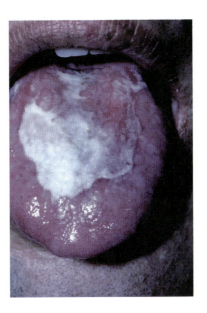

Figure 6.3. Mycose linguale.

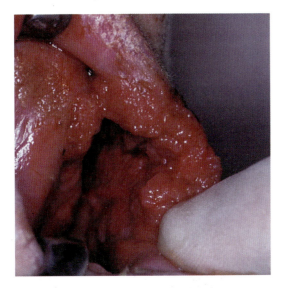

Figure 6.4. Papillomatose orale floride.

2. Lésions muqueuses rouges

Les lésions muqueuses rouges, ou érythroplasies de Queyrat (figure 6.5), sont moins fréquentes mais plus inquiétantes que les lésions blanches.

Il s'agit de lésions précancéreuses obligatoires.

Ce sont des plaques rouges souvent étendues, restant superficielles, d'aspect velouté à bords irréguliers. L'épithélium est atrophique et recouvre un réseau vasculaire télangiectasique. La lésion intraépithéliale précancéreuse correspond à une dysplasie sévère ou carcinome in situ. Dans 50 % des cas, cette lésion intraépithéliale est déjà associée à un carcinome épidermoïde infiltrant.

3. Chéilite actinique chronique

Il s'agit d'une lésion précancéreuse « facultative ». Elle atteint les sujets âgés (au-delà de 50 ans) ayant été exposés au soleil durant plusieurs années (professions exposées aux intempéries et

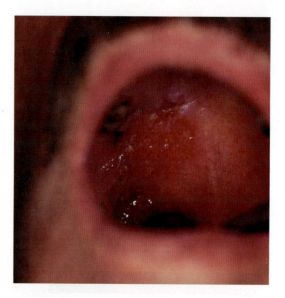

Figure 6.5. Érythroplasie de Queyrat.

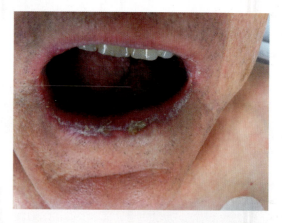

Figure 6.6. Chéilite actinique labiale inférieure.

aux ultraviolets en altitude, en mer, exerçant des métiers d'extérieur – agriculteurs, ouvriers de chantier) et ayant un phototype clair. Cette lésion atteint surtout la lèvre inférieure (+++, plus exposée) et est responsable de 66 % des cancers des lèvres.

Cliniquement, il existe une desquamation réactionnelle de toute la lèvre inférieure, avec plaque grisâtre ou jaunâtre et atrophie muqueuse (figure 6.6).

Le risque de transformation est d'autant plus élevé que la chéilite survient en association à une intoxication tabagique et une mauvaise hygiène dentaire.

III. Diagnostic précoce

Les carcinomes de la cavité buccale passent, au début de leur évolution, presque toujours par un stade intraépithélial dénommé carcinome in situ. Il s'agit de lésions asymptomatiques mais déjà visibles, qui ne peuvent échapper à un examen attentif et systématique de la muqueuse buccale. Qu'elles apparaissent spontanément ou sur une lésion précancéreuse blanche ou rouge, toutes nécessitent un avis spécialisé et une biopsie dès que la lésion persiste plus de dix à 15 jours. C'est à ce stade initial qu'il faudrait faire le diagnostic ; sinon la lésion va évoluer et aboutir aux aspects cliniques classiques.

Item 295 – UE 9 Tumeurs de la cavité buccale

IV. Aspects cliniques classiques

A. Circonstances de découverte

Parfois, la découverte de la lésion est fortuite, faite par le patient lui-même, ou plus souvent par son chirurgien-dentiste ou son médecin lors d'un examen de la cavité buccale.

Au début, les signes d'appel sont frustes et discrets : simple gêne avec impression d'accrochage alimentaire, irritation sur une prothèse ou une dent délabrée agressive, « inflammation muqueuse » persistante, saignement gingival, dent mobile.

La persistance et la constance du signe, son unilatéralité et sa localisation toujours au même endroit doivent attirer l'attention.

Plus tard, apparaissent douleurs à la déglutition, souvent accompagnées d'otalgies réflexes, fétidité de l'haleine due à une infection à germes anaérobies fréquemment associée, dysphagie, dysarthrie, limitation progressive et inexorable de l'ouverture buccale ou de la protraction linguale, survenue d'une stomatorragie, autant de manifestations faisant présager la malignité lésionnelle. L'état général est généralement conservé tant que l'alimentation reste possible.

B. Lésion muqueuse

La cavité buccale est examinée à l'aide d'un éclairage efficace (miroir frontal sur transformateur), le patient ayant quitté ses prothèses dentaires avec, au besoin, une anesthésie locale pour combattre les réflexes nauséeux. Elle s'intéresse à l'ensemble de la muqueuse buccale soigneusement déplissée et explorée dans ses moindres recoins. La tumeur peut se présenter sous différents aspects.

1. Ulcération

L'ulcération (figure 6.7) ne guérit pas, est sensible, voire, en cas de surinfection, douloureuse et s'accompagnant alors d'une haleine fétide. Elle est de forme variable et ses bords plus ou moins irréguliers, surélevés, parfois éversés présentent un versant externe recouvert de muqueuse saine ou inflammatoire. Le versant interne discrètement bourgeonnant, d'aspect framboisé et parfois recouvert d'un enduit gris verdâtre, se prolonge par le fond cruenté, sanieux de l'ulcération. Cette ulcération *saigne facilement* au contact et, surtout, repose sur une *base indurée* appréciée par la palpation. Cette induration *dépasse les limites visibles de la tumeur* qui sont plus ou moins nettes selon le degré d'infiltration de la tumeur dans les plans sous-jacents. Cette induration revêt une *valeur quasi pathognomonique de cancer.*

L'ulcération est parfois peu visible, dissimulée dans un sillon anatomique (formes fissuraires), dite aussi en « feuillets de livre » (figure 6.8).

L'induration en profondeur est un élément d'orientation diagnostique majeur, ainsi que la douleur et la diminution voire la perte de mobilité des éléments musculaires infiltrés par le cancer.

2. Tumeur bourgeonnante

Dénuée de muqueuse de recouvrement, friable, plus ou moins exubérante, hémorragique, elle a sa *base d'implantation plus étendue que la tumeur* qu'elle supporte et, là aussi, *indurée* (figure 6.9).

Connaissances

Connaissances

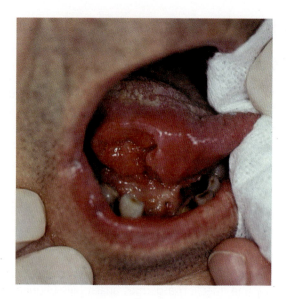

Figure 6.7. Épithélioma (ou carcinome) épidermoïde : forme ulcéreuse.

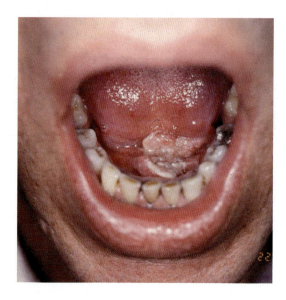

Figure 6.8. Épithélioma épidermoïde : forme fissuraire.

3. Aspect mixte

Les formes mixtes ulcérobourgeonnantes résultent de la combinaison des deux formes précédentes (figure 6.10).

4. Nodule interstitiel

Longtemps recouvert de muqueuse saine, le nodule (figure 6.11), par sa dureté et son caractère infiltrant, doit donner l'alarme. Ces formes correspondent en général à une origine glandulaire. En augmentant de volume, ces tumeurs finissent par ulcérer le plan muqueux.

Les formes ulcérocroûteuses se rencontrent sur les lèvres.

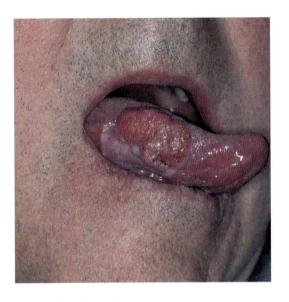

Figure 6.9. Épithélioma épidermoïde : forme bourgeonnante.

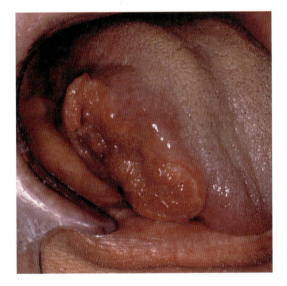

Figure 6.10. Épithélioma épidermoïde : aspect mixte ulcérobourgeonnant.

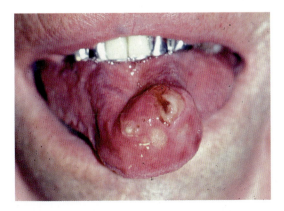

Figure 6.11. Épithélioma épidermoïde : forme nodulaire.

C. Dissémination lymphatique régionale

En raison du caractère lymphophile des carcinomes de la cavité buccale, une adénopathie est trouvée dans près d'un cas sur deux dès la première consultation.

> Tous les territoires ganglionnaires cervicaux des deux côtés doivent être palpés : sous-mentonnier, subman-dibulaire, jugulocarotidien (particulièrement les relais sous-digastrique de Kuttner et sus-omo-hyoïdien de Poirier), spinal et cervical transverse. Cf. figure 2.12.

En cas d'adénopathie, ses caractéristiques sont précisées :
- unique ou multiple ;
- homo-, contro- ou bilatéralité ;
- dureté ;
- dimension :
  - plus de 1 cm : vraisemblablement métastatique ;
  - plus de 3 cm : réputée en rupture capsulaire, de mauvais pronostic ;
- fixité, appréciée par rapport au plan profond (immobile en tous sens), à l'axe vasculaire (immobile verticalement mais mobile transversalement), à la peau ou, au contraire, parfaitement mobile sur tous les plans.

> Il n'existe aucun parallélisme entre le volume tumoral et celui de l'adénopathie métastatique, celle-ci pouvant d'ailleurs être révélatrice de la tumeur primitive.

> Les renseignements apportés par l'examen clinique concernant la tumeur et les ganglions sont rapportés sur un schéma daté et la lésion tumorale est, si possible, photographiée (+++).

D. Biopsie et examen anatomopathologique

Si, à ce stade, le diagnostic de cancer ne laisse cliniquement que peu de place au doute, il requiert une confirmation histologique.

L'étude histologique :

> Biopsie et examen anatomopathologique sont un impératif médicolégal avant toute prise en charge thérapeutique.

- confirme la nature exacte de la tumeur (tumeur maligne) ;
- renseigne sur sa variété histologique (carcinome épidermoïde dans 90 % des cas) ;
- détermine :
  - son degré de différenciation ;
  - sa nature infiltrante ou non.

À défaut de valeur pronostique, le résultat de cette biopsie orientera les indications thérapeutiques. Parmi les 10 % de cas qui ne sont pas des carcinomes épidermoïdes, 5 % sont des carcinomes glandulaires (adénocarcinome, carcinome adénoïde kystique, carcinome mucoépidermoïde), les 5 % restants concernent des tumeurs plus rares (sarcomes, lymphomes, tumeurs nerveuses, etc.).

E. Dissémination à distance par voie sanguine

Le poumon, le foie et le squelette osseux sont les organes cibles des cancers des VADS. Les métastases à distance sont présentes dans 40 % des cancers et apparaissent généralement dans les deux premières années. Elles sont très rares lors du diagnostic initial (moins de 10 %).

V. Bilan préthérapeutique

A. Bilan d'extension carcinologique et classification TNM

1. Extension locale et régionale

Son appréciation s'appuie sur le trépied :
- clinique ;
- *scanner* (avec injection), en explorant la totalité des VADS depuis le cavum à la base du crâne, jusqu'à la trachée et l'œsophage cervical, à la base du cou et étendu au thorax :
  - il précise les caractéristiques de la tumeur (limites, nécrose tumorale, etc.), son extension éventuelle aux régions et structures voisines, notamment un envahissement osseux mandibulaire ou maxillaire ;
  - il permet d'étudier le contenu des gouttières vasculonerveuses cervicales à la recherche d'adénopathies, d'un envahissement des vaisseaux jugulaires ou carotidiens ;
  - il peut révéler une deuxième localisation synchrone ;
- *panendoscopie* (ou polyendoscopie) des VADS : elle permet de préciser l'aspect de la tumeur, son extension, et de rechercher une deuxième localisation. L'œsophage sera examiné soit au cours de cette endoscopie sous anesthésie, soit à l'occasion d'une fibroscopie œsophagienne ; l'arbre trachéobronchique est moins systématiquement exploré.

L'IRM est proposée pour mieux apprécier l'extension dans les tissus mous, en particulier pour les tumeurs de la base de langue (loge hyo-thyro-épiglottique) et du plancher postérieur ; elle peut être aussi utile pour évaluer l'extension tumorale endo-osseuse, en particulier dans la médullaire mandibulaire.

La TEP-scanner ne fait pas partie du bilan systématique des cancers de la cavité buccale.

2. Extension à distance

À la recherche de métastases viscérales :
- au poumon, par scanner thoracique systématique (à défaut, par radiographie pulmonaire) ;
- au foie, avec bilan hépatique sanguin, échographie (ou scanner) hépatique et demande d'α-fœtoprotéine en cas de suspicion lésionnelle ;
- à l'os, uniquement en cas de signes d'appel : radiographies squelettiques orientées et scintigraphie osseuse.

Au terme de ce bilan clinique et scanographique, la tumeur sera classée selon la classification TNM de l'UICC (Genève, 1997, 2009).

Connaissances

Tableau 6.2. Classification TNM de l'UICC (Genève, 1997, revue en 2009).

TNM des cancers des lèvres et de la cavité orale (non applicable pour les autres localisations des VADS qui ont des critères spécifiques).

T (tumeur)		
T1	$T \leq 2$ cm	
T2	2 cm $< T \leq 4$ cm	
T3	$T > 4$ cm	
T4	Tumeur envahissant les structures adjacentes (par exemple, corticale osseuse, musculature extrinsèque de la langue, sinus maxillaire, peau)	
	T4a	Résécable
	T4b	Non résécable (atteinte de la base du crâne, de la carotide interne…)
N (*nodes*; adénopathies métastatiques)		
N0	Pas d'adénopathie métastatique	
N1	$N \leq 3$ cm Unique, homolatérale	
N2	$N \leq 6$ cm	
	N2a	3 cm $< N \leq 6$ cm Unique, homolatérale
	N2b	$N \leq 6$ cm Multiples homolatérales
	N2c	$N \leq 6$ cm Bilatérales ou controlatérales
N3	$N > 6$ cm	
M (métastase)		
M0	Absence de métastase viscérale	
M1	Présence de métastase viscérale	

Cette classification TNM (tableau 6.2) est complétée après chirurgie et examen histologique. On fait alors précéder le « T » et le « N » par un « p » (pTNM, *pathological tumor-node-metatasis*).

B. Bilan dentaire

Le bilan dentaire s'appuie sur l'examen clinique stomatologique et sur un cliché panoramique. Il aboutit à une mise en état dentaire compatible avec les traitements préconisés. Il permet éventuellement la prise d'empreintes dentaires en prévision de la confection de prothèse-guide en cas de résection mandibulaire interruptrice, de plaque obturatrice palatine en cas de résection naso-sinuso-maxillaire ou, plus fréquemment, de gouttières fluorées en cas de radiothérapie avec conservation des dents.

C. Bilan général

Ce bilan a pour but de :

- détecter les tares associées pour parer si possible à leur décompensation et complications éventuelles au décours du traitement (cirrhose, delirium tremens, insuffisance respiratoire) ;
- évaluer l'état nutritionnel et physiologique, fréquemment altéré (prise en compte de l'index de Karnofsky) ; au minimum, il comportera un dosage de l'albuminémie ;

- préparer au traitement à visée carcinologique ;
- instaurer si nécessaire un traitement antalgique majeur et, éventuellement, préparer la prise en charge par une cellule de soins palliatifs.

D. Propositions thérapeutiques

Les propositions thérapeutiques seront formulées lors d'une consultation pluridisciplinaire obligatoire (chirurgien, radiothérapeute, oncologue).

> Le patient sera informé (annonce du diagnostic) et éclairé sur les différentes possibilités thérapeutiques, si elles existent, et son consentement recueilli. Un protocole personnalisé de soins lui sera remis (+++).

Parfois nécessaire, un soutien psychologique est proposé ; il est souvent accepté.

VI. Formes topographiques

A. Cancers de la langue

1. Langue mobile

Son examen est facile : le diagnostic devrait être précoce. Malheureusement, la latence des symptômes fonctionnels est importante et le diagnostic fait de façon relativement univoque laisse peu de place au doute devant une ulcération ou un bourgeon exophytique reposant sur une base indurée plus ou moins étendue du bord ou du plancher de la langue.

Un diagnostic différentiel toutefois peut être évoqué : l'ulcération traumatique sur une dent délabrée ou un crochet de prothèse inadaptée. Cependant, l'ulcération est douloureuse et on ne retrouve pas la base indurée. Surtout, la guérison est acquise dans les dix à 15 jours qui suivent la suppression de la cause traumatisante.

Dans les formes tardives ou les formes fissuraires, la langue est plus ou moins fixée au plancher de bouche, entraînant une gêne à l'alimentation et une limitation de la protraction linguale avec déviation du côté tumoral.

2. Base de langue

Du fait de sa localisation postérieure, de la présence fréquente de réflexes nauséeux incoercibles, le diagnostic est souvent retardé (figure 6.12). Une sensation d'accrochage d'aliments toujours au même endroit pourrait mettre sur la voie du diagnostic précocement. Le plus souvent, le cancer est découvert à un stade évolué avec langue fixée, dysarthrie, otalgies réflexes et stomatorragies. Parfois, une tuméfaction cervicale chronique correspondant soit à une adénopathie cervicale sous-digastrique métastatique, soit au pôle inférieur de la tumeur, en est le signe révélateur.

Si le carcinome épidermoïde reste de loin le plus fréquent (80 % des cas), les tumeurs malignes développées sur les organes lymphoïdes de la base de langue ne sont pas rares. Très lymphophiles, les métastases ganglionnaires régionales sont souvent bilatérales.

> Un diagnostic différentiel doit être absolument écarté avant la mise en œuvre de toute thérapeutique : la thyroïde ectopique qui n'aurait pas fait sa migration en position cervicale.

B. Cancers du plancher de bouche

Les cancers du plancher de bouche se présentent sous la forme ulcérée infiltrante, voire fissuraire, envahissant rapidement en dedans les muscles linguaux, en dehors la gencive et l'os mandibulaire.

Dans la localisation antérieure (figure 6.8), il ne faut pas se laisser abuser par des manifestations à type de rétention salivaire qui pourraient donner le change pour une complication mécanique ou infectieuse d'une lithiase. L'examen endobuccal redresse le diagnostic.

Dans les localisations au plancher latéral et postérieur (figure 6.13), la symptomatologie est souvent dominée par une difficulté à la protraction de la langue, des difficultés de déglutition et un certain degré de dysarthrie. Les otalgies réflexes sont très fréquentes. L'apparition d'un trismus marque l'envahissement du muscle ptérygoïdien médial.

C. Cancer des gencives

Le cancer des gencives prend souvent l'aspect d'une *gingivite hyperplasique* attribuée à un état parodontal défectueux et à une hygiène buccodentaire insuffisante. Le diagnostic peut ainsi errer un certain temps du fait de la prépondérance de la composante inflammatoire ;

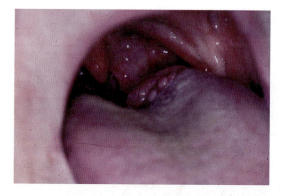

Figure 6.12. Carcinome de base de langue.

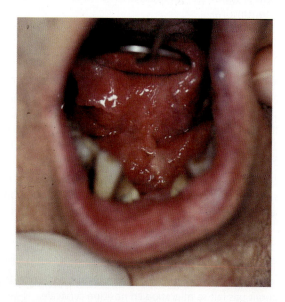

Figure 6.13. Carcinome épidermoïde du plancher antérieur.

cependant, l'aspect même, ulcérobourgeonnant, de la lésion, l'apparition d'une mobilité dentaire, d'une lyse osseuse précoce et surtout l'inefficacité des traitements proposés orientent vers le diagnostic de cancer que la *biopsie*, au moindre doute, confirmera.

Dans les formes *gingivomandibulaires* (figure 6.14), l'envahissement osseux peut être responsable d'une anesthésie dans le territoire du nerf V3 (signe de Vincent). Dans la localisation *gingivomaxillaire* (figure 6.15) peut se poser la question du point de départ : cancer gingival envahissant l'os maxillaire ou cancer développé aux dépens de la mésostructure (sinus maxillaire) envahissant l'os maxillaire et s'extériorisant à la muqueuse gingivale. Les coupes scanographiques aideront à donner la réponse.

Il peut aussi s'agir d'une forme plus ou moins bourgeonnante, exophytique, d'aspect papillomateux, authentique *carcinome verruqueux*, correspondant dans sa variété très étendue à la dégénérescence d'une papillomatose orale floride.

D. Cancer de la commissure intermaxillaire (ou trigone rétromolaire)

Le revêtement muqueux est très proche de la mandibule : l'envahissement osseux est donc précoce. Les signes cliniques d'appel, algies mandibulaires, otalgies réflexes, trismus, dysphagie, traduisent

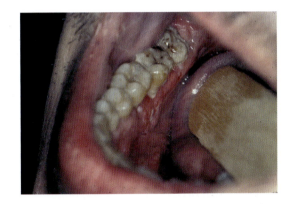

Figure 6.14. Carcinome épidermoïde gingivomandibulaire.

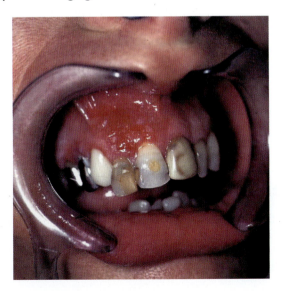

Figure 6.15. Carcinome épidermoïde gingivomaxillaire.

l'extension rapide de cette tumeur aux structures voisines (muscles linguaux en dedans, muscles masticateurs en dehors, plancher de bouche, loge amygdalienne, fosse infratemporale, mandibule), qui sera précisée par le scanner.

E. Cancer de la face interne de joue

La forme végétante est la plus fréquente. Une origine traumatique (dent délabrée ou prothèse agressive) est souvent retrouvée. Du fait d'une extension rapide aux parties molles et d'une dissémination ganglionnaire cervicale précoce, le cancer de la face interne de joue est de mauvais pronostic.

D'autres fois, il s'agit d'une lésion ulcérée se développant sur une lésion précancéreuse blanche de dysplasie ou de lichen.

F. Cancers des lèvres (portion muqueuse)

Son siège de prédilection est le vermillon de la lèvre inférieure. Il se présente sous la forme d'une ulcération survenant sur une lésion précancéreuse d'aspect dyskératosique, souvent secondaire à la cigarette. Le diagnostic est précoce. Le pronostic est bon. L'extension ganglionnaire ne s'observe qu'en cas de prise en charge tardive.

En revanche, les atteintes des commissures labiales s'apparentent davantage sur les plans évolutif et pronostique aux cancers de la face interne de joue.

G. Cancer de l'amygdale palatine (tonsille)

Stricto sensu, ce cancer appartient à l'oropharynx. Le tableau peut initialement simuler celui d'une « angine » unilatérale traînante non fébrile. La découverte est trop souvent tardive, quand s'installent dysphagie, otalgie réflexe ou trismus gênant l'appréciation de la lésion bourgeonnante hémorragique ou surtout infiltrante. Il n'est pas rare non plus que le motif de la première consultation soit la découverte d'une adénopathie cervicale jugulocarotidienne souvent volumineuse et kystisée. La palpation endobuccale – lorsque les réflexes nauséeux ou le trismus n'empêchent pas cet examen – retrouve une amygdale indurée caractéristique. La biopsie apporte le diagnostic histologique : carcinome épidermoïde le plus souvent mais, dans 15 % des cas, il s'agit d'un lymphome malin dans cette localisation particulièrement lymphophile.

L'amygdale est un site souvent concerné par les doubles localisations métachrones.

H. Cancer du voile du palais

Le cancer du voile du palais, appartenant stricto sensu à l'oropharynx, se développe souvent en surface sur une lésion muqueuse rouge précancéreuse de type érythroplasie de Queyrat. D'autres fois, son aspect est verruqueux, succédant à une papillomatose orale floride. Cette localisation lymphophile s'accompagne d'adénopathies qui peuvent être d'emblée bilatérales.

VII. Moyens thérapeutiques

A. Chirurgie

1. Chirurgie de la tumeur primitive

Exérèse

L'exérèse peut être limitée ou étendue, plus ou moins conservatrice de la fonction selon l'étendue des lésions – exemples d'interventions : glossectomie partielle, hémiglossectomie, pelvectomie antérieure, hémi-glosso-pelvectomie, hémi-glosso-pelvi-mandibulectomie, buccopharyngectomie transmandibulaire, etc.

L'ablation tumorale peut s'accompagner d'exérèse osseuse avec ou sans interruption de la continuité – exemples d'interventions : mandibulectomie interruptrice ou non interruptrice, buccopharyngectomie avec résection terminolatérale de mandibule, etc.

Reconstruction

Une reconstruction est nécessaire en cas de pertes de substance muqueuse et/ou osseuse étendues. Elle se fait au moyen de lambeaux pédiculés régionaux ou par des transplants microanastomosés :

- lambeaux pédiculés :
  - lambeau nasogénien ;
  - lambeau myocutané de grand pectoral ;
  - lambeau myocutané de grand dorsal ;
  - lambeau de muscle temporal ;
- transferts microanastomosés :
  - lambeau antébrachial, dit aussi lambeau chinois ;
  - transfert composite ostéomusculocutané de fibula, de scapula, de crête iliaque ou musculocutané de grand dorsal.

En cas d'interruption de la continuité, la séquelle est la perte de la mastication et, accessoirement, une modification de l'esthétique du visage auxquelles on peut remédier en proposant tantôt un appareil-guide pour éviter les déviations mandibulaires, tantôt une réhabilitation osseuse microchirurgicale (transfert microanastomosé de crête iliaque ou de fibula).

L'exérèse chirurgicale s'accompagne d'une analyse histologique de la pièce qui détermine si les berges de la résection sont satisfaisantes (dites R0), envahies (microscopiquement : R1, macroscopiquement : R2). Dans les deux derniers cas, un traitement complémentaire est nécessaire : reprise chirurgicale si possible ou radiothérapie.

---

2. Chirurgie ganglionnaire

La chirurgie ganglionnaire est à la fois exploratrice et thérapeutique. Le type de curage (lymphadénectomie) est fonction de l'importance de l'extension ganglionnaire. Selon la localisation de la tumeur, le drainage lymphatique peut se faire de manière bilatérale, obligeant à pratiquer un curage bilatéral. Chaque fois que possible sur le plan carcinologique sont réalisés des curages dits fonctionnels, car ils préservent des éléments tels que le muscle sternocléido-mastoïdien, la veine jugulaire interne et le nerf accessoire.

Un *examen histologique extemporané* des relais ganglionnaires sous-digastrique et sus-omo-hyoïdien (voies de passage « obligatoires ») permet, pour certaines équipes, de déterminer s'il est nécessaire d'étendre le curage aux chaînes sous-jacentes.

La recherche du ganglion sentinelle, pratiquée dans certaines indications (petites tumeurs accessibles), est en cours d'évaluation.

Examen histologique du résultat du curage ganglionnaire

Une étude histologique conventionnelle précise :
- le nombre de ganglions identifiés ;
- le nombre de ganglions envahis : N$^+$;
- leur siège ;
- l'existence ou non d'une rupture capsulaire : R$^+$ ou R$^-$.

Une radiothérapie complémentaire est indispensable en cas de N$^+$ multiples ou en cas de R$^+$.

B. Curiethérapie sur la tumeur primitive

Utilisant l'iridium 192, la curiethérapie n'est applicable qu'à certaines localisations (lèvres, langue, plancher antérieur de bouche). Parmi les techniques d'irradiation, c'est la plus efficace localement, mais elle est contre-indiquée si la tumeur est au contact de l'os car, au-delà de 50 grays, elle provoque une ostéonécrose. Cette technique ne se pratique plus que dans quelques centres.

C. Radiothérapie externe exclusive

La radiothérapie externe exclusive est utilisée :
- sur la tumeur primitive : elle délivre une dose de 70 grays et est réservée aux grandes tumeurs (T3/T4, N2/N3). Actuellement sont utilisées des radiothérapies modifiées plus efficaces localement : bifractionnées avec doses totales augmentées, accélérées ou, surtout, avec traitement radiosensibilisant. Certaines équipes combinent radiothérapie externe (limitées à 40 grays) suivie de curiethérapie à 30 grays. La radiothérapie conformationnelle (IMRT) nouvelle vise à limiter les doses reçues par les tissus sains. Elle nécessite un appareillage adapté ;
- sur les adénopathies cliniquement palpées et précisées par le scanner : celles-ci sont irradiées de la même manière que la tumeur primitive. En cas de cou N0, la dose est diminuée à 40 grays.

D. Association radiochirurgicale

Le plus souvent, à la chirurgie tumorale et ganglionnaire succède une radiothérapie externe sur le site tumoral et les aires ganglionnaires, à des doses adaptées en fonction du résultat histologique de la pièce opératoire.

Si les limites de résection sont douteuses ou insuffisantes, une dose de radiothérapie exclusive (dose entière) est appliquée.

En cas de poursuite évolutive ou de récidive, il est fait appel à la radiothérapie en rattrapage, qui est délivrée à dose entière. À l'inverse, la chirurgie peut être aussi de rattrapage après échec d'une radiothérapie exclusive à dose entière sur le site tumoral et les aires ganglionnaires. Dans ce domaine, des progrès chirurgicaux importants ont été réalisés grâce à l'utilisation de lambeaux pédiculés ou de transferts libres microanastomosés, rendant la chirurgie plus efficace avec une mortalité et une morbidité postopératoires réduites.

E. Chimiothérapie

Il n'existe pas actuellement de chimiothérapie curative des carcinomes épidermoïdes de la cavité buccale. Lorsqu'elle est instituée, elle associe actuellement le plus souvent le 5-fluoro-uracile, les dérivés du platine (cisplatine et carboplatine) et les taxanes (taxol). Il n'est pas prouvé que la chimiothérapie prolonge la survie et empêche ni même ralentisse la dissémination métastatique.

Concernant la cavité buccale, elle est utilisée associée à la radiothérapie comme sensibilisante de celle-ci (chimiothérapie et radiothérapie concomitantes), en palliatif, en traitement des métastases, ou dans le cadre d'essais thérapeutiques encadrés.

F. Traitements adjuvants

Les traitements adjuvants permettent de lutter contre la douleur sans attendre le traitement carcinologique : il faut d'emblée user d'antalgiques de classe II ou III jusqu'à effet antalgique total.

On peut corriger la dénutrition :

- par le traitement antalgique, qui autorise l'alimentation orale ;
- par hyperalimentation entérale (sonde gastrique si utile) ;
- par hyperalimentation parentérale (dans les grandes dénutritions).

On peut corriger les déséquilibres hépatiques qui peuvent accompagner une intempérance éthylique, corriger les éventuels troubles respiratoires par kinésithérapie, aérosols, bronchodilatateurs et antibiothérapie.

G. Indications thérapeutiques

Les indications thérapeutiques dépendent de l'aspect clinique de la tumeur (infiltrante ou végétante), de sa nature histologique et de son degré de différenciation, de l'existence ou non d'adénopathie cervicale métastatique et de l'orientation de l'équipe qui prend en charge le patient, certaines équipes privilégiant les agents physiques et d'autres étant plus chirurgicales. Schématiquement, les indications peuvent être regroupées de la manière suivante.

1. Concernant la tumeur

- Pour les T1/T2 distantes des structures osseuses : chirurgie ou curiethérapie.
- Pour les T1/T2 proche de l'os : chirurgie.
- Pour les T3/T4 : chirurgie, si elle est localement possible et « raisonnable », suivie de radiothérapie externe (l'exérèse tumorale étant généralement considérée comme systématiquement limite).

En cas de contre-indication opératoire (tare, état général du malade ; à un moindre degré, âge ou refus du patient) : radiothérapie externe seule ou chimio-radio-thérapie concomitante.

2. Concernant les aires ganglionnaires

L'attitude décidée est celle qui correspond au traitement de la tumeur primitive :

- curage ganglionnaire si la chirurgie est décidée pour la tumeur primitive ;
- radiothérapie externe des aires de drainage lymphatique si une radiothérapie externe de la tumeur primitive est décidée ;
- curage ganglionnaire systématique en cas de curiethérapie sur la tumeur primitive en cas de cou N0 ; en revanche, en cas d'adénopathie palpable, la curiethérapie est généralement abandonnée au profit de la chirurgie qui traite dans le même temps la tumeur et les aires ganglionnaires.

Connaissances

VIII. Surveillance

La surveillance répond à un double objectif.

A. Détection et gestion des complications post-thérapeutiques immédiates, précoces et des séquelles

Différents cas sont à prendre en compte dans la détection et la gestion des complications et des séquelles :
- la décompensation d'une tare ;
- les complications de la radiothérapie : dermite, mucite, hyposialie, mycose, odontonécrose, ostéoradionécrose (encadré 6.1).

B. Surveillance carcinologique

La surveillance carcinologique doit veiller à :
- la détection d'une poursuite évolutive, d'une récidive, d'une deuxième localisation métachrone aux VADS ;
- la recherche de métastases viscérales : surveillance pulmonaire systématiquement tous les six mois dans les deux premières années puis annuelle ou en fonction des signes d'appel.

Cette surveillance est au mieux assurée de manière coordonnée par chacun des intervenants, généraliste qui se trouve en situation de proximité, chirurgien, radiothérapeute.

Rythme de surveillance, à titre d'exemple

- Consultation tous les mois la première année (consultation spécialisée trimestrielle).
- Tous les deux mois la deuxième année (consultation spécialisée trimestrielle).
- Tous les trimestres à la troisième année.
- Tous les semestres à partir de la quatrième année.
- Tous les ans à partir de la cinquième année.

IX. Résultats

A. Survie

À cinq ans, la survie est approximativement :
- selon le T :
  - T1/T2 : 45 % ;
  - T3/T4 : 15 à 20 % ;
- selon le N :
  - N0 : 40 % ;
  - N− : 50 % ;
  - N+ : 25 % (dont N+/R− : 30 % ; N+/R+ : 15 %).

B. Confort et qualité de vie

Le confort et la qualité de vie dépendent des séquelles des traitements : gêne à la phonation, à la mastication et à la déglutition, diminution ou perte du goût, manque de salive invalidant, douleurs, modification de l'image de soi, de l'aspect extérieur, etc.

Toutes ces difficultés ont été longtemps considérées comme étant le prix à payer pour la guérison. Actuellement, on s'attache à en réduire la fréquence et la lourdeur ; c'est ainsi que d'importants progrès ont été accomplis en matière de chirurgie plus conservatrice, de reconstructions plus sophistiquées, de protocoles de préservation de l'organe ou de la fonction, de traitements antalgiques, de prise en charge psychologique, d'hospitalisation à domicile, de qualité des soins palliatifs, etc.

Points clés

- Les cancers des VADS sont d'une grande fréquence.
- Le diagnostic repose sur la clinique.
- Rôle majeur du tabac avec potentialisation alcool-tabac.
- Toute lésion indurée et/ou saignant au contact doit la faire considérer comme un cancer jusqu'à preuve du contraire.
- La confirmation histologique est indispensable.
- Prévenir les complications de toute irradiation de l'extrémité céphalique par soins et hygiène, avulsions dentaires nécessaires et fluoration.

Pour en savoir plus

Barthélémy I, Sannajust JP, Revol P, et al. Cancers de la cavité buccale : préambule, épidémiologie, étude clinique. Stomatologie. In : Encycl Méd Chir. Paris : Elsevier ; 2005.

Cancer des voies aérodigestives supérieures. Guide ALD. HAS ; novembre 2009.

CHAPITRE 7

Item 304 – UE 9 Tumeurs des os de la face primitives et secondaires

I. Aspects cliniques et radiologiques
II. Examen anatomopathologique
III. Les principales tumeurs et leurs traitements

Objectifs pédagogiques

Diagnostiquer une tumeur des os primitive et secondaire.

Item 46. Développement buccodentaire et anomalies.
Item 73. Addiction au tabac.
Item 74. Addiction à l'alcool.
Item 287. Épidémiologie, facteurs de risque, prévention et dépistage des cancers.
Item 289. Diagnostic des cancers : signes d'appel et investigations paracliniques ; caractérisation du stade ; pronostic.
Item 291. Traitement des cancers : chirurgie, radiothérapie, traitements médicaux des cancers (chimiothérapie, thérapies ciblées, immunothérapie). La décision thérapeutique pluridisciplinaire et l'information du malade.
Item 292. Prise en charge et accompagnement d'un malade cancéreux à tous les stades de la maladie dont le stade de soins palliatifs en abordant les problématiques techniques, relationnelles, sociales et éthiques. Traitements symptomatiques. Modalités de surveillance.
Item 304. Tumeurs des os de la face primitives et secondaires.

Les tumeurs osseuses des os de la face, principalement maxillomandibulaires, sont très fréquentes. La distinction classique entre tumeur bénigne et tumeur maligne, pratique sur le plan didactique, se heurte parfois à de grandes difficultés diagnostiques et thérapeutiques. De plus, la nature histologique bénigne ou maligne de certaines tumeurs est loin d'être toujours évidente.

I. Aspects cliniques et radiologiques

Les manifestations cliniques des tumeurs osseuses, quelle que soit leur nature, sont en général assez simples.

Chirurgie maxillo-faciale et stomatologie
© 2017, Elsevier Masson SAS. Tous droits réservés

A. Signes d'appel

Les signes d'appel consistent essentiellement en :
- tuméfaction, déformation osseuse, visible ou palpable ;
- douleur, en général peu intense ;
- signes éventuels de compression des organes de voisinage (exophtalmie, obstruction nasale, larmoiement, sinusite) ou des nerfs à trajet intraosseux (essentiellement paresthésie ou anesthésie dans le territoire du nerf alvéolaire inférieur dit Signe de Vincent) ;
- retentissement de la lésion sur les dents : absence d'une ou de plusieurs dents sur l'arcade, malposition dentaire, mobilité dentaire ; il convient d'apprécier également la vitalité des dents dans la région atteinte ;
- infection par les germes de la cavité buccale en cas de rupture d'un kyste ;
- fracture pathologique, éventualité rarement rencontrée à la face ;
- en cas de tumeur maligne, altération de l'état général qui peut être au premier plan.

La tumeur peut être de découverte fortuite, sur un bilan radiologique réalisé pour d'autres raisons, en particulier en prévision d'un traitement orthodontique ou d'avulsions dentaires.

Critères cliniques de malignité

- Évolution tumorale rapide.
- Mobilité et chute dentaire.
- Anesthésie trigéminée.
- Douleurs.
- Ulcération cutanée ou endobuccale.
- Trismus.
- Atteinte de l'état général.

B. Aspects radiologiques

1. Radiographie

C'est la radiographie, en premier lieu l'orthopantomogramme, qui permet d'affirmer l'existence d'une tumeur osseuse et d'en suspecter la nature bénigne ou maligne, rarement de l'identifier.

Cette radiographie permet d'évaluer l'état de la denture (dent absente, surnuméraire, ectopique, dysplasique, cariée), le stade de dentition (déciduale, permanente), les articulations temporomandibulaires (ATM), les structures osseuses mandibulaire (situation et trajet du nerf mandibulaire) et maxillaire (développement et transparence des sinus maxillaires).

L'interprétation doit être systématique :
- denture :
  - compter les dents absentes et en chercher la raison : en l'absence d'agénésie ou d'avulsion, on dénombre 20 dents en denture déciduale, 32 en denture permanente ;
  - si c'est un enfant, compter les germes dentaires ;
  - analyser les dents traitées ;
- mandibule :
  - étudier la morphologie de l'ATM ;
  - repérer le nerf alvéolaire inférieur (V3) : origine, trajet intraosseux, émergence ;
  - étudier l'aire de projection des glandes submandibulaires et parotides et le trajet des canaux excréteurs à la recherche de calcifications ;

Item 304 – UE 9 Tumeurs des os de la face primitives et secondaires

- maxillaire :
  - étudier les dents antrales – en rapport avec le sinus maxillaire – (première et deuxième molaire, prémolaires) et les éventuels dépassements intrasinusiens de traitements endocanalaires ;
  - étudier le développement des sinus maxillaires, qui doivent être symétriques.

Critères radiographiques de malignité

- Image mal limitée à contours flous et irréguliers.
- Lyse de la corticale à l'emporte-pièce sans refoulement ni amincissement.
- Réaction périostée intense et radiaire (spicules).
- Envahissement des structures voisines.
- Lyse alvéolaire péridentaire (dents flottantes).

Les radiographies occlusales et rétroalvolaires peuvent compléter, si elles sont accessibles, la radiographie panoramique en permettant une analyse plus fine des rapports entre tumeurs et racines dentaires.

2. Scanner conventionnel ou cone beam (CBCT)

Une tomodensitométrie sera demandée :
- pour préciser, dès que nécessaire, les rapports de la tumeur avec les structures anatomiques avoisinantes (sinus maxillaire, cavité orbitaire, fosses nasales, canal du nerf alvéolaire inférieur) ;
- pour préciser les relations de la tumeur avec les racines dentaires (dentascanner) ;
- pour préciser l'extension tumorale, à la fois en endo-osseux et dans les parties molles ;
- lorsque la lésion a un caractère pluriloculaire ou mal limité et/ou lorsqu'il existe une suspicion de destruction corticale (encadré 7.1).

3. IRM

Une IRM sera demandée pour :
- préciser l'extension tumorale à la fois dans et en dehors de l'os (évaluation endomédullaire de la tumeur, repérage des métastases intraosseuses : *skip metastasis*) ;
- avoir un élément de référence permettant d'évaluer éventuellement le comportement de la tumeur avant et après chimiothérapie (comparaison du volume tumoral et du pourcentage de la prise de contraste dans la tumeur).

4. Scintigraphie

Une scintigraphie au technétium 99 avec balayage corporel sera demandée dès qu'il existe une suspicion de tumeur polyostotique.

Dans le cadre des lésions lytiques, il convient d'éliminer une image particulière, celle de la *cavité idiopathique de Stafne*, qui se traduit par une image claire, au-dessous du canal dentaire, dans la région angulaire de la mandibule, arrondie ou ovalaire, ou bien par une image réalisant une encoche à concavité inférieure échancrant le bord basilaire de la mandibule. Cette image correspond à une perforation osseuse contenant généralement des lobules de glande submandibulaire.

Dans le cadre des images condensantes, il ne faut pas confondre tumeur et *dystrophie osseuse de la maladie de Paget du sujet âgé*, pouvant intéresser, en dehors de la voûte crânienne, surtout le maxillaire et entraînant un élargissement osseux avec déformations faciales et possibilité de compression nerveuse.

Connaissances

Encadré 7.1

Analyse d'une zone d'ostéolyse

La grande majorité des tumeurs osseuses, entraînant une destruction localisée de l'os, se traduisent sur la radiographie par une diminution de l'opacité des tissus osseux par rapport au tissu normal avoisinant. On observe donc une *zone d'ostéolyse*, ou *lacune osseuse*. Devant une telle image, il faut s'astreindre à répondre à une série de questions.

La lésion est-elle mono-ostotique ou polyostotique ?

Un certain nombre de tumeurs sont potentiellement polyostotiques[1] : dysplasie fibreuse, granulome éosinophile, myélome par exemple.

S'agit-il d'une lésion isolée ou bien plusieurs images lacunaires existent-elles sur la mandibule et/ou le maxillaire ?

On peut rencontrer plusieurs lésions du même type géographiquement distinctes. Cet aspect évoque surtout le chérubinisme (ou chérubisme), les kystes épidermoïdes (dans le cadre d'un syndrome de Gorlin), l'histiocytose X ou les lymphomes.

La localisation de la tumeur permet-elle une orientation diagnostique ?

Seules quelques rares lésions tumorales ont une localisation caractéristique :
- kyste du canal nasopalatin, kyste médian mandibulaire ou palatin, par exemple ;
- tumeur nerveuse le long du trajet du canal dentaire inférieur.

Les limites de la lésion paraissent-elles nettes, bordées d'un liseré d'ostéocondensation, ou sont-elles floues ?

Une lésion bénigne ou peu agressive est caractérisée par un passage brusque de la lésion au tissu normal, indiquant soit que le processus pathologique est bien contenu par l'organisme, soit que la lésion n'a pas naturellement tendance à l'envahissement. À l'inverse, une lésion osseuse de type agressif est typiquement caractérisée par une lésion à contours mal définis. La transition entre l'os atteint et l'os sain se fait graduellement, sur quelques millimètres, indiquant que le processus pathologique est mal circonscrit. Cet aspect radiographique est souvent associé à une tendance à l'envahissement et à une progression rapide.

Le contenu paraît-il homogène ou hétérogène ?

Le contenu des images lytiques est souvent hétérogène, soit par une coexistence de formation kystique et de masse tumorale, soit qu'il subsiste des travées osseuses, soit qu'il existe des zones calcifiées ou des zones de tonalité dentaire (cémentaire ou dentinaire).

Quel est l'état de la corticale osseuse ?

Les tumeurs bénignes amincissent puis effacent la corticale sous la pression de la lésion, qui demeure enclose sous une coque conjonctivopériostée. Les tumeurs malignes détruisent la corticale, le périoste, et envahissent les parties molles.

Existe-t-il une réaction périostée ?

Une réaction périostée en réponse à un processus bénin est typiquement bien organisée, lisse et régulière : la formation osseuse a eu le temps de se structurer et de se remodeler. Les réactions périostées de type spiculé, voire en « rayons de soleil », traduisent une lésion hautement évolutive et donc une suspicion de malignité.

Existe-t-il une extension aux parties molles ?

L'extension aux parties molles se rencontre naturellement dans les tumeurs malignes (carcinome et tous types de sarcome), mais aussi dans certaines tumeurs bénignes (améloblastome, par exemple).

La lésion a-t-elle des relations avec un germe dentaire ou une dent incluse ?

La présence d'une dent incluse au sein ou au voisinage d'une image lacunaire n'entraîne pas obligatoirement le diagnostic de kyste dentigère, même s'il s'agit du cas le plus fréquent. De nombreuses lésions s'accompagnent fréquemment de dent incluse (améloblastome, kyste épidermoïde).

Les dents voisines sont-elles refoulées ?

Pratiquement tous les kystes et toutes les tumeurs bénignes peuvent entraîner un refoulement des dents voisines.

Y a-t-il une rhizalyse (lyse des racines dentaires) ?

Les rhizalyses sont très banales dans les tumeurs bénignes et elles peuvent se voir également dans les tumeurs malignes :
- kyste du canal nasopalatin, kyste médian mandibulaire ou palatin, par exemple ;
- tumeur nerveuse le long du trajet du canal dentaire inférieur.

La tomographie à faisceau conique (CBCT), ou *cone beam*, permet d'étudier les structures calcifiées mais est peu performante pour l'étude des tissus mous.

---

1. Lésion mono-ostotique : sur un seul os. Lésion polyostotique : sur plusieurs os.

> # Points clés du diagnostic radiographique
> # d'une tumeur osseuse maxillomandibulaire
>
> - Tonalité de l'image : radiotransparente, radio-opaque, mixte.
> - Caractère unique ou multiple.
> - Caractère uni- ou multiloculaire.
> - Contours nets ou flous, avec liseré radio-opaque ou radiotransparent.
> - Localisation particulière faisant évoquer un diagnostic unique (kyste nasopalatin, etc.).
> - Rapport avec les structures voisines (nerf V3, sinus maxillaires, orbites, racines).
> - Retentissement dentaire de la lésion (déplacement, rhizalyse, inclusion).
> - Signes associés : réaction périostée (appositions, spicules, etc.), fracture, lyse corticale.

II. Examen anatomopathologique

L'histoire clinique et les documents radiographiques sont, dans certains cas, suffisants pour établir le diagnostic d'une lésion dysplasique ou tumorale bénigne et il est alors légitime de s'abstenir de biopsie préalable à un geste thérapeutique.

Il conviendra cependant dans tous les cas de figure d'envisager une vérification anatomopathologique de la pièce d'exérèse lorsqu'une indication chirurgicale est posée.

Cependant, chaque fois qu'il existe un doute diagnostique et, bien sûr, chaque fois qu'il s'agit d'une lésion dont les caractéristiques peuvent faire évoquer la malignité, même si le diagnostic paraît certain, la biopsie est une stricte obligation.

III. Les principales tumeurs et leurs traitements

La description présentée ici est volontairement restreinte aux lésions les plus fréquentes ou graves.

A. Kystes

Par définition, on parle de kystes pour des cavités intraosseuses dont la paroi est revêtue d'épithélium et dont le contenu est secrété par le tissu de revêtement.

On distingue les kystes d'origine dentaire (de loin les plus fréquents) et les kystes d'origine non dentaire.

1. Kystes d'origine dentaire

Kystes inflammatoires (kyste radiculodentaire ou apical, kyste latéral et kyste résiduel)

Les kystes inflammatoires sont les plus fréquents. À l'occasion d'une infection dentaire (carie, pulpite, puis nécrose), un granulome se forme à l'apex d'une racine : il s'agit d'une prolifération épithéliale réactionnelle se présentant sous l'aspect d'une petite image radioclaire. Parfois, la lésion est située le long de la racine de la dent (abouchement d'un canal aberrant ou perforation instrumentale).

Radiologiquement, on découvre une image lacunaire radioclaire, homogène, bien limitée, de taille très variable (figure 7.1). Il existe habituellement une fine bordure d'ostéocondensation

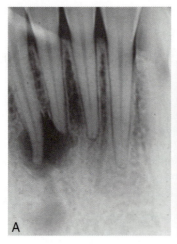
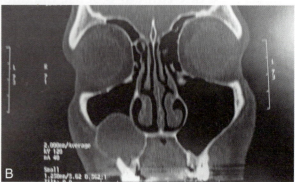

Figure 7.1. Kyste radiculodentaire.
a. Granulome apical. b. Kyste apical développé à partir d'une molaire maxillaire nécrosée.

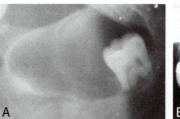
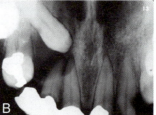

Figure 7.2. Kyste dentigère.

en périphérie. Cette lacune apparaît appendue à une dent ou à un groupe de dents. Parfois, la lacune apparaît isolée car la dent causale a déjà été avulsée (kyste résiduel).

Le traitement habituel est l'énucléation chirurgicale, associée au traitement de la dent causale (avulsion ou obturation radiculaire avec résection apicale).

Kystes dentigères (kystes folliculaires, kystes péricoronaires, kystes coronodentaires)

Les kystes dentigères sont également très fréquents. Des débris épithéliaux ou des cordons épithéliaux reliant le follicule dentaire à la lame épithéliale se différencient en cavités kystiques.

Radiologiquement, on note une image radiotransparente arrondie à limites nettes, avec ou sans liséré de condensation périphérique, entourant la couronne d'une dent incluse ou l'ensemble d'un germe (figure 7.2).

Kystes épidermoïdes (ou kératokystes)

Les kystes épidermoïdes dérivent des restes épithéliaux de la lame dentaire qui unissent la gencive à l'organe en cloche.

Radiologiquement, on note une image lacunaire uni- ou multiloculaire, entourée le plus souvent d'une ligne de condensation osseuse.

Ce kyste épidermoïde peut faire partie d'un syndrome de Gorlin associant kystes épidermoïdes maxillomandibulaires, nævomatose basocellulaire et anomalies osseuses.

2. Kystes d'origine non dentaire

Kystes fissuraires

Les kystes fissuraires sont des kystes par inclusion épithéliale au niveau des fentes faciales embryonnaires.

Le diagnostic est suspecté sur la topographie :
- siégeant entre l'incisive latérale et la canine supérieure, on trouve le kyste globulomaxillaire, donnant classiquement une image lacunaire bien limitée, en « poire » (figure 7.3) ;
- sur la ligne médiane peuvent se rencontrer des kystes médians maxillaires ou médians mandibulaires (image lacunaire elliptique à grand axe vertical entre les incisives centrales) ou un kyste médian palatin.

Le diagnostic est conforté par le fait qu'il n'existe radiologiquement aucune relation vraie avec les dents et que les tests de vitalité de ces dents sont positifs.

Kystes du canal nasopalatin (ou kystes du canal incisif)

L'origine des kystes du canal nasopalatin reste discutée, attribuée le plus souvent à la prolifération des débris épithéliaux, parfois au recouvrement du canal incisif.

Ils se traduisent radiologiquement par une image lacunaire médiane rétro-incisive supérieure, classiquement en forme de cœur, le plus souvent cerclée d'un liseré dense.

B. Tumeurs bénignes d'origine dentaire

On distingue : les tumeurs épithéliales, les tumeurs mésenchymateuses et les tumeurs à double composante.

1. Tumeurs épithéliales d'origine dentaire

Améloblastomes

Les améloblastomes sont des tumeurs qui dérivent des améloblastes (cellules de l'émail). Ces améloblastes ont perdu leur capacité à fabriquer de l'émail.

L'âge de survenue de cette tumeur est de 15 à 30 ans. Elle atteint la mandibule dans 85 % des cas, surtout dans la région angulomandibulaire.

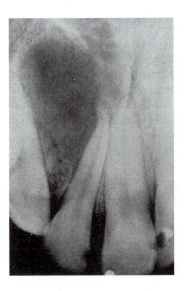

Figure 7.3. Kyste globulomaxillaire.

Les améloblastomes se présentent cliniquement comme des tumeurs bénignes, à développement progressif, à point de départ endo-osseux. La tumeur finit par souffler les corticales et s'extérioriser. On note : douleurs, mobilité dentaire, éventuellement fracture spontanée puis, tardivement, ulcération avec bourgeonnement tumoral au niveau de la cavité buccale.

Radiologiquement (figure 7.4), on observe :

- soit une image kystique uniloculaire, à contours nets, associée éventuellement à des dents incluses, pouvant être fort trompeuse ;
- soit des images multiloculaires : images lacunaires multiples, séparées les unes des autres, ou images en « bulles de savon », ou images en « nid d'abeille » ;
- soit une vaste image lacunaire avec quelques cloisons de refend.

Les améloblastomes ne sont pas entourés d'une capsule. Il existe des pseudopodes tumoraux intraosseux s'infiltrant dans les canaux de Havers. Après effraction corticale et périostée, l'envahissement des parties molles par la tumeur se fait par invasion et non par refoulement, modalité d'invasion des tumeurs malignes, ce qui fait que l'on considère que les améloblastomes sont des tumeurs bénignes à malignité locale. Il n'y a jamais de métastase dans les améloblastomes. En revanche, cette tumeur peut dégénérer en une véritable tumeur maligne : l'épithélioma adamantin, tumeur qui, elle, donne des métastases fréquentes, en particulier par voie sanguine. Le risque de dégénérescence est de plus en plus fréquent au fur et à mesure des récidives.

Le traitement est exclusivement chirurgical. Cette modalité implique un bilan d'extension correct de la tumeur intraosseuse, avec en particulier un examen tomodensitométrique et/ou une IRM.

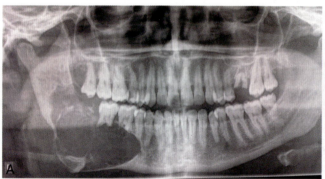
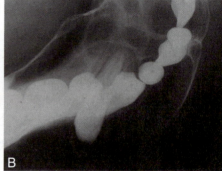
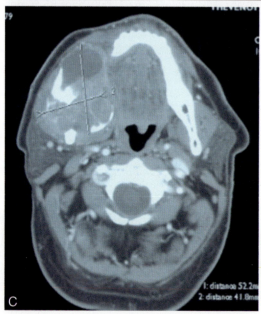

Figure 7.4. Améloblastomes.

2. Tumeurs mésodermiques d'origine dentaire

On distingue les myxomes périphérique (figure 7.5) et les fibromyxomes odontogènes, les fibromes odontogènes, les cémentoblastomes, les cémentomes et les dysplasies cémento-osseuses périapicales.

Ce sont des tumeurs peu fréquentes, souvent de diagnostic fortuit sur radiographie. Elles nécessitent en général une exérèse en os sain exceptée pour la dysplasie cémento-osseuse qui nécessite une simple surveillance.

3. Tumeurs épithéliales et mésenchymateuses d'origine dentaire

Les plus fréquentes tumeurs de ce type sont les *odontomes* : il s'agit d'hamartomes de survenue fréquente, en général avant l'âge de 20 ans.

Au premier stade, il existe des zones radioclaires bien délimitées, puis on note une individualisation progressive d'opacité de type dentaire aboutissant à une masse compacte très dense entourée d'un halo clair périphérique (figure 7.6). Le traitement est l'énucléation chirurgicale simple.

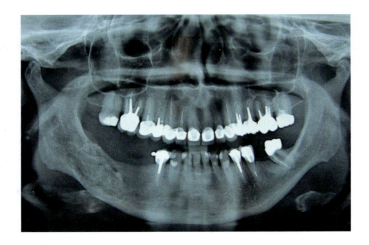

Figure 7.5. Myxome de la branche horizontale droite.

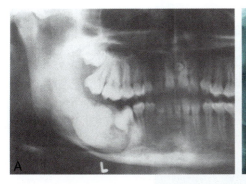 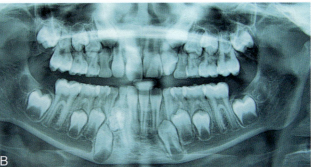

Figure 7.6. Odontomes.
a. Odontome complexe. b. Odontome composé.

C. Tumeurs bénignes d'origine non dentaire

La classification de ces tumeurs repose sur l'identification macroscopique et microscopique du tissu reproduit par la tumeur.

Nous ne ferons que les citer car leur aspect clinique et radiologique ainsi que leur traitement sont identiques à ceux rencontrés dans les localisations sur d'autres os.

1. Tumeurs osseuses

On distingue l'ostéome ostéoïde, l'ostéoblastome et l'ostéome de localisation craniofaciale fréquente. La découverte d'ostéomes multiples de la face doit faire suspecter un syndrome de Gardner. Cette pathologie de transmission autosomique dominante associe des ostéomes multiples, une polypose rectocolique à haut risque de dégénérescence, des tumeurs des parties molles (tumeurs desmoïdes, kystes épidermiques) et des anomalies dentaires (dents surnuméraires, odontomes).

Remarque : le torus palatin ou mandibulaire est une exostose fréquente de localisation unique médiopalatine, ou bilatérale sur le bord lingual du secteur prémolaire à la mandibule périphérique (figure 7.7).

2. Tumeurs cartilagineuses

On distingue : le chondrome, l'ostéochondrome (maladie exostosante et ostéogénique solitaire), le chondroblastome et le fibrome chondromyxoïde.

3. Tumeurs conjonctives (fibromes)

Parmi les tumeurs conjonctives, la dysplasie fibreuse est de localisation craniofaciale très fréquente (figure 7.8). Il s'agit d'une lésion fibro-osseuse dont les signes d'appel peuvent être une déformation faciale, rarement des douleurs. À la radiographie, la trame osseuse est hétérogène avec des plages radiotransparentes asymétriques. La TDM montre une hyperdensité en verre dépoli. La scintigraphie est utile pour rechercher une atteinte polyostotique.

4. Tumeurs à cellules géantes

On y trouve tumeurs à myéloplaxes, granulome central réparateur à cellules géantes et le chérubinisme (localisation essentiellement angulomandibulaire, parfois maxillaire).

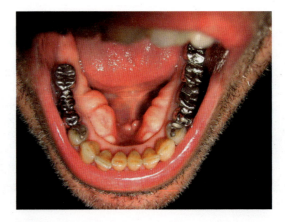

Figure 7.7. Torus mandibulaires au bord lingual des secteurs prémolaires.

Item 304 – UE 9 Tumeurs des os de la face primitives et secondaires

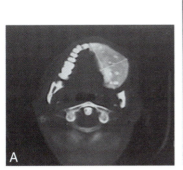
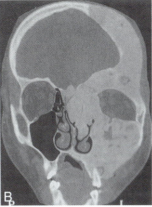

Figure 7.8. Dysplasies fibreuses.

5. Divers

Citons également les tumeurs vasculaires (angiomes qui posent des problèmes particuliers au niveau facial, cf. chapitre 9), les tumeurs nerveuses, les lipomes intraosseux, les kystes anévrismaux et les kystes osseux essentiels.

D. Tumeurs malignes d'origine non dentaire

1. Sarcomes ostéogéniques (ostéosarcomes)

Il s'agit de tumeurs primitives de l'os dont les cellules tumorales élaborent du tissu osseux ostéoïde. L'ostéogenèse tumorale est prévalente pour le diagnostic, même si, dans certaines zones, s'associe une formation de tissu chondroblastique ou fibroblastique.

Plus de la moitié des cas s'observe chez des patients qui ont entre 10 et 20 ans. Les symptômes d'alarme habituels sont la douleur et l'apparition d'une tuméfaction.

Radiologiquement, les signes de malignité sont caractéristiques dans les formes évoluées : remaniement osseux diffus sans limites nettes, comportant des plages d'ostéolyse ou de condensation, rupture corticale, éperon périosté et image d'ostéogenèse anarchique en « feu d'herbe » (figure 7.9).

Le traitement repose, dans les formes localisées opérables, sur une chimiothérapie première, suivie par une chirurgie d'exérèse. Selon la réponse histologique, la chimiothérapie postopératoire est variable, associée ou non à une radiothérapie.

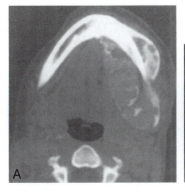
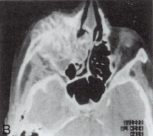

Figure 7.9. Ostéosarcomes.

2. Chondrosarcomes

Cette tumeur maligne primitive de l'os produit du cartilage tumoral. Ce contingent cartilagineux peut être exclusif ou s'associer à un contingent fibroblastique d'importance variable, mais il n'y a jamais de production de tissu osseux tumoral.

Les localisations crâniennes ou maxillaires sont peu fréquentes. C'est une tumeur qui survient surtout après l'âge de 40 ans.

Radiologiquement, l'aspect classique est une lacune centrale plus ou moins volumineuse, poly-lobée et irrégulière, la corticale étant grignotée par sa face profonde.

Le traitement repose essentiellement sur une chirurgie (urgente), adaptée suivant le grade histologique.

3. Fibrosarcomes

Le fibrosarcome est une tumeur maligne primitive dont la différenciation cellulaire se fait uniquement vers le tissu fibroblastique sans aucune tendance à l'élaboration du tissu ostéocartilagineux.

La symptomatologie ne présente aucune spécificité. L'image radiologique habituelle est lytique : ostéolyse ou lacune géodique. La prise en charge est identique à celle de l'ostéosarcome.

4. Tumeurs d'Ewing

Ce sont des tumeurs très rares au niveau de la face. Elles intéressent surtout l'enfant et l'adolescent.

Outre le bilan local habituel comprenant tomodensitométrie et IRM, un bilan d'extension générale doit être effectué : scintigraphie au technétium, tomodensitométrie du thorax, biopsie au trocart et ponction médullaire multiple, recherche d'une translocation chromosmique t(11 ; 22) ou t(21 ; 22). Une cryoconservation du sperme est effectuée si possible.

Le traitement repose, dans les formes localisées opérables, sur une chimiothérapie première, suivie par une chirurgie d'exérèse. Selon la réponse histologique, la chimiothérapie postopératoire est variable, associée ou non à une radiothérapie.

5. Hématosarcomes

La maladie de Hodgkin et le lymphome malin peuvent intéresser l'os, donnant des images de type perméatif. La localisation osseuse est un des éléments de l'affection. Un cas particulier est représenté par le *lymphome de Burkitt*, avec ses larges zones d'ostéolyse, avec rupture des corticales et présence de spicules osseux perpendiculaires au périoste.

Les *myélomes multiples* (maladie de Kahler) peuvent réaliser de volumineuses tumeurs, se traduisant par des lésions ostéolytiques multiples sans liseré d'ostéocondensation périphérique, sans lésion d'ostéoporose diffuse.

6. Lésions métastatiques

Les maxillaires et, surtout, la mandibule peuvent être le siège de localisations métastatiques. Elles se traduisent le plus généralement par des lésions lytiques plus ou moins bien limitées, avec de fréquentes ruptures de corticale et, parfois, des réactions périostées qui s'étendent sous forme de condensation dans des structures adjacentes (figure 7.10). Rarement, ces métastases donnent des images ostéocondensantes ou mixtes (prostate, sein, poumon).

Item 304 – UE 9 Tumeurs des os de la face primitives et secondaires

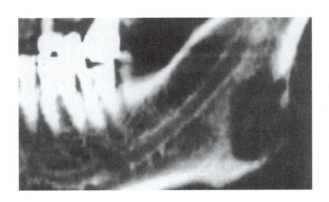

Figure 7.10. Lésion métastatique.

E. Tumeurs malignes d'origine dentaire

Il s'agit du carcinome et du sarcome odontogénique. Ces tumeurs sont exceptionnelles.

> **Points clés**
>
> - Les tumeurs maxillomandibulaires sont fréquentes et essentiellement bénignes (tableau 7.1). Les kystes et tumeurs odontogéniques en font l'originalité.
> - Leur présentation clinique est souvent univoque (processus tumoral d'allure bénigne), contrastant avec l'extrême variété des tissus qui les composent.
> - Le diagnostic se fait en trois temps : clinique, radiologique puis histologique.
> - Ces tumeurs ne doivent jamais être négligées car, mêmes bénignes, elles peuvent poser de réels problèmes d'exérèse.
> - Imagerie : orthopantomogramme systématique.
> - Demande d'examen tomodensitométrique :
>   – pour préciser, dès que nécessaire, les rapports de la tumeur avec les structures anatomiques avoisinantes ;
>   – pour préciser les relations de la tumeur avec les racines dentaires et le nerf V3 ;
>   – pour préciser l'extension tumorale, à la fois en endo-osseux et dans les parties molles, lorsque la lésion a un caractère pluriloculaire ou mal limité et/ou lorsqu'il existe une suspicion de destruction corticale.
> - Demande d'IRM :
>   – pour visualiser l'extension tumorale à la fois dans et en dehors de l'os ;
>   – pour préciser les rapports de la tumeur avec l'extrémité articulaire ;
>   – pour un élément de référence permettant d'évaluer éventuellement le comportement de la tumeur avant et après chimiothérapie.
> - Demande de scintigraphie au technétium 99 avec balayage corporel : dès qu'il existe une suspicion de tumeur polyostotique.
> - Demande de TEP-scanner : à discuter dans les tumeurs malignes.
> - Les questions à se poser devant une image lytique maxillomandibulaire :
>   – la lésion est-elle mono-ostotique ou polyostotique ?
>   – s'agit-il d'une lésion isolée ou bien plusieurs images lacunaires existent-elles sur la mandibule et/ou le maxillaire ?
>   – les limites de la lésion paraissent-elles nettes, bordées d'un liseré d'ostéocondensation, ou sont-elles floues ?
>   – le contenu paraît-il homogène ou hétérogène ?

Connaissances

- quel est l'état de la corticale osseuse ?
- existe-t-il une réaction périostée ?
- existe-t-il une extension aux parties molles ?
- quelles sont les relations de la tumeur avec les racines dentaires ?
- la lésion a-t-elle des relations avec un germe dentaire ou une dent incluse ?
- y a-t-il une rhizalyse ?

- L'image lytique la plus fréquemment retrouvée se situe en région angulomandibulaire. Elle comprend souvent une dent incluse. Les trois diagnostics à évoquer sont :
  - le kyste dentigère ;
  - le kératokyste ;
  - l'améloblastome.

Tableau 7.1. **Synthèse des principales tumeurs bénignes des maxillaires.**

	Images radioclaires	**Images radiocondensantes**
Tumeurs osseuses d'origine dentaire	Kyste inflammatoire (radiculodentaire) Kyste dentigère (ou péricoronaire) Kyste épidermoïde Améloblastome	Odontomes Dysplasie cémento-osseuse
Tumeurs osseuses d'origine non dentaire	Kystes fissuraires Kystes du canal nasopalatin Tumeurs à cellules géantes	Ostéome Ostéoblastome Dysplasie fibreuse

Pour en savoir plus

Brygo A, Leroy X, Maes JM, et al. Tumeurs et pseudo-tumeurs non odontogènes bénignes des maxillaires. In : Stomatologie. Encycl Méd Chir. Paris : Elsevier-Masson ; 2006. 22-062-H-10.

Favre-Dauvergne E, Auriol M, Le Charpentier Y. Tumeurs odontogéniques. In : Stomatologie. Encycl Méd Chir. Paris : Elsevier-Masson ; 1995. 22-062-F-10.

Piette E, Reychler H. Traité de pathologies buccale et maxillofaciale. Bruxelles : De Boeck Université ; 1991.

CHAPITRE 8

Item 299 – UE 9 Tumeurs cutanées

I. Nævus
II. Mélanome
III. Carcinome à cellules de Merkel
IV. Dermatofibrosarcome de Darier-Ferrand
V. Carcinome basocellulaire
VI. Carcinome épidermoïde cutané (spinocellulaire)

Objectifs pédagogiques

■ Diagnostiquer une tumeur cutanée, épithéliale ou mélanique.
■ Planifier le suivi du patient.

Item 287. Épidémiologie, facteurs de risque, prévention et dépistage des cancers.
Item 289. Diagnostic des cancers : signes d'appel et investigations paracliniques ; caractérisation du stade ; pronostic.
Item 291. Traitement des cancers : chirurgie, radiothérapie, traitements médicaux des cancers (chimiothérapie, thérapies ciblées, immunothérapie). La décision thérapeutique pluridisciplinaire et l'information du malade.
Item 292. Prise en charge et accompagnement d'un malade cancéreux à tous les stades de la maladie dont le stade de soins palliatifs en abordant les problématiques techniques, relationnelles, sociales et éthiques. Traitements symptomatiques. Modalités de surveillance.
Item 299. Tumeurs cutanées, épithéliales et mélaniques.

I. Nævus

Le nævus est une tumeur mélanocytaire bénigne fréquente dont la multiplication dès l'enfance est fonction de l'exposition solaire et de caractéristiques individuelles.

A. Formes cliniques

1. Nævus commun

Pigmentés ou tubéreux, ils apparaissent dès 4 à 5 ans et sont en général inférieurs à 10 mm (figure 8.1).

2. Nævus bleu

Les nævus bleus sont le plus souvent situés au niveau du visage ou de la face d'extension du membre supérieur. Le problème principal est le diagnostic différentiel avec un mélanome (figure 8.2).

Chirurgie maxillo-faciale et stomatologie
© 2017, Elsevier Masson SAS. Tous droits réservés

Connaissances

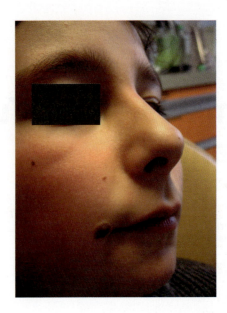

Figure 8.1. Nævus commun.

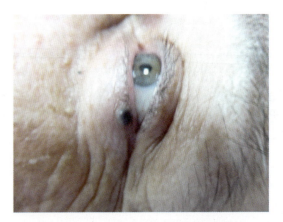

Figure 8.2. Nævus bleu de la paupière.

3. Nævus achromique

Ces nævus prédominent au niveau de la face ou sur le tronc.

4. Nævus cliniquement atypiques

Ils ont des caractéristiques proches de celles qui font craindre un mélanome : taille supérieure à 5 mm, couleur rosée ou brune, asymétrie des bords, forme irrégulière, couleur inhomogène, etc. Leur exérèse ne s'impose qu'en cas de doute avec un mélanome. Les sujets présentant de telles lésions en grand nombre seraient plus à risque de développer un mélanome (figure 8.3).

5. Formes topographiques

Nævus du lit de l'ongle, nævus des muqueuses et des extrémités, des paupières avec participation conjonctivale (figure 8.4).

Item 299 – UE 9 Tumeurs cutanées

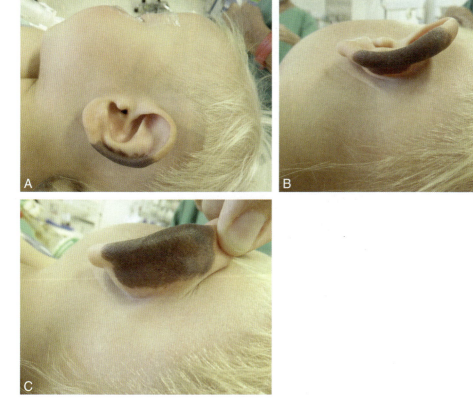

Figure 8.3. Naevus géant du pavillon de l'oreille (a à c).

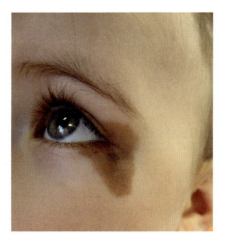

Figure 8.4. Nævus palpébral, conjonctival et canthal externe.

6. Nævus congénitaux

Ils concernent moins de 1 % des naissances. Les nævus congénitaux géants sont considérés comme des précurseurs potentiels de mélanome, avec un risque de transformation entre 5 et 20 % (figure 8.5). Le risque de transformation des nævus congénitaux de petite taille semble très faible et comparable à celui des nævus communs.

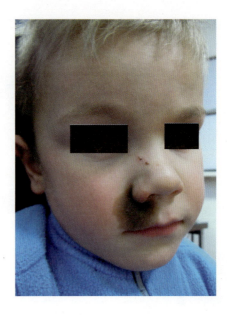

Figure 8.5. Nævus congénital labial supérieur.

B. Facteurs favorisants

Les facteurs favorisants sont :
- les phototypes I et II ;
- l'exposition solaire ;
- la dépression immunitaire.

C. Risque de transformation en mélanome

Il s'agit d'un événement exceptionnel (inférieur à 1 pour 100 000 nævus). Le risque est plus élevé pour les nævus géants congénitaux.

Marqueurs de risque de mélanome

Les nævus communs sont des marqueurs de risque de mélanome :
- s'ils sont en grand nombre (supérieur à 50) ;
- s'ils sont de grande taille (supérieur à 5 mm) ;
- lors de la présence d'un grand nombre de nævus atypiques ;
- s'il y a des antécédents familiaux de mélanome ;
- chez les sujets à peau blanche.

D. Exérèse

L'exérèse est réalisée :
- en cas de doute avec un mélanome ;
- à la demande du patient pour des raisons esthétiques ou si le nævus est régulièrement traumatisé.

Le risque de rançon cicatricielle doit être expliqué au patient, en particulier au niveau du visage.

L'exérèse doit passer à 1–2 mm des limites macroscopiques de la lésion et un examen histologique de la pièce opératoire sera systématiquement demandé (figure 8.6).

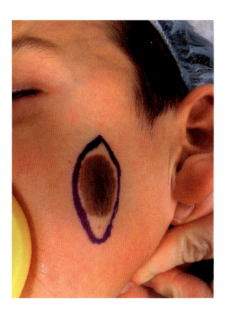

Figure 8.6. Résection de nævus congénital.

L'exérèse systématique préventive de tous les nævus communs n'est pas indiquée.

L'exérèse préventive précoce des nævus congénitaux géants est souhaitable mais pas toujours réalisable. Elle serait plus facile dans les premiers mois de vie du fait d'une laxité importante des téguments. Cette décision est à mettre en balance avec les risques d'une anesthésie générale chez un nouveau-né (information des parents).

E. Surveillance

Il n'y a pas lieu de surveiller médicalement tous les individus mais il faut enseigner l'autosurveillance et insister sur la nécessité de consulter rapidement devant une lésion inhabituelle.

Il faut également insister sur la nécessité de la photoprotection, particulièrement durant l'enfance et l'adolescence.

II. Mélanome

A. Incidence et mortalité

En France, l'incidence du mélanome est estimée à cinq à dix nouveaux cas pour 100 000 personnes par an. Elle double environ tous les dix ans dans les pays à population blanche et la mortalité tend à augmenter (1,2 à 1,5 pour 100 000 en France).

Le mélanome est la plus sévère des tumeurs cutanées malignes et la première cause de décès par cancer cutané en France. Les localisations au niveau de la tête et du cou représentent 15 à 20 % des cas.

B. Facteurs de risque

On retrouve les facteurs de risque suivants :
- l'exposition de la peau aux rayons ultraviolets solaires ou artificiels (expositions intermittentes et intenses aux UVB d'une peau non protégée et les brûlures solaires dans l'enfance) ;
- les phototypes I et II ;

- le syndrome du nævus atypique (plus de 50 nævus, souvent > 6 mm, avec des bords irréguliers et polychromes, pouvant siéger en peau non exposée au soleil) ;
- les nævus congénitaux géants ;
- le nombre de nævus sur la totalité de la surface corporelle constitue un facteur de risque (plus de 50 nævus de diamètre de 2 à 3 mm) ;
- antécédents familiaux de mélanome : un antécédent familial, en particulier dans la parenté du premier degré, augmente de deux à trois fois le risque de survenue d'un mélanome ;
- antécédents personnels de mélanome : ils constituent un facteur de risque pour la survenue d'une deuxième localisation.

Le mélanome cutané se développe le plus souvent de novo, plus rarement après la dégénérescence de nævus préexistants.

C. Diagnostic

1. Critères cliniques

En présence d'une lésion cutanée pigmentée, les critères « ABCDE » doivent faire suspecter sa malignité (figures 8.7 et 8.8).

Critères diagnostiques des mélanomes : « ABCDE »

- **A** → **a**symétrie.
- **B** → **b**ords irréguliers, encochés ou polycycliques.
- **C** → **c**ouleur inhomogène.
- **D** → **d**iamètre supérieur à 6 mm (critère non spécifique).
- **E** → **é**volution récente documentée (extension en taille, en forme, couleur et relief).

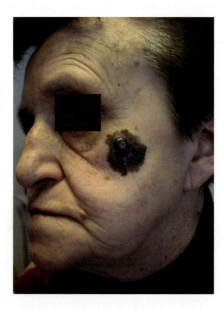

Figure 8.7. Mélanome jugal.

2. Diagnostic positif

Le diagnostic du mélanome, suspecté cliniquement par l'inspection parfois aidée du dermatoscope, est affirmé par l'examen anatomopathologique qui va conditionner la prise en charge ultérieure.

Toute lésion suspecte de mélanome doit être excisée en vue d'un examen anatomopathologique (figure 8.9). L'exérèse doit être chirurgicale et complète, emportant la tumeur dans sa totalité et orientée.

Une simple biopsie peut être effectuée devant une lésion suspecte de grande taille dont l'exérèse totale exposerait à de grands délabrements.

L'analyse anatomopathologique permet d'établir le diagnostic de mélanome et de donner l'élément pronostique essentiel pour guider la stratégie thérapeutique : l'épaisseur tumorale en millimètres, ou *indice de Breslow*.

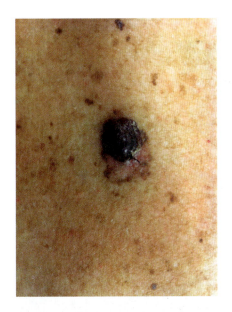

Figure 8.8. Abécédaire du diagnostic de mélanome.

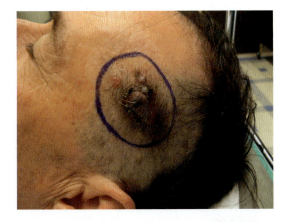

Figure 8.9. Biopsie exérèse à visée diagnostique.

3. Types anatomocliniques

Mélanome à extension superficielle

Le mélanome à extension superficielle (SSM) est la plus fréquente des variétés de mélanomes (70 % des cas). L'âge moyen de survenue se situe entre 40 et 50 ans. Ses sites de prédilection sont les membres inférieurs chez la femme et le dos chez l'homme (figure 8.3).

Mélanome de Dubreuilh

Il représente 4 à 10 % des cas et se présente sous forme de macules brunâtres au niveau des zones photoexposées des sujets de plus de 60 ans. Il touche essentiellement la femme (figure 8.10).

Mélanome acral lentigineux

Il siège principalement sur les zones palmoplantaires, le lit et le pourtour unguéal. L'aspect initial est celui d'une macule brune à bords généralement déchiquetés (figure 8.11).

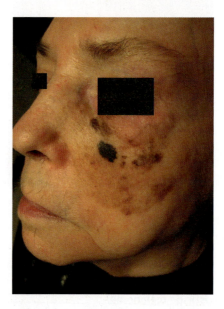

Figure 8.10. Mélanome de Dubreuilh.

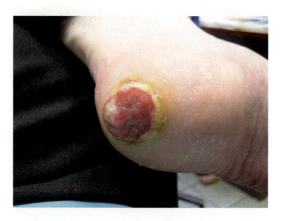

Figure 8.11. Mélanome acral du talon.

Mélanome nodulaire

Il représente 15 à 30 % des mélanomes. Sa progression est d'emblée verticale. Il se présente sous forme d'un nodule arrondi, de couleur bleue ou noire, à croissance rapide (figure 8.12).

Mélanome desmoplastique
La tête et le cou sont les sites de prédilection de ces lésions survenant en général sur les zones photoexposées, sous la forme d'une plaque indurée ou d'un nodule achromique.

Mélanome des muqueuses
Il représente 5 % des mélanomes et n'est pas lié à l'exposition solaire. Le siège est en général les muqueuses anorectale et nasale, parfois buccale (figure 8.13).

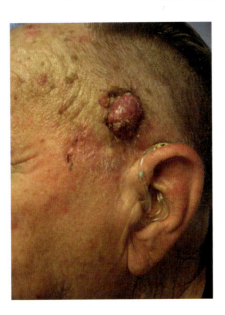

Figure 8.12. Mélanome nodulaire.

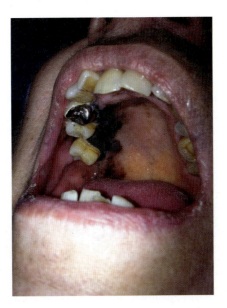

Figure 8.13. Mélanome buccal.

Connaissances

D. Particularités des mélanomes cervicocéphaliques

Les mélanomes cervicocéphaliques représentent 15 à 20 % des mélanomes et concernent essentiellement le sujet âgé de sexe masculin. L'âge moyen de survenue se situe dans la sixième décennie. Ils se développent essentiellement au niveau de la joue. Le drainage lymphatique des mélanomes de la tête et du cou se distingue par sa complexité et son caractère imprévisible. Il existe une plus grande tendance à la récidive, avec une survie plus faible par rapport aux autres localisations. Ces récidives sont essentiellement locorégionales. Le pronostic de ces localisations est plus péjoratif que celui des mélanomes des membres, avec une probabilité de survie à cinq ans variant de 55 à 70 %. Le pronostic semble être plus sombre pour les mélanomes du scalp et de l'oreille.

E. Facteurs pronostiques

Les facteurs pronostiques du mélanome sont :
- l'indice de Breslow, ou épaisseur tumorale mesurée histologiquement, qui est le principal critère pronostique avec une corrélation presque linéaire entre épaisseur et mortalité ;
- l'ulcération (clinique ou histologique), un des facteurs pronostiques les plus importants avec l'indice de Breslow ;
- l'index mitotique pour les tumeurs de faible épaisseur ;
- le statut histologique du ganglion sentinelle : l'exérèse du ganglion sentinelle n'est pas recommandée de façon systématique en France ; elle peut être indiquée en option pour les mélanomes supérieurs à 1 mm d'épaisseur dans le cadre d'essais cliniques ;
- le sexe, l'âge et le site de la lésion : le sexe masculin, les localisations axiales (tête, cou, tronc) et l'âge avancé seraient des facteurs de mauvais pronostic ;
- l'atteinte ganglionnaire régionale : en cas d'atteinte ganglionnaire, le nombre de ganglions envahis, le caractère microscopique ou macroscopique de cette atteinte sont des facteurs déterminants ; l'existence d'une rupture capsulaire majore le caractère péjoratif ;
- l'atteinte métastatique à distance : le pronostic est en règle très mauvais ; les facteurs pronostiques les plus importants sont le nombre de sites métastatiques, le site de survenue de la métastase et le taux de LDH plasmatique.

F. Principes thérapeutiques

1. Prévention

La prise en charge thérapeutique du mélanome au stade local reste actuellement le meilleur garant de la guérison et plaide en faveur du développement de mesures de prévention. Celles-ci vont encourager, d'une part, la photoprotection et, d'autre part, le dépistage des lésions suspectes et des formes familiales.

Le rôle des dermatologues est essentiel dans cette activité de dépistage. Depuis 1998, les journées annuelles de sensibilisation et de dépistage contribuent à enseigner l'autosurveillance des nævus.

2. Bilan d'extension

Il s'agit d'un examen clinique complet :
- interrogatoire : facteurs de risque cutanés (expositions solaires, phototype, antécédents personnels et familiaux de cancers cutanés) ;

Item 299 – UE 9 Tumeurs cutanées

Tableau 8.1. Classification AJCC 2009 pour les mélanomes.

Stades	Critères
IA	Breslow ≤ 1 mm, sans ulcération et avec un index mitotique < 1/mm^2
IB	Breslow ≤ 1 mm, avec ulcération ou avec un index mitotique ≥ 1/mm^2 Breslow 1,01–2 mm, sans ulcération
IIA	Breslow 1,01–2 mm, avec ulcération Breslow 2,01–4 mm, sans ulcération
IIB	Breslow 2,01–4 mm, avec ulcération Breslow > 4 mm, sans ulcération
IIC	Breslow > 4 mm, avec ulcération
IIIA	Tumeur sans ulcération, métastases microscopiques dans 1, 2, ou 3 ganglions lymphatiques régionaux
IIIB	Tumeur sans ulcération, métastases macroscopiques dans 1, 2, ou 3 ganglions lymphatiques régionaux ou métastases « en transit » Tumeur avec ulcération, métastases microscopiques dans 1, 2, ou 3 ganglions lymphatiques régionaux ou métastases « en transit »
IIIC	Tumeur avec ulcération, métastases macroscopiques dans 1, 2, ou 3 ganglions lymphatiques régionaux Tumeur avec ou sans ulcération, métastases dans 4 ganglions lymphatiques régionaux ou plus ou métastases « en transit » avec métastase(s) ganglionnaire(s) régionale(s)
IV	Métastases à distance

- examen clinique exhaustif :
  - examen et palpation de tout le tégument à la recherche d'une extension locale, d'une lésion cutanée à distance, d'un second mélanome ou d'une autre tumeur cutanée ;
  - palpation des aires ganglionnaires : recherche d'un envahissement ganglionnaire ;
  - examen général à la recherche d'un signe clinique d'appel d'envahissement à distance.

Il n'existe aucun consensus sur le bilan radiologique initial. Les examens d'imagerie seront adaptés aux facteurs pronostiques du mélanome. Le scanner « corps entier » avec produit de contraste est souvent proposé.

Le scanner « corps entier » avec produit de contraste est aussi de mise en cas de récidive locale cutanée ou ganglionnaire, de localisations viscérales, avant toute décision thérapeutique, afin d'éliminer d'autres métastases.

Avec les résultats de l'examen anatomopathologique et du bilan d'extension initial, le stade de la maladie peut être défini selon la classification AJCC 2009 (tableau 8.1).

La conduite à tenir en matière de traitement et de suivi se discute en réunion de concertation pluridisciplinaire (RCP).

3. Traitement chirurgical

Exérèse chirurgicale de la tumeur primitive

Le traitement du mélanome localisé est chirurgical et tient compte de la valeur de l'indice de Breslow qui a été déterminé lors de la biopsie-exérèse (tableau 8.2).

Évidement ganglionnaire

Le curage de principe n'est pas indiqué chez les patients N0.

L'exérèse du ganglion sentinelle n'est pas systématique. Elle peut être proposée dans le cadre d'essais thérapeutiques ou de protocoles d'évaluation pour les mélanomes supérieurs à 1 mm ou ulcérés.

Connaissances

Tableau 8.2. Marges chirurgicales conseillées d'après l'épaisseur tumorale selon Breslow.

Épaisseur selon Breslow	Marges chirurgicales latérales conseillées
Intraépidermique	0,5 cm
0–1 mm (pT1)	1 cm
1,01–2 mm (pT2)	1–2 cm
2,01– 4 mm (pT3)	2 cm
> 4 mm (pT4)	2–3 cm

En cas d'adénopathie régionale, un curage cervical ganglionnaire complet homolatéral à l'adénopathie est réalisé.

Chirurgie des métastases

La résection chirurgicale des métastases du foie, du cerveau ou du poumon est indiquée devant une localisation unique, de croissance lente et survenant après un intervalle long.

4. Traitement médical

Interféron alpha

Son indication reste discutée en traitement adjuvant à faible dose pour les mélanomes de stade II dont l'indice de Breslow est au-delà de 1,5 mm et à forte dose pour les mélanomes de stade III (atteinte ganglionnaire).

Chimiothérapie

Elle est indiquée dans les mélanomes de stade IV dont le pronostic reste sombre malgré les progrès thérapeutiques. Le mélanome malin est modérément chimiosensible. Les deux molécules les plus employées sont la dacarbazine (Déticène®) et la fotémuscine.

Thérapies ciblées

Ces traitements ont pour but de cibler le désordre moléculaire associé à une mutation génétique. Le vémurafénib est la première molécule de thérapie ciblée à avoir été autorisée en France pour le traitement des mélanomes métastatiques et non opérables. Elle est prescrite aux seuls patients qui sont porteurs d'une mutation de l'oncogène *BRAF* (50 % des cas environ).

5. Radiothérapie

Elle peut être indiquée :
- en postopératoire sur le lit de curage ganglionnaire ;
- en palliatif pour le traitement de récidive locale, de métastases en transit ou de métastases non opérables (cerveau).

G. Surveillance

Ses buts sont de :
- dépister une récidive locale ou ganglionnaire ;
- dépister un second mélanome malin ;
- traiter les effets iatrogènes des traitements.

Le rythme est défini par le stade du mélanome (conférence de consensus : tableau 8.3).

Item 299 – UE 9 Tumeurs cutanées

Tableau 8.3. Modalités de surveillance après exérèse d'un mélanome primitif.

Mélanome in situ	Surveillance clinique tous les 6 mois pendant 2 ans, puis une fois par an pendant 5 ans + autosurveillance
Indice de Breslow < 1,5 mm	Surveillance clinique tous les 6 mois pendant 10 ans, puis une fois par an toute la vie
Indice de Breslow > 1,5 mm Ou, si régression, quelle que soit l'épaisseur	Surveillance clinique tous les 3 mois pendant 5 ans, tous les 6 mois pendant les 5 ans suivants, puis une fois par an toute la vie

Le risque de récidive du mélanome justifie une surveillance à vie, excepté pour les mélanomes de faible épaisseur (Breslow < 0,75 mm).

III. Carcinome à cellules de Merkel

Il s'agit d'une tumeur rare de la peau développée à partir des cellules neuroendocrines cutanées. Elle survient préférentiellement chez les personnes âgées ou immunodéprimées et se localise le plus souvent en zone photoexposée, notamment sur le visage.

Il s'agit d'une tumeur agressive sur le plan locorégional et comportant un risque élevé de métastases à distance.

A. Facteurs de risque

Les principaux facteurs de risque de cette tumeur cutanée sont l'âge avancé, l'exposition solaire, l'immunodépression.

B. Diagnostic

La présentation clinique du carcinome de Merkel n'est pas spécifique. Il s'agit en général d'un nodule saillant ou d'une plaque indurée, rouge violacée, avec des télangiectasies superficielles (figure 8.14).

Le diagnostic positif repose sur l'analyse anatomopathologique d'une biopsie ou d'une pièce d'exérèse.

C. Bilan d'extension initial

Il s'agit essentiellement de l'examen clinique :
- examen clinique complet du tégument ;
- examen des aires ganglionnaire ;
- examen général à la recherche de métastases à distance.

Le scanner du massif facial, cervical et thoraco-abdomino-pelvien est recommandé.

La biopsie du ganglion sentinelle est recommandée au moment de la reprise chirurgicale de la lésion afin de préciser le stade du carcinome de Merkel.

D. Facteurs pronostiques

Il s'agit essentiellement de la taille de la tumeur primitive et de son extension.

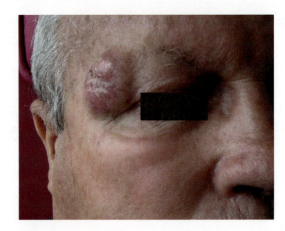

Figure 8.14. Carcinome à cellules de Merkel.

E. Traitement

La conduite à tenir en matière de traitement et de suivi se discute en RCP.

1. Traitement chirurgical

Il s'agit du traitement de référence. Il consiste en une exérèse large de la tumeur, jusqu'au fascia, avec des marges de 2 à 3 cm lorsque la localisation le permet. Au niveau cervicocéphalique, des marges de 1 cm ou l'utilisation de la chirurgie micrographique de Mohs peuvent être employées.

La reconstruction doit privilégier les sutures directes ou greffes qui favorisent la surveillance ultérieure.

Dans le même temps opératoire et si la topographie de la lésion le permet, chez des patients N0, il est recommandé de réaliser la biopsie-exérèse du ganglion sentinelle.

En cas d'atteinte ganglionnaire clinique ou radiologique et en l'absence de métastases à distance, un curage ganglionnaire est indiqué.

2. Radiothérapie

Afin de diminuer les récidives locales, la radiothérapie externe est recommandée de façon systématique sur le lit d'exérèse chirurgicale de la tumeur. Elle peut s'associer à une radiothérapie sur le premier relais ganglionnaire quand le ganglion sentinelle n'a pas été prélevé.

Une irradiation complémentaire du territoire de drainage ganglionnaire est systématique en cas d'envahissement.

La radiothérapie exclusive peut être employée chez les patients inopérables et comme traitement palliatif de certains sites métastatiques.

3. Chimiothérapie

Elle est employée uniquement en cas de métastases à distance. Les deux protocoles employés sont carboplatine-étoposide et cyclophosphamide-doxorubicine-vincristine.

F. Surveillance

Il est conseillé d'instaurer une surveillance clinique tous les trois mois pendant deux ans puis tous les six mois pour une durée totale de cinq ans. On peut y associer une échographie des aires ganglionnaires de drainage et une TDM « corps entier » en cas d'atteinte ganglionnaire initiale.

IV. Dermatofibrosarcome de Darier-Ferrand

Il s'agit d'une tumeur rare, de malignité intermédiaire et de développement lent, caractérisée par son agressivité locale et sa tendance aux récidives en l'absence de chirurgie adaptée.

C'est une tumeur de l'adulte jeune (entre 20 et 40 ans) avec une légère prédominance masculine. Sa pathogénie est inconnue. Une anomalie génétique présente dans 95 % des cas a toutefois été découverte en 1990, avec la mise en évidence soit d'une translocation des chromosomes 17 et 22, soit de la formation d'un anneau chromosomique. Le rôle des traumatismes est évoqué chez 20 % des patients, certaines tumeurs se développant sur des cicatrices chirurgicales ou de brûlures.

A. Diagnostic

Cette tumeur débute le plus souvent par une plaque unique indurée, érythématoviolacée ou de couleur chair. Après plusieurs années d'évolution, l'aspect clinique est celui d'une plaque bosselée d'un ou plusieurs nodules saillants (figure 8.15).

Les localisations préférentielles sont le tronc (47 %) (figure 8.16), les extrémités proximales (38 %) ou la région cervicocéphalique (15 %).

Le diagnostic positif repose sur l'analyse anatomopathologique d'une biopsie.

B. Évolution

L'évolution est fréquemment émaillée de récidives, dont la fréquence dépend des marges de l'exérèse initiale. Les métastases sont rares (5 %), essentiellement pulmonaires. Elles surviennent après des récidives multiples avec en général transformation sarcomateuse de plus haut grade de malignité.

C. Traitement

La conduite à tenir en matière de traitement et de suivi se discute en RCP.

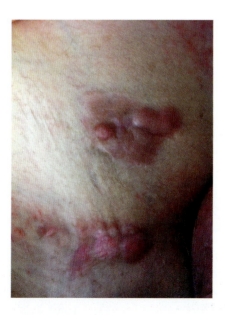

Figure 8.15. Dermatofibrosarcome de Darier-Ferrand.

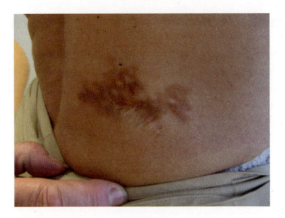

Figure 8.16. Dermatofibrosarcome de Darier-Ferrand lombaire, ancien.

Le traitement de référence a longtemps été une exérèse chirurgicale avec des marges de 3 à 5 cm. Cette exérèse doit emporter le plan aponévrotique en profondeur. Actuellement, la technique de Mohs sur coupes en paraffine permet une épargne tissulaire avec la réalisation de marges de 2 cm, notamment au niveau de la face.

Un traitement ciblé par imatinib (Glivec®) est en cours d'évaluation pour diminuer le volume de certaines lésions. Il s'agit d'un inhibiteur spécifique de l'activité tyrosine kinase du récepteur du PDGF (l'imatinib interagit avec le site de fixation de l'ATP de la tyrosine kinase et empêche ainsi la phosphorylation des substrats). Cet inhibiteur a pour indication thérapeutique principale la leucémie myéloïde chronique à chromosome Philadelphie.

La gravité du dermatofibrosarcome de Darier-Ferrand est conditionnée par le risque de récidive et par la nécessité d'une exérèse chirurgicale large.

V. Carcinome basocellulaire

Les carcinomes sont des tumeurs malignes de l'épithélium de revêtement de la peau. Les carcinomes baso- et spinocellulaires représentent la majorité des tumeurs malignes. Ces tumeurs malignes ont des similitudes et des différences qui sont résumées dans le tableau 8.6.

A. Incidence et mortalité

Les CBC représentent 70 % des carcinomes cutanés. L'incidence a doublé en 20 ans et varie selon les régions et l'âge de la population concernée. Elle est évaluée à 80 à 150 nouveaux cas par an pour 100 000 habitants – l'imprécision est liée au manque de registre national sur ces cancers. La malignité du CBC est essentiellement locale, la tumeur ne métastasant que de manière exceptionnelle.

B. Facteurs de risque

Les facteurs de risque sont :
- les expositions solaires courtes mais intenses et répétées (vacances, sport) sur phototype clair de type I ou II (sujets à peau claire, à cheveux blonds et roux, avec des yeux clairs et une incapacité à bronzer) ;

- l'âge, avec un âge moyen au moment du diagnostic de 66 ans et une incidence qui augmente fortement après 85 ans ;
- certaines anomalies génétiques liées à des troubles de réparation de l'ADN (xeroderma pigmentosum) ou par mutation du gène *Patched* dans la nævomatose basocellulaire (syndrome de Gorlin, où les CBC peuvent être associés à des kystes des mâchoires) ; ces formes sont à rechercher lorsque l'on observe des CBC de survenue précoce, avant 40 ans ;
- l'immunodépression, également en cause dans la genèse des CBC : on observerait jusqu'à dix fois plus de CBC chez les patients greffés du rein.

C. Diagnostic

1. Diagnostic positif

L'aspect typique est celui d'une lésion de croissance lente, perlée, en relief, arrondie, rouge ou rosée avec des télangiectasies. En début d'évolution, lorsque la lésion est de petite taille, l'aspect est variable, et peut se limiter à une simple érosion.

2. Formes cliniques

CBC nodulaire

C'est l'aspect classique du sujet âgé et de siège facial. La lésion est arrondie avec un bord périphérique constitué de perles (bordure perlée) parfois associé à une ulcération centrale (figure 8.17a et b). Il peut être pigmenté comme les autres formes d'ailleurs (aspect tatoué) (figure 8.17c).

CBC superficiel (pagétoïde)

La lésion est plane, érythémateuse, à bords nets et d'évolution lente. On peut observer des squames ou des croûtes mais pas de perles. Cette lésion se voit plus volontiers sur le tronc que sur le visage (figure 8.18).

CBC sclérodermiforme

L'aspect est celui d'une plage dépolie, blanche, dure et mal limitée. La localisation est préférentiellement au niveau des orifices de la face (nez, paupière, oreille). Ce type est plus rare mais plus grave en raison du diagnostic tardif (aspect pseudocicatriciel) et d'une extension plus importante que les autres formes (figure 8.19).

3. Biopsie

Le diagnostic est clinique dans l'immense majorité des cas, mais une biopsie à visée diagnostique peut être effectuée en cas de doute ou en cas de taille importante nécessitant une exérèse totale délabrante, par exemple dans la région orbitopalpébrale.

4. Diagnostic histologique

L'analyse retrouve une prolifération de cellules basaloïdes dans le derme sous forme d'amas avec un agencement variable et une disposition palissadique des noyaux en périphérie. On décrit histologiquement quatre sous-types correspondant aux trois formes cliniques (nodulaire, superficiel, sclérodermiforme) auxquels on ajoute un sous-type infiltrant.

D. Bilan d'extension

Le pronostic du CBC est essentiellement local, apprécié par l'examen clinique. Dans les formes extensives périorificielles (nez, paupière, oreille), l'imagerie par tomodensitométrie et/ou IRM

Connaissances

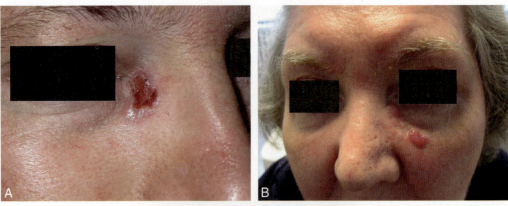
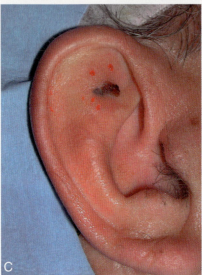

Figure 8.17. Carcinomes basocellulaires.
a. Forme ulcérée à bordure perlée. b. Forme nodulaire. c. CBC tatoué.

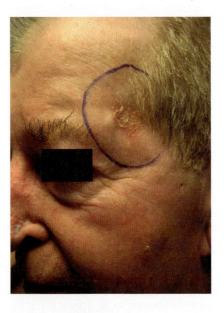

Figure 8.18. Carcinome basocellulaire pagétoïde.

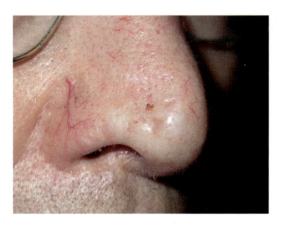

Figure 8.19. Carcinome basocellulaire sclérodermiforme.

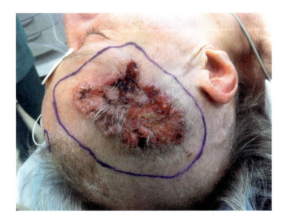

Figure 8.20. Carcinome basocellulaire évolué.

permet de faire un bilan plus précis de l'extension anatomique (lyses osseuses, infiltration profonde).

On recherche à l'examen d'autres lésions cutanées sur le visage et le reste du corps.

Le CBC n'ayant pas de diffusion métastatique, il n'est pas indiqué de faire un bilan d'extension général à la recherche de métastases à distance.

E. Pronostic

Le CBC est exceptionnellement responsable de décès, qui se voient dans les formes très évoluées localement, sur des sujets fragiles.

Le problème essentiel de la prise en charge du CBC est celui de la récidive locale qui peut avoir une rançon cicatricielle et/ou fonctionnelle au niveau du visage.

Il existe des facteurs de mauvais pronostics (à haut risque de récidive) qui sont :
- la localisation périorificielle au niveau du visage ;
- les formes mal limitées et la forme sclérodermiforme ;
- la taille supérieure à 1 cm des localisations périorificielles au niveau du visage et supérieure à 2 cm dans les autres localisations (figure 8.20) ;
- la forme récidivée.

Connaissances

F. Principes thérapeutiques

1. Traitement chirurgical

La chirurgie est le traitement de référence de première intention.

L'ablation chirurgicale de la tumeur avec des marges d'exérèses suffisantes avec leur contrôle histologique permet un taux élevé de guérison. Les marges latérales ne sont possibles qu'après certitude diagnostique (donc sur une histologie faite préalablement sur biopsie, ou bien en extemporané le jour de l'exérèse).

Modalités

La chirurgie se réalise sous anesthésie locale, locorégionale ou générale, en fonction de l'étendue de la lésion et du terrain.

Technique

On réalise l'ablation de la tumeur en prenant des marges carcinologiques latérales allant de 3 à 10 mm en fonction des facteurs de risque de récidive. La tumeur est repérée avec des fils sur les limites d'exérèse pour l'analyse des berges.

Lorsque la perte de substance ainsi engendrée est de petite taille, une suture directe est réalisée. Lorsque la lésion est plus importante et que l'exérèse est histologiquement complète (examen extemporané ou reconstruction dans un deuxième temps), des procédés de réparation (greffes cutanées, lambeaux) sont utilisés.

Analyse histologique

La pièce d'exérèse est analysée au laboratoire. Le compte rendu doit mentionner la variété histologique, des facteurs éventuels d'agressivité (différenciation pilaire, par exemple), le caractère complet ou non de l'exérèse et les marges de peau saine.

Dans certains cas, on procède à une analyse extemporanée durant l'intervention chirurgicale, pour avoir le résultat immédiat des limites d'exérèse et ainsi réparer en même temps la perte de substance créée par l'ablation tumorale. Cette technique est utilisée par exemple lors de la prise en charge de CBC des paupières, car il faut réparer en même temps l'anatomie et la fonction palpébrale pour avoir une protection du globe oculaire.

La technique de Mohs, ou chirurgie micrographique, est une variante qui consiste à analyser pendant l'intervention toutes les berges de l'ablation tumorale jusqu'à avoir du tissu sain. Cette technique est peu développée en France en raison de difficultés techniques et de la durée d'intervention qui est allongée.

2. Autres méthodes thérapeutiques

Radiothérapie

La radiothérapie est une alternative à la chirurgie et permet un contrôle local satisfaisant dans les formes où la chirurgie est contre-indiquée, impossible ou en complément d'une exérèse incomplète. Une biopsie est nécessaire avant le traitement de façon à avoir une certitude histologique. Différentes modalités sont possibles (rayons X, curiethérapie, radiothérapie de haute énergie).

Cryochirurgie, curetage-électrocoagulation

Ces techniques sont utilisables pour les CBC de petite taille, superficiels et dans les zones à faible risque de récidive.

Imiquimod (Aldara®)

Il s'agit d'un traitement local effectué par une application quotidienne de crème avant le coucher pendant six semaines, cinq fois par semaine. L'imiquimod est indiquée dans le traitement des petits CBC superficiels de l'adulte, à distance des zones périorificielles du visage.

Citons aussi la photothérapie, thérapeutique qui peut être utile pour certains CBC superficiels.

Vismodegib (Erivedge®)

Il s'agit d'une chimiothérapie orale à la dose de 150 mg par jour indiquée pour les CBC métastatiques ou localement étendus pour lesquels une résection chirurgicale ou une radiothérapie ne sont pas appropriés en raison du terrain ou de la taille de la lésion. La prescription est réalisée après avis favorable en RCP sous la responsabilité d'un médecin spécialiste expérimenté pour surveiller l'efficacité et la tolérance compte tenu des effets secondaires nombreux (spasmes musculaires, alopécie, troubles digestifs) et de sa tératogénicité.

G. Surveillance

La surveillance est clinique, à la recherche d'une récidive locale, de l'apparition d'un nouveau CBC ou d'un autre cancer cutané en cas d'exposition solaire. Le rythme de la surveillance est annuel pendant cinq ans. Une éducation du patient est nécessaire pour dépister des CBC de petites tailles et réaliser une éviction solaire.

VI. Carcinome épidermoïde cutané (spinocellulaire)

A. Incidence

Les carcinomes épidermoïdes cutanés (CEC), ou spinocellulaires, regroupent les tumeurs épithéliales malignes cutanées primitives qui expriment une différenciation malpighienne.

L'incidence annuelle du CEC en France est estimée à 30 pour 100 000 dans la population générale. L'âge moyen de découverte est de soixante-seize ans. Il apparaît le plus souvent chez l'homme. La prévalence et l'incidence du CEC augmentent du fait du vieillissement de la population et des habitudes d'exposition solaire.

B. Facteurs de risque

L'exposition solaire cumulative (dose totale d'UV reçue au cours de la vie) est le principal facteur causal des CEC. Ils surviennent essentiellement sur les zones photoexposées, c'est-à-dire le visage et le dos des mains.

Les autres facteurs de risque sont :
- l'âge, l'héliodermie (vieillissement cutané lié au soleil);
- les phototypes I et II;
- certaines affections génétiques (xeroderma pigmentosum, nævomatose basocellulaire);
- l'immunosuppression acquise (VIH, traitements immunosuppresseurs, etc.);
- la radiodermite;
- la dermatose inflammatoire chronique;
- les plaies chroniques (ulcère, cicatrice de brûlure);
- l'exposition aux carcinogènes chimiques (tabac, goudrons, arsenic, etc.);
- l'infection par les papillomavirus humains;
- les antécédents personnels de cancer cutané.

C. Précurseurs des carcinomes épidermoïdes cutanés

Les CEC peuvent survenir *de novo* ou, le plus souvent, marquer l'évolution de lésions considérées comme des précurseurs (dites lésions précancéreuses). Ces précurseurs sont :
- la kératose actinique ;
- les leucoplasies muqueuses ;
- la maladie de Bowen, ou carcinome *in situ* ou carcinome intraépithélial.

D. Diagnostic

1. Précurseurs des CEC

Kératose actinique

Le diagnostic de kératose actinique est habituellement clinique. Elle est photo-induite. C'est la plus fréquente des lésions précancéreuses. Elle siège sur les zones photoexposées (visage, dos des mains). Les lésions sont squameuses voire croûteuses, souvent multiples, érythémateuses et saignant facilement au grattage. Histologiquement, le diagnostic repose sur la présence d'anomalies de l'architecture épidermique et des kératinocytes.

Leucoplasies muqueuses

Elles résultent d'un phénomène de kératinisation de la muqueuse (lèvres), souvent dû au tabac et aux UV (cf. chapitre 6). Ce sont des lésions blanchâtres bien limitées, souples, asymptomatiques, adhérentes, ne saignant pas au contact (figure 8.21).

Maladie de Bowen

La maladie de Bowen est un carcinome épidermoïde intraépithélial (in situ). La population la plus concernée est la septième décennie et le sexe féminin. Les formes génitales sont fortement liées aux papillomavirus humains. Au niveau cutané, la lésion est souvent unique et bien limitée, ayant l'aspect d'une plaque érythémateuse plus ou moins pigmentée, squameuse ou croûteuse (figure 8.22). La progression vers un carcinome invasif se traduit cliniquement par l'apparition sur le placard d'une tumeur souvent ulcérée. Histologiquement, l'épiderme est désorganisé et constitué sur toute son épaisseur de kératinocytes atypiques, qui ne franchissent pas la lame basale.

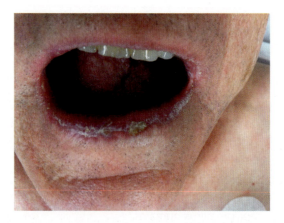

Figure 8.21. Chéilite actinique.

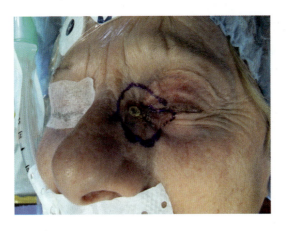

Figure 8.22. Maladie de Bowen.

2. Carcinome épidermoïde primitif cutané

Le siège peut être cutané ou muqueux. La lésion est volontiers croûteuse, indurée et avec une ulcération centrale, mais parfois végétante ou bourgeonnante (figure 8.23). Il existe des formes ulcérobourgeonnantes. L'examen clinique s'attache à examiner l'induration, la fixité aux plans profonds, les signes d'envahissement profond (perte de mobilité, déficit nerveux, etc.). Les aires de drainage de la face seront systématiquement examinées (aire cervicoparotidienne et occipitale en cas d'atteinte du cuir chevelu) à la recherche d'une adénopathie palpable (figure 8.24).

Le diagnostic est confirmé par histologie sur biopsie lésionnelle. L'analyse anatomopathologique met en évidence :
- une prolifération des cellules kératinocytaires de grande taille organisées en lobules ou travées mal limités ; la tumeur envahit le derme à profondeur variable et, éventuellement, l'hypoderme au sein d'un stroma inflammatoire ;
- des différenciations kératinisantes sous forme de globes cornés ;
- des mitoses nombreuses et des atypies cytonucléaires.

E. Évolution

1. Locale

L'évolution est agressive soit par infiltration en profondeur, soit par diffusion le long des vaisseaux ou des nerfs.

2. À distance

Les CEC sont des lésions lymphophiles : la dissémination par voie lymphatique est responsable de 80 % des localisations métastatiques. Le risque métastatique est évalué à environ 2 % à cinq ans :
- métastases ganglionnaires (2 % pour les formes cutanées, 20 % pour les formes muqueuses) ;
- métastases par dissémination hématogène.

3. Récidive locale

Après le primotraitement, ce risque est de 5 à 10 %. La récidive devra systématiquement être recherchée par une surveillance.

La survenue de métastases ou d'une rechute est souvent en rapport avec une prise en charge initiale tardive ou inadaptée.

Connaissances

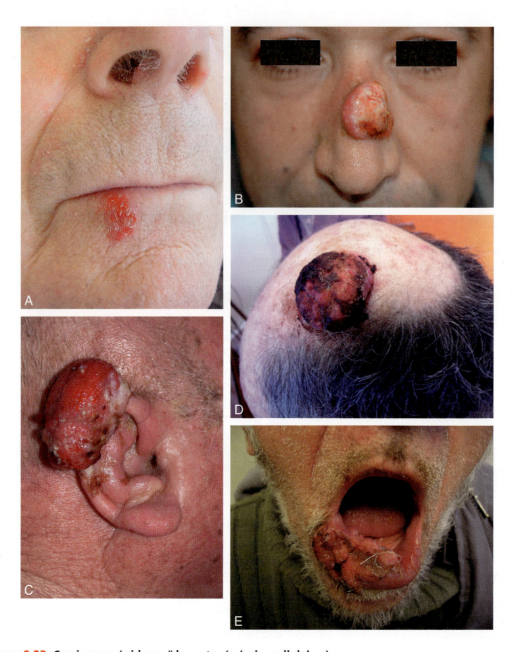

Figure 8.23. Carcinomes épidermoïdes cutanés (spinocellulaires).
a. Forme ulcérée, lèvre inférieure cutanée. b. Forme nodulaire, pyramide nasale. c. Forme bourgeonnante du pavillon de l'oreille. d. Forme bourgeonnante du cuir chevelu. e. Forme ulcérobourgeonnante labiale cutanéomuqueuse.

Item 299 – UE 9 Tumeurs cutanées

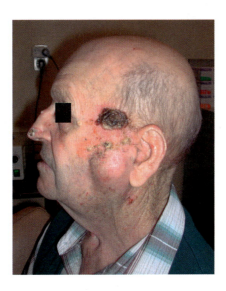

Figure 8.24. Carcinome épidermoïde cutané (spinocellulaire) temporal avec adénopathie parotidienne métastatique.

F. Pronostic

Les facteurs de mauvais pronostic (risque d'évolution vers une rechute ou une métastase) sont cliniques ou histologiques (cf. encadré 8.1 et tableau 8.4).

Facteurs de mauvais pronostic des CEC

Facteurs de mauvais pronostic cliniques :
- localisation sur une zone à risque élevé :
  - *risque faible* : zones photoexposées (en dehors des lèvres et oreilles), autre localisation de l'extrémité céphalique, du tronc et des membres ;
  - *risque élevé* : zones périorificielles, cuir chevelu, zones non insolées, radiodermite, cicatrice de brûlures, ulcères ou inflammation chronique.
- taille : > 1 cm sur les zones à risque élevé, > 2 cm sur les zones à risque faible ;
- infiltration en profondeur : adhérence au plan profond ;
- signes neurologiques d'envahissement (anesthésie du trijumeau, paralysie faciale) ;
- récidive locale ;
- immunodépression.

Facteurs de mauvais pronostic histologiques :
- épaisseur > 3 mm ;
- invasion : profondeur histologique ;
- degré de différenciation cellulaire « moyen » à « non différencié » ;
- invasion périnerveuse ;
- formes histologiques à haut risque : desmoplastiques > mucoépidermoïdes > acantholythiques.

Connaissances

Encadré 8.1

Carcinomes épidermoïdes cutanés : indications thérapeutiques

Pour les CEC du groupe 1

L'avis d'une RCP n'est pas nécessaire.

La biopsie n'est recommandée qu'en cas de doute diagnostique. Il faudra néanmoins une certitude diagnostique histologique pour appliquer des marges d'exérèse latérale.

L'exérèse chirurgicale avec réparation immédiate avec analyse anatomopathologique de la pièce opératoire orientée est de première intention.

Pour les CEC du groupe 2

L'avis de la RCP est indispensable.

La biopsie préalable est recommandée. Il faudra néanmoins une certitude diagnostique histologique pour appliquer des marges d'exérèse latérale.

L'exérèse chirurgicale avec analyse anatomopathologique de la pièce opératoire orientée est de première intention.

La prise en charge ganglionnaire n'est pas systématique. En RCP, en fonction des critères pronostiques et de l'imagerie préopératoire éventuelle, on pourra décider d'une procédure du ganglion sentinelle (non validée pour l'instant) ou d'un curage des aires ganglionnaires de drainage.

En cas de chirurgie non réalisable d'emblée (risque de troubles fonctionnels majeurs, refus), on pratique une biopsie systématique avec analyse anatomopathologique. On proposera après discussion en RCP une radiothérapie ou radiochimiothérapie.

Pour les CEC métastatiques

- Métastase en transit : exérèse chirurgicale, radiothérapie adjuvante à discuter.
- Métastase ganglionnaire : on réalisera un curage ganglionnaire complet, radiothérapie adjuvante du relais ganglionnaire.
- Métastase à distance : chirurgie, radiothérapie, chimiothérapie.

Tableau 8.4. Classification pronostique des CEC et risque de récidive.

Groupe 1	Absence de critères de mauvais pronostic	Risque très faible de récidive et/ou de métastases
Groupe 2	Au moins un critère de mauvais pronostic	Risque de récidive et/ou de métastases allant de « moyen » à « très haut »

G. Principes thérapeutiques

L'exposition solaire pendant l'enfance et l'adolescence joue un rôle important dans l'apparition d'un CEC, ce qui incite à promouvoir la photoprotection à ces âges de la vie.

1. Prévention

L'information et les conseils de prudence vis-à-vis du soleil doivent être renouvelés pendant toute la vie, en particulier chez le sujet à risque :
- prudence en milieu de journée (entre 12 heures et 16 heures), surtout chez les jeunes enfants ;
- protection vestimentaire ;
- utilisation de produits de protection solaire, néanmoins considérée comme dernière ligne de protection ;
- limiter l'utilisation de lampes à bronzer.

2. Dépistage

Le dépistage du CEC ou de ses précurseurs est recommandé après 50 ans chez les sujets à risque. Le bénéfice d'un tel dépistage en termes de santé publique n'est pas connu. L'examen de la peau peut être réalisé à l'occasion de toute consultation médicale. Le rythme optimal de cet examen n'est pas connu.

Item 299 – UE 9 Tumeurs cutanées

3. Prise en charge des précurseurs des CEC

Kératose actinique

La kératose actinique peut évoluer vers la disparition apparente spontanée, la persistance ou la progression vers un CEC. Le traitement est principalement dermatologique et non chirurgical, par l'utilisation de la cryothérapie, de pommade au 5-FU, la photothérapie dynamique.

Leucoplasies muqueuses

Leur traitement est la destruction (chirurgie, électrocoagulation, laser).

Maladie de Bowen

- Exérèse complète avec analyse anatomopathologique systématique.
- Cryothérapie après obtention d'un diagnostic histologique sur biopsie préalable.
- Crèmes au 5-FU, photothérapie dynamique ou imiquimod après obtention d'un diagnostic histologique sur biopsie préalable pour les lésions de grande taille.

4. Prise en charge du carcinome épidermoïde cutané infiltrant

La conduite à tenir en matière d'explorations et de traitement se discute en RCP, sauf pour les CEC de groupe 1.

Bilan initial

Pour les CEC du groupe 1 et carcinome in situ, on pratique un examen clinique de la totalité du tégument (second cancer, phototype, héliodermie) et une palpation des aires ganglionnaires de drainage. Une échographie de l'aire ganglionnaire peut compléter cet examen clinique. Aucun autre examen paraclinique n'est justifié.

Pour les CEC du groupe 2, l'examen clinique recherche des localisations métastatiques. Une échographie locorégionale de la zone de drainage peut être proposée. Tout autre examen n'est justifié que devant des signes cliniques d'appel ou par une décision en RCP en cas de critères de mauvais pronostic nombreux. Un scanner cervicofacial sera prescrit en cas d'adénopathie palpable ou de lésion volumineuse (à la recherche d'adénopathies et pour évaluer l'infiltration locale).

Traitement

Traitement chirurgical

L'exérèse chirurgicale est le traitement de référence (cf. encadré 8.1).

Il existe trois impératifs à respecter :
- carcinologique : exérèse complète avec marges de sécurité (tableau 8.5) ;
- fonctionnel : au niveau périorificiel (notamment labial et palpébral), les procédés de reconstruction font idéalement appel à des lambeaux cutanés locaux de voisinage préservant la fonction en comblant la perte de substance liée à l'exérèse. En cas de lésion

Tableau 8.5. **Marges chirurgicales des CEC (après certitude histologique).**

Type de CEC	Marges chirurgicales conseillées
Tumeurs du groupe 1	4 à 6 mm
Tumeurs du groupe 2	Supérieure à 6 mm (1 cm si possible)

Connaissances

particulièrement volumineuse, les procédés de reconstruction font appel à des lambeaux régionaux pédiculés ou des lambeaux libres microanastomosés ;

- esthétique : ce facteur doit toujours être pris en considération en cas de reconstruction faciale (mais il n'intervient qu'en dernier, après la prise en compte de l'impératif carcinologique et fonctionnel).

Radiothérapie : radiothérapie externe ou curiethérapie interstitielle

Tous les CEC traités par radiothérapie doivent avoir préalablement une confirmation diagnostique histologique. La radiothérapie n'est pas recommandée en première intention si une chirurgie d'exérèse simple peut être réalisée et sur certaines zones : main, pied, jambe, organes génitaux. Elle est contre-indiquée en cas de maladie génétique prédisposante.

Chimiothérapie systémique

Elle n'a qu'une place limitée, réduite aux échecs de la chirurgie et de la radiothérapie. Le cisplatine est la molécule de référence.

H. Surveillance

1. Carcinome in situ et CEC du groupe 1

On réalisera un examen clinique tous les ans pendant au moins cinq ans. Aucun examen paraclinique n'est recommandé.

2. CEC du groupe 2

On réalisera un examen clinique tous les trois mois puis tous les six mois pendant au moins cinq ans.

Une échographie locorégionale de la zone de drainage est préconisée tous les six mois au début de la surveillance sur les lésions avec facteurs de mauvais pronostic. Tout autre examen n'est justifié que sur point d'appel clinique.

Tableau 8.6. Comparaison CBC et CEC.

	CBC	CEC
Origine épidermique	Couche basale (profonde)	Couche épineuse
Âge moyen (ans)	73	76
Incidence/100 000	80/150	30
Exposition solaire	Répétée et aiguë	Répétée et chronique
Siège des lésions	Visage	Visage et mains
Atteinte des muqueuses	Non	Oui
Lésion préexistante	Non	Oui
Risque métastatique	Quasi nul	2 % (ganglions ++)

Item 299 – UE 9 Tumeurs cutanées

Points clés

- L'incidence des cancers de la peau est en augmentation constante en raison des habitudes d'expositions solaires et du vieillissement de la population.
- La chirurgie est le traitement de référence des cancers cutanés.
- Les marges d'exérèse chirurgicale sont adaptées au type histologique de la lésion.
- Le chirurgien ne pourra prendre des marges latérales qu'après avoir un certitude diagnostique, donc uniquement après réalisation préalable d'une biopsie, ou bien à l'occasion d'un examen extemporané réalisé au début de l'intervention pour la chirurgie d'exérèse.
- En fonction du type, de l'existence de critères de gravité ou de contre-indication chirurgicale, la prise en charge thérapeutique doit être discutée en RCP.
- Une surveillance prolongée est nécessaire pour s'assurer de l'absence de récidive.

Pour en savoir plus

Actualisation de la revue de la littérature d'une recommandation en santé publique sur « la détection précoce du mélanome cutané ». Recommandations en santé publique. HAS ; janvier 2013.

Carcinome épidermoïde cutané : prise en charge diagnostique et thérapeutique. Recommandations de bonnes pratiques. INCa et HAS ; juillet 2010.

Mélanome cutané. HAS ; mars 2012. Guide maladie chronique.

Prise en charge diagnostique et thérapeutique du carcinome basocellulaire de l'adulte. Recommandations de bonne pratique. HAS ; mars 2004.

CHAPITRE
9

Item 111 – UE 4 Angiomes de la face et de la cavité buccale

I. Nomenclature
II. Caractéristiques cliniques

Connaissances

Objectifs pédagogiques
■ Diagnostiquer les différents types d'angiomes.

Item 31. Évaluation et soins du nouveau-né à terme.
Item 46. Développement buccodentaire et anomalies.
Item 54. L'enfant handicapé : orientation et prise en charge.
Item 111. Hémangiomes et malformations vasculaires cutanées.
Item 344. Infection aiguë des parties molles.

265

Le mot « angiome » (*angioma* des Anglo-Saxons) est un terme générique, impropre aux yeux des spécialistes, encore que largement utilisé, et qui recouvre un ensemble pathologique soit tumoral, soit malformatif, dont le seul point commun est qu'il affecte le système vasculaire (artère, veine, vaisseau lymphatique). Ces anomalies vasculaires recouvrent un large champ pathologique et sont soit visibles, soit cachées (viscérales). De mieux en mieux connues sur le plan physiopathologique, elles ont largement bénéficié des développements de l'imagerie médicale et de la radiologie interventionnelle, même s'il demeure nombre d'impasses thérapeutiques. Cette pathologie a très tôt suscité la constitution de consultations multidisciplinaires dédiées.

I. Nomenclature

Il est devenu classique et commode, avec Mulliken et Glowacki (1982), d'opposer les tumeurs vasculaires (essentiellement l'hémangiome infantile) aux malformations vasculaires (tableau 9.1).

A. Hémangiome infantile

L'hémangiome infantile (figure 9.1) est la tumeur bénigne la plus fréquente du jeune enfant (10 % des enfants en sont porteurs). Visible ou non à la naissance (20 à 50 % des cas), l'hémangiome se développe dans les premiers mois de la vie, se stabilise au bout de six à 12 mois,

Chirurgie maxillo-faciale et stomatologie
© 2017, Elsevier Masson SAS. Tous droits réservés

Connaissances

Tableau 9.1. Caractères spécifiques comparés des hémangiomes et des malformations vasculaires de la face.

Hémangiome	Malformations vasculaires (capillaire, lymphatique, veineuse, complexe)
3 femmes pour 1 homme	1 femme pour 1 homme
Grande fréquence : 10 % des nourrissons	Rareté : 1 enfant sur 1 000
Invisible à la naissance (60 %)	Présente mais non toujours révélée à la naissance
Émergence postnatale Croissance : 6 à 12 mois	Évolution liée aux traumatismes, aux infections ou bien spontanée
Involution : 1 à 10 ans Séquelles possibles	Pas d'involution Tendance à l'aggravation par poussées
Pas ou peu d'indications à l'exploration radiographique (échographie, Doppler couleur, rarement IRM)	Rôle important de l'imagerie (échographie et IRM), afin de différencier les malformations à haut débit de celles à bas débit Plus rarement utiles : scanner, artériographie
Peu d'effets sur le squelette sous-jacent (effet de masse)	Effets sur le squelette : soit distorsion, soit hypertrophie, soit hypotrophie et lyse osseuse
	CIVL pouvant évoluer en CIVD en cas d'agression de la malformation
Histologie : hyperplasie endothéliale ; GLUT1+ dans 100 % des cas	Histologie : formes capillaires, veineuses, lymphatiques, artérioveineuses ou combinées ; GLUT1– dans 100 % des cas
Thérapeutique :	Thérapeutique :
– abstention	– abstention
– lasers (télangiectasies résiduelles)	– lasers
– médicale, traitements pharmacologiques des formes graves	– radiologie interventionnelle
– chirurgie précoce ou de séquelles	– chirurgie

CIVL : coagulation intravasculaire localisée ; CIVD : coagulation intravasculaire disséminée.

puis régresse lentement en un à dix ans selon les cas. La face est volontiers touchée. La fille est le plus souvent affectée (sex-ratio : trois filles pour un garçon). L'évolution particulière des hémangiomes leur fait affecter le qualificatif d'« immature ».

L'histologie de ces tumeurs est caractérisée par une multiplication cellulaire endothéliale formant des capillaires au cours de la phase de prolifération. L'hémangiome peut simuler une malformation artérioveineuse en échodoppler, mais l'artériographie – qui n'est plus nécessaire au diagnostic – montre un blush tumoral dense.

L'attente de l'involution habituellement spontanée de ces tumeurs est justifiée pour les lésions de petite taille (80 % des hémangiomes ont moins de 2 cm).
La chirurgie peut être indiquée pour des raisons vitales, fonctionnelles, esthétiques ou psychologiques.

Item 111 – UE 4 Angiomes de la face et de la cavité buccale

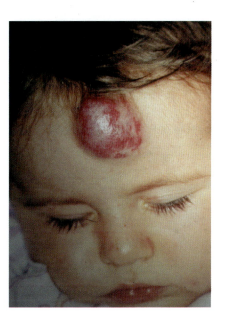

Figure 9.1. Hémangiome frontal.

B. Malformations vasculaires

Simples ou combinées, les malformations vasculaires sont présentes dès la naissance mais se révèlent en règle générale beaucoup plus tard.

Liées à une anomalie de structure de la morphogenèse vasculaire, elles évoluent de manière proportionnée, affectées par les traumatismes, les infections, certaines perturbations hormonales.

> Les malformations vasculaires n'ont aucune tendance à la régression spontanée.

Simples, ces malformations sont superficielles et/ou profondes, de révélation parfois tardive. Elles affectent, selon les cas, préférentiellement le réseau capillaire, veineux, artériel ou lymphatique.

Des formes histologiquement mixtes, *combinées*, existent : malformations lymphatiques et veineuses (malformations veinolymphatiques), malformations artérioveineuses, malformations veineuses et capillaires (malformations capillaroveineuses), par exemple. Ces malformations sont hémodynamiquement différenciées selon qu'il y règne un bas débit sanguin, cas le plus fréquent (capillaires, veineux, lymphatiques), ou un haut débit (malformations hémodynamiquement actives avec fistules artérioveineuses).

Combinées et complexes, les malformations vasculaires réalisent divers syndromes : syndrome de Sturge-Weber-Krabbe à l'étage encéphalique, syndrome de Cobb (angiomatose cutanéo-vertébro-méningo-médullaire) au niveau du tronc, syndrome de Klippel-Trenaunay avec gigantisme progressif du membre. Ces malformations peuvent être disséminées ; c'est le cas de la maladie de Rendu-Osler, du syndrome de Bean, etc.

Cette classification permet, avec l'expérience clinique de ces tumeurs vasculaires ou de ces malformations vasculaires, de porter un diagnostic cliniquement correct dans plus de 95 % des cas et d'orienter ensuite, sans excès, les éventuels bilans nécessaires.

Connaissances

II. Caractéristiques cliniques

L'observation clinique de la lésion, mais surtout l'anamnèse, la reconstitution de son développement et de son histoire sont habituellement suffisantes pour affirmer le type d'anomalie vasculaire rencontrée et écarter le diagnostic de tumeur ou d'anomalie d'autre origine.

Les techniques d'imagerie sont complémentaires : choisies en fonction des arguments de l'examen clinique, elles participent le plus souvent, au moins dans les malformations vasculaires, au traitement et à la surveillance.

A. Hémangiomes infantiles (anciennement « angiomes » immatures)

Dix pour cent des enfants en sont porteurs soit à la naissance (20 à 50 % d'entre eux), soit peu de temps après (quelques jours à quelques semaines). Ces hémangiomes sont toujours présents avant l'âge de 1 an. La prédominance féminine est nette (trois filles pour un garçon pour les formes banales, sept filles pour un garçon pour les formes graves). À la naissance, la peau peut être normale ou marquée par des taches pâles ou des macules télangiectasiques rouges. L'hémangiome se développe en quelques semaines, s'étendant plus ou moins rapidement, puis il se stabilise vers trois à six mois le plus souvent et jusqu'à l'âge d'un an parfois, avant de se résorber lentement sur plusieurs années.

Sur le plan clinique, les lésions sont :
- de taille, de nombre (souvent unique), de siège variable ;
- non battantes à la palpation ;
- de consistance élastique
- non soufflantes à l'auscultation.

Selon que l'atteinte est superficielle, sous-cutanée ou mixte, on distingue :
- l'hémangiome cutané pur : c'est la « fraise » tubéreuse, de couleur rouge vif ; plus ou moins saillant et étendu, il peut être localisé, arrondi ou segmentaire, parfois très diffus ;
- l'hémangiome sous-cutané pur : il se présente comme une masse homogène sous-cutanée chaude, de consistance ferme et élastique, ne pouvant jamais être dépressible, posant parfois des problèmes de diagnostic différentiel avec une malformation lymphatique, une encéphalocèle ;
- l'hémangiome mixte : forme la plus fréquente, elle associe les deux aspects ; la nappe tubéreuse est soulevée par la composante sous-cutanée.

Les examens complémentaires ont deux indications :
- l'appréciation de l'extension et du retentissement local ou général de l'hémangiome ;
- le diagnostic positif dans certaines formes sous-cutanées pures.

La place essentielle revient à l'échographie-Doppler couleur : l'hémangiome immature se présente sous la forme d'une masse d'échogénicité variable, mais toujours très hypervascularisée (de multiples artères et veines sont présentes à l'intérieur du tissu tumoral). Le nombre des pédicules est variable, de même que les vitesses systoliques qui sont la plupart du temps très élevées ; la valeur de l'index de résistance est en règle générale assez basse malgré l'absence de shunt artérioveineux. Chez le nourrisson, la présence d'une telle masse permet d'éliminer une malformation vasculaire. Le seul diagnostic différentiel reste celui d'une tumeur maligne vascularisée (le rhabdomyosarcome, par exemple). L'IRM sert à préciser l'extension des hémangiomes volumineux au niveau de la face, de l'orbite, de la base du crâne ou du cou. L'artériographie ne doit plus être réalisée.

1. Formes cliniques

Des formes cliniques sont distinguées :
- selon la taille et le volume : 80 % des hémangiomes ont moins de 2 cm de diamètre ; tout peut se rencontrer cependant et des formes étendues mettant en jeu le pronostic vital (insuffisance cardiaque) recouvrent plusieurs territoires anatomiques ;
- selon le nombre : il n'y a pas de relation entre le nombre d'angiomes et la gravité de la maladie. Unique ou multiple, voire dispersé en miliaire, l'hémangiome crée des tableaux variés. L'association à des hémangiomes viscéraux (sous-glotte, foie) péjore le pronostic ;
- selon la topographie : la localisation faciale concerne 45 % des nourrissons ; elle engendre des conséquences par son développement, son évolution ou ses séquelles :
  - *au niveau des paupières* : l'atteinte palpébrale (figure 9.2) est un exemple où l'intervention doit être précoce. Gênant la vision, soit par appui sur la cornée, soit par occlusion de l'axe visuel, l'hémangiome peut engendrer un trouble de réfraction (astigmatisme) et une amblyopie ;
  - *au niveau du nez* : l'angiome « Cyrano » (figure 9.3), caractéristique, nécessite souvent une chirurgie précoce, car la tumeur déplace alors les cartilages alaires. Dans ce cas, l'acte chirurgical est précoce, vers deux à trois ans, et il repositionne éventuellement

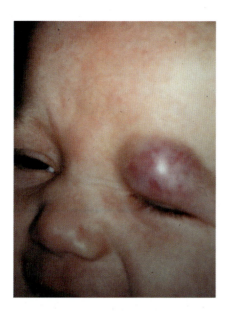

Figure 9.2. Hémangiome palpébral.

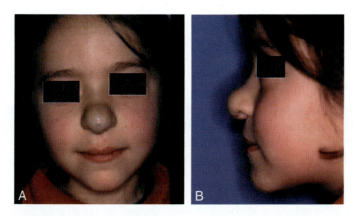

Figure 9.3. Angiome « Cyrano ».

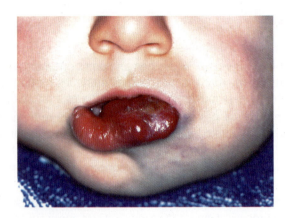

Figure 9.4. Hémangiome labial inférieur.

le squelette cartilagineux nasal ; la prescription très précoce d'un bêtabloquant de type propanolol dès le début des poussées dans les localisations à risque a été un grand progrès : on devrait voir diminuer fortement les indications chirurgicales ;
- *au niveau des lèvres* : le caractère infiltrant de l'hémangiome est responsable d'une macrochéilie disgracieuse, de type tumoral protrusif (angiome « tapir »), à la lèvre supérieure, et retentit sur la disposition dentoalvéolaire. En cas d'hémangiome de lèvre inférieure, le poids de la tumeur et l'hypotonie labiale engendrée par l'infiltration musculaire angiomateuse créent une expansion labiale inférieure parfois considérable (figure 9.4) ; elle ne s'oppose plus à la poussée linguale physiologique et favorise l'éversion alvéolodentaire inférieure ;
- *au niveau du cuir chevelu* : la localisation est banale et ne s'associe pas à une localisation intracrânienne ; le risque hémorragique à cet endroit (fontanelle) n'est pas plus important ;
- *au niveau du pavillon de l'oreille* : l'obstruction du conduit auditif externe peut perturber l'équilibre des pressions au niveau du tympan (risque d'otite externe) ; l'exposition du cartilage entraîne fréquemment une chondrite.

2. Formes associées

Le syndrome de Kasabach-Meritt, avec sa thrombopénie majeure, est à tort rapporté à l'hémangiome infantile. Il complique un autre type de tumeur vasculaire infantile, très rare et très différente de l'hémangiome.

Il existe un autre type de tumeur vasculaire dont les caractéristiques cliniques sont similaires, mais qui est présente à la naissance à son volume maximal : c'est l'*hémangiome congénital*. Il en existe deux types :
- le RICH (*rapid involuting congenital hemangioma*), qui involue rapidement ;
- le NICH (*non involuting congenital hemangioma*), dont le traitement est chirurgical.

3. Formes évolutives

Si l'involution spontanée en quelques années est la marque pathognomonique de l'hémangiome, tout peut se rencontrer, de la restitution ad integrum sans trace séquellaire jusqu'à l'évolution létale en dépit des traitements.

Deux particularités de la maladie sont notables au niveau de la face : l'hémorragie, la nécrose. Cinquante pour cent des angiomes immatures superficiels de l'enfant évoluent vers une séquelle minime qui ne nécessite pas de correction. Dans les autres cas, la résorption existe mais des séquelles cutanées et sous-cutanées signent la maladie. Le blanchiment de la peau recouvre une modification de la texture des tissus sous-cutanés, donnant une peau inélastique et un résidu fibroadipeux.

B. Malformations vasculaires

Classer les malformations vasculaires selon leur hémodynamique est commode. Les modalités évolutives et thérapeutiques sont différentes dans chaque groupe.

1. Malformations vasculaires inactives, à bas débit

Les malformations vasculaires inactives affectent schématiquement le réseau capillaire, le tissu veineux ou le système lymphatique.

Malformations vasculaires de type capillaire

Les angiomes plans (« taches de vin ») constituent l'archétype des malformations vasculaires, marque indélébile d'un handicap particulier s'ils touchent la face (figure 9.5). Présent dès la naissance sous la forme d'une nappe plane rouge, l'angiome subsistera toute la vie. Bien plus, avec l'âge, suivant en taille l'évolution de la croissance, l'angiome s'épaissit, s'assombrit. La texture se modifie et à la peau lisse se substitue un revêtement grenu, violacé, porteur de nodules rouges.

> La topographie volontiers métamérique de cette malformation (liée au développement des crêtes neurales) la rend d'autant plus facile à identifier.

> **Syndrome de Sturge-Weber-Krabbe**
>
> L'atteinte du territoire trigéminée V1 (front et paupière supérieure) doit faire évoquer un syndrome de Sturge-Weber-Krabbe : cette angiomatose encéphalotrigéminée (associant des anomalies méningo-oculo-cutanées) complique 10 % des angiomes plans de territoire V1. La gravité de l'épilepsie qu'elle entraîne est volontiers compliquée d'hémiplégie. La surveillance clinique avec examen oculaire, électroencéphalogramme, scanographie et IRM est nécessaire, et un traitement précoce anticomitial doit être institué. Parallèlement, un dépistage de glaucome doit être entrepris.

Malformations veineuses

Elles sont veineuses et capillaroveineuses, et correspondent à une malformation infiltrante qui s'aggrave peu à peu. Le sang stagne alors dans des lacs interconnectés, malformés, qui gonflent dès lors que le retour veineux est empêché (manœuvre de Valsalva, déclivité). Les

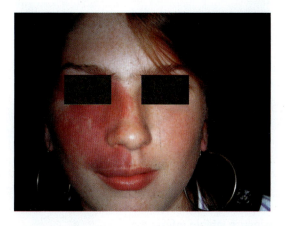

Figure 9.5. Malformation capillaire.

lésions cutanées et muqueuses sont bleues, molles, dépressibles, froides. Elles gonflent en position déclive et à l'effort. Elles croissent avec l'âge. Aucun *thrill* ni souffle n'est retrouvé. Des calcifications intralésionnelles (phlébolithes) sont parfois révélées par la palpation et/ou la radiographie sans préparation. Les malformations veineuses ne présentent aucune topographie élective. Elles infiltrent volontiers les zones temporales et massétérines. Elles déforment la langue, les joues, le voile du palais. Le diagnostic, habituellement clinique, peut être confirmé par l'échographie couleur : les malformations se présentent sous la forme de cavités anéchogènes ou très hypoéchogènes, mal limitées, avec un flux veineux très lent, difficile à mettre en évidence par des manœuvres de chasse musculaire. L'IRM est le meilleur outil de diagnostic, qui montre un hypersignal très évocateur en séquence pondérée T2 ; cette séquence permet également de préciser l'extension en profondeur de la malformation. Scanner et artériographie ont très peu d'indication ici.

Selon la topographie et la taille, le retentissement de la malformation veineuse est différent :
- la localisation labiale (figure 9.6), plus ou moins étendue à la langue, au palais et à la joue, est volontiers source d'incompétence labiale ;
- l'atteinte linguale constitue l'une des causes organiques de macroglossie ;
- l'atteinte pharyngolaryngée est révélée rapidement par des conséquences fonctionnelles sur la respiration (syndrome d'apnée du sommeil), la phonation et la déglutition ;
- la localisation orbitaire s'étend volontiers aux tuniques de l'œil (sclérotique, conjonctive) mais, malgré son volume (exophtalmie de décubitus), elle n'occasionne pas de compression du globe ;
- les malformations cervicales accompagnent parfois une ectasie (cavernome) ;
- les localisations temporomassétérines sont la forme la plus courante ;
- l'existence intracrânienne d'anomalies du développement veineux cérébral est observée dans 20 % des cas et ne présente pas de risque neurologique ;
- des défects osseux sont présents dans 20 % des cas de malformations veineuses de la tête, sans conséquence pathologique.

L'évolution de la maladie est liée à son caractère localisé ou systématisé : il est admis que son développement s'effectue jusqu'à la puberté, ce qui oblige dans les formes graves à intervenir tôt.

Au-delà, l'évolution continue de se faire, mais plus lentement. Le retentissement esthétique et fonctionnel est à la mesure de cette extension et de cette évolution.

Malformations lymphatiques

Les malformations lymphatiques se manifestent sous deux formes cliniques essentielles : la forme kystique et la forme tissulaire.

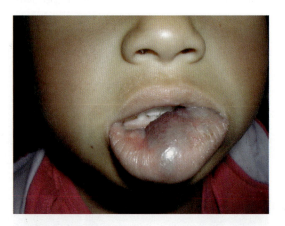

Figure 9.6. Malformation veineuse labiale inférieure.

Soixante-dix pour cent des malformations lymphatiques touchent la face et le cou. Le plus souvent présentes dès la naissance (deux cas sur trois), elles peuvent être décelées au cours du diagnostic anténatal : les formes kystiques cervicales graves, de diagnostic échographique, constituent avant tout un facteur de dystocie. Le pronostic vital est parfois lié aux infiltrations muqueuses (langue, larynx) des formes tissulaires, la clé diagnostique de cette atteinte étant l'IRM anténatale.

Cliniquement, ces deux formes différentes, qui peuvent être associées chez un même patient, sont exposées séparément.

Malformation lymphatique macrokystique (cystic hygroma des Anglo-Saxons)

D'apparition précoce (90 % d'entre elles sont révélées avant l'âge de 2 ans), elle se présente comme une tuméfaction molle, limitée, transilluminable. Sa consistance à peine rénitente n'est pas influencée par l'effort ou la position du sujet. La peau en regard est le plus souvent normale. La topographie est cervicale, parotidienne ou axillaire le plus fréquemment. L'évolution de ce qu'on appelait le « lymphangiome kystique » est caractéristique mais capricieuse : elle présente soit une involution, très rare, soit une aggravation volontiers rythmée par une hémorragie ou une infection ; à l'issue d'un banal épisode de rhinopharyngite par exemple, la tuméfaction augmente, rouge, chaude, sous tension, douloureuse, majorant ainsi ses conséquences fonctionnelles (troubles oculaires, gêne respiratoire, déformation osseuse).

Le traitement médical (corticothérapie et antibiothérapie) est rapidement indispensable et efficace.

Dans cette forme kystique, le diagnostic est clinique, d'autant plus aisé que la masse est superficielle et volumineuse. Plus petite ou plus profonde, la malformation se présente à l'échographie comme un ensemble de cavités anéchogènes, plus ou moins cloisonnées, sans aucun flux visible. Le scanner ou l'IRM sont réalisés dans les formes étendues pour apprécier l'extension en profondeur ou rechercher des localisations médiastinales.

Malformation lymphatique diffuse infiltrante (microkystique)

Associé ou non à la forme macrokystique et partageant la même origine embryologique, le lymphangiome céphalique diffus (et/ou microkystique) infiltre volontiers langue, joue, plancher buccal et muqueuse pharyngolaryngée profonde (figure 9.7). Le diagnostic néonatal n'est pas toujours évident, notamment dans les formes linguales pures : il peut s'agir d'une macroglossie avec revêtement muqueux superficiel caractéristique constitué de multiples vésicules lymphatiques donnant un aspect framboisé. Cependant, il peut s'agir d'une lésion muqueuse isolée s'étendant d'autant plus qu'un geste local (coagulation) peut l'attiser. Les vésicules sont claires ou hématiques en fonction des poussées.

L'exacte extension de la malformation s'apprécie grâce à l'endoscopie et à l'IRM.

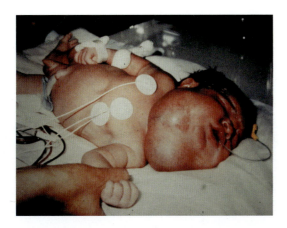

Figure 9.7. Malformation lymphatique micro- et macrokystique géante.

Le mode évolutif par poussées inflammatoires risque d'avoir un retentissement important, fonctionnel, psychologique et esthétique. Il est difficile d'apprécier le potentiel évolutif propre : les poussées inflammatoires diminuent parfois à l'âge adulte – mais, à cet âge, les conséquences osseuses sont fixées.

2. Malformations vasculaires actives, à haut débit : fistules et malformations artérioveineuses

Définies comme un hémodétournement capillaire par shunt artérioveineux, ces malformations (figure 9.8), heureusement rares, sont très graves. On distingue :
- la *fistule artérioveineuse* (FAV), qui est un shunt entre une seule artère et une seule veine ;
- la *malformation artérioveineuse* (MAV), qui est faite de shunts multiples, aboutissant à un peloton vasculaire intermédiaire (nidus) se drainant par une ou plusieurs veines.

Cliniquement, ces malformations se traduisent par une tuméfaction cutanée et sous-cutanée rouge, chaude, *battante*, *pulsatile* avec, à l'auscultation, un *souffle* et, à la palpation, un *thrill*. La peau peut être rosée ou rouge, simulant chez le tout jeune enfant un angiome plan.

L'anomalie peut être visible dès la naissance ou se révéler précocement. Elle apparaît le plus souvent plus tard, au décours de facteurs déclenchants (traumatisme, puberté, grossesse), qui sont dans 20 % des cas des facteurs d'évolution.

On distingue quatre stades évolutifs : dormance, expansion, destruction et destruction avec défaillance cardiaque.

La gravité de la maladie tient pour une part dans le caractère capricieux de cette évolution, que rien ne laisse prévoir et dont les conséquences peuvent être létales. C'est la raison pour laquelle le diagnostic doit être très tôt établi à l'aide des techniques d'imagerie.

À l'échographie-Doppler, on retrouve une augmentation de la taille et du nombre des structures vasculaires en regard de la malformation, avec des courbes vélocimétriques artérielles assez voisines de ce qu'on rencontre dans les hémangiomes. L'IRM et le scanner (figure 9.9) ont l'intérêt de visualiser l'extension et les signes indirects de la malformation (comblement d'espaces graisseux, atteinte osseuse). L'angio-IRM et surtout l'*artériographie* sont indispensables pour faire la cartographie de la lésion, distinguer les malformations à petit shunt (multitude d'afférences et nidus vermiculaires) au potentiel évolutif grave des malformations à gros shunt (artères élargies, nidus limité) et, le cas échéant, participer au traitement (figure 9.10).

Le caractère relativement localisé des malformations artérioveineuses (limitation à un organe ou une partie d'organe) constituerait un élément pronostique favorable, si l'évolution de la maladie n'était inexorable, accélérée par le traumatisme ou l'imprégnation hormonale. La tumeur peut entraîner des déformations majeures, des nécroses, des troubles trophiques, des

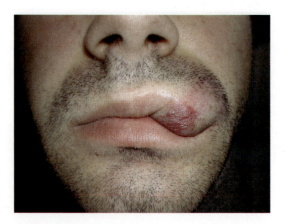

Figure 9.8. Malformation artérioveineuse.

Item 111 – UE 4 Angiomes de la face et de la cavité buccale

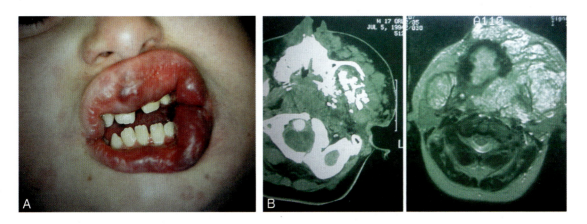

Figure 9.9. Malformation artérioveineuse.

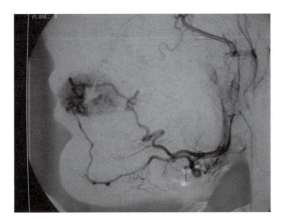

Figure 9.10. Artériographie sélective de la malformation artérioveineuse du patient de la figure 9.8.

douleurs, des hémorragies, etc. Le retentissement cardiaque par hyperdébit est le fait des malformations volumineuses (2 % des malades). Des thérapeutiques inadaptées ajoutent encore aux complications propres des malformations artérioveineuses.

Deux formes cliniques faciales doivent être individualisées :
- le *syndrome de Bonnet, Dechaume et Blanc* (ou *de Wyburn-Mason*) : grave, il associe à une malformation artérioveineuse médiofrontale ou jugale, une extension profonde, rétinienne et encéphalique ; le risque hémorragique (épistaxis incoercible) est majeur ;
- les *malformations artérioveineuses intramandibulaires* : elles sont source de lyses osseuses diffuses et se compliquent d'hémorragie dentaire spontanée ou, après geste endobuccal, d'hémorragie cataclysmique pouvant aboutir au décès si le patient n'est pas orienté vers un service de radiologie interventionnelle.

> Les malformations artérioveineuses ont donc un comportement évolutif particulier. Leur reconnaissance précoce est indispensable pour éviter les erreurs de prise en charge.

Nombre d'observations témoignent que des erreurs de traitement génèrent des complications et des impasses thérapeutiques.

Connaissances

3. Malformations vasculaires complexes et combinées

Systématisée ou non, la malformation vasculaire visible peut être le marqueur d'une lésion profonde au pronostic plus grave.

Malformations vasculaires complexes systématisées

À l'étage craniofacial ont été cités le syndrome de Sturge-Weber-Krabbe dans la section des angiomes plans et le syndrome de Bonnet-Dechaume-Blanc dans celle des malformations artérioveineuses.

Le syndrome de Protée est un désordre polymalformatif consistant en des nappes de malformations capillaires, des masses lymphangiomateuses et lipomateuses, avec souvent une macrocéphalie, des macromélies asymétriques, « au hasard », et des hamartomes divers. L'IRM est nécessaire pour faire la part entre les masses lipomateuses et les masses vasculaires.

Malformations vasculaires disséminées

On distingue la maladie de Rendu-Osler et le *blue-rubber-bleb nevus*.

La maladie de Rendu-Osler est une forme familiale pouvant atteindre deux cas pour 100 000 naissances ; elle s'accompagne d'atteintes muqueuses diffuses avec épistaxis, d'atteintes digestives avec hémorragie digestive, mais également d'hématurie, voire de métrorragie. Des malformations artérioveineuses pulmonaires ou cérébrales peuvent être associées aux télangiectasies.

Le *blue-rubber-bleb nevus*, ou syndrome de Bean, est une angiomatose diffuse cutanéodigestive avec de multiples nodules veineux compressibles sous une peau claire. Les lésions sont associées à des lésions muqueuses digestives, sources d'hémorragie. Le diagnostic est posé par endoscopie digestive.

Points clés

- L'hémangiome est une tumeur vasculaire qui se développe par prolifération capillaire, dans la période postnatale immédiate, plus rarement en anténatal.
- La malformation vasculaire est une atteinte congénitale de la structure même d'un vaisseau, et donc également de sa fonction.
- L'existence de consultations multidisciplinaires favorise leur prise en charge, évite les excès d'explorations coûteuses ou irradiantes et les erreurs thérapeutiques parfois source de poussées évolutives ou d'aggravation.
- La reconnaissance exacte du diagnostic doit permettre de décider de la meilleure thérapeutique.

Pour en savoir plus

American Academy of Dermatology Guidelines/Outcomes Committee. Guidelines of care for hemangiomas of infancy. J Am Acad Dermatol 1997 ; 37 : 631–7, www.ncbi.nlm.nih.gov/pubmed/9344205.

Enjolras O, Deffrennes D, Borsik M, et al. Les tumeurs et les règles de prise en charge chirurgicale. Ann Chir Plast Esthet 1998 ; 43 : 455–90.

Jackson IT, Carreno R, Potparic Z, et al. Hemangiomas, vascular malformations and lymphovenous. Malformations : classification and methods of treatment. Plast Reconstr Surg 1993 ; 91 : 1216–30.

Mulliken JB, Glowacki J. Hemangiomas and vascular malformations in infants and children. A classification based on endothelial characteristics. Plast Reconstr Surg 1982 ; 69 : 412–20.

Padwa BL, Hayward PG, Ferraro NF, et al. Cervicofacial lymphatic malformation : clinical course, surgical intervention and pathogenesis of skeletal hypertrophy. Plast Reconstr Surg 1995 ; 95 : 951–60.

Picard A, Soupre V, Diner PA, et al. Chirurgie précoce des hémangiomes immatures à l'aide d'une dissection à ultrasons. À propos de 81 cas. *Rev Stomato*. Chir Maxillofac 2002 ; 103 : 10–21.

Société suisse de pédiatrie. Propranolol – Un nouveau traitement pour les hémangiomes infantiles. Paediatr 2009 ; 20 : 29–31, www.swiss-paediatrics.org/paediatrica/vol20/n2/index.htm.

Vazquez MP, Diner PA, Picard A, et al. Les lèvres angiomateuses. Ann Chir Plast Esthet 2002 ; 47 : 561–79.

CHAPITRE

10

Item 344 – UE 11
Infections aiguës
des parties molles
d'origine dentaire

I.   Anatomie et physiologie dentaire
II. Lésions dentaires
III. Lésions gingivales, ou parodontopathies
IV. Complications locales, régionales et à distance des foyers infectieux dentaires et gingivaux

Connaissances

277

Objectifs pédagogiques

▪ Diagnostiquer et traiter une infection aiguë des parties molles (origine dentaire).
▪ Identifier les situations d'urgence et celles nécessitant une hospitalisation, initier la prise en charge.

Item 46.   Développement buccodentaire et anomalies.
Item 145. Infections nasosinusiennes de l'enfant et de l'adulte.
Item 149. Endocardite infectieuse.
Item 270. Dysphagie.
Item 344. Infection aiguë des parties molles.

I. Anatomie et physiologie dentaire

A. Anatomie de l'organe dentaire

À la description classique de la dent, formée d'une couronne, d'une racine et creusée d'une cavité pulpaire, s'est substitué le concept plus large d'organe dentaire, formé de l'*odonte* (ou dent anatomique) et de ses tissus de soutien, ou *parodonte* (figure 10.1).

1. Odonte

L'odonte est constitué de trois éléments : l'émail, la dentine et la pulpe.

L'*émail* est une substance très dure, acellulaire, formée de prismes minéraux (calcium et phosphate sous forme de cristaux d'hydroxyapatite) à partir d'une matrice organique. La salive est un élément majeur de protection de l'émail en tamponnant l'acidité endogène et exogène.

La *dentine* est le constituant principal de l'odonte. Elle participe à la constitution des deux unités anatomiques de la dent, la couronne et la racine :

• la *couronne*, intraorale, où la dentine est recouverte par l'émail ;
• la *racine*, intraosseuse, où la dentine est recouverte de cément.

Entre couronne et racine, le collet de la dent est serti par l'attache épithélioconjonctive de la gencive (joint d'étanchéité vis-à-vis du milieu buccal).

Chirurgie maxillo-faciale et stomatologie
© 2017, Elsevier Masson SAS. Tous droits réservés

Connaissances

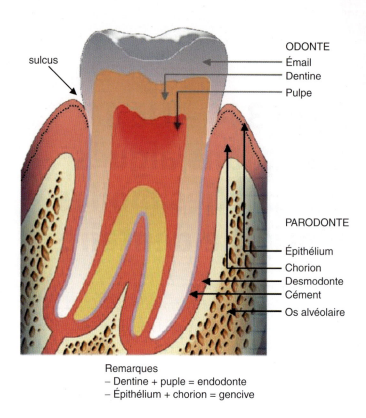

Figure 10.1. Anatomie de l'organe dentaire.

La *pulpe dentaire*, tissu conjonctif bordé par les odontoblastes, comporte un axe vasculonerveux terminal pénétrant par les orifices apicaux de la dent. L'innervation est fournie par les branches terminales du nerf trijumeau (V2 pour les dents maxillaires, V3 pour les dents mandibulaires).

2. Parodonte

Appareil de soutien de la dent, le parodonte est formé de quatre éléments : la gencive, le desmodonte, le cément et l'os alvéolaire.

La *gencive* comprend deux parties : le chorion qui, à son tour, est recouvert d'un épithélium.

Le *desmodonte* (ou ligament alvéolodentaire ou périodonte) est un véritable appareil suspenseur et amortisseur de la dent. Siège de la proprioception, il est formé de nombreux trousseaux fibreux unissant le cément radiculaire à l'os alvéolaire.

Le *cément*, sécrété par les cémentoblastes, est une substance ostéoïde adhérant à la dentine radiculaire.

Les *processus alvéolaires* des maxillaires et de la mandibule sont creusés d'alvéoles tapissées par une couche d'os compact, la *lamina dura*, structure modifiée en radiologie dans certaines pathologies (hyperparathyroïdie). L'*os alvéolaire* est formé pour l'essentiel d'os spongieux entouré de deux corticales fines. *Cet os alvéolaire, qui supporte les dents, « naît et meurt » avec elles.* Les racines des dents s'enchâssent dans les alvéoles maxillaires et mandibulaires auxquelles elles sont solidarisées par le desmodonte.

Le sillon gingivodentaire (*sulcus*) sépare la gencive de la couronne dentaire. Sa profondeur varie selon les dents et leurs faces de 0,5 à 2 mm. Son fond est occupé par une attache épithélioconjonctive, véritable barrière entre le parodonte profond et la flore bactérienne orale.

B. Physiopathologie de l'infection dentaire

Les lésions dentaires et parodontales peuvent aboutir à la formation de foyers infectieux. Deux mécanismes sont possibles : la voie endodontique et la voie parodontale (figure 10.2).

Voie endodontique (caries et leur évolution naturelle)

Carie de l'émail (I et II) → carie de la dentine (III) → pulpite (« rage de dents ») (IV) → nécrose pulpaire (mortification de la pulpe dentaire) → parodontite apicale d'origine endodontique (V) → complications infectieuses.

Voie sulculaire (ou parodontale) marginale

Parodontopathie (« déchaussement dentaire ») → nécrose pulpaire (mortification de la pulpe dentaire) → parodontite apicale → complication infectieuse.

> Tout traumatisme dentaire, même minime, peut entraîner une nécrose pulpaire qui peut s'installer progressivement et ne se déclarer que secondairement.

II. Lésions dentaires

A. Carie

1. Définition

La carie représente une des plus fréquentes pathologies au monde. Il s'agit d'une protéolyse microbienne de l'émail et de la dentine (souvent due à *Streptococcus mutans*) liée au développement et à la stagnation de la plaque dentaire.

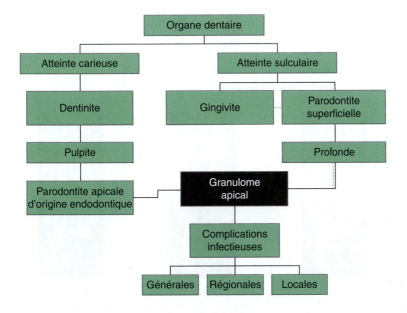

Figure 10.2. Les deux voies de propagation de l'infection dentaire.

2. Étiologie

Le milieu buccal rassemble les conditions idéales pour la vie microbienne (humidité, température, etc.). La flore est constituée d'une association de germes aérobies et de germes anaérobies. Ce sont souvent des germes commensaux non pathogènes, mais certains sont opportunistes, devenant pathogènes lors de conditions favorisantes (*Streptococcus*, *Peptostreptococcus*, *Bacteroides*, etc.). La virulence des germes peut être exacerbée par l'altération de l'état général, la mauvaise hygiène buccodentaire, le tabac, l'hyposialie, etc.

3. Clinique

Plusieurs formes cliniques sont distinguées (figure 10.3).

Carie de l'émail

La carie de l'émail est asymptomatique ou peut se traduire par une réaction exacerbée aux tests thermiques. On retrouve souvent une simple rugosité à l'inspection et au sondage : le premier stade est représenté par la tache blanche, le deuxième par la tache brune.

Carie de la dentine (dentinite)

L'atteinte de la dentine est marquée par une douleur brève, plus ou moins intense, inconstante et localisée à la dent. Cette douleur est provoquée par le froid et le chaud, les aliments sucrés ou acides. L'examen met en évidence une cavité laiteuse ou claire ou une lésion gris noirâtre ou brune dans laquelle on peut enfoncer une sonde dentaire, qui rencontre une dentine ramollie. La vitalité pulpaire est conservée : les tests de vitalité déclenchent une douleur localisée à la dent (test avec microcourant électrique avec un *pulp-tester*).

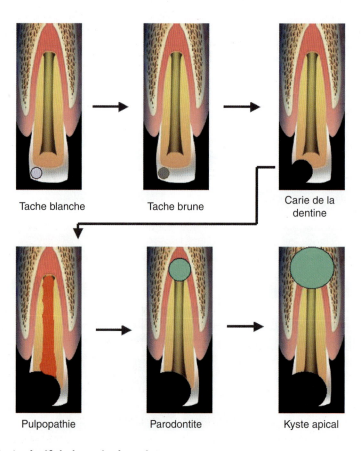

Figure 10.3. Génie évolutif de la carie dentaire.

4. Paraclinique

Le cliché rétroalvéolaire et le panoramique, ou orthopantomogramme dentaire, montrent la lésion carieuse sous forme d'une lacune radiotransparente et permettent surtout l'exploration parodontale et apicale (granulome ou kyste périapical).

5. Évolution

En l'absence de traitement, l'évolution naturelle se fait vers une inflammation de la pulpe dentaire, ou pulpopathie, conséquence de la carie pénétrante de la pulpe. Cette évolution peut être lente ou rapide.

B. Pulpopathies

1. Pulpite aiguë

La pulpite aiguë fait suite à la dentinite. Il s'agit de l'inflammation de la pulpe dentaire (paquet vasculonerveux) contenue dans le canal dentaire. Elle est réversible lorsque le traitement adéquat est rapidement mis en place. Elle devient irréversible lorsqu'il y a nécrose de la pulpe dentaire (*mortification dentaire*). Sur le plan clinique, il existe une douleur spontanée, continue, violente et mal localisée (« rage de dent »).

2. Pulpite chronique

Une pulpite aiguë peut aboutir à la chronicité si le traitement odontologique adéquat n'a pas été mis en place. Sur le plan clinique, il n'y a habituellement pas de douleur spontanée, mais une douleur qui peut être déclenchée par la mastication. L'examen endobuccal met en évidence une lésion ulcérative profonde de la dent ou une lésion hyperplasique (polype pulpaire). Les tests de vitalité, le plus souvent négatifs (aucune douleur provoquée par la stimulation au *pulp-tester*), traduisent une nécrose ou gangrène pulpaire.

C. Parodontites

Il s'agit des atteintes inflammatoires du parodonte. C'est le stade local de la diffusion de l'infection dentaire dans l'organisme.

1. Desmodontite (périodontite ou monoarthrite dentaire)

La desmodontite est définie comme une inflammation du ligament alvéolodentaire, ou desmodonte. Elle peut faire suite, mais non exclusivement, à une pulpite ayant entraîné une mortification dentaire. Elle peut être aiguë ou passer à la chronicité.

Desmodontite aiguë

La desmodontite aiguë se manifeste cliniquement par une douleur spontanée, lancinante, pulsatile, permanente avec recrudescence nocturne continue, avec une irradiation régionale (dans le territoire du nerf trijumeau), majorée par le chaud, le décubitus et la percussion axiale. Elle siège sur une dent souvent légèrement mobile. Cette douleur peut être minorée par le froid. L'interrogatoire peut retenir la sensation d'une « dent longue » ou « élastique » (douleur provoquée par le contact de la langue ou de la dent antagoniste). L'examen endobuccal met souvent en évidence une carie hyperdouloureuse et une inflammation locale. Les tests de vitalité pulpaires sont négatifs car la dent est mortifiée.

En l'absence de traitement, l'évolution se fait vers la chronicité ou la suppuration parodontale avec signes généraux.

Desmodontite chronique

La desmodontite chronique est non douloureuse. À l'examen clinique endobuccal, il existe souvent une dyschromie dentaire et, quelquefois, une voussure palatine ou mandibulaire et/ou une fistule. Les tests de vitalité sont négatifs.

Les clichés radiographiques standards (clichés rétroalvéolaires, panoramique dentaire) montrent un épaississement du ligament alvéolodentaire sous la forme d'une clarté anormalement épaisse autour des racines de la dent incriminée.

2. Granulomes et kystes apicaux dentaires

Il s'agit de l'atteinte osseuse alvéolaire située au contact de l'apex dentaire avec formation d'un tissu de granulation pouvant contenir des germes (foyer infectieux latent). Par définition, une lacune osseuse de moins de (ou égale à) 5 mm est dénommée *granulome* et une lacune osseuse de plus de 5 mm est dénommée *kyste*. Ils sont l'évolution commune de la carie ou de la desmodontite.

Le panoramique dentaire (ou des clichés rétroalvéolaires) montre une image radiotransparente (clarté) localisée autour de l'apex, dénommée granulome ou kyste apical en fonction de la taille (figure 10.4).

D. Principes du traitement

1. Prévention

Prévenir l'apparition de caries dentaires est fondamental pour éviter ou diminuer les infections dentaires. L'hygiène buccodentaire comporte : le brossage dentaire postprandial dès l'âge de deux ou trois ans, la réduction de la consommation des sucres cariogènes (surtout en dehors des repas), la fluoration (pour les enfants et les patients irradiés) et le contrôle régulier de l'état dentaire (une consultation annuelle chez le chirurgien-dentiste traitant).

2. Traitement curatif

Le traitement des caries des dents définitives *et* des dents déciduales (dents de lait) doit être systématique. Un traitement conservateur doit être privilégié autant que possible. Tout abcès doit être traité.

L'antibiothérapie est indiquée dès le stade de pulpite.

Un traitement antalgique efficace est important, car il s'agit souvent de pathologies très douloureuses. Il ne faut donc pas hésiter à utiliser des antalgiques de classes II et III.

> La prescription d'anti-inflammatoires (anti-inflammatoires non stéroïdiens ou corticoïdes) est contre-indiquée.

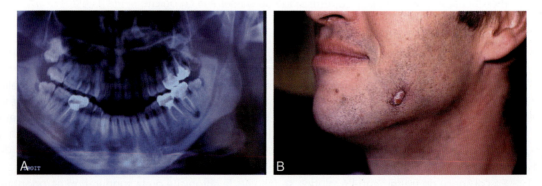

Figure 10.4. Granulome apical sur la dent n° 37 à l'origine de la fistule cutanée.

En effet, les anti-inflammatoires masquent les signes de l'inflammation et favorisent l'évolution vers des complications septiques locales ou générales graves (cellulites cervicofaciales d'origine dentaire, greffes septiques à distance).

III. Lésions gingivales, ou parodontopathies

Les parodontopathies sont des maladies inflammatoires d'origine bactérienne affectant les tissus de soutien de la dent. Selon le tissu concerné, il s'agit de : *gingivite* (gencive), *parodontite* (cément et desmodonte), *alvéolyse* (os alvéolaire) (tableau 10.1).

Très fréquentes, elles constituent un véritable fléau par l'édentation précoce qu'elles entraînent (plus fréquente qu'avec les caries) et par leurs complications infectieuses (identiques à celles des caries évoluées : complications locales, locorégionales et à distance).

L'agression bactérienne est le premier et indispensable facteur de développement de la maladie parodontale.

A. Gingivite tartrique

1. Physiopathologie

Le tartre est constitué par la plaque dentaire calcifiée. L'inflammation est liée à l'irritation locale due au tartre, qui constitue un support idéal pour la flore pathogène buccale. L'inflammation et les bactéries provoquent une protéolyse, entraînant une fragilisation et une destruction plus ou moins localisée de la gencive. La cause est une hygiène buccale médiocre, souvent associée à une consommation alcoolotabagique.

Tableau 10.1. Clinique des différentes lésions de l'organe dentaire.

Douleur	Inspection	Vitalité	Percussion	Diagnostic
Absente	Tache blanche	Normale	Normale	Carie de l'émail réversible (stade I)
	Tache brune			Carie de l'émail irréversible (stade II)
Provoquée Cédant à l'arrêt de la stimulation	Dentine altérée	Tests douloureux	Indolore, sonorité claire	Carie de la dentine (stade III)
Spontanée ou provoquée Pulsatile	Cavité carieuse profonde	Tests très douloureux	Transversale douloureuse	Pulpite, ou « rage de dent » (stade IV)
Spontanée, augmente au contact, continue Impression de dent longue	Cavité carieuse profonde, mobilité douloureuse de la dent, œdème gingival	Absente	Axiale douloureuse	Parodontite apicale aiguë (stade V)
Modérée ou absente	Légère mobilité	Absente	Ébranlement perçu dans la région apicale	Parodontite apicale chronique
Douleurs à type d'agacement et gingivorragies	Gencives rouges, œdématiées, mobilité dentaire, rétraction gingivale	Normale (sauf en phase terminale)	Plus ou moins douloureuse	Parodontite d'origine sulculaire

2. Clinique

L'examen clinique est marqué par l'existence d'une couche de tartre plus ou moins épaisse, attachée à la gencive, qui est rouge, inflammatoire, plus ou moins hypertrophiée, saignant au moindre contact (au brossage des dents, ce qui inquiète souvent les patients) et sensible. Les localisations les plus fréquentes des poches de gingivite tartrique se situent au niveau du collet lingual des incisives (souvent inférieures) et du collet vestibulaire des molaires supérieures.

3. Évolution

En l'absence de traitement de la gingivite tartrique, l'évolution spontanée vers une lyse de la gencive, ou parodontolyse, est inéluctable. Cette parodontolyse peut évoluer vers une gingivostomatite ulcéreuse.

4. Traitement

Il faut envisager :
- une prévention : l'arrêt du tabac s'impose ; un brossage pluriquotidien soigneux doit être institué ;
- un traitement curatif : le traitement local consiste en un ou deux détartrages annuels, la réalisation régulière de bains de bouche, l'application de gels gingivaux.

B. Gingivite ulcéronécrotique

La gingivite ulcéronécrotique survient chez des patients immunodéprimés.

L'examen clinique met en évidence une gingivorragie, des pétéchies (pouvant être liées à une thrombopénie), une hypertrophie gingivale ou des gencives blanches (liée à l'anémie).

> Les lésions de gingivite ulcéronécrotique doivent faire rechercher une hémopathie.

C. Gingivite odontiasique

Il s'agit d'une complication liée à l'éruption dentaire, l'entité classique étant la péricoronarite de la dent de sagesse inférieure chez l'adulte. Le tableau est très algique avec des signes locaux inflammatoires, douleurs irradiées (odynophagie) et adénopathie cervicale réactionnelle.

D. Hypertrophies gingivales

Les hypertrophies gingivales sont fréquentes et peuvent être :
- idiopathiques (congénitale, liée au développement dentaire) ;
- hormonales (puberté, pilule de contraception, grossesse) ;
- carentielles (carence en vitamine C ou scorbut) ;
- iatrogènes par traitement antiépileptique (phénytoïne, Di-Hydan®), antihypertenseur (nifédipine, Adalate®) ou immunosuppresseur (ciclosporine) (figure 10.5) ;
- l'expression d'une hémopathie (leucémie).

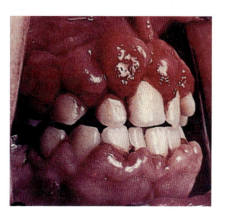

Figure 10.5. Hypertrophie gingivale (ciclosporine).

IV. Complications locales, régionales et à distance des foyers infectieux dentaires et gingivaux

Les complications des foyers infectieux dentaires peuvent être :
- locales : pyorrhée alvéolodentaire, abcès sous-périosté, ostéite, stomatite érythémato-ulcéreuse, fistules faciales, granulome apical, puis kyste apical ;
- régionales :
  - sinusite maxillaire d'origine dentaire ;
  - cellulite (extension de l'infection dans l'espace celluloadipeux de la face et du cou) localisée ou diffuse, adénite, adénophlegmon, ostéite ;
  - thrombophlébite (veine faciale, sinus caverneux) ;
- à distance :
  - complications cardiaques (endocardite bactérienne), ophtalmiques (uvéite, kératite), métastases septiques à distance (abcès du système nerveux central, pleuropulmonaire, osseux, rénal) ;
  - complications générales (fièvre prolongée inexpliquée, septicémie, méningite).

A. Sinusite maxillaire d'origine dentaire

La sinusite maxillaire d'origine dentaire (SMOD) est une réaction inflammatoire de la muqueuse du sinus maxillaire consécutive à une infection d'origine dentaire.

Forme étiologique fréquente (40 %) de sinusite maxillaire, elle s'oppose aux sinusites d'origine nasale dont elle partage une partie de la symptomatologie par une atteinte *unilatérale*.

Le traitement impose, sous peine d'échec, de traiter *conjointement* sinus et dent.

C'est, en règle, une atteinte chronique du sinus maxillaire, pouvant évoluer par poussées de réchauffement qui récidivent après l'arrêt du traitement antibiotique. L'important dans cette pathologie unilatérale est d'éliminer un cancer du sinus maxillaire.

1. Les dents sinusiennes

Les dents en rapport intime avec le plancher du sinus maxillaire sont les *prémolaires supérieures* et les *molaires supérieures* (par ordre de fréquence : les 6, les 5, les 7, puis les 4) (figure 10.6a). La mince couche d'os spongieux séparant les apex dentaires de la muqueuse sinusienne diminue avec l'âge et avec l'édentement (procidence du sinus, classique après la perte des premières molaires).

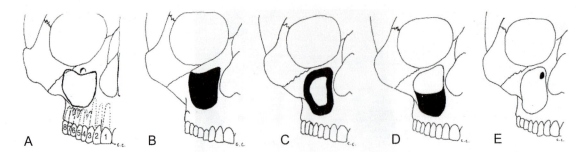

Figure 10.6. Sinusite maxillaire d'origine dentaire.
a. Dents « sinusiennes ». b à e. Différents aspects radiologiques des sinusites maxillaires d'origine dentaire.

2. Étiologie

Foyers dentaires

Il s'agit d'une infection endodontique ou parodontale d'une dent sinusienne aboutissant à sa mortification.

Causes iatrogènes

Les causes iatrogènes sont possibles, notamment après avulsion d'une dent maxillaire (communication buccosinusienne) ou dépassement de pâte lors de l'obturation d'une dent sinusienne.

3. Diagnostic de sinusite

Signes d'appel

Les signes d'appel, qui témoignent d'une poussée de surinfection ou d'une rétention, sont :
- une rhinorrhée purulente, *unilatérale et fétide* (cacosmie subjective de la flore anaérobie d'origine dentaire : seul le patient perçoit une odeur nauséabonde) ;
- une douleur maxillodentaire unilatérale et une obstruction nasale, inconstantes.

Ces signes évoquent l'atteinte sinusienne ; leur *unilatéralité* oriente vers l'étiologie dentaire (80 % des cas unilatéraux).

Examen clinique

Examen facial

L'examen facial recherche une douleur élective à la pression de la paroi antérieure du sinus maxillaire, sous l'émergence du nerf infraorbitaire (fosse canine). La sensibilité dans le territoire du nerf infraorbitaire est conservée (diagnostic différentiel avec les cancers du sinus maxillaire).

Examen rhinologique

L'examen rhinologique au speculum (après mouchage) montre une congestion de la muqueuse et des sécrétions purulentes sous le cornet moyen.

4. Diagnostic de l'étiologie dentaire

Examen clinique

On recherche un foyer infectieux (caries, parodontopathie) au niveau des dents sinusiennes avec, surtout, des signes de *mortification*. En pratique, seules les dents intactes réagissant aux tests de vitalité sont considérées comme hors de cause.

Item 344 – UE 11 Infections aiguës des parties molles d'origine dentaire

Parfois ne persiste qu'une communication buccosinusienne après avulsion ancienne. Dans ces cas, la manœuvre de Valsalva permet d'observer la communication sous la forme d'une fuite d'air lors de l'expiration contrariée par le nez.

Du pus au niveau du cavum, sur la paroi postérieure du pharynx peut être observé (jetage postérieur).

Examens paracliniques

Ils sont dominés par l'examen radiographique, qui explore les deux pôles sinusien et dentaire de l'affection.

Technique

On distingue :

- le cliché sinusien standard (Blondeau), remplacé actuellement par le scanner sinusien (coupes axiales et coronales), beaucoup plus précis, ou encore par la tomographie informatisée (*cone beam*) qui a l'avantage de diminuer les radiations ; ces examens explorent le contenu sinusien et les parois osseuses ;
- pour la recherche du foyer dentaire, l'orthopantomogramme (ou des clichés rétroalvéolaires), qui complète le bilan.

Résultats

Au niveau sinusien :

- la sinusite maxillaire d'origine dentaire se traduit par l'existence d'un niveau hydroaérique plus ou moins associé à un épaississement en cadre de la muqueuse du sinus (figure 10.6b à e) ;
- signe négatif essentiel : les parois osseuses sont intactes.

Au niveau dentaire, l'atteinte de l'organe dentaire se traduit par des radioclartés :

- radioclarté coronaire d'une carie ;
- radioclarté périradiculaire d'une parodontite marginale ;
- radioclarté périapicale d'une parodontite apicale (granulome ou kyste).

5. Traitement

Le traitement, médicochirurgical, porte toujours sur la sinusite et sur sa cause dentaire.

B. Cellulites faciales

Les cellulites faciales constituent de loin la première complication des foyers infectieux dentaires et représentent une cause d'urgence fréquente en chirurgie maxillofaciale.

1. Mécanisme

Position des dents

La situation des apex dentaires par rapport aux tables osseuses et aux insertions musculoaponévrotiques détermine la localisation des cellulites.

Tissu celluleux

Le tissu celluleux est compartimenté en régions par des muscles et des cloisons musculoaponévrotiques. Celles-ci s'insèrent sur le maxillaire et la mandibule. Ces espaces, ou loges celluloadipeuses faciales, sont en continuité avec la région submandibulaire puis le reste de la région cervicale ; enfin, les loges cervicales communiquent avec les régions médiastinales. C'est en suivant ces espaces que l'infection se propage.

Germes

Ce sont ceux qu'on retrouve habituellement dans la cavité buccale. L'infection est donc polymicrobienne, avec des germes aussi bien aérobies qu'anaérobies. Les germes anaérobies ont la propriété de produire des enzymes protéolytiques et des gaz qui « dissèquent » le tissu conjonctif.

Voie d'entrée

Les germes gagnent les parties molles de la face à partir d'une ostéite qui s'est constituée à partir du foyer périapical (d'origine endodontique ou parodontale).

Non traitée ou mal traitée, une desmodontite peut donner lieu à un abcès au travers de l'os alvéolaire et aboutir sous le périoste, formant ainsi l'abcès sous-périosté. Lorsque le périoste est traversé, on passe de l'abcès sous-périosté à l'abcès sous-muqueux si les racines sont courtes comme chez les enfants (parulie). Il s'agit d'une tuméfaction tendue, fluctuante, se situant au niveau de la table osseuse, en regard de l'apex de la dent. La douleur est fonction de la distension des tissus mous. Des signes généraux sont possibles (fièvre +++).

2. Formes cliniques

Chez l'adulte dont les dents ont terminé leur évolution, on rencontre divers tableaux cliniques.

Cellulites aiguës

Plusieurs stades peuvent être distingués.

Premier stade : cellulite séreuse (non collectée)

C'est la forme de début. On retrouve les signes d'une desmodontite ou d'une infection apicale avec une tuméfaction douloureuse aux limites imprécises qui comble le sillon et efface les méplats. La peau est tendue, chaude, légèrement érythémateuse (figure 10.7) ; les mouvements mandibulaires ou linguaux sont gênés à la suite de l'infiltration des tissus par le processus infectieux. Les signes généraux commencent à s'installer (fébricule, céphalées) et, en l'absence de thérapeutique, la cellulite séreuse évolue vers la *suppuration.*

Deuxième stade : cellulite suppurée ou cellulite collectée

La tuméfaction a tendance à se limiter ; la peau devient rouge, tendue, luisante, chaude, la masse adhère au plan osseux (figure 10.8). Le palper bidigital met en évidence une fluctuation signant la collection. La douleur est plus importante qu'au stade précédent ; elle est intense, continue, lancinante, à prédominance nocturne, entraînant l'insomnie, entravant l'alimentation, la déglutition et l'élocution. Le trismus, secondaire à la contraction douloureuse des muscles masticateurs, infiltrés, est d'autant plus marqué que la dent causale est postérieure. D'autres signes sont possibles, suivant la localisation et la gravité : dysphagie, salivation abondante, insomnie, fièvre à 38–39 °C, fatigue. Sans traitement, soit la collection évolue vers une fistulisation en bouche ou à la peau, facteur de passage à la chronicité de la cellulite, soit l'infection diffuse vers les régions voisines : c'est la cellulite diffusée qui témoigne de la gravité de l'infection.

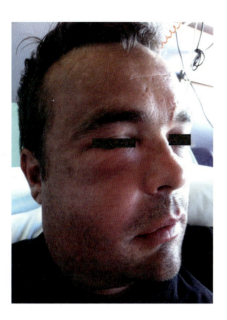

Figure 10.7. Cellulite génienne en voie de collection.

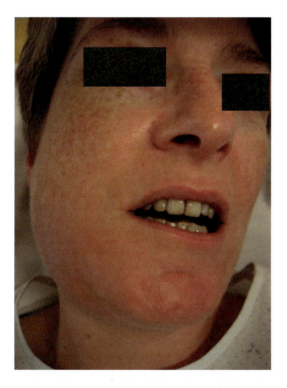

Figure 10.8. Cellulite massétérine avec trismus à 10 mm.

Troisième stade : cellulite gangreneuse ou cellulite diffusée

Heureusement rare, elle peut apparaître d'emblée (fasciite nécrosante) ou faire suite aux stades précédents. Elle est caractérisée par une nécrose extensive des tissus. En plus des signes cliniques de la cellulite suppurée, on palpe des crépitations dues à la présence de gaz. La ponction ramène du pus brunâtre et fétide ; la culture retrouve des germes anaérobies.

Connaissances

Cellulites subaiguës et chroniques

Les cellulites subaiguës et chroniques résultent des cellulites suppurées mal traitées, soit évoluées spontanément soit dont le traitement a été insuffisant (défaut de traitement de l'infection et/ou de sa porte d'entrée).

Elles se présentent sous la forme d'un nodule d'aspect variable, indolore à la palpation, adhérant à la peau, avec présence d'un cordon induré le reliant à la zone en cause. Dans les formes chroniques, il faut citer la cellulite actinomycosique due à un anaérobie, l'*Actinomyces israeli*. Le pus qui s'écoule de la fistule contient des grains jaunes.

La chronicité peut aussi se traduire par une fistule cutanée, témoin de la persistance d'un foyer infectieux périapical.

Signes locaux de gravité

En dehors des signes généraux graves, il est essentiel de dépister l'installation de signes locaux de gravité dont la constatation permet d'anticiper une évolution pouvant mettre en jeu le pronostic vital ou fonctionnel :
- un érythème qui, à partir de la tuméfaction, tend à s'étendre vers la partie basse du cou, vers les creux supraclaviculaires ou l'incisure jugulaire du sternum ;
- une tuméfaction suprahyoïdienne latérale qui tend à progresser vers la région cervicale médiane, voire vers le côté opposé ;
- une crépitation neigeuse au palper de la tuméfaction ;
- une tuméfaction du plancher oral, parfois associée à un œdème lingual qui font craindre une obstruction des voies aériennes ;
- une déglutition salivaire douloureuse s'accompagnant d'un trismus ;
- une tuméfaction jugale qui ferme l'œil du patient et fait craindre un abcès périorbitaire.

Le terrain sur lequel se développe l'infection constitue aussi un critère de gravité à prendre en compte : immunodépression, tares associées, cardiopathies valvulaires (encadré 10.1), etc.

La constatation d'un ou plusieurs de ces signes impose l'hospitalisation en urgence.

C. Thrombophlébites faciales et craniofaciales

Les thrombophlébites faciales et craniofaciales sont observées de façon exceptionnelle. Elles associent un syndrome septicémique à la constatation :
- d'un œdème important gagnant l'angle interne de l'œil et surtout la paupière supérieure (signe d'alarme capital) ;
- d'une exophtalmie ;
- d'une induration douloureuse du cordon veineux angulaire à la palpation ;
- de l'atteinte des nerfs III, IV et VI, marquée par un ptosis, un strabisme et une diplopie ;
- de l'atteinte méningée, se manifestant par des céphalées, des nausées, des vomissements et une raideur de la nuque.

Ce tableau classique est celui de la thrombose du sinus caverneux.

D. Complications générales

1. *Endocardite infectieuse*

Le rôle des foyers infectieux dentaires est primordial dans l'installation d'une endocardite infectieuse (maladie d'Osler) (encadré 10.1). L'endocardite infectieuse est parfois consécutive à un essaimage microbien venu d'un foyer parodontal ou survenant après une extraction dentaire, chez un patient porteur d'une cardiopathie à risque d'endocardite infectieuse.

Item 344 – UE 11 Infections aiguës des parties molles d'origine dentaire

Encadré 10.1

Patients à risque d'endocardite

Classification des cardiopathies à risque d'endocardite infectieuse

Cardiopathies à haut risque

- Prothèse valvulaire intracardiaque (mécanique ou bioprothèse), quel que soit l'orifice porteur. Les endocardites malignes lentes sur prothèse représentent le quart des endocardites, avec une mortalité lourde de 20 à 30 %, où l'étiologie dentaire représente 50 % des endocardites tardives.
- Patient en attente de remplacement valvulaire.
- Cardiopathies congénitales cyanogènes, même après n shunts palliatifs ou corrections incomplètes.
- Antécédents d'endocardite infectieuse.

Cardiopathies à risque

- Valvulopathies aortique (insuffisance aortique, rétrécissement aortique) et mitrale (insuffisance mitrale), à l'exception du rétrécissement mitral-prolapsus valvulaire mitral avec insuffisance mitrale et/ou épaississement valvulaire.
- Cardiopathie congénitale non cyanogène (communication interventriculaire), sauf la communication interauriculaire.
- Cardiopathie obstructive.

Cardiopathies sans risque particulier d'endocardite infectieuse

- Communication interauriculaire.
- Prolapsus valvulaire mitral sans insuffisance mitrale ou à valves fines.
- Cardiopathies ischémiques : angine de poitrine, infarctus du myocarde.
- Cardiopathie hypertensive.
- Cardiopathie dilatée.
- Patient opéré de pontage aortocoronarien, de shunt gauche/droit, sans communication résiduelle.

- Patient porteur de stimulateur cardiaque ou de défibrillateur implantable.
- Manœuvres de cardiologie interventionnelle (valvuloplastie percutanée, prothèse endocoronaire).
- Affections vasculaires périphériques : artérite, phlébite.

Gestes buccodentaires et patients à risque (conférence de consensus)

Chez les patients à haut risque d'endocardite, les pulpopathies, les parodontopathies, les traumatismes dentaires nécessitent l'extraction.

Les prothèses sur dents dépulpées, les implants et la chirurgie parodontale sont formellement déconseillés.

Lors de la préparation à une chirurgie de remplacement valvulaire, les malades entrent dans la catégorie à haut risque d'endocardite maligne lente : seules sont conservées les dents pulpées présentant un traitement endodontique parfait, sans élargissement desmodontal, remontant à plus d'un an, et au parodonte intact ; toutes les autres dents dépulpées dont le traitement endodontique est incomplet, les dents dont le support parodontal est pathologique, les racines et les apex persistants seront extraits au moins quinze jours avant l'intervention cardiaque.

Antibioprophylaxie des endocardites infectieuses

Les cardiopathies sans risque particulier d'endocardite infectieuse ne nécessitent pas d'antibioprophylaxie spécifique.

Les cardiopathies à risque d'endocardite infectieuse (à haut risque ou à risque) nécessitent une antibioprophylaxie lors de la réalisation des gestes à risque, en particulier dentaire.

2. Autres complications générales des foyers infectieux dentaires

- *Fièvre prolongée inexpliquée au long cours* : en présence d'une fière chronique apparemment isolée, il est indispensable de rechercher un foyer infectieux, notamment dentaire.
- *Manifestations rhumatologiques* : arthrites, notamment sur prothèse.
- *Manifestations ophtalmiques* : uvéites, ptosis, voire amauroses brutales doivent faire rechercher un foyer dentaire.
- *Manifestations rénales* : glomérulonéphrite proliférative.
- *Manifestations pulmonaires* : des suppurations pulmonaires aiguës ou chroniques peuvent succéder à des infections buccodentaires, soit par bactériémie, soit par inhalation de produits septiques.

Connaissances

- *Manifestations digestives* : les foyers buccodentaires peuvent être à l'origine de troubles digestifs de type gastrite, entérite, colite.
- *Manifestations neurologiques septiques* : parmi les troubles nerveux d'origine dentaire, il faut citer les algies de la face (cf. chapitre 12) ; les abcès du cerveau d'origine dentaire ne sont pas exceptionnels et s'expliquent par le même processus étiopathogénique que les thrombophlébites ou par des embolies.

Points clés

- Fréquence des infections d'origine dentaire.
- Nécessité de leur prévention par hygiène locale et contrôle dentaire.

Pour en savoir plus

Nicot R, Hippy C, Hochart C, et al. Les anti-inflammatoires aggravent-ils les cellulites faciales d'origine dentaire ? Revue Stomatol Chir Maxillo-faciale Chir Orale 2013 ; 114 : 304–9.

Peron JM, Mangez JF. Cellulites et fistules d'origine dentaire. Stomatologie. Encycl Méd Chir. Paris : Elsevier-Masson ; 2002. 22-033-A-10.

CHAPITRE 11

Items 152, 164 – UE 6
Pathologie non tumorale de la muqueuse buccale

I. Ulcération ou érosion des muqueuses orales
II. Infections cutanéomuqueuses à *Candida albicans*

Objectifs pédagogiques

■ Devant des ulcérations et érosions des muqueuses orales :
- argumenter les principales hypothèses diagnostiques ;
- justifier les examens complémentaires pertinents.

■ Diagnostiquer et traiter une infection cutanéomuqueuse à *Candida albicans*.

Item 110. Dermatose bulleuse touchant la peau et/ou les muqueuses externes.
Item 152. Infections cutanéomuqueuses et des phanères, bactériennes et mycosiques de l'adulte et de l'enfant.
Item 160. Exanthèmes fébriles de l'enfant.
Item 164. Infections à herpèsvirus de l'enfant et de l'adulte immunocompétents.
Item 295. Tumeurs de la cavité buccale, nasosinusiennes et du cavum, et des voies aérodigestives supérieures.
Item 344. Infection aiguë des parties molles.

Connaissances

293

I. Ulcération ou érosion des muqueuses orales

La démarche diagnostique suppose de savoir reconnaître la véritable lésion initiale qui, si elle n'est pas l'érosion ou l'ulcération, peut être aussi diverse qu'une vésicule, une bulle, un érythème caustique, un aphte ou une lésion inflammatoire ou tumorale. L'anamnèse et l'examen clinique, préalables à des explorations paracliniques sélectives éventuelles, restent donc la clé du diagnostic.

Deux diagnostics dominent par leur fréquence la pathologie ulcéreuse de la muqueuse buccale : les ulcérations traumatiques et les aphtes. Les diagnostics différentiels de ces affections sont orientés différemment selon que l'ulcération est unique ou qu'on observe plusieurs éléments. Schématiquement, on recherchera surtout une tumeur ulcérée dans le premier cas, les pathologies systémiques ou infectieuses dans le second cas.

A. Définitions

- Une *érosion* se définit comme une perte de substance superficielle, épithéliale, mettant plus ou moins à nu la partie superficielle du chorion. Elle est souvent postvésiculeuse, postbulleuse ou post-traumatique et guérit généralement sans cicatrice.
- Une *ulcération*, plus profonde, concerne le chorion moyen et profond, avec risque de cicatrice.

Chirurgie maxillo-faciale et stomatologie
© 2017, Elsevier Masson SAS. Tous droits réservés

Connaissances

B. Diagnostic

Le diagnostic d'une ulcération ou d'une érosion est clinique ; le diagnostic de la cause peut nécessiter d'autres examens complémentaires.

1. Interrogatoire

L'âge, les antécédents personnels (maladies, épisodes antérieurs similaires, prise médicamenteuse), les notions de signes fonctionnels (douleur, gêne à l'élocution ou l'alimentation) et de signes associés éventuels (lésions cutanées, adénopathies douloureuses ou non) doivent être précisés.

La durée et l'évolution (aiguë ou chronique) sont des éléments d'orientation essentiels, ainsi que la notion de récurrence.

2. Examen clinique

La lésion elle-même est caractérisée (tableau 11.1) :
- par son caractère primaire ou secondaire (succédant à une autre lésion) ;
- par son caractère souple ou induré, inflammatoire ou non, nécrotique ou non, surinfecté ou non ;
- par sa topographie, sa taille et le nombre de localisations : l'examen des autres muqueuses et de tout le tégument est requis.

L'examen général est dirigé par l'anamnèse et l'aspect lésionnel, vers la recherche d'adéno-pathies, de lésions dermatologiques ou de toute symptomatologie associée suggestive d'un tableau infectieux ou syndromique.

3. Examens complémentaires

L'anamnèse et l'étude clinique permettent de limiter les examens au strict nécessaire dans le registre suivant :
- prélèvements locaux dans une hypothèse infectieuse : examen direct, cultures (virologique, bactériologique, mycologique) ou PCR ;
- examen cytologique (cytodiagnostic) ou histologique (biopsie) avec, éventuellement, examen en immunofluorescence directe ;
- sérodiagnostics d'infections bactériennes ou virales : en dehors du sérodiagnostic de la syphilis, ils sont demandés au cas par cas, en fonction du diagnostic envisagé.

Tableau 11.1. **Caractéristiques des ulcérations buccales.**

	Forme	Bords	Fond	Base
Aphte commun	Arrondie ou ovalaire	Réguliers Halo rouge	Plat, fibrineux Jaune	Souple
Aphte géant	Arrondie ± irrégulière	Réguliers Halo rouge		
Aphte creusant	Irrégulière	Œdématiés Halo rouge	Irrégulier Nécrotique	Souple ±
Ulcération traumatique	Variable, souvent allongée	Plats ou œdématiés Pas de halo rouge	Fibrineux	Souple ±
Carcinome	Le plus souvent irrégulière	Surélevés, indurés	Végétant, nécrotique ±	Indurée, plus large que l'ulcération

C. Diagnostic étiologique

1. Ulcération unique

Aphte

Aphte isolé commun

L'aphte isolé commun (figure 11.1) est une ulcération de petite taille, de forme arrondie ou ovalaire, à fond jaune cerné d'un bord rouge régulier, non indurée, douloureuse, évoluant en huit à dix jours.

Aphtose idiopathique bénigne

L'aphtose idiopathique bénigne est la forme la plus fréquente : le patient, régulièrement, présente un ou quelques aphtes banals. Il existe souvent une réactivation par certains contacts alimentaires (agrumes, tomate, noix, gruyère).

Aphte géant

L'aphte géant (figure 11.2) est une variante. Sa taille est supérieure à 1 cm, la forme est plus ou moins régulière et ses bords sont quelquefois œdématiés. Il dure souvent plus d'un mois.

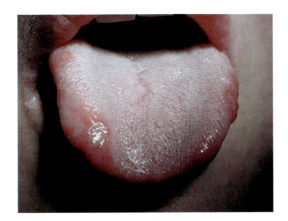

Figure 11.1. Aphte banal.

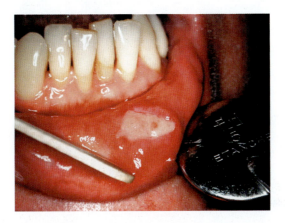

Figure 11.2. Aphte géant.

Aphte creusant

L'aphte creusant (ou nécrotique) a un fond nécrotique et, si le bord est irrégulier, il n'est ni dur ni éversé. La base est œdématiée mais souple. Il dure plus d'un mois et laisse des cicatrices.

> Aphte géant et aphte creusant doivent faire rechercher une positivité de la sérologie VIH.

Ulcération traumatique

Souvent douloureuse, elle est envisagée sur :
- l'aspect (contours géographiques, bords réguliers, absence de halo érythémateux, œdème périphérique et sous-jacent, base souple, nécrose jaunâtre) (figure 11.3) ;
- la topographie ;
- l'anamnèse (bord ou crochet de prothèse inadaptée, dent cariée, couronne défectueuse, morsure, hygiène buccodentaire agressive, contact caustique).

Les ulcérations traumatiques ou chimiques doivent guérir en huit à 15 jours après suppression de la cause : en l'absence de guérison, le passage à la chronicité doit faire suspecter un phénomène d'entretien, par complication infectieuse, ou un carcinome.

Il convient d'évoquer une pathomimie devant une ulcération sans étiologie évidente chez un patient en difficulté psychologique. Ce diagnostic sera un diagnostic d'élimination, après contrôle histologique.

Carcinome épidermoïde

Une ulcération buccale chronique parfois indolore doit faire évoquer un carcinome épidermoïde ulcéré (figure 11.4) : la lésion est de taille et de forme variables, irrégulières, les bords sont surélevés, éversés, durs, le fond est granité ou végétant ou bourgeonnant.

La base est indurée, dépassant l'ulcération.

La lésion saigne au contact.

Elle peut survenir sur un terrain particulier (lésion précancéreuse leucoplasique ou lichen ancien), avec influence de cofacteurs (tabac, alcool, mauvaise hygiène buccodentaire).

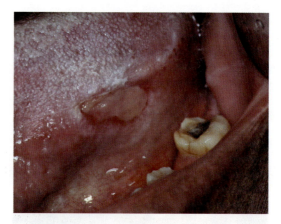

Figure 11.3. Ulcération traumatique.

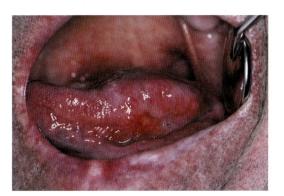

Figure 11.4. Carcinome épidermoïde lingual.

Autres tumeurs ulcérées
Ces ulcérations n'ont pas le caractère typique des carcinomes épidermoïdes, en particulier en ce qui concerne le terrain.

Dans le cas du lymphome malin non hodgkinien, la tumeur est congestive, sans induration. L'ulcération a un aspect inflammatoire.

Dans le cas des tumeurs salivaires, la localisation au palais est très fréquente. Un nodule sous-muqueux, souvent bien circonscrit, est sous-jacent à l'ulcération.

Autres ulcérations uniques exceptionnelles
Syphilis primaire
Le chancre syphilitique d'inoculation apparaît trois semaines après le contage : c'est une érosion indolore, localisée surtout à la lèvre ou à la langue, propre et bien limitée, à bord régulier avec, quelquefois, un halo érythémateux. Le fond est plat et lisse, avec un exsudat gris (fourmillant de tréponèmes). L'induration de la base est peu épaisse (dite en « carte de visite »). La présence d'une adénopathie satellite est constante. Le chancre syphilitique est parfois multiple, avec d'autres localisations possibles (génitale ou anale).

La gomme ulcérée du voile du palais, dont les bords sont « à pic », est observée dans la syphilis tertiaire.

Tuberculose
L'ulcération buccale tuberculeuse, très douloureuse, siège souvent au niveau de la langue. Le contour est irrégulier, le fond est irrégulier, jaunâtre. Elle est à distinguer de l'aphte géant (absence de halo rouge). La base est empâtée, ferme, mais non dure. Une adénopathie satellite est constante. Les réactions tuberculiniques sont très fortement positives. Les lésions pulmonaires sont souvent évidentes à la radiographie.

Lymphoréticulose bénigne d'inoculation (ou maladie des griffes du chat)
Le chancre d'inoculation (griffure) est situé sur la gencive, nécrotique, quelquefois retrouvé en présence d'une volumineuse adénopathie cervicale chronique qui peut en imposer pour une tuberculose. La ponction ramène une goutte de suc ou un pus stériles.

Autres ulcérations infectieuses
Les autres ulcérations infectieuses sont très rares et sont surtout observées chez les malades immunodéprimés : ulcération à cytomégalovirus (CMV) ou histoplasmose.

Connaissances

Ulcérations et érosions buccales

- Lésion unique :
  - aphte, commun, géant, creusant ;
  - ulcération traumatique ;
  - carcinome épidermoïde ;
  - autres tumeurs malignes : lymphome malin non hodgkinien, tumeurs salivaires ;
  - syphilis primaire, tertiaire ;
  - tuberculose ;
  - maladie des griffes du chat ;
  - infection à CMV ;
  - histoplasmose.
- Lésions multiples :
  - aphtose multiple, commune, miliaire, géante, multipolaire ;
  - lichen plan buccal érosif ;
  - ulcérations postvésiculeuses : herpès, varicelle, zona ;
  - virus coxsackies (herpangine, syndrome pied-main-bouche) ;
  - primo-infection par le VIH ;
  - ulcérations postbulleuses : érythème polymorphe, Stevens-Johnson, maladies bulleuses auto-immunes (pemphigus, pemphigoïde cicatricielle) ;
  - autres causes plus rares : agranulocytoses (hémopathies, chimiothérapies), syndrome de Zinsser-Engman-Cole, maladie de Crohn, gingivite ulcéronécrotique.

2. Ulcérations multiples

Aphtoses multiples

Aphtose multiple commune

Les éléments typiques (cf. « Aphte isolé commun ») mesurent moins de 1 cm. Il n'y a pas de fièvre, ni d'adénopathie. La durée de chaque élément est de huit jours, mais l'évolution décalée des aphtes (jusqu'à dix, simultanés ou successifs) prolonge la poussée sur plusieurs semaines.

Aphtose miliaire

Les éléments sont typiques mais de petite taille (2 à 5 mm), nombreux (10 à 100 éléments). Quelquefois, un ou deux éléments sont plus importants. L'aspect de l'éruption est très proche de celui de l'herpès buccal (érosions arrondies postvésiculeuses), mais il n'y a pas de syndrome général, pas de ganglion et, surtout, on ne retrouve aucune lésion péribuccale évocatrice de l'éruption herpétique. En cas de doute, on recherche l'effet cytopathogène d'un frottis du fond d'une ulcération, positif dans l'herpès, négatif dans l'aphtose miliaire.

Aphtose géante

Le diagnostic d'aphtes géants repose sur l'aspect d'une lésion typique (ulcération arrondie de plus de 1 cm, régulière, entourée d'un liseré érythémateux, à base souple). Le problème posé par les aphtes géants multiples est celui du contexte de survenue :
- sans particularité (périadénite de Sutton) ;
- par prise médicamenteuse (nicorandil, antirétroviraux) ;
- par la présence d'une grande aphtose récurrente multipolaire (maladie de Behçet) ;
- surtout, par la survenue d'une grande aphtose, souvent nécrotique, du sida.

Les localisations au palais doivent être distinguées de la sialométaplasie nécrosante, très rare, où la notion de vomissements est habituellement retrouvée (anorexie, grand alcoolisme). Un bourrelet périphérique peut aussi évoquer un carcinome.

Le caractère bipolaire d'une aphtose (orogénitale) impose de rechercher des éléments suggestifs d'une maladie de Behçet (aphtes plus graves, pseudofolliculites cutanées, hypersensibilité aux points d'injection, uvéite antérieure, atteinte neurologique ou articulaire, phlébite superficielle, terrain génétique HLA-B5).

Lichen buccal

Le lichen buccal atteint de façon prépondérante les femmes et peut se localiser au niveau de la muqueuse buccale comme au niveau de la peau. Le mécanisme de son apparition n'est pas connu mais il pourrait s'agir d'une réaction inflammatoire de l'organisme contre la muqueuse buccale déclenchée par différents stimulus.

Généralement non douloureux, il peut se révéler par une sensation de brûlure ou de goût métallique dans la bouche. Il prend, le plus souvent, un aspect de stries blanchâtres entrelacées, localisées au niveau de la face interne des joues. Au niveau lingual, il se présente plus volontiers sous la forme de plaques kératosiques. Des érosions douloureuses peuvent apparaître lors des poussées.

L'aspect de ce lichen est toutefois très variable : il peut s'agir en effet d'une zone rouge érodée, d'une zone fibreuse, atrophique, ou encore pigmentée et même d'une vésicule.

Le diagnostic est assuré, en dehors des formes blanches réticulées typiques, par une biopsie.

Certaines formes sont susceptibles de dégénérer en carcinome épidermoïde, ce qui implique la mise en place d'une surveillance.

Ulcérations virales (postvésiculeuses)

Herpès

Il s'agit de la cause virale la plus fréquente (+++) : l'érosion est polycyclique et succède à un bouquet de vésicules sur une base érythémateuse. L'évolution est suintante et douloureuse, parfois croûteuse ou aphtoïde, accompagnée parfois d'adénopathies satellites et d'une fébricule.

La forme majeure de gingivostomatite fébrile érosive est caricaturale d'une primo-infection herpétique.

La forme récurrente d'érosions récidivant au même site, en particulier sur la lèvre, sous l'effet de facteurs déclencheurs (épisodes d'affections fébriles, exposition solaire, stress, menstruation) est une évidence diagnostique. Les récurrences herpétiques sont rarement strictement muqueuses ; elles surviennent plus souvent sur le vermillon des lèvres et autour. En cas de doute, le diagnostic est assuré formellement par la recherche du virus sur culture cellulaire (où l'effet cytopathogène est observé en 24 à 48 heures), qui permet de préciser la souche en cause, HSV-1 (*herpes simplex virus*) étant plutôt impliqué dans les lésions buccales et HSV-2 dans les lésions génitales. Le sérodiagnostic (IgM) n'a d'intérêt que pour la primo-infection.

Autres infections virales

Les autres infections virales peuvent induire des érosions ou des ulcérations buccales qui ne sont en général pas au premier plan :
- varicelle et zona : les lésions sont similaires à celles de l'herpès, mais plus étendues, endojugales, d'évolution aphtoïde pour la varicelle, ou avec regroupement lésionnel sur le territoire muqueux des nerfs V (trigéminé), VII (facial) ou IX (glossopharyngien) en accompagnement d'un zona cutané ;
- ulcérations buccales liées aux virus coxsackies : herpangine, syndrome main-pied-bouche ;
- toutes les infections virales peuvent s'accompagner de lésions ulcérées des muqueuses.

Ulcérations postbulleuses

Toute lésion érosive persistante ou récidivante peut être la conséquence d'une nécrose épithéliale intervenant dans le cadre d'une toxidermie, d'un érythème polymorphe ou d'une maladie bulleuse auto-immune.

Les lésions, dont les dimensions dépassent 5 mm de diamètre, sont volontiers recouvertes de lambeaux persistants du toit des bulles, formant des pseudomembranes nécrotiques ou des croûtes sur les lèvres.

Érythème polymorphe et syndrome de Stevens-Johnson

Ces dermatoses aiguës érythématobulleuses (figure 11.5), parfois récidivantes, peuvent être de localisation muqueuse prédominante. Les lésions muqueuses sont douloureuses, de siège diffus dans la cavité buccale, avec prédominance de l'atteinte labiale. Le diagnostic clinique d'érythème polymorphe est évident en présence des lésions cutanées caractéristiques en cocarde (au niveau des paumes de mains en particulier). La survenue dix à 15 jours après une récurrence herpétique est classique. En cas d'atteinte muqueuse grave, la cause est surtout médicamenteuse : toxidermie aux sulfamides, anti-inflammatoires non stéroïdiens, antibiotiques, barbituriques.

Dans le syndrome de Stevens-Johnson, les croûtes labiales et cutanées sont hémorragiques. L'atteinte oculaire peut entraîner la cécité ; l'atteinte pulmonaire ou rénale est mortelle dans 10 % des cas.

Maladies bulleuses auto-immunes

Les lésions muqueuses peuvent être le mode de début plus ou moins étendu (érosion isolée ou stomatite érosive) d'une maladie bulleuse cutanéomuqueuse auto-immune, dont le diagnostic repose sur la clinique, la biopsie périlésionnelle (recherche de dépôts d'IgG et de C3) et la recherche d'autoanticorps sériques circulants

La plus fréquente des causes est le *pemphigus*, maladie cutanéomuqueuse à bulles flasques par clivage interkératinocytaire (ou acantholyse), dans laquelle on met en évidence des dépôts d'immunoglobulines au pourtour des kératinocytes.

Dans la *pemphigoïde cicatricielle*, les lésions siègent essentiellement sur la gencive, évoquant une gingivite desquamative, quelquefois une gingivite ulcéronécrotique. Les érosions suivies d'atrophie confèrent une rougeur diffuse à la muqueuse avec, quelquefois, de petites bulles encore intactes et des cicatrices au niveau des muqueuses libres. L'atteinte oculaire doit être recherchée. L'immunofluorescence directe signe le diagnostic sur une biopsie de muqueuse non ulcérée (bande d'anticorps au niveau de la jonction chorioépithéliale ou membrane basale). Une hyperéosinophilie à la NFS est classique.

Autres causes peu fréquentes

Des stomatites érosives surviennent au cours d'hémopathies à la suite d'agranulocytoses (stomatite avec pseudomembranes) ou de chimiothérapies (Adriamycine®, Méthotrexate®).

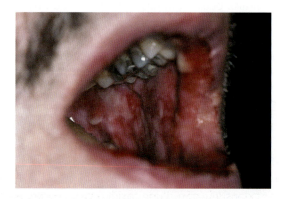

Figure 11.5. **Érythème polymorphe.**

La maladie de Crohn peut s'exprimer par des ulcérations inflammatoires aphtoïdes, buccales ou périanales. En l'absence de manifestation digestive, seule l'histologie permet d'orienter le diagnostic avec le constat de granulomes épithélioïdes non caséeux.

Les gingivites ulcéronécrotiques à germes banals sont surtout observées chez les immunodéprimés. Elles commencent par l'amputation nécrotique d'une languette interdentaire. Puis elles s'étendent horizontalement à toute l'arcade, en hauteur à toute la gencive attachée, en profondeur à l'os sous-jacent dénudé, puis nécrosé. La gingivite ulcéronécrotique doit être distinguée des aphtes nécrotiques ou ulcères nécrotiques gingivaux observés dans le sida, ainsi que des lésions gingivales de l'histiocytose langerhansienne (histiocytose X) qui procèdent de l'atteinte osseuse en premier lieu (granulome éosinophile).

D. Conclusion

En pratique, devant une érosion ou une ulcération muqueuse, ce sont l'anamnèse et l'analyse précise de la lésion élémentaire et de sa topographie, en prenant en considération le profil évolutif, qui donneront des orientations diagnostiques distinctes (figure 11.6).

Une ulcération chronique est toujours suspecte d'une nature carcinomateuse et impose toujours une biopsie. Une ulcération orale aiguë est aussi bien suggestive d'une cause extrinsèque traumatique ou chimique que d'une origine virale ou médicamenteuse.

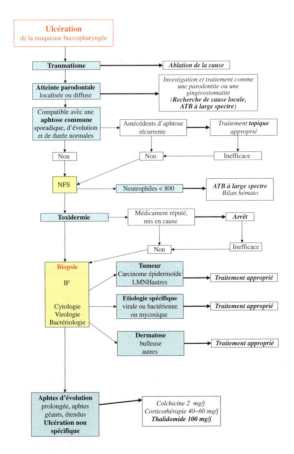

Figure 11.6. **Conduite à tenir devant une ulcération de la muqueuse buccopharyngée.**
ATB : antibiothérapie ; NFS : numération formule sanguine ; IF : immunofluorescence ; LMNH : lymphome malin non hodgkinien.

Connaissances

Compte tenu des remaniements infectieux ou inflammatoires qui ne manquent pas de survenir sur les muqueuses, il faut une grande précision dans la démarche diagnostique pour dégager l'essentiel de l'anamnèse et de la sémiologie, en faisant préciser plus particulièrement l'aspect lésionnel initial de la lésion.

Points clés

- L'érosion et l'ulcération sont des lésions élémentaires de diagnostic clinique, de causes très diverses.
- L'aphte est une forme particulière d'ulcération buccale caractérisée par son fond jaunâtre et son halo inflammatoire rouge.
- Une ulcération buccale chronique et indolore doit faire éliminer un carcinome épidermoïde.
- Une ulcération traumatique disparaît en huit à 15 jours après suppression de la cause.

II. Infections cutanéomuqueuses à *Candida albicans*

A. Épidémiologie

Les *Candida* sont des champignons microscopiques appartenant aux levures. Ces organismes unicellulaires se multiplient par bourgeonnement. Seul *Candida albicans* est un saprophyte exclusif des muqueuses (respiratoires, vaginales, digestives) et n'est jamais trouvé sur la peau saine. Les autres espèces peuvent se trouver normalement sur la peau et les muqueuses.

C'est toujours sous l'influence de facteurs favorisants que la levure *Candida albicans* passe de l'état saprophyte à l'état parasitaire.

Les modalités d'infestation sont :

- rarement, la voie exogène, telle que la contamination du nouveau-né ou du nourrisson par la mère atteinte de vaginite candidosique (candidose néonatale) ;
- surtout, la voie endogène par porte d'entrée digestive ou génitale.

Sur un terrain immunodéprimé, *Candida albicans* est responsable de septicémies ou de lésions viscérales profondes.

Facteurs favorisant les candidoses cutanéomuqueuses

- Facteurs locaux :
  - humidité, macération ;
  - irritations chroniques, pH acide (prothèses dentaires) ;
  - xérostomie ;
  - mucite postradique.
- Facteurs généraux :
  - terrain : immunosuppression, congénitale ou acquise (thérapeutique, infection par le VIH), cancer, diabète, dénutrition, hypovitaminoses, grossesse, âges extrêmes de la vie ;
  - médicaments : antibiotiques généraux (à large spectre), œstroprogestatifs, corticoïdes, immunosuppresseurs.

B. Diagnostic positif

Le diagnostic positif repose sur deux arguments :
- l'aspect clinique, en règle très évocateur et suffisant au diagnostic, même si les manifestations cliniques revêtent des aspects très différents selon que l'infection est aiguë ou chronique et selon la topographie ;
- la confirmation biologique par l'examen mycologique, de technique simple et de résultat rapide.

1. Aspects cliniques

Les manifestations cliniques peuvent revêtir des aspects différents : formes aiguës, subaiguës, chroniques. Les formes diffuses sont beaucoup moins fréquentes et se rencontrent en règle générale chez le nourrisson et le jeune enfant. Les formes accompagnées d'une candidose viscérale sont exceptionnelles et s'observent chez le petit enfant et, surtout, en contexte d'immunodépression.

Forme aiguë : le muguet

Il s'agit d'une inflammation candidosique aiguë, qui est la manifestation la plus commune des candidoses buccopharyngées. Le muguet touche essentiellement le nourrisson et le jeune enfant, à un moindre degré le vieillard.

Phase de début

Elle dure deux à trois jours et réalise une stomatite érythémateuse diffuse (figure 11.7) : sensation de sécheresse buccale, de douleurs à type de cuisson, de goût métallique et de gêne à la mastication. Des troubles de la succion sont observés chez le nouveau-né. À l'examen, la muqueuse apparaît desséchée, rouge, douloureuse. La langue est plus ou moins dépapillée. L'érythème touche la face dorsale de la langue, la voûte du palais et les faces internes des joues (macules coalescentes).

Phase d'état

Elle correspond à la période où la surface rouge se recouvre de taches blanchâtres dont le raclage léger permet de détacher les couches superficielles qui deviennent gris jaunâtre. Les signes fonctionnels sont moins intenses, semblables à ceux de la phase de début.

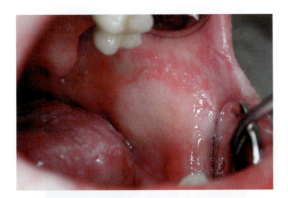

Figure 11.7. Stomatite érythémateuse à *Candida*.

Évolution

Sous traitement, l'évolution est rapidement favorable. Sans traitement, la guérison spontanée est possible, mais un passage à la chronicité ou une extension au pharynx, responsable d'une dysphagie nette, peuvent être observées. L'atteinte œsophagienne est plus rare que les stomatites et peut se développer en l'absence de lésions buccales cliniquement décelables. Elle doit faire rechercher une immunodépression, notamment une infection par le VIH (figure 11.8). Elle est classique au cours ou au décours des radiothérapies sur les voies aérodigestives supérieures.

Formes cliniques

- Forme érythémateuse pure (phase de début).
- Forme pseudomembraneuse.
- Formes localisées : ouranite superficielle (palais), glossite dépapillée centrale, forme localisée à la face intérieure d'une joue.
- Formes associées à une candidose viscérale ou cutanée.
- Atteinte concomitante du pharynx et du larynx.

Formes chroniques en foyers

Les différentes formes chroniques de la candidose peuvent être isolées ou associées les unes aux autres (foyers multiples).

Perlèche

Il s'agit d'une forme localisée au pourtour buccal et essentiellement aux commissures labiales (chéilite angulaire) (figure 11.9). Elle est fréquente chez l'édenté, favorisée par la macération dans le pli commissural, lui-même accentué par la diminution de la hauteur faciale liée à la perte dentaire. Elle est très fréquente chez tous les patients souffrant de bavage quelle qu'en soit la cause. Cliniquement, la perlèche se présente sous forme d'une fissure de la commissure labiale, avec un fond du pli rouge, macéré puis desquamatif ou croûteux et, parfois, débord sur la peau adjacente. Elle est souvent entretenue par un tic de léchage.

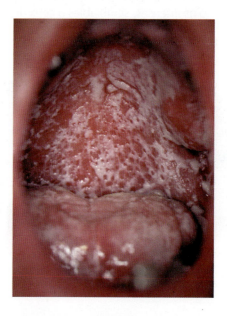

Figure 11.8. Muguet profus chez un patient immunodéprimé.

Glossite losangique médiane

Elle siège en avant du « V » lingual sous forme d'une zone médiane dépapillée, rouge carminée, plus ou moins indurée en superficie (figure 11.10). La lésion est légèrement surélevée, mamelonnée, mais parfois elle est un peu déprimée. La forme est grossièrement losangique ou ovalaire. Une ouranite (lésion palatine) en miroir est souvent associée.

Langue noire villeuse

La langue noire villeuse est souvent iatrogène : antiseptiques prolongés, antibiothérapie à large spectre, psychotropes modifiant le flux salivaire, au cours ou au décours d'une radiothérapie sur la sphère orofaciale ; mais elle peut aussi apparaître sans raison apparente. Dans ce cas, la langue noire villeuse peut persister pendant des années et disparaître comme elle est venue. Ce n'est pas une candidose.

La langue présente un aspect chevelu qui traduit l'hypertrophie et l'hyperkératinisation des papilles filiformes linguales. La couleur jaune brun à noir intense (figure 11.11) s'explique par des pigments alimentaires, tabagiques ou résultant de leur oxydation et de celle de la kératine. Un prélèvement par grattage de la surface linguale ramènera une abondante flore saprophyte. Parfois, une candidose peut se surajouter à cette affection, le *Candida* ne faisant alors que profiter de conditions locales favorables à son développement.

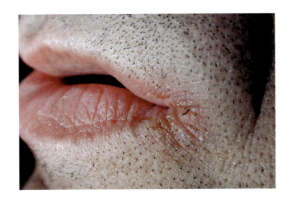

Figure 11.9. Perlèche.

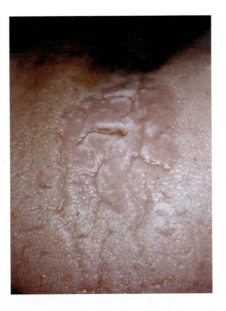

Figure 11.10. Glossite losangique médiane.

Connaissances

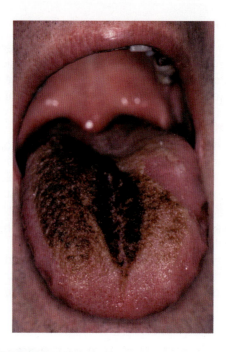

Figure 11.11. Langue noire villeuse.

Ce trouble est asymptomatique ; il a pour seule conséquence un préjudice esthétique avec sa composante psychologique. Le grattage de la langue à la curette après anesthésie de contact règle le problème… au moins temporairement.

Forme chronique diffuse : muguet chronique

Le muguet peut passer à la chronicité, réalisant une stomatite intéressant la langue, le palais et les joues, évoluant par poussées déclenchées par certains aliments ou médicaments (antibiotiques, corticoïdes). Les signes fonctionnels sont très discrets en dehors des poussées et se limitent à une sensation de cuisson, de picotements et de sécheresse buccale. Parfois, un onyxis ou une vulvite associés sont présents.

2. Diagnostic biologique

La technique de diagnostic est simple, avec un prélèvement par écouvillon sec frotté fortement au niveau d'un placard blanchâtre, d'une plaque érythémateuse linguale ou au niveau des sillons d'une perlèche. Parfois, il est nécessaire de procéder à un raclage appuyé par un abaisse-langue ou une spatule.

L'examen direct recherche des levures bourgeonnantes. La présence de pseudofilaments ou de filaments est un élément de pathogénicité.

La levure pousse rapidement en 24 heures sur milieux spécifiques (milieu de Sabouraud), ce qui permet l'isolement et l'identification de l'agent pathogène avec appréciation du nombre de colonies et fongigramme. Les levures étant saprophytes des muqueuses, l'interprétation de l'examen mycologique prend en compte l'espèce isolée, ainsi que l'abondance et la rapidité de pousse des levures, voire la présence de pseudo-filaments à l'examen direct.

L'examen mycologique n'est pas toujours pratiqué en routine, en raison d'un diagnostic clinique souvent évident et du fait que le traitement d'épreuve antifongique local permet de traiter aisément les lésions candidosiques.

Toutefois, dans les cas difficiles (aspect clinique atypique, diagnostic différentiel nécessaire, lésions récidivantes malgré un traitement adéquat, etc.), le prélèvement mycologique est indispensable.

Items 152, 164 – UE 6 Pathologie non tumorale de la muqueuse buccale

> ## Exemple d'ordonnance pour recherche de *Candida*
>
> Prélèvement à faire réaliser le matin, strictement à jeun et sans brossage dentaire ni bain de bouche préalable, au laboratoire d'analyses médicales de votre choix.
> Effectuer un grattage de la face dorsale de la langue à la recherche d'une candidose : identification et analyse quantitative (nombre de colonies).

C. Diagnostic différentiel

Les diagnostics différentiels les plus courants sont envisagés par ordre de fréquence et selon la topographie.

1. Principaux diagnostics différentiels pour une stomatite érythémateuse ou un muguet

- Le lichen plan buccal, qui siège essentiellement sur les muqueuses jugales postérieures et la langue ; les lésions ne se mobilisent pas au grattage ; l'histologie permet le diagnostic.
- La langue géographique.
- La langue noire villeuse.
- La leucoplasie, souvent dans un contexte de tabagisme, en absence de signes fonctionnels ; l'histologie permet le diagnostic.
- Une glossodynie où seuls les signes fonctionnels sont présents en l'absence de lésions muqueuses.

2. Diagnostics différentiels pour une perlèche

- Les perlèches à streptocoques (+++) ou à staphylocoques : très douloureuses, elles répondent mal à l'antifongique seul ; d'autres lésions cutanées par autoensemencement sont à rechercher.
- La syphilis secondaire : des plaques muqueuses buccales, dites « plaques fauchées », accompagnent des lésions cutanées génitales et périanales riches en tréponèmes.
- L'herpès récurrent : caractérisé par la présence de vésicules puis de croûtes, spontanément résolutives en quelques jours.

D. Traitement

1. Principes

Il est indispensable de rechercher les facteurs favorisants et, dans la mesure du possible, de les éradiquer, un traitement antifongique seul ne permettant pas d'obtenir une guérison durable.

Le traitement des candidoses est en règle générale local, excepté dans certaines formes récidivantes ou graves ou étendues qui nécessitent l'utilisation d'un antifongique systémique.

En raison de l'excellente activité antifongique, des traitements courts de quinze jours sont habituellement suffisants. Le traitement associé d'une prothèse dentaire mobile si le patient en est porteur, est indispensable.

2. Voie locale

On peut utiliser l'amphotéricine B (Fungizone®, suspension buvable), la nystatine (Mycostatine®, suspension buvable ou ovules gynécologiques), le miconazole (Daktarin®, gel buccal) à garder en bouche le plus longtemps possible et à distance des repas, l'action de ces antifongiques étant due à leur contact avec les levures. Des soins de bouche avec une solution alcalinisante (bicarbonate de sodium à 14 %) sont à conseiller avant chaque administration d'un antifongique.

3. Voie générale

La voie générale est choisie en deuxième intention, en cas d'inefficacité, de récidives, de faible observance (mauvais goût, troubles gastro-intestinaux, intolérance) ou de formes graves ou étendues survenant dans un contexte de déficit immunitaire génétique ou acquis.

Le fluconazole (Triflucan®, 100 mg par jour pendant une semaine) est l'antifongique systémique de choix et est très bien toléré. *Candida albicans* est exceptionnellement résistant à cette molécule.

> **Points clés**
>
> - Les candidoses sont des infections opportunistes dues à des champignons levuriformes, du genre *Candida*, dont l'espèce *C. albicans* est responsable de la plupart des manifestations pathologiques chez l'homme.
> - *Candida albicans* existe à l'état saprophytique sur les muqueuses digestives et génitales. Les candidoses à *C. albicans* sont donc presque toujours muqueuses avant d'être cutanées.
> - Le diagnostic de candidose repose sur l'examen clinique. La confirmation par l'examen mycologique, dont les résultats sont rapides, est utile dans les cas atypiques ou certaines topographies.
> - L'examen histologique est souvent nécessaire dans les formes papillomateuses et hyperkératosiques, à la recherche de carcinome verruqueux ou de cancérisation.
> - La prophylaxie et le traitement des candidoses ne se réduisent pas au seul traitement par voie locale ou générale mais s'associent à une enquête étiologique à la recherche de facteurs favorisants. En cas de port de prothèse mobile, leur désinfection associée est indispensable.

Pour en savoir plus

Piette E, Reychler H. Traité de pathologies buccale et maxillofaciale. Bruxelles : De Boeck Université ; 1991.

Spirglas H, Ben Slama L. Pathologie de la muqueuse buccale. Paris : Elsevier ; 1999.

CHAPITRE
12

Item 97 – UE 4 Diagnostic différentiel des migraines, névralgies trijéminales, algies de la face : douleurs buccales

I.   Rappel anatomique
II. Examen devant une douleur buccale
III. Orientation diagnostique devant une douleur buccale

Connaissances

Objectifs pédagogiques

▪ Devant des douleurs buccales, argumenter les principales hypothèses diagnostiques et justifier les examens complémentaires pertinents.
▪ Les douleurs buccales étant parfois difficiles à distinguer d'une algie faciale, il semble pertinent de détailler les diagnostics différentiels.

Item 88. Pathologies des glandes salivaires.
Item 97. Migraine, névralgie du trijumeau et algies de la face.
Item 145. Infections nasosinusiennes de l'adulte et de l'enfant.
Item 152. Infections cutanéomuqueuses et des phanères, bactériennes et mycosiques de l'adulte et de l'enfant.
Item 160. Exanthèmes fébriles de l'enfant.
Item 164. Infections à herpès virus de l'enfant et de l'adulte immunocompétents.
Item 295. Tumeurs de la cavité buccale, nasosinusiennes et du cavum, et des voies aérodigestives supérieures.
Item 330. Orientation diagnostique et conduite à tenir devant un traumatisme craniofacial.
Item 344. Infection aiguë des parties molles.

Les douleurs buccales et les algies de la face représentent un motif fréquent de consultation non seulement pour le chirurgien maxillofacial mais également pour le médecin généraliste. Si les causes en sont nombreuses et parfois intriquées, les douleurs buccales restent majoritairement d'origine dentaire.

Chirurgie maxillo-faciale et stomatologie
© 2017, Elsevier Masson SAS. Tous droits réservés

I. Rappel anatomique

A. Cavité buccale

La cavité buccale représente le premier segment du tube digestif. Elle reconnaît comme limites (cf. figure 2.17a au chapitre 2) :

- en haut, le palais ;
- en bas, la langue et le plancher de la bouche ;
- latéralement, la face interne des joues ;
- en avant, les lèvres ;
- en arrière du « V » lingual et du palais dur, l'oropharynx.

B. Innervation sensitive de la face

L'innervation sensitive de la face est sous la dépendance des branches terminales du nerf trijumeau (V^e paire crânienne) composées de deux racines, l'une motrice, l'autre sensitive. Les corps cellulaires des neurones sensitifs sont localisés dans le ganglion trigéminal (ou ganglion de Gasser). Il en émerge trois branches terminales : le nerf ophtalmique (V1), le nerf maxillaire (V2) et le nerf mandibulaire (V3).

Quelques afférences sensitives empruntent le trajet du nerf facial (VIIe paire crânienne), le nerf glossopharyngien (IXe paire crânienne) et le nerf vague (X^e paire crânienne), et participent à la sensibilité de l'oropharynx (surtout de la base de langue) et aussi de la zone de Ramsay-Hunt (conque de l'oreille externe) (cf. figures 1.13 et 1.30 au chapitre 1).

> **Objectifs de la démarche diagnostique devant une douleur buccale**
>
> - Préciser la douleur.
> - Effectuer un examen clinique minutieux.
> - Choisir l'examen radiologique le plus adapté en première intention.
> - Connaître les principales causes des douleurs buccales et des algies faciales.

II. Examen devant une douleur buccale

A. Interrogatoire

1. Caractéristiques de la douleur

- Topographie : son caractère uni- ou bilatéral, son point de départ, ses irradiations.
- Date et circonstances d'apparition (facteur causal initial).
- Facteurs déclenchants selon le tissu à l'origine de la douleur (dent, glande salivaire, nerf, appareil manducateur, etc.).
- Type (lourdeur, tension, brûlure, piqûre, décharge électrique, etc.).
- Intensité : au mieux évaluée sur l'échelle visuelle analogique (EVA) ou sur une échelle sémantique.
- Évolution : caractère aigu ou chronique, rythme, fréquence.
- Signes d'accompagnement : œdème, rougeur, larmoiement, rhinorrhée, vertiges, etc.
- Retentissement de la douleur sur la vie courante (alimentation, mastication, sommeil, vie sociale).

Item 97 – UE 4 Diagnostic différentiel des douleurs buccales

2. Antécédents

- Soins dentaires récents : avulsion dentaire, traitement orthodontique, etc.
- Traumatisme dentaire ou facial.
- Antécédents généraux, notamment éthylotabagisme.
- Traitement en cours ou anciens (anxiolytique, radiothérapie, etc.).

B. Examen clinique

L'examen clinique est stéréotypé, méthodique, et associe un examen exobuccal et cervicofacial à un examen endobuccal. Il comprend une inspection puis une palpation et nécessite d'être assis au niveau du patient, sous un éclairage adapté, avec des gants, des abaisse-langues, éventuellement des miroirs dentaires et un cryospray (bombe de froid).

1. Examen exobuccal

- Examen de l'appareil manducateur :
    - examen du chemin d'ouverture buccale : amplitude mesurée entre le bord des incisives (cf. figure 2.10), chemin d'ouverture rectiligne ou dévié (baïonnette) ;
    - recherche de douleurs spontanées ou à la palpation latérale et endobuccale des articulations temporomandibulaires, des muscles masticateurs ;
- examen neurologique : sensitif (V) et moteur (VII) ;
- examen des téguments : intégrité, couleur, chaleur (plaie, érythème, ecchymose, etc.) ;
- palpation des glandes salivaires (loges parotidiennes, submandibulaires) et de l'appareil manducateur (articulations temporomandibulaires et muscles masticateurs) ;
- recherche d'adénopathie faciale et cervicale.

2. Examen endobuccal

L'examen endobuccal comprend l'examen des structures susceptibles d'engendrer des douleurs buccales : dents, muqueuses dont les gencives, mâchoires, glandes salivaires, nerfs et vaisseaux.

Inspection

L'inspection doit être réalisée sous bon éclairage, en s'aidant d'abaisse-langue pour voir l'intégralité des structures buccales en déplissant les muqueuses (plancher buccal, sillons, vestibules) :

- dents et gencives : caries, état dentaire, occlusion (trouble de l'articulé dentaire), édentement ;
- muqueuses, notamment le bord libre de la langue, région la plus sujette aux cancers buccaux ; la langue doit être inspectée au repos et en protraction (une déviation signera une lésion des muscles du côté de la déviation) ;
- mâchoires : tuméfaction, modification de l'occlusion (fracture) ;
- glandes salivaires : quantité de salive appréciée en mettant sous la langue un morceau de sucre nº 4 qui doit être dissous en trois minutes, inflammation ostiale, salive purulente ;
- muscles : hypertrophie des muscles masséters et temporaux ; hypotonie du muscle orbiculaire des lèvres ;
- appareil manducateur : recherche d'une limitation d'ouverture buccale, un ressaut articulaire, un trouble de la cinématique mandibulaire ;
- nerfs et vaisseaux : évaluation systématique de la motricité faciale.

Palpation

Elle est menée protégé par des gants :

- dents : douleurs à la percussion, au froid, test de vitalité, mobilité ;
- muqueuses : induration, comblement d'un vestibule, tendance au saignement de la muqueuse au contact ;
- mâchoires : recherche d'une mobilité, d'une tuméfaction ;
- glandes salivaires : recherche d'un calcul (palpation bidigitale) ;
- nerfs et vaisseaux : recherche d'une hypoesthésie (territoires du nerf V).

C. Examens complémentaires

Les prescriptions doivent être orientées par l'examen clinique

1. Choisir l'examen radiologique le plus adapté en première intention

- un orthopantomogramme (+++) permet d'apporter des renseignements sur les dents, leurs racines, l'os adjacent, les gros calculs salivaires et les articulations temporomandibulaires ;
- une tomodensitométrie (TDM) ou une tomographie volumique à faisceau conique (*CBCT ou cone beam*) permet une analyse plus précise des structures osseuses ; en cas d'injection d'iode pour TDM, il faut contrôler la créatininémie et l'absence d'allergie ;
- une échographie, voire une IRM, est utile pour l'analyse des parties molles en fonction des hypothèses diagnostiques évoquées.

2 Prélèvements

- prélèvements à visée infectieuse : bactériologique, virologique, mycologique, sérologique ;
- prélèvements cytologique et surtout histologique (+++).

La biopsie est indispensable pour confirmer le diagnostic d'un cancer ou rechercher une maladie bulleuse en cas d'ulcérations buccales étendues.

III. Orientation diagnostique devant une douleur buccale

Il est d'usage de classer les douleurs buccales en fonction, d'une part, de la zone ou de l'organe douloureux pour les douleurs localisées et, d'autre part, des grands syndromes pour les douleurs diffuses :

- les douleurs dentaires et gingivales ;
- les douleurs muqueuses ;
- les douleurs salivaires ;
- les douleurs osseuses (maxillaires et mandibulaires) ;
- les douleurs neurologiques et vasculaires ;
- les douleurs manducatrices ;
- et, enfin, les douleurs inexpliquées et les douleurs fonctionnelles.

Plusieurs étiologies des douleurs buccales font l'objet d'un chapitre spécifique dont seuls sont repris ici les principaux éléments.

A. Causes dentaires et gingivales (tableau 12.1)

La carie dentaire est la première cause de douleur buccale. Les douleurs buccales d'origine dentaire ou gingivale sont les plus fréquentes (cf. chapitre 10). Le plus souvent d'origine infectieuse ou inflammatoire, elles peuvent être dues à une lésion de la pulpe dentaire ou du parodonte et diffuser secondairement. La douleur provoquée au départ devient progressivement permanente.

Une autre forme fréquente mérite d'être citée : l'accident d'évolution de la dent de sagesse mandibulaire, qui associe des douleurs locorégionales à des signes locaux inflammatoires.

Tableau 12.1. **Synthèse douleurs d'origine dentaire et muqueuse.**

Tissu ou organe	Cause	Lésion	Caractéristiques de la douleur	Tips
Dentaire Gingivale	Infectieuse Inflammatoire	Lésion pulpe dentaire Parodontopathie Accident d'évolution de dent de sagesse	Provoquée puis permanente	Première cause de douleur buccale
Muqueuse	Tumorale	Carcinome épidermoïde	Spontanée, Aggravée par la mastication	Lésion indurée Saignant au contact Biopsie +++
		Lymphome	Spontanée	Biopsie +++
	Inflammatoire Immunologique	Ulcération traumatique	Intense	Base souple à la palpation Si absence de guérison en 2 semaines, suspecter une lésion maligne
		Aphte buccal	Continue Insomniante Exacerbée par l'ingestion de certains aliments	
		Lichen plan et Lésions potentiellement malignes	Intensité variable	L'apparition de la douleur doit faire rechercher une transformation maligne
	Maladie bulleuse	Auto-immune : pemphigus vulgaire Non immunologique : syndrome de Stevens-Johnson, érythème polymorphe, syndrome de Lyell	Douleur à la rupture des bulles	Pronostic vital du patient peut être engagé
	Infectieuse	Stomatite localisée : tuberculose buccale, lymphoréticulose bénigne d'inoculation, infection par CMV	Intense	
		Stomatite diffuse : herpès buccal (HSV1) VZV, coxsackie, HSV8, infection à staphylocoque ou streptocoque, gingivite ulcéronécrotique des immunodéprimés, mycose	Intense	
	Autre	Toxidermies d'origine médicamenteuse Mucite induite par la radiothérapie	Intense	Manifestations buccales des pathologies générales

Connaissances

B. Douleurs d'origine muqueuse (tableau 12.1)

La plupart des altérations de la muqueuse buccale sont source de douleurs. Le diagnostic est en règle générale aisé lorsque la lésion survient sur une surface muqueuse aisément accessible à l'examen clinique.

1. Causes tumorales

Les tumeurs malignes de la cavité buccale sont le plus souvent des carcinomes épidermoïdes (cf. chapitre 6). Elles peuvent être responsables de douleurs spontanées, mais surtout provoquées par la mastication, limitant les possibilités d'alimentation.

L'examen révèle typiquement une ulcération à bords surélevés et indurés à la palpation, saignant au contact.

Toute lésion de ce type doit impérativement faire pratiquer une biopsie à visée diagnostique.

Les autres tumeurs malignes, telles que les lymphomes, se manifestent sous forme d'une tumeur douloureuse, congestive, inflammatoire ; elles doivent, elles aussi, faire l'objet d'une biopsie à visée diagnostique.

2. Causes inflammatoires et immunologiques (cf. chapitre 11)

Ulcérations traumatiques

Les ulcérations traumatiques peuvent être dues à :

- un traumatisme dentaire (dent cassée, délabrée) ;
- une prothèse dentaire inadaptée ;
- une morsure muqueuse (muqueuse jugale ou linguale) ;
- une brûlure par ingestion trop chaude ;
- ou à tout autre agent traumatisant (chute sur un objet endobuccal chez les enfants).

Dans ce cas, si la douleur est vive, l'examen retrouve la plupart du temps une lésion aux bords réguliers, discrètement érythémateuse. Il y a peu ou pas d'induration. En général, la suppression de l'agent causal doit entraîner la guérison de la lésion en quelques jours.

Toute ulcération muqueuse qui ne disparaît pas au-delà de deux semaines doit être faire suspecter un cancer et être biopsiée.

Aphte buccal

C'est une cause très fréquente de douleurs. Celle-ci est continue, parfois insomniante, exacerbée par l'ingestion de certains aliments. Il s'agit d'une ulcération la plupart du temps unique, bien arrondie, aux bords réguliers, au fond plat et fibrineux, entourée d'un halo un peu rouge. À la palpation, la base est souple.

Des grandes aphtoses buccales retrouvées au cours de certains traitements immunosuppresseurs ou après chimiothérapie imposent une hospitalisation et une alimentation parentérale ou par sonde gastrique en raison de l'impossibilité d'alimentation orale.

Lichen plan

Le lichen plan représente l'affection de la muqueuse buccale la plus fréquente, touchant 1 à 2 % de la population. Son origine reste mal définie, pour certains auteurs d'origine auto-immune, pour d'autres inflammatoire. Ces lésions blanchâtres évoluent sur de nombreuses années. Elles peuvent parfois devenir inflammatoires et douloureuses, et prendre un aspect scléroatrophique susceptible de transformation maligne.

Item 97 – UE 4 Diagnostic différentiel des douleurs buccales

> Il est important de noter que certaines de ces lésions peuvent évoluer vers une transformation maligne.

Maladies bulleuses

Les bulles buccales peuvent être d'origine auto-immune, notamment au cours du pemphigus vulgaire, mais également d'origine non immunologique, comme dans le syndrome de Stevens-Johnson, l'érythème polymorphe et le syndrome de Lyell.

D'une grande fragilité, les bulles laissent des érosions douloureuses en se rompant.

3. Causes infectieuses

C'est dans la plupart des cas l'ulcération muqueuse que les maladies infectieuses provoquent qui donne le caractère algique à la lésion (cf. chapitre 11).

Stomatites localisées

La *tuberculose buccale* se manifeste par une ulcération irrégulière, non indurée, à fond jaunâtre, à base ferme, sans halo périphérique, mais elle est très douloureuse.

Les *autres ulcérations* sont plus ou moins douloureuses, qu'elles soient dues à une lymphoréticulose bénigne d'inoculation (maladie des griffes du chat) ou à une infection par le CMV.

À noter que le chancre d'inoculation d'une syphilis primaire est en général indolore.

Stomatites diffuses

L'*herpès buccal* (HSV de type 1) se manifeste par des vésicules qui laissent place à des ulcérations disséminées, dans un contexte fébrile. Elles sont cause d'odynophagie sévère et s'accompagnent d'adénopathies satellites également douloureuses.

Toutes les autres infections, qu'elles soient à VZV, à coxsackie virus, HSV de type 8, infections à staphylocoque ou streptocoque, peuvent entraîner des gingivites ou des mucites sévères ; elles sont donc très douloureuses. La gingivite ulcéronécrotique des immunodéprimés est elle-même extrêmement douloureuse.

Les *mycoses*, essentiellement par candidoses, occasionnent des douleurs à type de « cuisson » prédominant sur la langue. Ces candidoses peuvent se manifester soit par une stomatite érythémateuse (langue rouge et vernissée), soit par un muguet buccal (lésion blanche se laissant bien détacher par l'abaisse-langue).

4. Autres douleurs muqueuses

Toute pathologie générale peut se manifester sur la muqueuse buccale par des lésions douloureuses.

Les *toxidermies d'origine médicamenteuse* se manifestent habituellement par un érythème polymorphe.

La *mucite induite par radiothérapie* est quasi constante. La douleur diffuse de toute la cavité buccale est augmentée par l'absence de salive et rend parfois l'alimentation extrêmement difficile.

C. Causes sinusiennes (tableau 12.2)

Les douleurs des sinusites maxillaires par leurs irradiations dentaires ou gingivales méritent d'être évoquées.

Connaissances

Tableau 12.2. Synthèse douleurs d'origine sinusienne, salivaire ou osseuse.

Tissu ou organe	Cause	Lésion	Caractéristiques de la douleur	Tips
Sinusiennes	Infectieuse	Sinusite maxillaire	Irradiation dentaire et gingivale Douleur lors de la position tête penchée en avant, à la pression de la paroi antérieure sinus, rhinorrhée unilatérale fétide, cacosmie	Orthopantomogramme Tomodensitométrie des sinus de la face sans produit de contraste
Salivaires				Une masse douloureuse développée aux dépens des glandes salivaires doit être considérée comme maligne jusqu'à preuve du contraire
Osseuses	Traumatique	Fractures	Majorée à la mobilisation du foyer de fracture	Soulagée par l'immobilisation du foyer de fracture
	Infectieuses	Ostéite postradique Ostéo-chimio-nécrose aux bisphosphonates et inhibiteurs de RANK-L	Intense	Écarter une évolutivité maligne
	Tumeurs	Tumeurs bénignes des mâchoires Tumeurs malignes des mâchoires	Douleurs associées à une dysesthésie	Les tumeurs bénignes des mâchoires sont non douloureuses en dehors des poussées inflammatoires

D. Causes salivaires (tableau 12.2)

Si les douleurs salivaires sont dominées par les lithiases et leurs complications infectieuses locales puis locorégionales (cf. chapitre 5), il ne faut pas oublier les sialadénites virales ou bactériennes.

Il est également important de noter que les tumeurs des glandes salivaires sont en général indolores lorsqu'elles sont bénignes.

> La survenue d'une douleur chez un patient porteur d'une tumeur de glande salivaire doit faire considérer celle-ci comme maligne jusqu'à preuve du contraire.

E. Causes osseuses (tableau 12.2)

1. Traumatique

Les fractures faciales sont douloureuses, tout particulièrement les fractures mandibulaires (cf. chapitre 4).

2. Infectieuse

Qu'elles soient d'origine dentaire ou par évolution du voisinage, les *ostéites* se traduisent par une douleur lancinante, fluctuante, non rythmée. Deux formes particulières d'ostéites doivent être connues :

Item 97 – UE 4 Diagnostic différentiel des douleurs buccales

- *ostéite postradique* (ostéoradionécrose) : elle survient quelques mois à quelques années après une radiothérapie pour tumeur de la tête et du cou. La cause la plus fréquente est dentaire. L'aspect osseux sur la radiographie est caractéristique, avec une ostéolyse progressive toujours très difficile à traiter. Il faudra néanmoins craindre une poursuite évolutive ou une récidive tumorale ;
- *ostéochimionécrose induite par les bisphosphonates* (++) : cette forme particulière décrite depuis 2003 se manifeste par un retard de cicatrisation après un traumatisme de la muqueuse buccale chez un patient traité ou ayant été traité par bisphosphonates, en général à fortes doses. La douleur est inconstante ; il existe souvent une sensation d'engourdissement, de lourdeur de la mâchoire. L'examen clinique retrouve une mobilité dentaire, une perte de substance muqueuse avec exposition osseuse. Les signes radiologiques sont absents au début, puis apparaît une image ostéolytique mal limitée, voire un séquestre osseux.

3. Tumeurs

Les tumeurs osseuses bénignes ne sont pas douloureuses en dehors d'une poussée inflammatoire ou infectieuse (cf. chapitre 7). Les tumeurs osseuses malignes peuvent devenir douloureuses par envahissement des trajets nerveux (nerf alvéolaire inférieur pour les tumeurs mandibulaires). Habituellement, cette douleur s'accompagne de dysesthésies dans le territoire considéré. Les tumeurs maxillaires entraînent des troubles dans le territoire du nerf V2.

F. Causes neurologiques et vasculaires (tableau 12.3)

1. Névralgie du trijumeau (V)

La névralgie du trijumeau se manifeste par des douleurs paroxystiques dans le territoire sensitif du nerf trijumeau. La douleur est paroxystique, fulgurante, en éclair à type de décharge électrique. Elle dure quelques secondes et se répète en salves espacées d'intervalles indolores. Elle peut survenir spontanément ou après stimulation d'une zone dite « zone gâchette » (*trigger zone*). La névralgie du trijumeau peut être idiopathique ou secondaire.

Tableau 12.3. Synthèse douleurs d'origine neurologique et vasculaire.

Type	Territoire	Caractéristiques	Décours temporel	Tips
Névralgie du nerf trijumeau (V)	Territoire du nerf trijumeau	Paroxystique Fulgurante Type décharge électrique	Quelques secondes Salves espacées d'intervalles indolores	Douleur spontanée ou induite (zone gâchette ou *trigger zone*)
Névralgie du nerf glossopharyngien (IX)	Hémilangue	Coup de couteau Piqûre en base de langue Irradiation vers l'oreille et le pharynx	Salves espacées d'intervalles indolores	Douleur spontanée ou induite (zone gâchette : *trigger zone*) Éliminer une tumeur maligne de base de langue
Algie vasculaire de la face	Unilatérale Fronto-orbitaire	Douleur pulsatile Irradiant vers le cuir chevelu, la mandibule et la région cervicale Sensation de broiement Brûlure	Apparition brutale Durée 1 heure Double périodicité	Douleur pulsatile précède l'apparition de troubles vasomoteurs et sympathiques
Maladie de Horton	Mâchoires, Cuir chevelu	Claudication des mâchoires Céphalées Hypersensibilité du cuir chevelu	Douleur pendant l'alimentation obligeant à faire des pauses	Panartérite Altération de l'état général

Connaissances

Connaissances

2. Névralgie du glossopharyngien (IX)

Bien moins fréquente que la névralgie du trijumeau, la névralgie du glossopharyngien se manifeste par une douleur unilatérale de la langue, en coup de couteau ou à type de piqûres ressenties dans la base de langue. C'est une douleur qui irradie vers l'oreille et le pharynx. Elle est parfois déclenchée par la toux, le bâillement ou la déglutition. Il existe une « zone gâchette » à rechercher sous la base de langue.

Le diagnostic en est parfois difficile et doit toujours faire éliminer un carcinome de la base de langue ou de la tonsille palatine. Le syndrome d'Eagle (styloïde longue) s'en rapproche par la symptomatologie.

3. Algie vasculaire de la face

Il s'agit d'une douleur latéralisée, fronto-orbitaire, irradiant vers le cuir chevelu, la mandibule et la région cervicale.

Elle est *pulsatile* et précède l'apparition de *troubles vasomoteurs* et sympathiques (larmoiement, rhinorrhée, rougeur de la face, œdème).

Cette douleur est décrite comme une sensation de broiement, de brûlure. Elle est d'apparition brutale, dure environ une heure, est quotidienne pendant un ou deux mois, puis disparaît pour réapparaître quelques mois plus tard (double périodicité).

4. Maladie de Horton

Outre l'altération de l'état général, cette panartérite peut se manifester par une claudication de la mâchoire, le patient ne pouvant mâcher très longtemps sans ressentir une douleur l'obligeant à faire des pauses. Il s'y associe souvent des céphalées avec hypersensibilité du cuir chevelu. Le risque majeur en est l'amaurose brutale par thrombose de l'artère centrale de la rétine.

G. Causes manducatrices (tableau 12.4)

1. Traumatique

Les *fractures de l'articulation temporomandibulaire* (ATM) entraînent une limitation douloureuse de l'ouverture buccale, essentiellement par la réaction de contracture musculaire des ptérygoïdiens, notamment du ptérygoïdien latéral (cf. chapitre 4).

La *luxation bilatérale de l'ATM* laisse la bouche ouverte, impossible à fermer, et une glène vide à la palpation. Elle impose une réduction rapide par la manœuvre de Nélaton.

Tableau 12.4. **Synthèse douleurs d'origine manducatrice.**

Type	Causes	Clinique
Traumatique	Fracture de l'ATM	Limitation douloureuse de l'ouverture buccale et trouble occlusal
	Luxation uni- ou bilatérale de l'ATM	Patient bouche ouverte déviée ou symétrique Cavité glénoïde vide à a palpation
Infectieuse inflammatoire	Arthrite aiguë de l'ATM	Signes inflammatoires locaux Limitation d'ouverture buccale
Dysfonction de l'appareil manducateur	Douleurs musculoaponévrotiques et les dérangements discocondyliens	Douleur sourde de l'ATM Majoration des douleurs à la mastication et à la mobilisation de l'articulation Points d'hyperexcitabilité déclenchés à la palpation Troubles de la cinématique mandibulaire Symptômes associés nombreux

Item 97 – UE 4 Diagnostic différentiel des douleurs buccales

2. Infectieuse et inflammatoire

L'*arthrite aiguë de l'ATM* est rare ; elle se traduit par des signes inflammatoires locaux, une limitation d'ouverture buccale. On peut retrouver des antécédents de traumatisme, d'infiltration locale, voire d'infection du voisinage.

3. Dysfonctionnements de l'appareil manducateur

L'algie dysfonctionnelle de l'appareil manducateur (ADAM) est un dysfonctionnement de l'ATM qui associe deux entités : les douleurs musculoaponévrotiques et les dérangements discocondyliens. Les femmes sont plus souvent atteintes.

Les critères diagnostiques sont :

- une douleur sourde au niveau de l'ATM ;
- une majoration des douleurs à la mastication et à la mobilisation de l'articulation ;
- la présence de points d'hyperexcitabilité déclenchés à la palpation de l'articulation (palpation latérale ou endobuccale) ou des muscles manducateurs (temporal, masséter et ptérygoïdiens) ;
- des troubles de la cinématique mandibulaire ;
- des troubles occlusaux ;
- la présence de symptômes associés tels: la raideur, la pesanteur ou l'hypertrophie musculaire des douleurs dentaires, des symptômes auditifs (acouphènes, vertiges), des céphalées de tension, une limitation d'ouverture buccale.

Lorsque les troubles sont liés à un dérangement discocondylien, la palpation lors des mouvements d'ouverture et de fermeture buccale retrouve des bruits articulaires à type de craquement ou de claquement et un ressaut articulaire.

L'évolution se caractérise par des accès douloureux au cours de la journée souvent majorés au réveil. Il existe des phases de rémission parfois prolongées.

Le bilan comprend un panoramique dentaire pour visualiser les dents et les condyles et parfois une IRM pour objectiver une malposition du disque.

Le diagnostic d'ADAM est posé une fois que sont écartées les autres causes de douleurs orofaciales (tumorales, dentaires, infectieuses, etc.).

H. Douleurs buccales idiopathiques (tableau 12.5)

Les « douleurs orofaciales idiopathiques persistantes » correspondent à l'ancien terme de douleur faciale atypique, elles regroupent également l'odontalgie atypique. Elles se caractérisent par une douleur faciale profonde et mal localisée qui se manifeste plus de deux heures par

Tableau 12.5. Synthèse douleurs buccales idiopathiques.

Type	Caractéristiques	Examens complémentaires	Tips
Douleurs orofaciales idiopathiques persistantes	Douleur faciale Profonde Mal localisée Plus de 2 heures par jour depuis plus de 3 mois Examen neurologique normal	Aucune anomalie patente	Diagnostic d'exclusion
Stomatodynie	Douleurs buccales : brûlures, picotement Démangeaisons Dysgueusie		Facteur de risque : âge de 60 ans, femme, comorbidités psychiatriques Diagnostic d'exclusion

Connaissances

jour depuis plus de trois mois. L'examen neurologique est normal (pas de troubles sensoriels ou de déficits neurologiques). Les examens complémentaires tels le panoramique dentaire, le scanner et l'IRM ne retrouvent aucune anomalie patente. La douleur a pu être initiée par un traumatisme ou un acte chirurgical au niveau orofacial mais elle persiste en l'absence de cause locale démontrable.

La « stomatodynie » est décrite par l'International Headache Society (IHS) comme « une sensation de brûlure intraorale pour laquelle aucune cause médicale ou dentaire ne peut être trouvée ». Elle se manifeste par des douleurs buccales à type de brûlures, de picotement ou de démangeaisons au niveau de la langue, du palais, des gencives et des crêtes maxillaires édentées, et une dysgueusie. Les pathologies locales ou systémiques responsables des mêmes symptômes tels les allergies de contact, le diabète, l'hypothyroïdie, les carences en vitamine B_1, B_2, B_6, B_{12} ou les atteintes candidosiques sont à exclure. Il existe un lien significatif entre l'apparition de la stomatodynie et un âge d'environ 60 ans, le sexe féminin et des comorbidités de type psychiatrique. Ce traitement psychotrope peut être à l'origine d'une hyposialie vectrice de surinfection mycotique qui doit donner lieu à un examen mycologique avant de poser le diagnostic de stomatodynie.

La stomatodynie est un diagnostic d'exclusion qui ne peut être porté qu'une fois toute cause organique écartée.

À l'inverse, il faut retenir que la prudence s'impose lorsqu'aucune cause n'est retrouvée à la douleur, d'autant que celle-ci est atypique, unilatérale, insomniante, survenant chez l'homme âgé. Dans ce dernier cas, il faut prescrire un scanner du massif facial avec injection de produit de contraste, à la recherche d'un carcinome profond (nasopharyngé, carcinome sinusien, salivaire, etc.) (+++).

Points clés

- Si la douleur buccale est un motif très fréquent de consultation, elle peut être un élément clinique de très nombreuses étiologies. Toute douleur d'origine buccale impose un examen clinique stéréotypé tant exo- qu'endobuccal qui orientera au mieux un bilan paraclinique adapté. Toute lésion suspecte de la muqueuse buccale doit être biopsiée, l'obsession du clinicien étant d'éliminer une tumeur maligne.
- Les algies de la face d'origine neurologique sont caractérisées par le territoire atteint et, dans la névralgie trigéminale, par une « zone gâchette » déclenchante.

Pour en savoir plus

Baraoun V, Descroix V. Médicaments antalgiques de la douleur aiguë en médecine buccale. Médecine buccale. Encycl Méd Chir, Paris : Elsevier-Masson ; 2012. 28-865-H-10.

Haute Autorité de santé. Douleur chronique : reconnaître le syndrome douloureux chronique, l'évaluer et orienter le patient. Recommandations de bonne pratique. décembre 2009.

CHAPITRE 13

Item 133 – UE 5 Anesthésie locale, régionale et générale dans le cadre de la chirurgie maxillofaciale

I. Anesthésie locale
II. Anesthésie locorégionale
III. Notions d'anesthésie générale, particularités de la chirurgie maxillofaciale
IV. Obligations réglementaires et dispositions avant une anesthésie

Connaissances

Objectifs pédagogiques

■ Argumenter les indications, les modalités, les contre-indications et les risques d'une anesthésie locale, locorégionale ou générale.
■ Préciser les obligations réglementaires à respecter avant une anesthésie.

Item 7. Les droits individuels et collectifs du patient.
Item 133. Anesthésie locale, locorégionale et générale.
Item 319. La décision thérapeutique personnalisée : bon usage dans des situations à risque.
Item 326. Prescription et surveillance des classes de médicaments les plus courantes chez l'adulte et chez l'enfant.

L'anesthésie a pour objectif de permettre et de faciliter les gestes chirurgicaux (le plus souvent douloureux) sans préjudice pour le patient. L'anesthésie va bien au-delà du simple contrôle de la douleur – qui est l'origine étymologique du mot *ana-esthésie*, c'est-à-dire « sans douleur » ou même « paralysie des sens ». Les techniques d'anesthésie peuvent être locale, locorégionale et générale. Seule cette dernière entraîne une perte de conscience réversible, les anesthésies locales et locorégionales ne provoquant qu'une interruption transitoire de la transmission de l'influx douloureux ; on parle alors d'analgésie.

Dans le cadre d'un ouvrage dédié à la chirurgie maxillofaciale, seuls sont discutés les éléments concernant cette région, mais ces différents éléments s'appliquent bien évidemment à d'autres régions.

La face est innervée essentiellement par le nerf trijumeau. Cinq blocs tronculaires, de réalisation assez simple, comportant un pourcentage d'échec faible et de complications le plus souvent bénignes, permettent de l'anesthésier pratiquement en totalité.

En chirurgie maxillofaciale, les blocs tronculaires sont utilisés pour l'analgésie mais c'est en odontostomatologie qu'ils demeurent l'indication princeps. La chirurgie tégumentaire bénéficie également de ces techniques anesthésiques.

Chirurgie maxillo-faciale et stomatologie
© 2017, Elsevier Masson SAS. Tous droits réservés

I. Anesthésie locale

A. Indications

L'indication est très variable, dépendant du type d'acte à effectuer (durée, caractère doulou-reux) mais également du courage et de l'état de santé du patient. En effet, il n'y a quasi aucune contre-indication à l'anesthésie locale, en dehors de la pusillanimité ; c'est pourquoi l'anesthé-sie locale reste toujours possible. Beaucoup d'actes de chirurgie maxillofaciale peuvent être effectués sous anesthésie locale et/ou anesthésie locorégionale, à la condition qu'ils ne durent pas plus d'une heure et qu'ils ne concernent qu'un secteur de petite taille, voire au maximum un ou deux territoires du nerf trijumeau.

B. Modalités

1. Mécanisme d'action

Les anesthésiques locaux agissent en modifiant le potentiel d'action et sa conduction le long de la fibre nerveuse. Le produit est le plus souvent injecté au niveau de la zone à anesthésier, en allant 1 cm au-delà de cette zone. Le produit peut également être appliqué par contact (anes-thésie topique), notamment au niveau des muqueuses (buccale, pharyngée) ou de la cornée. Il convient d'attendre au moins deux minutes pour laisser le produit agir – cette durée peut être allongée jusqu'à cinq minutes pour les anesthésies dentaires, tronculaires notamment.

2. Produits

Deux classes de solutions anesthésiques ont été créées : les esters et les amides. Actuellement, seuls les amides (lidocaïne, mépivacaïne, bupivacaïne, étidocaïne, ropivacaïne) sont employés car les esters (dérivés de l'acide para-amino-benzoïque, comme la procaïne) sont trop aller-gisants ; ces derniers existent toutefois encore sous forme de topiques (tétracaïne). Selon le produit utilisé, ses modalités d'administration et l'adjonction d'adrénaline, la durée de période d'anesthésie locale variera de huit minutes (lidocaïne simple) à 50 minutes (articaïne adréna-linée, par exemple) (tableau 13.1). La concentration de l'anesthésique ne doit pas dépasser 4 %. La dose maximale injectable est de 3 mg/kg sans adrénaline ou 7 mg/kg avec. Pour l'adrénaline, la concentration recommandée est de 1/200 000 et la dose maximale à ne pas dépasser est 0,3 à 1 mg.

Produits injectables

L'injection du produit se fait au niveau du site opératoire, ce qui peut également limiter le saignement peropératoire si de l'adrénaline est ajoutée à la solution anesthésique. Si l'acte concerne un territoire étendu ou s'il est particulièrement douloureux, une association anes-thésie locale-anesthésie locorégionale, voire un complément général (sédation, par exemple) pourra être nécessaire.

Topique

L'application d'un anesthésique de contact avant l'injection permet de limiter le traumatisme douloureux. Au niveau de la sphère maxillofaciale, elle est recommandée chez l'enfant, les sujets pusillanimes et au niveau palatin (car cette région est particulièrement sensible). La tétracaïne comme la lidocaïne peuvent être utilisées au niveau des muqueuses ; la cocaïne était d'usage habituel en ORL (tympan, fosses nasales), mais son usage se réduit pour des raisons de sécurité de manipulation évidentes. Au niveau cutané, la pommade EMLA® (prilocaïne + lido-caïne) est intéressante, notamment chez l'enfant.

Item 133 – UE 5 Anesthésie locale, régionale et générale dans le cadre de la chirurgie maxillofaciale

Tableau 13.1. Délais d'action, durée d'action, dose maximale des principaux anesthésiques locaux.

Anesthésiques locaux	Délai d'action (min)	Durée d'action (min)	Dose maximale (mg/kg)	Dose maximale (mg) (patient de 70 kg)
Lidocaïne (1 % ou 2 %) (Xylocaïne®)	2	15–60	3 mg/kg	220 mg (11 ml 2 % ; 22 ml 1 %)
Lidocaïne + adrénaline (1 % ou 2 %)	2	120–360	7 mg/kg	500 mg (25 ml 2 % ; 50 ml 1 %)
Bupivacaïne (0,25 %) (Marcain®)	5	120–240	2,5 mg/kg	175 mg (50 ml)
Bupivacaïne + adrénaline	5	180–420	3 mg/kg	225 mg
Primacaïne (0,5 % ou 1 %) (Citanest®)	2	30–90	7 mg/kg	500 mg (< 70 kg ; 50 ml 1 %)
Ropivacaïne (0,25 %) (Naropeine®)	5	120–360	5 mg/kg	200 mg
Mépivacaïne (1 %) (Polocaïne®)	3–5	45–90	4 mg/kg	280 mg (28 ml 1 %)
Mépivacaïne (1 %) + adrénaline	3–5	120–360	7 mg/kg	400 mg

3. Évaluation de l'efficacité anesthésique

Il convient au départ d'attendre au moins deux minutes pour laisser agir le produit. Il faut procéder à un interrogatoire régulier du patient – celui-ci doit être cru : s'il dit qu'il a mal, c'est que l'anesthésie n'est pas efficace ! – et apprécier les signes associés : froncement des sourcils, agitation, HTA, tachycardie, etc.

4. Antalgie pré- et postopératoire

Elle peut associer des antalgiques non opiacés (paracétamol, anti-inflammatoires non stéroïdiens), opiacés (morphiniques) et des benzodiazépines (en peropératoire). Une prémédication est intéressante chez les sujets pusillanimes ; en limitant le stress, elle potentialise l'effet de l'anesthésie locale.

C. Contre-indications

1. Contre-indications relatives

Les contre-indications concernent les troubles de l'hémostase (antiagrégants : aspirine, clopridogel) et les troubles de la coagulation (antivitamine K).

Les recommandations actuelles évoluent concernant les antiagrégants et il est désormais possible d'opérer un patient sous aspirine. Pour les patients sous clopridogel, ce dernier doit habituellement être arrêté ou, sinon, être relayé cinq jours avant par de l'aspirine. Pour les antivitamines K, la règle est de les arrêter ; si le risque thromboembolique est important (score CHA2DS2-VASc > 1, valve mécanique), un relais par HBPM (enoxaparine à dose hypocoagulante, arrêtée 24 heures avant la chirurgie) est effectué. Il faut savoir que des contre-indications aux HBPM existent (encadré 13.1).

Ces précautions concernant les antiagrégants plaquettaires et les antivitamines K sont similaires pour les anesthésies générales ; elles seront modulées selon le patient et l'acte à effectuer.

Connaissances

Connaissances

> **Encadré 13.1**
>
> ## Contre-indications des HBPM
>
> Hypersensibilité à la substance active ou à l'un des excipients, antécédents de thrombopénie induite par l'héparine, clairance de la créatinine < 30 ml/min, saignement évolutif cliniquement actif, endocardite infectieuse sauf en cas de valve mécanique.
>
> Une thrombopénie induite par l'héparine doit être recherchée par un dosage des plaquettes avant administration puis deux fois par semaine pendant trois semaines si le traitement est prolongé.

---

2. Allergies aux anesthésiques locaux

Il n'y a pas d'allergie croisée amides-esters. Souvent, il s'agit d'une allergie au conservateur (paraben) plus qu'au produit. Des tests préopératoires peuvent être effectués si nécessaire (en milieu spécialisé avec la substance que l'on souhaite utiliser). Il existe un risque exceptionnel mais grave de choc anaphylactique (érythème et urticaire, puis hypotension et tachycardie avec toux et difficultés ventilatoires, puis risque d'évolution vers le collapsus avec bronchospasme) (cf. encadré 13.2) ; le test permet de retrouver une augmentation de la tryptase sérique et de l'histamine plasmatique (cf. encadré 13.3).

> **Encadré 13.2**
>
> ## Réactions allergiques
>
> On distingue quatre grades de gravité croissante :
> - grade I : signes cutanéomuqueux généralisés (œdème, prurit, rashes cutanés, etc.) ;
> - grade II : atteinte multiviscérale modérée avec signes cutanéomuqueux, hypotension, tachycardie, hyperréactivité bronchique ;
> - grade III : atteinte multiviscérale sévère avec mise en jeu du pronostic vital ;
> - grade IV : arrêt circulatoire/respiratoire.

> **Encadré 13.3**
>
> ## Rappel urgence vitale : prise en charge du choc anaphylactique
>
> Devant un collapsus vasculaire s'accompagnant de signes des grades I à III, le traitement est une urgence. Il repose sur :
> - l'arrêt immédiat de l'administration du produit suspecté ;
> - l'administration d'O_2 ;
> - le remplissage aux cristalloïdes ;
> - les contrôles des voies aériennes supérieures avec intubation et ventilation mécanique si nécessaire ;
> - l'administration d'adrénaline par voie intraveineuse en titration jusqu'à restauration d'une PAM > 65 mmHg :
>   - stade II : bolus de 10–20 μg ;
>   - stade III : bolus de 100–200 μg ;
>   - stade IV : bolus de 1 mg toutes les 2 minutes et MCE ;
> - si le bronchospasme n'est pas amélioré par l'adrénaline : salbutamol 10 bouffées dans la sonde d'intubation ou perfusion IVSE 5–25 μg/min.
>
> Les corticoïdes (hydrocortisone 200 mg par voie intraveineuse) sont à administrer toutes les six heures mais ils ne constituent pas le traitement d'urgence (adrénaline et mesures ci-dessus).
>
> **Mesures associées**
> - Confirmation du diagnostic et identification de l'agent causal par :
>   - le dosage de l'histamine sérique sur tube EDTA ;
>   - le dosage de la tryptase sérique ;
>   - le dosage des IgE spécifiques.
> - Déclaration de l'événement indésirable à la pharmacovigilance.
> - Information du patient.
> - Consigner l'événement dans le dossier anesthésique.

D. Risques

1. Locaux

- Injection intravasculaire, surtout si adrénaline ou troubles de l'hémostase ou de la coagulation.
- Traumatisme du nerf lui-même en cas d'injection intranerveuse – l'hypoesthésie est le plus souvent réversible, mais parfois avec un délai allant jusqu'à plusieurs mois, en particulier si de l'adrénaline est associée à l'anesthésique.
- Autres, rares : nécrose muqueuse, abcès, hématome, bris d'aiguille.

2. Généraux

Surdosage et passage sanguin avec endormissement, crise d'épilepsie sur le plan neurologique, et troubles cardiaques (encadré 13.4).

II. Anesthésie locorégionale

L'anesthésie locorégionale de la face est une alternative à l'anesthésie générale dans le cadre de l'urgence (plaies faciales, par exemple) chez un patient à l'estomac plein ou ayant un

---

Encadré 13.4

Toxicité aiguë des anesthésiques locaux

Cardiovasculaire

- La marge entre la dose efficace et la dose toxique est étroite.
- Troubles de la conduction atrioventriculaire : les anesthésiques locaux (tout particulièrement la bupivacaïne) diminuent la vitesse de conduction ventriculaire sans augmenter parallèlement la période réfractaire, ce qui favorise les phénomènes de réentrée.
- Troubles du rythme, surtout ventriculaire : tachycardie ventriculaire, fibrillation ventriculaire voire arrêt cardiaque en asystolie.
- Hypotension artérielle, collapsus : le tableau clinique classique associe bradycardie parfois extrême avec élargissement du QRS. Des arythmies à type de tachycardie ventriculaire, torsades de pointes surviennent fréquemment. Ces troubles du rythme sont souvent suivis de fibrillation ventriculaire ou d'asystolie. L'effet sur la conduction ventriculaire peut s'accompagner parfois d'une dépression de la contractilité myocardique qui favorise le collapsus. La réanimation de l'arrêt cardiocirculatoire survenant à la suite d'une injection intravasculaire (ou d'une absorption très rapide) fait appel aux techniques universellement recommandées. La séquence préconisée est donc la suivante : 1) intubation et massage cardiaque prolongé et de qualité ; 2) maintien d'une hémodynamique minimale par utilisation de petites doses d'adrénaline, de nora-

drénaline, de dopamine selon les circonstances ; 3) cardioversion en cas de fibrillation ventriculaire. *Une réanimation prolongée peut être nécessaire.* Contrairement aux recommandations habituelles en cas d'arrêt cardiaque de cause indéterminée, les bolus d'adrénaline doivent être limités à 5–10 µg/kg pour éviter la tachycardie ventriculaire ou la fibrillation. Enfin, aucun des médicaments préconisés dans l'arrêt cardiaque de cause indéterminée ne doit être utilisé, tout au moins en première intention, car la plupart d'entre eux ont des effets qui risquent de se surajouter à ceux de l'anesthésique local en cause.

Neurologique

- Signes subjectifs : picotements péribuccaux, céphalées, distorsions visuelles ou auditives.
- Endormissement, crise d'épilepsie.
- Les accidents toxiques liés à la cocaïne intéressent le système nerveux central (excitation, logorrhée, suivis de dépression et de coma). L'euphorie représente souvent le premier signe de toxicité et apparaît rapidement (en deux à cinq minutes).
- Les effets cardiovasculaires sont secondaires à la stimulation sympathique (tachycardie, hypercontractilité du myocarde, vasoconstriction, etc.). Plusieurs cas d'infarctus myocardique ont été relatés chez de jeunes patients après cocaïne 4 % seule ou associée à l'adrénaline à 0,25 % au cours de septoplastie, par exemple.

Connaissances

terrain fragilisé (sujet âgé, insuffisance respiratoire). Elle est adaptée à la chirurgie ambulatoire maxillofaciale et stomatologique, en offrant une anesthésie et une analgésie périopératoire.

L'intérêt majeur de l'anesthésie locorégionale est la préservation de l'état de conscience : le contrôle des voies aériennes supérieures n'est pas obligatoire ni la surveillance ou l'assistance respiratoire.

Chez certains patients en mauvais état pour lesquels une anesthésie générale est contre-indiquée ou peu recommandée, une anesthésie locorégionale peut suffire ; parfois, cette anesthésie sera complétée par une perfusion d'antalgiques et/ou d'anxiolytiques, sans véritable anesthésie générale : on parle d'anesthésie locorégionale potentialisée ou combinée.

Parmi les techniques d'anesthésie locorégionale, blocs centraux et blocs périphériques, seuls ces derniers sont utilisés en chirurgie maxillofaciale.

A. Anatomie

Au niveau maxillofacial, il faut retenir que la majorité des territoires concernés sont sous l'innervation sensitive du nerf trijumeau (figure 13.1) par une de ses trois branches, soit, de haut en bas : le nerf sus-orbitaire (V1), le nerf infraorbitaire (V2), le nerf mandibulaire (V3). Nous insisterons plus particulièrement sur les nerfs V2 et V3 qui sont le plus souvent concernés dans les interventions maxillofaciales (le nerf V1 est plutôt concerné dans les interventions ophtalmologiques et cutanées).

Le choix des blocs est fonction du type d'intervention, mais aussi de la compétence de l'opérateur à les réaliser.

Il faut connaître l'anatomie de la région, notamment les points d'émergence du nerf trijumeau (figure 13.2).

Troncs nerveux du trijumeau concernés

- Branche V1, ou nerf sus-orbitaire, avec ses branches frontale et supratrochléaire (bloc sus-orbitaire).
- Branche V2 :
  - nerf infraorbitaire (bloc infraorbitaire) ;
  - nerf interincisif (bloc nasopalatin) ;
  - nerf palatin descendant (bloc palatin).
- Branche V3 :
  - nerf mandibulaire : accessible en haut au trou ovale et plus bas à l'orifice d'entrée dans la mandibule (lingula ou épine de Spix) ;
  - nerf lingual (accessible à hauteur de la lingula) ;
  - orifice de sortie au foramen mentonnier (entre les apex des deux prémolaires mandibulaires) ;
  - nerf incisif.

B. Modalités

1. Mécanisme d'action

Les anesthésiques, utilisés en règle sans adrénaline, agissent de la même manière qu'au cours de l'anesthésie locale. Le produit est le plus souvent injecté à proximité du tronc nerveux concerné, sans aller dans le nerf lui-même (éviter de pénétrer dans les foramens). Le produit met plus de temps à agir que pour les anesthésies locales simples : ici, il faut attendre cinq minutes. Ainsi, l'anesthésie faite à distance de plaies souillées ou de zones inflammatoires, qui sont de pH acide, en est rendue plus efficace.

Item 133 – UE 5 Anesthésie locale, régionale et générale dans le cadre de la chirurgie maxillofaciale

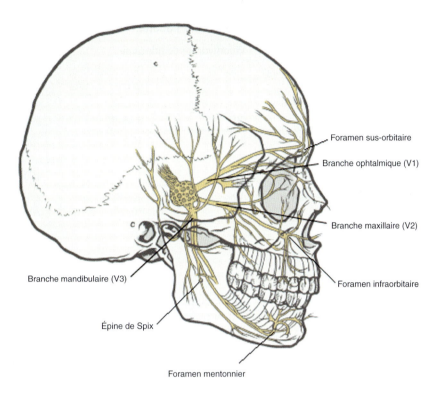

Figure 13.1. Les trois branches sensitives du nerf trijumeau (V) : branche ophtalmique (V1), branche maxillaire (V2), branche mandibulaire (V3).

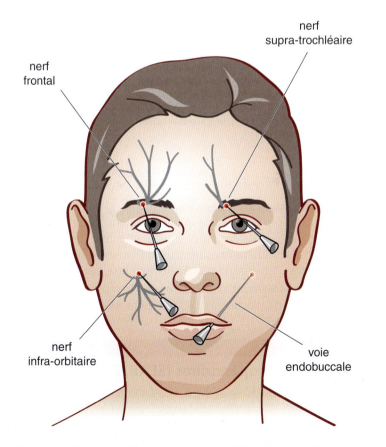

Figure 13.2. Sites d'injection de l'anesthésique pour le nerf V1 et le nerf V2.

Tableau 13.2. Lidocaïne : posologies recommandées chez l'adulte.

Technique		Chlorhydrate de lidocaïne			
	Concentration (mg/ml)	Vol. (ml)	Dose totale (mg) recommandée[a]		
Anesthésie par infiltration		10 20	0,5–20 0,25–10	5–200 5–200	
Anesthésie par blocs nerveux périphériques (par exemple)	Anesthésie paracervicale	10	10	100	
	De chaque côté	20	5	100	
	Bloc cervical	10 20	20–40 10–20	200–400 200–400	

[a] La dose totale ne doit pas dépasser 500 mg.

2. Produits

Ici, seuls les amides sont utilisés : lidocaïne (tableau 13.2), bupivacaïne, ropivacaïne. La concentration de l'anesthésique est plus faible que pour les anesthésies locales simples ; elle ne doit pas dépasser 0,25 à 1 %.

Si l'acte concerne un territoire étendu ou qu'il est particulièrement douloureux, une association anesthésie locale-anesthésie locorégionale, voire un complément général (sédation, par exemple) pourra être nécessaire.

3. Évaluation de l'efficacité anesthésique

Tout comme lors d'une anesthésie locale, le patient sera régulièrement interrogé et les signes associés observés. On peut également stimuler la zone anesthésiée pour vérifier si elle est bien endormie (hémilèvre inférieure pour l'anesthésie locorégionale à l'épine de Spix, par exemple).

4. Antalgie postopératoire

Elle est similaire à celle de l'anesthésie locale simple.

C. Contre-indications

Ce sont les mêmes que pour l'anesthésie locale simple, si ce n'est qu'ici le risque d'injection intravasculaire est plus élevé. Cela justifie impérativement l'aspiration préalable à toute injection, pour vérifier qu'on n'est pas dans un vaisseau, et contre-indique, pour certains, l'adjonction d'adrénaline dans la solution anesthésique de l'anesthésie locorégionale. En raison du risque de spasme artériel, l'adrénaline doit également être évitée au niveau intraorbitaire.

Les contre-indications relatives sont : les troubles de l'hémostase (antiagrégants : aspirine, clopridogel), de la coagulation (antivitamines K) (cf. supra « Anesthésie locale ») (encadré 13.5).

Encadré 13.5

Prescription d'examens préopératoires (SFAR, 2012)

« Il est recommandé de ne pas prescrire de façon systématique un bilan d'hémostase chez les patients dont l'anamnèse et l'examen clinique ne font pas suspecter un trouble de l'hémostase, quel que soit le type d'anesthésie choisi (anesthésie générale, anesthésie neuraxiale, blocs périphériques ou techniques combinées), y compris en obstétrique, à l'exception des enfants n'ayant pas acquis la marche (dans ce cas, la réalisation d'un bilan d'hémostase préopératoire est indispensable). »

Item 133 – UE 5 Anesthésie locale, régionale et générale dans le cadre de la chirurgie maxillofaciale

D. Risques

- Injection intravasculaire, surtout si adrénaline ou troubles de l'hémostase ou de la coagulation.
- Traumatisme du nerf lui-même en cas d'injection intranerveuse – l'hypoesthésie est le plus souvent réversible, mais parfois avec un délai allant jusqu'à plusieurs mois.
- Hématome, abcès sont également possibles, justifiant une aspiration préalable à toute injection et une asepsie stricte. Lors d'une anesthésie locorégionale à proximité des muscles masticateurs, un trismus peut apparaître si un hématome ou un abcès se produisent.
- Des bris d'aiguille ont également été décrits.
- Surdosage et passage sanguin avec endormissement, crise d'épilepsie sur le plan neurologique, et troubles cardiaques (cf. supra « Anesthésie locale »).

III. Notions d'anesthésie générale, particularités de la chirurgie maxillofaciale

Elle sous-entend une diminution réversible, induite pharmacologiquement, de la fonction du système nerveux central avec abolition sensorielle complète, permettant la réalisation de gestes chirurgicaux, diagnostiques ou interventionnels. Elle s'accompagne toujours d'une diminution ou d'une abolition de la conscience. Cette perte de conscience aboutit à une amnésie antérograde.

Au niveau maxillofacial, elle implique habituellement une suppression des réflexes de déglutition et donc une anesthésie suffisamment profonde et une intubation avec ventilation assistée pour éviter les risques d'inhalation.

Les particularités sont :

- la possibilité du retentissement de certaines pathologies sur l'ouverture buccale (entraînant un trismus ou une constriction permanente des mâchoires) qui peut compliquer l'intubation du patient ;
- l'interaction au niveau du même site (les voies aérodigestives supérieures) entre l'anesthésiste (sonde d'intubation) et le chirurgien (intervention au niveau de la cavité buccale, de l'oropharynx, des os de la face, etc.).

A. Indications

La modification de l'état de conscience est indiquée pour des gestes prolongés, gestes sur des zones d'accès inconfortable (oropharynx, orbite, etc.) et/ou particulièrement douloureux. Il n'y a pas de règle précise ; citons par exemple une réduction avec contention d'une fracture de la mandibule, la cancérologie buccale, la chirurgie des malformations et dysmorphoses, etc.

B. Modalités

L'anesthésie générale comprend des agents inhalatoires (voie pulmonaire) et des agents injectables (voie veineuse) qui agissent sur le système nerveux central. Ces deux types d'anesthésie peuvent être combinés.

Elle mixe des hypnotiques pour la narcose (perte de conscience), des opiacés pour l'analgésie (abolition de la douleur) et éventuellement des curares pour la myorelaxation.

1. Hypnotiques

Anesthésiques inhalatoires

Le protoxyde d'azote (gaz hilarant) possède une bonne action analgésique. Les autres substances volatiles, comportant des molécules de fluor, sont dites « halogénées ». Ce sont l'halothane (Fluothane®), l'isoflurane (Forène®), le desflurane (Suprane®) et le sévoflurane (Sevorane®) ; ils ont de bonnes qualités hypnotiques mais sont moins analgésiants que le protoxyde d'azote. L'anesthésie inhalatoire peut être utilisée au début de l'anesthésie (induction) mais surtout pour son entretien, en faisant respirer au patient un gaz anesthésique mélangé à de l'oxygène.

Anesthésiques injectables

Ce sont des hypnotiques : barbituriques d'action rapide, thiopental (Penthotal®), méthohexital (Briétal®), étomidate (Hypnomidate®) et propofol (Diprivan®).

D'autres agents administrés par voie veineuse produisent un état de sédation plus ou moins prononcé et sont des adjuvants des précédents ; il s'agit des benzodiazépines (diazépam (Valium®), flunitrazépam (Rohypnol®)) et, auparavant, des neuroleptiques.

2. Opiacés

La morphine, encore utilisée pour la période postopératoire, a été remplacée par des opioïdes de synthèse, comme le fentanyl (Fentanyl®), l'alfentanyl (Rapifen®), le sufentanil (Sufenta®) ou le rémifentanyl (Ultiva®).

3. Curares

Ce ne sont pas des agents anesthésiques au sens propre du terme. Ils ont pour effet de provoquer une paralysie musculaire, rendue nécessaire dans certaines circonstances : prélèvement de lambeaux à composante musculaire, nécessité d'avoir une ouverture buccale suffisante (chirurgie de la région postérieure de la cavité buccale).

La succinylcholine (Célocurine®) agit rapidement. D'autres curares de durée d'action variable sont également utilisés : pancuronium (Pavulon®) d'action longue, alors que le vécuronium (Norcuron®) et l'atracurium (Tracrium®) sont d'action rapide.

L'action des curares peut être antagonisée en fin d'intervention par de la néostigmine (Prostigmine®).

4. Déroulement d'une anesthésie générale

L'anesthésie générale comporte trois phases : l'induction, l'entretien et le réveil.

Induction

Elle est effectuée le plus souvent par voie veineuse, notamment chez l'adulte. Elle implique rapidement une intubation qui peut nécessiter des curares. Une fois les curares administrés, un contrôle des voies aériennes devient nécessaire (avec intubation ou masque laryngé en cas d'anesthésie générale profonde). Lors des anesthésies générales plus légères, la respiration spontanée peut être maintenue.

L'induction par voie inhalatoire chez l'enfant est souvent plus aisée : la perte de conscience est plus rapide que chez l'adulte. De plus, la mise en place de la voie veineuse est plus aisée une fois l'enfant endormi et également grâce aux effets veinodilatateurs des halogénés.

Item 133 – UE 5 Anesthésie locale, régionale et générale dans le cadre de la chirurgie maxillofaciale

> **Encadré 13.6**
>
> ## Score d'Aldrete
>
> Il existe un score pour la sortie de SSPI, le score d'Aldrete :
>
> - motricité : immobile (0) ; deux membres mobiles (1) ; quatre membres mobiles (2) ;
> - respiration : apnée (0) ; ventilation superficielle, dyspnée (1) ; ventilation profonde, toux efficace (2) ;
> - variation de la PA systolique : > 50 % (0) ; entre 20 et 50 % (1) ; < 20 % (2) ;
> - conscience : aréactif (0) ; réactif à la demande (1) ; réveillé (2) ;
> - coloration : cyanosé (0) ; pâle (1) ; normale (2) ;
> - SpO_2 : 90 % sous O_2 (1) ; > 92 % en air ambiant (2).
>
> La sortie est possible dès que le score d'Aldrete est égal à 12 points. Dans certains cas, un retour à domicile est possible le jour même de l'intervention : on parle de chirurgie ambulatoire[1].
>
> ---
>
> 1. Critères pour la chirurgie ambulatoire : www.sfar.org/article/12/recommandations-concernant-l-anesthesie-du-patient-ambulatoire-sfar-1994.

Entretien

La phase d'entretien est conduite sous halogénés et/ou agents intraveineux, administrés de façon permanente ou continue. Les hypnotiques, opiacés et gaz sont administrés de façon combinée. Ils sont renouvelés en fonction du déroulement du geste chirurgical. La stabilité du pouls et de la fréquence cardiaque, les chiffres de tension artérielle (TA) sont de bons indicateurs de la profondeur de l'anesthésie. Le malade doit être réchauffé durant et après l'intervention. Il sera habituellement réveillé un peu après la fin de l'acte chirurgical.

Réveil

Les produits seront arrêtés de manière à ce que le réveil se produise au moment choisi. L'extubation suivra la reprise des réflexes de déglutition et nécessite des constantes (pouls, TA, saturation en oxygène) compatibles. Le patient doit être surveillé deux heures en salle de surveillance postinterventionnelle (SSPI) avant d'être renvoyé dans sa chambre (encadré 13.6 : score d'Aldrete). L'antalgie postopératoire sera démarrée ou poursuivie durant cette surveillance.

Durant ces trois phases (induction, entretien, réveil), plusieurs éléments seront monitorés : le pouls, la TA, l'ECG, la saturation en oxygène du patient, la mesure du CO_2 expiré[1], la concentration en oxygène du gaz administré, l'état de conscience et le tonus musculaire en cas d'administration de curares.

En plus de ces trois phases, le médecin anesthésiste-réanimateur doit assurer la consultation de préanesthésie qui a lieu au moins 48 heures avant l'intervention (cf. infra) – sauf urgence –, prescrire une prémédication qui sera administrée la veille et/ou le matin de l'intervention (benzodiazépine sublinguale ou avec un peu d'eau, le plus souvent) mais également le postinterventionnel durant les 24 premières heures.

Une antalgie doit être prévue et administrée si nécessaire durant les jours qui suivent l'intervention. La douleur est évaluée par une EVA afin d'adapter cette antalgie aux douleurs du patient. Elle sera poursuivie autant que nécessaire, en général durant trois à huit jours après l'intervention.

C. Contre-indications de l'anesthésie générale

On devrait parler « des » anesthésies générales, tant il y a de techniques possibles. Les contre-indications de ces anesthésies générales restent relatives et sont fonction du patient, des

---

1. Le capnogramme (obligatoire depuis 1994 pour toute anesthésie générale) est la mesure du CO_2 expiré ($EtCO_2$: CO_2 de fin d'expiration). Ce paramètre permet une estimation de la $PaCO_2$ (il existe un gradient alvéolocapillaire $PaCO_2 - EtCO_2$ de 5 à 8 mmHg chez le sujet sain, jusqu'à 20 mmHg chez les patients avec une atteinte du parenchyme pulmonaire) et permet entre autres de détecter une intubation œsophagienne ($EtCO_2 = 0$), une hypoventilation (valeurs élevées d'$EtCO_2$), un arrêt cardiaque qui se traduira par une chute de l'$EtCO_2$.

Connaissances

techniques nécessaires et de la pathologie présentée. En pratique, un patient est toujours « endormable » lorsque cela est nécessaire (urgence vitale, pathologie engageant le pronostic vital) une fois l'information sur les risques clairement délivrée au patiente et/ou à la personne de confiance ; le problème viendra des suites, notamment chez des patients en très mauvais état général et nécessitant des interventions lourdes et prolongées. Lorsqu'un patient est en très mauvais état, on essayera de trouver l'anesthésie la moins risquée et la plus adaptée en fonction de cet état. Avec l'allongement de la durée de la vie, l'âge est de moins en moins une contre-indication à une anesthésie générale.

Il est convenu d'attendre six heures après un repas solide et deux heures après un repas liquide pour envisager une anesthésie générale, cela afin d'éviter les risques d'inhalation.
Le tabac sera également arrêté depuis au moins huit heures.
En raison du risque de récidive, les patients ayant fait un infarctus du myocarde dans les trois mois doivent, en principe, éviter d'être opérés.

D. Risques

Le risque anesthésique ne doit pas être confondu avec le risque opératoire. La mortalité liée à l'anesthésie elle-même est de 1 pour 25 000 à 1 pour 100 000, ce qui est peu lorsqu'on sait que les patients de plus de 75 ans ont une chance sur trois d'être opérés dans l'année.

Le risque opératoire est fonction du patient (score ASA), de l'acte chirurgical et de l'anesthésie.

1. Score ASA

Ce score, établi par l'American Society of Anaesthesiologists, classe les patients de 1 à 6, de l'état normal au patient en mort cérébrale (tableau 13.3).

Le risque cardiaque est augmenté lorsque la chirurgie est majeure, en cas de cardiopathie ischémique, d'insuffisance cardiaque, de diabète insulinodépendant et d'insuffisance rénale.

Tableau 13.3. Critères du score ASA.

Score	Description
Score 1	Patient sain, en bonne santé, c'est-à-dire sans atteinte organique, physiologique, biochimique ou psychique
Score 2	Maladie systémique légère, patient présentant une atteinte modérée d'une grande fonction, par exemple : légère hypertension, anémie, bronchite chronique légère
Score 3	Maladie systémique sévère ou invalidante, patient présentant une atteinte sévère d'une grande fonction qui n'entraîne pas d'incapacité, par exemple : angine de poitrine modérée, diabète, hypertension grave, décompensation cardiaque débutante
Score 4	Patient présentant une atteinte sévère d'une grande fonction, invalidante, et qui met en jeu le pronostic vital, par exemple : angine de poitrine au repos, insuffisance systémique prononcée (pulmonaire, rénale, hépatique, cardiaque, etc.)
Score 5	Patient moribond dont l'espérance de vie ne dépasse pas 24 h, sans intervention chirurgicale (« patient moribond dont la survie est improbable sans l'intervention » : source SFAR)
Score 6	Patient en état de mort cérébrale, candidat potentiel au don d'organes (selon critères spécifiques)

Item 133 – UE 5 Anesthésie locale, régionale et générale dans le cadre de la chirurgie maxillofaciale

2. Facteurs liés à l'acte

Ils nécessitent une parfaite communication entre le chirurgien et le médecin anesthésiste-réanimateur (*check-list* OMS du bloc opératoire), afin de les limiter le plus possible en prenant les précautions nécessaires.

L'accident d'anesthésie est un événement rare mais potentiellement gravissime. L'utilisation des produits de l'anesthésie expose à la survenue d'une hypoxie, source de mortalité et de séquelles cérébrales ; c'est le premier facteur impliqué dans les complications anesthésiques graves.

IV. Obligations réglementaires et dispositions avant une anesthésie

Seule la consultation par un médecin anesthésiste-réanimateur est nécessaire. Tout le reste est optionnel.

A. Consultation de préanesthésie

La consultation de préanesthésie ne nécessite que ce dont le patient a besoin. Les éléments nécessaires à cette consultation sont donc dépendants du patient lui-même et de son état, mais également des habitudes de l'équipe anesthésiste.

Après avoir noté les antécédents, le traitement habituel, le poids, la taille et l'âge du patient, l'interrogatoire puis l'examen physique s'attachent plus particulièrement aux grandes fonctions : pulmonaires, cardiocirculatoires, neurologiques, endocriniennes, etc. Les éléments correspondants (auscultation, pouls, TA, etc.) seront reportés sur la fiche de consultation. L'état de stress du patient, l'état dentaire et l'étude du score de Mallampati (tableau 13.4) seront effectués pour apprécier les possibilités et risque d'une intubation.

Les allergies éventuelles seront recherchées : allergie au latex (croisée avec allergie au kiwi ou à la banane), allergie à certains médicaments (curares, colloïdes, antibiotiques, hypnotiques, morphiniques notamment) et notées dans le dossier. Les éventuelles intoxications (tabac, alcool, drogue) seront également appréciées car elles ont des conséquences non négligeables sur le choix de l'anesthésie et sur son risque – problèmes respiratoires aggravés par l'anesthésie générale chez les fumeurs, faible métabolisation des substances à élimination hépatique chez les alcooliques, nécessité d'augmentation des doses hypnotiques chez les patients toxicomanes.

Cette consultation qui vise à faire la meilleure anesthésie possible, sur le plan du confort et de la sécurité, engage la responsabilité du médecin anesthésiste-réanimateur. Si ce dernier le souhaite, des consultations spécialisées (pneumologique, cardiologique, etc.) pourront être demandées avant l'intervention.

Ainsi, un ECG, une radiographie des poumons et un bilan de coagulation (TP, TCA, TS) peuvent être suffisants pour certains[2]. D'autres y adjoindront un hémogramme et un ionogramme. Cette liste n'est bien sûr pas limitative et sera adaptée à l'état de santé du patient, aux types d'anesthésie et d'intervention envisagés. Il n'est pas possible d'énumérer tous les examens possibles. Un patient fumeur bénéficiera d'un bilan pulmonaire (épreuves fonctionnelles

Connaissances

333

---

2. Se référer aux recommandations formalisées d'experts de la SFAR de 2012 : la prescription d'examens complémentaires ne doit pas être systématique, elle est motivée par les éléments de l'interrogatoire (diathèse hémorragique, antécédents cardiovasculaires, pneumologiques, etc.) et dépend également de la chirurgie programmée : pour des chirurgies mineures chez des patients sans antécédents, aucun bilan complémentaire n'est nécessaire. www.sfar.org/_docs/articles/v24-05-2012RFEExamenprinterventionnelstextecourt.pdf.

Tableau 13.4. Score de Mallampati.

Mallampati 1	Le voile est entièrement visualisé	
Mallampati 2	La luette est vue entièrement	
Mallampati 3	Seule l'implantation de la luette est visualisée	
Mallampati 4	Le voile n'est absolument pas visualisé	

respiratoires, Doppler des vaisseaux du cou), un patient diabétique bénéficiera au minimum d'un bilan glycémique. Si une transfusion est envisagée, un groupage sanguin avec recherche d'anticorps irréguliers sera nécessaire.

Pour l'ECN, pensez au dosage des β-HCG chez les patientes en âge de procréer.

B. Obligations réglementaires

Il faut expliquer les risques liés au type d'anesthésie choisi : feuille préétablie mentionnant le principe de l'anesthésie, ses risques, ses conséquences (consentement éclairé).

Cette information doit avoir été clairement comprise et une signature du patient doit être apposée à la feuille préétablie (un exemplaire sera mis dans le dossier, l'autre sera donné au patient).

La personne de confiance désignée par le patient et enregistrée dans le dossier pourra également être informée et aider dans les situations délicates. De toute façon, la sécurité anesthésique prime sur le choix du patient.

Hors urgence vitale, la signature des responsables légaux, s'il s'agit d'un mineur, est indispensable. À partir d'un certain âge, l'acceptation des soins par l'enfant est également nécessaire.

Un délai supérieur à 48 heures entre consultation et intervention doit être respecté, sauf urgence (tableau 13.5). La consultation de préanesthésie doit être effectuée par un médecin anesthésiste-réanimateur, si possible le même que celui qui endormira le patient. En dehors d'interventions urgentes, aucune dérogation n'est possible. Elle ne se substitue pas à la visite préanesthésique qui est effectuée le jour ou la veille de l'intervention, quelques minutes ou heures avant l'intervention. La date de la consultation de préanesthésie peut être adaptée au degré d'urgence du geste à effectuer.

Item 133 – UE 5 Anesthésie locale, régionale et générale dans le cadre de la chirurgie maxillofaciale

Tableau 13.5. Intervalles entre consultation de préanesthésie et geste chirurgical.

Degré d'urgence	
1	Intervention réglée différable (aucune urgence)
2	Intervention programmée (urgence relative)
3	Urgence différée (pronostic d'organe)
4	Urgence absolue (pronostic vital immédiat)

Points clés

- La face, richement innervée sur le plan sensitif, est un site favorable à la réalisation d'anesthésies locale ou locorégionale. L'action des amides, fréquemment utilisés, est prolongée par l'administration concomitante d'un vasoconstricteur, l'adrénaline. Ces formes d'anesthésie peuvent être potentialisées par une sédation.
- L'anesthésie générale en chirurgie maxillofaciale implique habituellement une suppression des réflexes de déglutition et donc une anesthésie profonde et une intubation avec ventilation assistée pour éviter les risques d'inhalation.
- Les particularités de l'anesthésie générale sont : la possibilité du retentissement de certaines pathologies sur l'ouverture buccale, pouvant compliquer l'intubation du patient ; l'interaction au niveau du même site entre l'anesthésiste et le chirurgien.
- Comme pour toute anesthésie générale, une consultation de préanesthésie est obligatoire (sauf en cas d'urgence) : elle permet d'évaluer l'état général du patient et de l'informer sur les risques encourus lors de l'anesthésie.

Pour en savoir plus

Site internet de la SFAR (Société française d'anesthésie-réanimation). www.sfar.org.

CHAPITRE 14

Item 198 – UE 11 Allotransplantation de tissu composite : greffe de visage

I. Principes de réalisation
II. Technique
III. Indications
IV. Perspectives

Connaissances

> **Item 198.** Biothérapie et thérapies ciblées.
> **Item 329.** Prise en charge immédiate préhospitalière et à l'arrivée à l'hôpital, évaluation des complications chez : [...] un patient ayant une plaie des parties molles.
> **Item 330.** Orientation diagnostique et conduite à tenir devant un traumatisme craniofacial.

Évoquée dans la presse scientifique anglaise dès l'année 1993, étudiée expérimentalement chez le rat aux États-Unis à la fin du siècle dernier, l'allotransplantation de tissu composite (ATC) au niveau de l'extrémité céphalique relève en France du domaine de l'expérimentation clinique. Réalisée pour la première fois en 2005 chez l'homme, un total de 37 transplantations (20 partielles et 17 totales) ont été colligées en décembre 2015. Ces transplantations, qui n'ont jamais fait l'objet d'une évaluation rétrospective, demeurent donc autant de cas particuliers dont il est difficile de tirer enseignement, davantage encore d'en faire enseignement.

I. Principes de réalisation

Le concept de visage organe ramène d'emblée le principe de réalisation de greffe de visage à celui de n'importe quelle autre transplantation : explanter d'un sujet en état de mort cérébrale, donc voué à la mort certaine d'un corps, maintenu en fonction artificiellement, telle ou telle partie qui, partie d'un tout, indépendante sur le plan vasculaire et fonctionnel, peut, revascularisée et réimplantée, retrouver vie chez un autre sujet. Ce qui se conçoit pour un rein, un cœur, un foie, un poumon à l'indépendance fonctionnelle, se conçoit plus difficilement pour une partie du corps dont la fonction, non plus « végétative », dépend d'une réinnervation sensitive et motrice. Ou, plus exactement, le concept, identique, est lié à la capacité de restaurer une innervation, ce que personne n'est aujourd'hui capable de faire. Cette dimension fonctionnelle échappe à la seule dimension mécanique de l'anastomose.

Chirurgie maxillo-faciale et stomatologie
© 2017, Elsevier Masson SAS. Tous droits réservés

Greffer tout ou partie du visage, réserve faite de l'inconnu de sa réhabilitation fonctionnelle, est donc techniquement commode pour qui maîtrise la dimension mésoscopique[1] de son opération.

II. Technique

A. Préparation

La greffe de visage ne peut se concevoir en France que dans un cadre d'un PHRC (protocole hospitalier de recherche clinique) – deux ont été attribués pour l'allotransplantation faciale en 2006 en France. L'information au patient est essentielle ; elle constitue avec le consentement la confirmation définitive de l'ATC.

La préparation est faite :
- sur le plan immunologique : bilan préallotransplantation classique comme pour toute greffe d'organe ;
- sur le plan psychologique ;
- sur le plan technique :
    - conception « sur mesure » au cas par cas ;
    - dissection ;
    - modélisation (bilan d'imagerie) ;
    - travail sur le masque du donneur.

Il faudra fédérer l'équipe par :
- l'information (réunion d'explication, de présentation, etc.) ;
- la préparation des tableaux d'astreinte (infirmier(ère)s anesthésistes, infirmier(ère)s de bloc opératoire, anesthésistes, chirurgiens) ;
- l'organisation de la logistique/coordination : préparation du matériel, du transport, lien avec l'institution.

Il faudra rédiger le protocole, notamment une « fiche donneur » et une « fiche receveur » ; le protocole contiendra également le consentement et l'information au patient.

Enfin sera demandée l'inscription sur la liste d'attente (Agence de la biomédecine), qui permettra d'obtenir les accords administratifs, de préparer l'organisation de l'équipe, de s'assurer à chaque instant de la préparation et de la validité du matériel.

Ces différentes étapes constituent tout le travail en amont lorsque la décision a été prise de réaliser une allotransplantation du visage.

B. Période d'attente

Cette période est caractérisée par les éléments suivants :
- rester motivé et assurer la mobilisation de l'équipe ;
- assurer le suivi du patient :
    - sur le plan psychologique ;
    - accompagnement au niveau kinésithérapeute ;
    - explications constantes : la décision appartient toujours au patient ;
- sur le plan logistique et technique :
    - assurer la continuité des astreintes, la validité technique du matériel (disponibilité, date de stérilisation, etc.) ;
    - organiser le déclenchement le jour « J ».

---

1. Caractère mésoscopique : de dimension intermédiaire entre ce qui relève de la macroscopie et de l'authentiquement microscopique. La microchirurgie (chirurgie sous microscope) relève de cette dimension intermédiaire.

C. Chaîne décisionnelle au jour « J »

- Le signal est donné par la coordination :
  - un patient en état de mort cérébrale, correspondant à la fiche du donneur, est en cours de bilan pour prélèvements multiorganes : l'équipe de coordination alerte de l'existence de celui-ci, correspondant à la fiche donneur du protocole, et envoie une photo à l'équipe du receveur ;
  - il y a eu au préalable accord de la famille pour un prélèvement multiorganes.
- Décision de l'équipe receveuse :
  - si accord il y a sur cette photographie envoyée à l'équipe, une deuxième demande spécifique est faite à la famille pour un prélèvement au niveau facial ;
  - si l'entourage et la famille sont d'accord, il y a déclenchement du processus pour la greffe faciale.
- Déclenchement du processus :
  - appel des acteurs (liste d'astreinte) et du patient receveur qui devra signer le formulaire de consentement et d'information ;
  - le traitement d'immunosuppression initial est prêt ; il sera administré selon le protocole dans la période préanesthésie ;
  - on établira alors le timing précis pour chacun des acteurs ;
  - organisation de l'« équipe donneur » et de l'« équipe receveur », ainsi que de la logistique (matériel, transport) avec un contrôle ultime du matériel ; cette organisation se fera en lien étroit avec la coordination de l'Agence de biomédecine en relais dans chacune des villes où existe un centre de prélèvement.

1. Organisation auprès du donneur

Le prélèvement facial est réalisé en premier, avant le prélèvement multiorganes. Les tissus doivent rester vascularisés pour une dissection précise.

La technique de prélèvement « sur mesure » décrite maintenant n'est pas univoque : certaines équipes prélèvent toute la face systématiquement et réadaptent auprès du donneur.

Protocole opératoire

- Champage et trachéotomie.
- Premier temps : prise d'empreintes afin de réaliser le masque du donneur. Travail des prothésistes sur masque pendant toute la dissection et le prélèvement multiorganes. Le masque sera appliqué en fin de prélèvement, avant de rendre le corps à la famille.
- Technique chirurgicale selon la topographie et selon les dissections préopératoires adaptée au mieux au cas particulier :
  - réalisation du dessin des marges cutanées ;
  - incision cutanée, dissection et repérage vasculaire cervical ;
  - la dissection se fait de haut en bas, vers les vaisseaux et d'arrière en avant pour contrôler les vaisseaux et les structures nobles (nerfs, muscles, vaisseaux qui seront marqués) ;
  - chaque temps sera noté, décrit, photographié ; à noter également le temps du sevrage vasculaire correspondant au début du temps d'ischémie ;
  - le transplant est préparé et transporté dans un liquide de conservation ;
  - le greffon est alors transféré vers le receveur.
- Fermeture par rapprochement des berges sur la face du donneur.
- Le prélèvement multiorganes peut être réalisé.
- Mise en place du masque préparé et fixation ; enfin, coiffage et habillage.

Connaissances

2. Organisation auprès du receveur

Préparation anesthésiologique

Prémédication et premier traitement immunosuppresseur, mise en place d'une voie centrale ; les derniers contrôles biologiques sont effectués.

Protocole opératoire

- Trachéotomie si elle n'a pas été faite auparavant.
- Technique chirurgicale :
  - dissection des axes vasculaires receveurs ;
  - exérèse du tissu cicatriciel rétracté ;
  - mise en évidence de tous les éléments anatomiques nécessaires à la fonction du transplant ;
  - préparation des vaisseaux et nerfs (nerfs sensitifs V2, V3, nerf moteur facial et ses branches) ;
  - préparation des structures osseuses (structure mandibulaire, condyle, branche horizontale, maxillaire, orbitaire ou frontale en fonction de la topographie de la greffe) ;
  - préparation des sites d'insertion ;
  - mise en place d'un blocage intermaxillaire si nécessaire ; utilisation d'une plaque d'intercuspidation pour une correspondance éventuelle interarcades différente.
- Préparation du site périphérique, notamment des vaisseaux thoracodorsaux, au niveau axillaire ou des vaisseaux inguinaux pour l'anastomose du lambeau antibrachial, dit lambeau sentinelle, qui permettra de faire les biopsies cutanées au cours du suivi du patient.

4. La greffe

Le greffon est préparé, disséqué, rincé, puis installé.

Protocole opératoire

- Fixation minimale initiale (osseuse ou musculaire), puis anastomose vasculaire (unilatérale : artère et veine). Noter alors la fin du temps d'ischémie.
- Sutures, ostéosynthèses depuis la profondeur vers la superficie, prenant garde à la symétrie et au respect de l'occlusion.
- Anastomose des nerfs au fur et à mesure : tout d'abord des nerfs enfouis (nerf V3 au niveau mandibulaire et nerf VII en profondeur, en mastoïdien, ou de ses branches).
- Suspensions et connexions musculaires.
- Préparation des voies lacrymales et autres éléments anatomiques si nécessaire.
- Suture muqueuse attentive.
- Mise en place de drains au niveau des fosses nasales.
- Enfin, suture et anastomose systématisées bilatérales musculaires.
- Le drainage se fait a minima.
- On termine par la suture cutanée et sous-cutanée très minutieuse, chaque temps étant bien entendu illustré, photographié et chronométré.

---

5. Suivi

Immédiat

- Surveillance et *monitoring* de la vascularisation (critère clinique de coloration et d'aspect clinique).

- Suivi immunologique : contrôle biologique et administration du traitement immunosuppresseur quotidien, puis hebdomadaire, puis mensuel, avec contrôle des taux sanguins des immunosuppresseurs principaux.
- Suivi psychologique : information du patient, de son entourage ; le suivi sera très attentif les premiers mois et poursuivi plusieurs années.
- Suivi kinésithérapique : mise en place initial de drainages lymphatiques, de massages et de petits mouvements afin de retrouver peu à peu la sensibilité, puis la motricité.
- Documentation photographique et radiographique essentielle.

À long terme
- Suivi clinique (qualité de la cicatrisation, récupération fonctionnelle, mastication, motricité, sensibilité).
- Suivi psychologique : le vécu de la transplantation, l'adhésion et la résilience au traitement.
- Suivi immunologique : bilans biologiques, sanguins et rénaux ; taux résiduel de Rapamune® ; surveillance des signes de rejet (biopsie, bilan immunologique précis chaque trois mois dans les deux premières années, puis chaque six mois, enfin tous les ans). Au moins un épisode de rejet aigu survient dans les mois qui suivent la mise en place de l'allogreffe.
- Suivi kinésithérapique quotidien progressif, en relais avec la kinésithérapie auprès du domicile (étapes, explication, exercices, maîtrise des syncinésies et des mouvements parasites) ; rééducation de la phonation et la mastication.
- Sur le plan de la recherche : nécessité de continuer le suivi avec biopsies et organisation très précise en fonction des différentes spécialités concernées de manière à rechercher les signes précoces de rejet chronique ; également : IRM fonctionnelle cérébrale qui a fait la preuve de la plasticité corticale du greffon après quatre mois de transplantation.
- Chaque six mois, bilan immunologique complet pour écarter les signes d'effets secondaires thérapeutiques et rechercher les signes de rejet chronique.
- Les autres complications relevées sont : les infections, les cancers liés à l'immunodépression thérapeutique (en particulier lymphomes et cancers cutanés), les autolyses.

III. Indications

Entre 2005 et 2015, trente-sept ATC au niveau facial ont été réalisées dans huit pays différents : dix en France, quatre en Espagne, une en Chine, sept en Turquie, une en Belgique, onze aux États-Unis, deux en Pologne et une en Russie. Les patients sont en général jeunes (âge moyen de 35,7 ans). Les indications sont rares et choisies car le traitement immunosuppresseur est essentiel et continu, avec des effets secondairement potentiellement sévères (lymphome, cancer).

L'adhésion du patient au projet et son contexte psychologique sont essentiels pour poser l'indication, hors de toute considération technique.

Sur le plan étiologique :
- essentiellement les indications traumatiques, en réparation primaire ou secondaire (séquelles des reconstitutions après traumatisme balistique, attaques animales), et les brûlures ;
- les malformations : congénitales (neurofibromatoses) ou vasculaires (malformations vasculaires sévères) ;
- les séquelles, qu'il s'agisse de séquelles d'infections (nécrose tissulaire extensive) ou de radiothérapie (ostéoradionécrose destructrice de stade III).

Le but de la transplantation est la restauration morphologique et fonctionnelle. Il n'existe généralement pas de réparation conventionnelle acceptable de la fonction. L'indication initiale était le triangle nez-menton-lèvre.

A. Traumatismes

Toute perte de substance avec impact fonctionnel important :
- sangle péribuccale : triangle nez-menton-lèvre avec atteinte mandibulaire et/ou maxillaire avec atteinte linguale ;
- sangle périorbitaire concernant également la pyramide nasale, la zone frontale ou latérale ;
- atteinte latérale avec reconstitution de la motricité faciale (nerf facial, muscles de la mimique et structures profondes).

Indications :
- traumatisme primaire : l'ATC constitue la première solution si les conditions sont réunies, l'allotransplantation permettant ainsi une reconstitution complète en un temps opératoire ;
- traumatisme secondaire : les patients ont bénéficié de reconstructions jusqu'en 2005 (avant la première greffe) mais dont les résultats sont décevants et non fonctionnels ;
- brûlures : se pose le problème de la superficie de la brûlure, de l'atteinte de structures profondes, de la couverture oculaire, des rétractions cicatricielles ; on considère la nécessité de l'évolution pendant un an en postbrûlure avant de poser l'indication d'un resurfaçage par allotransplantation.

B. Tumeurs bénignes et malformatives

Il s'agit des cas de déformation majeure congénitale et évolutive.

1. Neurofibromatose

Se pose la question de l'âge, de la topographie lésionnelle, donc de la topographie de l'exérèse, de la limite avec les tissus sains et de l'attitude à tenir quant au nerf facial et aux structures nerveuses dans leur ensemble qui sont atteintes par la maladie.

2. Malformations vasculaires

Elles peuvent être défigurantes, évolutives, avec un risque hémorragique majeur correspondant aux malformations artérioveineuses à haut débit. Se pose la question du stade évolutif auquel proposer une exérèse, quand elle est possible, puis la reconstruction par la transplantation. Il faut s'assurer que la résection est possible et se questionner également sur l'intervention en un ou deux temps – première temps : résection de la malformation ; deuxième temps : greffe faciale.

3. Lymphangiomes extensifs évolutifs

Le pronostic vital peut être engagé sur le plan des atteintes des voies respiratoires, par exemple, ou des atteintes vasculaires ; à considérer également : les tumeurs très déformantes avec un handicap fonctionnel majeur. Se pose la question du problème de l'extirpabilité en un temps ou deux temps, comme pour les malformations vasculaires.

C. Infections

1. Séquelles de radiothérapie

Pathologie iatrogène, survenant après la radiothérapie, la radionécrose correspond à la fois à une infection du tissu osseux et à une ischémie. Dans les tableaux de radionécrose défigurante (présence de lyse osseuse et tissulaire majeure), les patients sont souvent multiopérés et gardent les séquelles des multiples tentatives de réparations chirurgicales. Les indications d'ATC concernent des patients avec des séquelles fonctionnelles sévères, concernant le plus souvent la partie inférieure du visage, mais également le tiers moyen avec des troubles majeurs dus à des communications (cavité orale-fosses nasales-sinus maxillaire, orostomes), porteurs d'une sonde gastrique ou de gastrostomie et d'une trachéotomie avec un handicap d'intégration social majeur. Le délai d'évolution par rapport à la maladie cancéreuse considérée doit être suffisant (au moins cinq ans de rémission).

2. Nécroses tissulaires extensives

Par exemple, les staphylococcies malignes de la face avec nécrose tissulaire extensive.

> Jusqu'à ce jour, les tumeurs malignes sont des contre-indications absolues car les patients seront sous traitement immunosuppresseur et cela provoquera inéluctablement une évolution tumorale.

IV. Perspectives

Si l'allotransplantation de tissu composite au niveau de la face a constitué et constitue une sortie d'impasse élégante, mais non sans risque, à la reconstruction de défigurations complexes, elle n'en est en termes de perspective qu'une étape, obligée certes, utile sans doute, mais digne d'intérêt non pas tant par les solutions qu'elle porte en elle que par les questions qu'elle suscite. Il convient au préalable qu'une évaluation objective puisse être entreprise. Le registre international créé à cet effet s'en charge. Il est difficile de dire quand (à partir de quel nombre de transplantations) cette estimation pourra être faite.

L'allotransplantation se doit, cependant, d'être continuée dans un cadre réglementaire lié à la souveraineté des pays en la matière – avec les risques que l'on sait –, car elle est génératrice de progrès dans le domaine de l'immunotolérance. Elle donne également la mesure de la difficulté que chacun éprouve à restaurer un déficit fonctionnel. À ce niveau, les interrogations sont multiples : la face est le lieu de concentration de la sensorialité (la transplantation n'a pas la prétention de restaurer le sens détruit), mais aussi le lieu où sensibilité et motricité se conjuguent avec le plus de finesse. Les résultats jusqu'à présent obtenus sont loin d'atteindre les objectifs de normativité qu'on est en droit d'en attendre. Les marges de progrès sont donc importantes. Les efforts pour le futur doivent moins tendre à poursuivre dans la voie de la transplantation qu'à lui trouver un substitut (ingénierie d'organe).

> **Points clés**
>
> - L'allotransplantation de tissu composite au niveau de la face, ou la greffe de visage, ne peut guère être enseignée du dehors quand du dedans elle a tant à nous apprendre encore.
> - Elle demeure dans le registre de l'expérimentation et a beaucoup à nous dire.
> - C'est une leçon d'humilité qu'elle peut nous transmettre et une leçon de rigueur. Elle nous donne la mesure que tout progrès à venir, né d'une illumination, d'un impensé, ne peut prendre corps que si nous avons la capacité (le charisme) de réunir les meilleures compétences pour mettre en œuvre ce progrès.

Connaissances

Pour en savoir plus

Comité national d'éthique. L'allotransplantation de tissus composites au niveau de la face; février 2004. p. 4. Avis n° 82.

De Marco G, Devauchelle B, Berquin P. Brain functional modeling, what do we measure with fMRI data? Neurosci Res 2009; 64 : 12–9.

Devauchelle B. Le visage organe. Colloques de Cerisy-la-Salle « À propos de transplantation »; mai 2012.

Devauchelle B, Badet L, Lengelé B, et al. First human face allograft : early report. Lancet 2006; 368 : 203–9.

Meningaud JP, Benjoar MD, Hivelin M, et al. Procurement of total human face graft for allo-transplantation : a preclinical study and the first clinical case. Plast Reconstr Surg 2010; 126 : 1181–90.

Petruzzo P, Dubernard JM. The International Registry on hand and composite tissue allotransplantation. Clin Transpl 2011; 247–53.

Pomahac B, Bueno EM, Sisk GC, et al. Current principles of facial allotransplantation : The Brigham and Women's Hospital Experience. Plast Reconstr Surg 2013; 131 : 1069–76.

Siemionow M, Agaoglu G. Controversies following the report on transplantation of cephalocervical skin flap. Plast Reconstr Surg 2006; 118 : 268–70.

Siemionow M, Ozturk C. An update on facial transplantation cases performed between 2005 and 2010. Plast Reconstr Surg 2011; 128(6).

Ulusal BG, Ulusal AE, Ozmen S, et al. A new composite facial and scalp transplantation model in rats. Plast Reconstr Surg 2003; 112 : 1302–11.

Sosin M, Rodriguez E. The face transplantation update. Plast Reconstr Surg 2016; 137 : 1841–50.

Lantieri L, Grimbert P, Ortonne N, et al. Face transplant : long-term follow-up and results of a prospective open study. Lancet 2016 s.

II

Entraînements

CHAPITRE 15

Dossiers cliniques QCM

Énoncés et questions

Dossier clinique 1

Monsieur X, 43 ans, présente dans les suites d'un accident de la voie publique un traumatisme facial. Il a présenté une PCI et a repris connaissance au cours de son transport vers l'hôpital.

Antécédents : il n'y a aucun antécédent craniofacial.

Examen clinique général : pas d'état de choc, conscience normale, abdomen souple, pas de signe d'atteinte rachidienne ou thoracique.

Examen clinique facial :
- œdème périorbitaire gauche ;
- traces d'épistaxis gauche spontanément tarie ;
- hémorragie sous-conjonctivale externe gauche ;
- effacement de la pommette gauche ;
- plaie l'oreille droite transfixiante hémorragique ;
- douleur à la palpation de l'angle mandibulaire droit, qui est tuméfié ;
- anesthésie dans le territoire du nerf V3 droit.

Examen endobuccal
- plaie contuse en arrière de la deuxième molaire inférieure droite, la dent de sagesse inférieure droite n'étant pas sur l'arcade ;
- contact prématuré molaire gauche.

Examen de l'appareil locomoteur : normal

Question 1
Le bilan initial de tout traumatisé facial nécessite l'élimination d'éléments cliniques majeurs. Quels sont-ils ?
A Impotence de la colonne cervicale
B Choc hémorragique
C Détresse respiratoire
D Perte des prothèses amovibles
E Troubles de la conscience

Question 2
Quelles sont les lésions osseuses faciales que présente ce patient ?
A Fracture de l'os zygomatique droit
B Fracture de l'angle mandibulaire droit
C Fracture de l'os zygomatique gauche
D Fracture mandibulaire symphysaire
E Fracture du condyle mandibulaire gauche

Question 3
Quels territoires sensitifs appartiennent au nerf V2 gauche ?
A Lèvre inférieure gauche
B Aile gauche du nez
C Dent n° 25
D Dent n° 35
E Lèvre supérieure droite

Question 4
L'anesthésie dans le territoire du V3 est due ?
A À la fracture de l'os zygomatique gauche
B À la fracture de l'angle mandibulaire droit
C À un étirement ou à une section du nerf
D À l'œdème du masséter
E À la plaie de l'oreille

Question 5
Les fractures déplacées du secteur denté de la mandibule :
A Sont considérées comme des fractures ouvertes
B N'entraînent pas de trouble de l'articulé dentaire
C Le déplacement vertical provoque une déchirure muqueuse
D Le décalage entraîne béance et contact prématuré
E Peuvent être associées à des fractures des racines dentaires

Question 6
Quelles incidences radiologiques pouvez-vous demander pour confirmer les diagnostics de fracture zygomatique gauche et de l'angle mandibulaire droit (en sachant que le patient n'est pas verticalisable compte tenu de la PCI) ?
A Incidence de Waters
B Orthopantomogramme
C Tomodensitométrie faciale avec reconstructions 3D
D IRM des articulations temporomandibulaires
E Incidence face basse

Question 7
Ce patient présente une limitation de l'ouverture buccale. Quels en sont les mécanismes les plus probables ?
A Un obstacle mécanique lié à la position du zygoma gauche
B Une fracture condylienne associée
C Un trismus réflexe du muscle ptérygoïdien médial droit

Chirurgie maxillo-faciale et stomatologie
© 2017, Elsevier Masson SAS. Tous droits réservés

D Un trismus réflexe du masséter droit
E Une péricoronarite de la dent de sagesse inférieure droite incluse

Question 8
Comment interprétez-vous l'épistaxis gauche dans ce contexte ?
A Rhinorrhée cérébrospinale
B Poussée hypertensive liée au traumatisme
C Plaie de la muqueuse sinusienne
D Hémorragie liée à la fracture zygomatomaxillaire
E Fibrome nasopharyngé méconnu

Question 9
Quel est l'intérêt d'un bilan ophtalmologique clinique dans ce contexte ?
A Il permet de rechercher un glaucome
B Il met en évidence une lésion du nerf V2
C Il permet de dépister une lésion du globe oculaire
D Il a un intérêt médicolégal
E Il n'est pas indiqué compte tenu de l'absence de baisse de l'acuité visuelle

Question 10
Le bilan ophtalmologique clinique retrouve une diplopie dynamique. L'examen clinique va être complété par ?
A Un test de perméabilité des voies lacrymales
B Une mesure de l'enophtalmie par volumétrie scanner
C Un test de Lancaster
D Un test de Schirmer
E Une angiographie rétinienne

Question 11
Cette planche scanner vous montre (figure 15.1) :

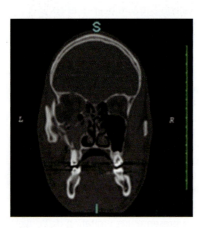

figure 15.1.

A Un déplacement du zygoma gauche
B Un hémosinus maxillaire gauche
C Une fracture du plancher de l'orbite gauche
D Des traits de fracture au niveau du cintre maxillozygomatique
E Une opacité des cellules ethmoïdales

Question 12
Quelle conduite à tenir chirurgicale préconisez-vous pour la plaie de l'oreille droite ?
A La suture se fera sous anesthésie générale
B La plaie doit être désinfectée
C Après désinfection, la prévention antitétanique est inutile
D La suture se fait en trois plans
E Le parage doit être large

Question 13
Les risques et séquelles des plaies du bord libre du pavillon de l'oreille sont :
A Un risque de désunion secondaire
B Un risque de chondrite
C Un risque d'encoche visible au bord libre
D Un risque d'hypoaccousie
E Des risques de vertiges

Question 14
Quels sont les grandes lignes de la prise en charge des fractures de la portion dentée de la mandibule ?
A L'hospitalisation
B La programmation au bloc dès que possible
C Une restauration de l'articulé dentaire
D Une alimentation parentérale
E Une contention des foyers de fracture

Question 15
Quelles sont les complications à long terme susceptibles d'être observées chez ce patient ?
A Une anesthésie douloureuse définitive territoire du nerf V2
B Un ptosis par atteinte musculaire
C Une asymétrie faciale
D Une limitation définitive de l'ouverture buccale
E Un trouble de l'articulé dentaire

Dossier clinique 2

Un jeune homme de 25 ans est admis aux urgences à la suite d'une agression alors qu'il retirait de l'argent à un distributeur. Il vous dit avoir été agressé par deux hommes qui l'ont frappé au visage, puis donné des coups de pied alors qu'il était à terre. Il se plaint :
- de douleurs thoraciques gauches ;
- de douleurs mandibulaires lors des mouvements de déglutition et de ne pouvoir serrer ses dents comme avant.

Vous notez aussi une plaie palpébrale inférieure gauche et de multiples érosions de la face, une tuméfaction prétragienne droite. L'examen endobuccal retrouve un décalage entre les dents n°s 35 et 36 associé à une plaie gingivale en regard.

Question 1
Votre examen clinique initial comprend
A Une évaluation neurologique et le calcul du score de Glasgow
B Une mesure du pouls et de la tension artérielle
C Une palpation abdominale

D Une palpation des apophyses épineuses cervicales
E Une auscultation carotidienne

Question 2
Les constantes vitales sont satisfaisantes. Vous vous penchez sur les problèmes maxillofaciaux. Devant la plaie de la paupière inférieure, vous recherchez :
A Une lésion associée du globe oculaire
B Une désinsertion du releveur de la paupière
C Une lésion du nerf V2
D Une contusion du nerf VIII
E Une section de la voie lacrymale

Question 3
Vous suspectez une fracture de la portion dentée de la mandibule. D'après les données de l'énoncé :
A Elle est située sur la branche horizontale gauche
B Elle est déplacée
C Elle peut entraîner une anesthésie labiale supérieure homolatérale
D Elle peut être responsable d'une paralysie labiale inférieure homolatérale
E Elle est considérée comme une fracture ouverte

Question 4
Votre bilan paraclinique comprend :
A Un orthopantomogramme
B Un dosage des D-dimères
C Un bodyscanner avec produit de contraste
D Une gazométrie
E Un bilan biologique sanguin de débrouillage (NFS, HB, hématocrite, ionogramme, créatinine)

Question 5
Voici l'orthopantomogramme (figure 15.2). Il permet de mettre en évidence :

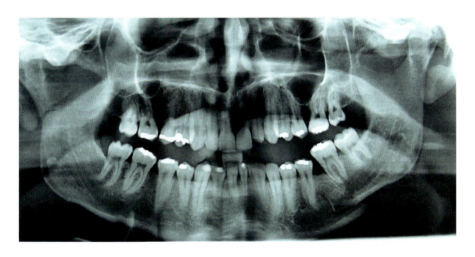

figure 15.2.

A Une fracture de la branche horizontale gauche déplacée
B Une fracture sous condylienne droite
C Une lésion à l'apex de la dent n° 46
D La présence des quatre troisièmes molaires incluses
E Le canal alvéolaire inférieur dans sa partie postérieure

Question 6
Une fracture isolée déplacée de la région condylienne :
A Peut être associée à une otorragie
B Peut être associée à une hypoaccousie temporaire
C Entraîne un raccourcissement de la branche montante
D Est responsable de béance homolatérale
E S'accompagne d'une limitation de l'ouverture buccale

Question 7
La plaie gingivale buccale saigne de manière continue et assez abondante. L'origine de ce saignement peut être :
A Une plaie de l'artère maxillaire
B Une plaie de l'artère alvéolaire inférieure
C Un saignement d'origine osseuse
D Une plaie de la veine faciale
E Un trouble de la coagulation acquis

Question 8
Le diagnostic clinique de fracture de côte repose sur :
A Une douleur élective latérothoracique
B Des quintes de toux paroxystiques
C Une inhibition de la respiration ample
D Une hémoptysie
E Une dyspnée

Question 9
Voici une des coupes de la TDM thoracique de ce patient. Vous notez (figure 15.3) :

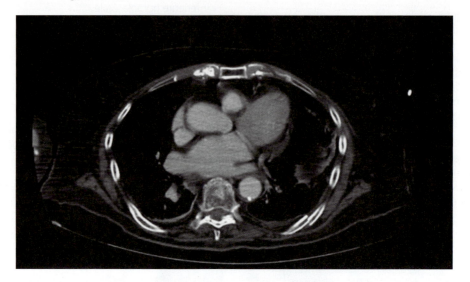

figure 15.3.

A Une lame d'épanchement pleural
B Une fracture d'arc antérieur costal
C Un hémomédiastin
D Un épanchement péricardique
E Une fracture vertébrale

Question 10
Le score de Glasgow prend en compte :
A L'ouverture des yeux
B Le diamètre pupillaire
C Les possibilités de mémorisation immédiate
D La réponse verbale
E La réponse motrice

Question 11
Au terme de ce bilan, vous constatez que votre patient présente une plaie de la paupière inférieure, une fracture bifocale de la mandibule, une fracture des quatrième, cinquième et sixième arcs costaux gauches peu déplacée, stable sans hémopneumothorax. Son score de Glasgow est à 15. Son hémodynamique est stable. Votre conduite à tenir aux urgences est :
A La mise en place d'une voie centrale
B La mise en place d'une voie veineuse périphérique de bon calibre
C La surveillance du pouls et de la tension
D La vérification de la pression intracrânienne
E Le contrôle de la vaccination antitétanique

Question 12
Qu'envisagez-vous pour prendre en charge les fractures de côtes :
A Des antalgiques
B Des blocs costaux si douleur intense
C Une mise au repos et une surveillance
D Un nouveau scanner à 48 heures systématique
E Une ostéosynthèse

Question 13
La prise en charge du traumatisme maxillofacial :
A Doit se faire sous anesthésie générale
B Comprend une exploration de la plaie palpébrale
C Comprend l'ostéosynthèse des fractures mandibulaires
D Sera envisagée après dix jours de surveillance du traumatisme thoracique
E Nécessite des avulsions dentaires

Question 14
Les séquelles d'une fracture d'un condyle mandibulaire sont :
A Une anesthésie dans le territoire du V3 homolatéral
B Un syndrome algodysfonctionnel de l'articulation temporomandibulaire
C Une ankylose temporomandibulaire
D Une latérodéviation controlatérale à la fracture à l'ouverture buccale maximale
E Un trouble de l'articulé dentaire

Question 15
Les séquelles d'une fracture de la portion dentée de la mandibule comprennent :
A La pseudarthrose
B Le trouble de l'articulé dentaire
C Les nécroses dentaires à proximité du foyer de fracture
D La sinusite chronique
E La dysgueusie

Question 16
Ce patient s'interroge sur l'évolution prévisible de son état. Vous lui répondez :
A Il va être hospitalisé trois semaines en l'absence de complications intercurrentes
B Les points palpébraux seront à retirer dans environ six jours
C Il va s'alimenter sur un mode mou pendant environ un mois et demi
D Il faudra rééduquer son articulation temporomandibulaire
E Il ne pourra plus faire de sports de contact

Dossier clinique 3

Maryse L., 66 ans, est amenée aux urgences par son mari car elle a été mordue par un chien d'amis, Hector. Mme L. n'a pas d'antécédents particuliers, elle n'a jamais été opérée ou eu d'anesthésie générale. Elle présente une plaie importante de 6 cm de longueur située 10 cm en avant du tragus droit verticale, paracommissurale, et une plaie palpébrale inférieure droite interne, des traces de crocs sur le nez et les lèvres. Le pouls et la tension ont des valeurs normales (figure 15.4).

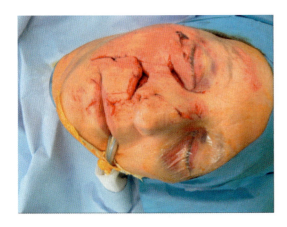

figure 15.4.

Question 1
Parmi les critères suivants, quels sont ceux que vous retenez comme étant des critères de gravité des plaies des parties molles au niveau facial en général ?
A Plaie avec perte de substance
B Plaie à distance des orifices
C Plaie intéressant un organe noble (œil, nerf facial, Sténon, etc.)
D Plaie secondaire à une morsure de chien
E Plaie nette sans présence de corps étranger

Question 2
Les origines les plus courantes des plaies de la face chez les adultes sont :
A Une chute lors d'activités sportives
B Des agressions
C Des morsures
D Des accidents de la voie publique
E Une tentative d'automutilation

Question 3
Quelles complications anatomiques majeures faut-il craindre dans le cas présent ?
A Une plaie de la muqueuse buccale
B Une lésion du nerf facial
C Une section du canal de Sténon
D Une section d'une voie lacrymale
E Une section du canal de Wharton

Question 4
Concernant le canal de Sténon :
A C'est le conduit excréteur de la glande submandibulaire
B C'est le conduit excréteur de la glande parotide
C Il est facilement lésé lors de plaies jugales car superficiel à ce niveau
D Sa position se projette sur une ligne unissant le tragus à l'aile du nez
E S'ouvre dans la cavité orale en regard de la première prémolaire inférieure

Question 5
Le muscle masséter :
A Fait partie des muscles masticateurs
B S'insère sur l'arcade zygomatique et l'angle mandibulaire
C S'insère sur l'arcade zygomatique et l'apophyse coronoïde
D Est innervé par le nerf V
E Est innervé par le nerf VII

Question 6
Lorsque vous demandez à Mme L. de sourire, vous vous apercevez que son hémilèvre supérieure droite ne bouge pas. Vous évoquez :
A Une lésion d'une branche distale du nerf V2
B Une lésion d'une branche distale du nerf VII
C Une section des muscles peauciers participant à la mobilité labiale
D Une section de l'artère faciale
E Une section d'une branche distale du nerf V3

Question 7
Lorsque vous demandez à Mme L. d'ouvrir grand la bouche, elle vous répond qu'elle ne peut pas :
A Il peut exister une participation douloureuse
B Il peut exister un trismus par lésion massétérine directe
C Il peut exister un trismus par lésion ptérygoïdienne directe
D Il peut exister une composante anxieuse
E Il peut exister un déficit neurologique

Question 8
Quel examen complémentaire prescrivez-vous ?
A Un examen tomodensitométrique du massif facial
B Une radiographie pulmonaire
C Une numération formule sanguine
D Les trois précédents
E Aucun examen complémentaire n'est nécessaire

Question 9
Quels sont les principaux risques infectieux en cas de morsure de chien ?

A Une infection par le virus de la rage
B Une infection à *Pasteurella*
C Une infection à germes anaérobies
D Une infection à *Brucella*
E Une infection par *Clostridium tetani*

Question 10
Quel traitement médical mettez-vous en route ?
A Des soins locaux et un retour à la maison
B Une hospitalisation
C Une vaccination antitétanique
D Des prescriptions d'antalgiques
E Un passage du psychiatre

Question 11
Que proposez-vous sur le plan chirurgical ?
A Une exploration de la plaie sous anesthésie locale
B Une exploration de la plaie sous anesthésie générale
C Une hémostase soigneuse
D Un parage large des berges
E Une suture sur drainage

Question 12
Quelle est votre conduite à tenir vis-à-vis du chien ?
A Aucune précaution particulière
B Une surveillance du chien à j3, j7, j15
C Tuer le chien et envoyer sa tête à l'Institut Mérieux
D Vérifier que les vaccinations du chien sont à jour
E Prévenir les propriétaires du chien que le risque de nouvelle morsure est élevé

Trois jours après l'épisode initial, Mme L. présente une fièvre à 38,3 °C avec un œdème et une rougeur cutanée importante de la région parotidienne droite. L'œil droit est fermé. Un liquide louche et épais s'écoule par l'extrémité inférieure de la cicatrice jugale.

Question 13
Quel diagnostic évoquez-vous ?
A Une dacryocystite
B Une parotidite
C Une infection de la plaie souillée
D Une infection d'origine dentaire
E Un adénophlegmon

Question 14
Que proposez-vous sur le plan thérapeutique ?
A Une hospitalisation
B Des prélèvements bactériologiques
C Un lâchage des points en consultation et un retour à la maison
D Un nettoyage au bloc opératoire
E Une mise en route d'une antibiothérapie intraveineuse

Question 15
Un mois après l'épisode initial, vous revoyez la patiente qui a cicatrisé. Quels conseils et informations lui donnez-vous vis-à-vis de la cicatrice ?
A La cicatrice a fini d'évoluer, il n'y a pas de précautions particulières à prendre
B La cicatrice doit être massée
C La cicatrice doit être protégée du soleil
D Il y aura des possibilités ultérieures d'amélioration esthétique si nécessaire
E À la fin de l'évolution, cette cicatrice sera probablement discrète

Dossier clinique 4

Un patient de 66 ans, fumeur, consulte pour une tuméfaction sous-lobulaire gauche qu'il a constatée il y a plusieurs années et qui présente un volume fluctuant dans le temps. Il est gêné actuellement par la lésion qui devient visible et inesthétique mais qui n'est pas douloureuse au jour de l'examen. En revanche, trois mois avant, le patient a présenté des douleurs et une augmentation nette de volume de la lésion, qui ensuite a spontanément partiellement régressé.
Le patient ne présente pas d'antécédent médical majeur, il ne prend aucun traitement au long cours (figure 15.5).

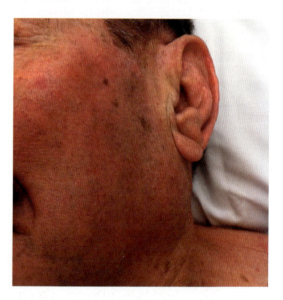

figure 15.5.

Question 1
Votre inspection va rechercher chez ce patient :
A Une paralysie faciale
B Une limitation de l'ouverture buccale
C Une ouverture buccale en baïonnette
D Une sudation anormale en regard de la lésion
E Une plicature du lobule de l'oreille

Question 2
Le patient ne présente pas de paralysie faciale, son ouverture buccale est rectiligne et d'amplitude normale. Le lobule de l'oreille est plicaturé. Votre palpation va rechercher :
A Une infiltration cutanée
B Une consistance lésionnelle
C Un déficit sensitif du lobule de l'oreille
D Des adénopathies cervicales
E Une infiltration du plancher buccal

Question 3
La lésion est rénitente au contact, mobile par rapport au plan cutané, sans adénopathie satellite. Vous évoquez le(s) diagnostic(s) suivant(s) :
A Une tumeur bénigne
B Un cystadénolymphome (tumeur de Warthin)
C Un carcinome mucoépidermoïde
D Une tumeur de la loge parotidienne
E Un carcinome adénoïde kystique

Question 4
Vous avez envisagé un instant la possibilité d'une complication mécanique d'une lithiase salivaire. Quelles sont les caractéristiques de celle-ci :
A Un gonflement obligatoirement douloureux
B Une augmentation de volume de la loge parotidienne rythmée par les repas
C Une émission de salive purulente
D Une émission de salive qui entraîne la résolution du gonflement
E La palpation de la lithiase sur le trajet du Sténon

Question 5
La glande parotide est située :
A En avant de la mastoïde
B Au-dessus du méat acoustique externe
C En dedans du rideau stylien
D En dehors de la carotide interne
E En dessous de l'arcade zygomatique

Question 6
Les éléments suivants traversent la glande parotide :
A Le nerf facial
B Le nerf spinal
C L'artère carotide externe
D Le muscle sterno-cléido-occipito-mastoïdien
E La veine faciale

Question 7
Concernant le canal excréteur de la glande parotide :
A C'est le canal de Wharton
B Son ostium se trouve au collet de la deuxième molaire supérieure
C Il contourne le bord antérieur du muscle masséter
D Il est vulnérable en cas de plaie médiojugale
E Il n'est pas cathétérisable

Question 8
Vous évoquez le diagnostic de tumeur bénigne de la glande parotide gauche. Quels examens morphologiques peuvent vous aider ?
A Le crâne de profil
B Une échographie
C Une scintigraphie salivaire
D Une tomodensitométrie centrée sur la région
E Une IRM parotidienne

Question 9
Voici le résultat de l'IRM (figure 15.6). De l'analyse de ce cliché, vous déduisez que :

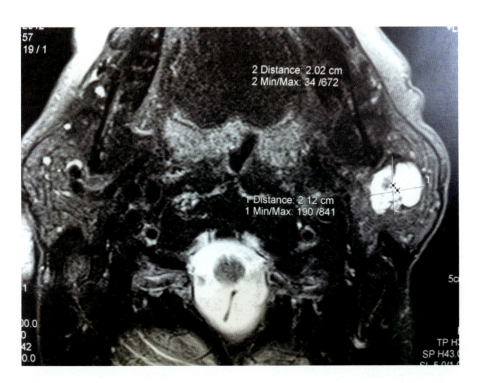

figure 15.6.

A La lésion est unifocale
B La lésion est en hyposignal
C La lésion est extraparotidienne
D La lésion est bien limitée
E La lésion est globalement homogène

Question 10

Vous évoquez le diagnostic de cystadénolymphome. Les éléments du dossier qui vous permettent d'étayer ce diagnostic sont :

A L'âge du patient
B Le fait qu'il soit fumeur
C Le caractère unilatéral et unifocal de la lésion
D La notion de poussées inflammatoires dans les antécédents
E Le caractère rénitent à la palpation

Question 11

Parmi les autres tumeurs bénignes d'origine épithéliale, vous retenez :

A Un schwannome
B Un rhabdomyosarcome
C Un adénome pléomorphe
D Un adénome oxyphile (oncocytome)
E Une tumeur à cellules acineuses

Question 12

La certitude diagnostique peut vous être donnée par :

A La cytoponction
B Une biopsie transcutanée
C Un dosage de l'amylase
D Une exploration chirurgicale
E Une tomodensitométrie

Question 13

Vous envisagez une parotidectomie à visée diagnostique et thérapeutique. Votre bilan préopératoire va comprendre :

A Une consultation de préanesthésie
B Une épreuve d'effort
C Un électrocardiogramme
D Un hémogramme
E Un bilan d'hémostase

Question 14

Quelles sont les suites normales et prévisibles de cette intervention ?

A Une cicatrice cervicofaciale latérale
B Une dépression sous-lobulaire
C Une sècheresse buccale importante
D Une anesthésie labiale inférieure
E Une sudation lors de l'alimentation apparaissant à moyen terme

Question 15

En l'absence d'intervention, le patient vous pose la question des risques évolutifs. Vous le prévenez de :

A Un risque de cancérisation
B Un risque de nouvelle poussée inflammatoire
C Un risque d'augmentation progressive de volume
D Un risque de paralysie faciale
E Un risque de déformation définitive du pavillon de l'oreille

Dossier clinique 5

Une patiente de 25 ans présente au cours des repas une tuméfaction de la partie latérale haute et gauche du cou. Ce phénomène est isolé, indolore, la patiente ne se plaignant que d'une sensation de tension dans la région. La tuméfaction disparaît spontanément, plutôt à la fin du repas. Cette résolution s'accompagne d'une sensation d'afflux salivaire dans la bouche. De prime abord, l'aspect de la patiente est normal.

Question 1

Quels sont les éléments de l'observation qui vous orientent vers une origine salivaire de la tuméfaction ?

A L'âge de la patiente
B Le sexe féminin
C L'apparition pendant les repas
D L'afflux salivaire brutal entraînant la résolution de la tuméfaction
E La localisation cervicale haute et latérale

Question 2

Le tableau décrit vous évoque :

A Une colique salivaire
B Une hernie salivaire
C Une sialodochite
D Une obstruction canalaire lithiasique incomplète
E Une sialadénite

Question 3

Les glandes salivaires

A Sont classées en glandes exocrines et endocrines
B La glande sublinguale est une glande salivaire accessoire
C Le conduit excréteur de la parotide s'ouvre dans la partie haute de la joue
D La salivation entre les repas est le fait des glandes salivaires accessoires
E La salive sécrétée par la glande submandibulaire est muqueuse

Question 4

La glande submandibulaire :

A Fait partie des glandes salivaires principales
B Contracte des rapports étroits avec le nerf lingual
C Contracte des rapports étroits avec les vaisseaux linguaux
D Contracte des rapports étroits avec le nerf spinal
E Contracte des rapports étroits avec le muscle mylohyoïdien

Question 5

Comment complétez-vous votre examen clinique pour étayer votre diagnostic ?

A Par une inspection du plancher buccal
B Par une inspection de la face interne des joues
C Par une palpation de la base de langue
D Par une palpation bidigitale du plancher buccal
E Par la recherche de calculs vésiculaires par échographie

Question 6

Quels examens complémentaires envisagez-vous ?

A Une scintigraphie salivaire
B Une biopsie de la glande salivaire

C Une sialographie
D Une échographie cervicale
E Un cliché mordu (occlusal)

Question 7

En cas de lithiase avérée, que proposez-vous comme traitement médical ?
A Des boissons abondantes
B Des anti-inflammatoires
C Des médicaments antispasmodiques
D Une alimentation froide
E Des antalgiques de niveau 3

Question 8

En cas de lithiase avérée du plancher buccal antérieur, que pouvez-vous proposer comme traitement chirurgical ?
A Une lithotripsie
B Une abstention thérapeutique
C Une sialendoscopie
D Une submandibulectomie
E Une taille du canal salivaire

Question 9

En l'absence de thérapeutique adaptée, quelle peut être l'évolution ?
A L'apparition d'un syndrome sec
B Une colique salivaire
C L'apparition de lithiases urinaires
D L'élimination du calcul
E Un abcès du plancher buccal

Question 10

Les épisodes de rétention se sont espacés et vous avez perdu de vue la patiente. Trois ans après, elle présente de manière rapidement évolutive une douleur du plancher buccal gauche avec gêne à la déglutition associée à de la fièvre. À l'examen clinique une limitation de l'ouverture buccale, un œdème du plancher buccal droit, ainsi qu'une tuméfaction rouge de la région submandibulaire droite sont notés. Quels diagnostics pouvez-vous évoquer ?
A Une cellulite d'origine dentaire
B Une submandibulite
C Une colique salivaire
D Une tumeur du prolongement antérieur de la glande submandibulaire
E Un phlegmon de l'amygdale

Question 11

Les éléments qui vous permettent de faire le diagnostic différentiel entre cellulite d'origine dentaire et sialadénite sont :
A L'existence de pus à l'ostium du canal excréteur de la glande submandibulaire
B La présence d'un trismus
C La présence d'un sillon entre la glande submandibulaire et le bord basilaire de la mandibule
D La présence d'une 46 couronnée
E La présence d'une limitation de la protraction linguale

Question 12

En l'absence de traitement, les risques évolutifs sont :
A Une dysphagie complète
B Une cancérisation du tissu inflammatoire
C Une fracture mandibulaire

D Une détresse respiratoire aiguë
E Une fistulisation en bouche

Question 13

Quels examens complémentaires prescrivez-vous ?
A Une échographie cervicale ou scanner cervical
B NFS, VS, CRP
C Une sialographie
D Un orthopantomogramme
E Une radiographie pulmonaire

Question 14

Le bilan morphologique a confirmé la présence de la lithiase de 9 mm intraglandulaire. Que pouvez-vous proposer comme traitement chirurgical ?
A Une lithotripsie
B Une taille du canal salivaire
C Une sialendoscopie
D Une submandibulectomie
E Une ligature du canal salivaire

Question 15

Après submandibulectomie par voie cervicale, votre patiente va présenter :
A Une sécheresse buccale invalidante
B Une cicatrice cervicale haute, latérale, discrète
C Une dépression submandibulaire
D Une sudation perprandiale de la région hyoïdienne
E Une anesthésie labiale inférieure

Dossier clinique 6

Un patient de 56 ans vous est adressé par le service des urgences où il a été admis à la demande de son médecin traitant pour amaigrissement et dysphagie.
L'interrogatoire retrouve une consommation de 1 paquet de cigarettes par jour depuis 40 ans, et de 1 litre de bière par jour souvent précédé de pastis. Le praticien qui l'a examiné a retrouvé une adénopathie submandibulaire droite de 3 cm, une lésion bourgeonnante et indurée du bord latéral de langue droit de 3 cm de grand axe et un état dentaire très délabré. Il vous l'adresse pour la suite de la prise en charge car il suspecte une tumeur maligne de la cavité buccale. Il vous mentionne dans son courrier que le reste de l'examen clinique général lui est apparu normal.

Question 1

Dans le contexte de ce patient, les tumeurs malignes les plus fréquentes de la cavité buccale sont :
A Les carcinomes épidermoïdes (carcinomes spino-cellulaires ou CSC)
B Les adénocarcinomes
C Les lymphomes
D Les mélanomes
E Les sarcomes

Question 2

Les facteurs de risque de carcinome épidermoïde sont :
A La consommation de tabac
B La consommation de sucres rapides
C Les irritations chroniques de la muqueuse
D La consommation d'alcools forts
E La consommation de chocolat

Question 3
Votre interrogatoire va rechercher :
A Une douleur à la déglutition
B Une limitation de la protraction linguale
C Une limitation de l'ouverture buccale
D La pose récente d'implants
E Un claquement au niveau des articulations temporomandibulaires

Question 4
Votre examen clinique comprend systématiquement :
A Une otoscopie
B La palpation des aires ganglionnaires cervicales
C Un test de mobilité entre la base du crâne et le massif facial supérieur
D La palpation de la langue
E La percussion des dents en regard de la tumeur

Question 5
L'examen qui vous permettra d'affirmer le diagnostic de carcinome épidermoïde est :
A Une ponction cytologie tumorale
B Une biopsie de la tumeur à la pince
C Un dosage de l'ACE
D Une immunofluorescence des cellules lésionnelles
E Un examen de la langue au dermatoscope

Question 6
Le diagnostic de carcinome épidermoïde lingual est confirmé par la biopsie. Vous envisagez un bilan complémentaire qui va comprendre :
A Une électromyographie linguale
B Une panendoscopie des VADS
C Un scanner cérébral
D Un scanner thoracique
E Une électrogustométrie

Question 7
La panendoscopie des voies aérodigestives supérieures :
A Se fait en consultation, sous anesthésie de contact
B Permet de palper la lésion
C Permet de dépister des lésions métachrones
D Explore le duodénum
E Est systématiquement comprise dans le bilan

Question 8
Voici l'orthopantomogramme du patient (figure 15.7). Son analyse retrouve :

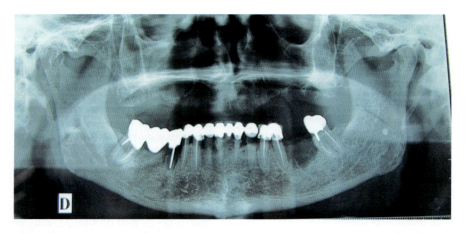

figure 15.7.

A De nombreuses dents saines
B La dent n° 13 est absente
C La dent n° 23 est saine et vivante
D L'absence des molaires du secteur 3
E Une réaction apicale probable sur 16

Question 9
Les épithéliomas épidermoïdes de la langue mobile
A Sont dépistés tôt car très douloureux
B Peuvent se présenter sous forme nodulaire
C Sont plus étendus à la palpation qu'à l'inspection
D Reposent sur une base indurée
E Évolués, entraînent une anosmie

Question 10
Ce patient va bénéficier d'un bilan d'opérabilité qui comprendra :
A Une consultation auprès d'un cardiologue
B Une consultation avec un endocrinologue
C Une consultation avec un psychiatre
D Une consultation de préanesthésie
E Une consultation avec un urologue

Question 11
Le patient souhaite profiter de l'hospitalisation pour interrompre l'alcool et le tabac. Vos prescriptions comprennent :
A De la loxapine
B Un apport hydrique suffisant
C De l'oxazépam
D Des alphabloquants
E Des patchs à la nicotine

Question 12
Votre patient est opéré de sa lésion linguale (hémiglossectomie et évidement cervical bilatéral) puis irradié (radiothérapie externe). Les précautions qui ont été prises au niveau dentaire compte tenu de son orthopantomogramme sont :

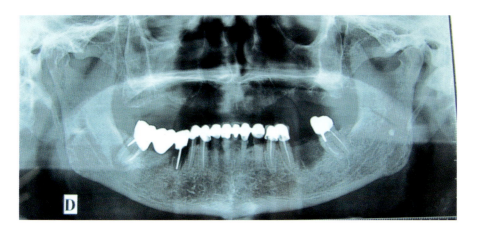

figure 15.8.

A Avulsion de toutes les dents restantes
B Avulsion des dents délabrées et dévitalisation des autres
C Avulsion des dents délabrées et préservation des dents saines
D Pas d'avulsions dentaires avant la radiothérapie
E Préparation de gouttières porte fluor

Question 13
Après ce traitement, ce patient va être surveillé par le spécialiste :
A Tous les trois mois pendant deux ans
B Tous les six mois à vie
C Essentiellement par des biopsies répétées
D Pour interpréter la TEP-scan annuel recommandée
E Uniquement en cas d'anomalie, la surveillance se faisant par le praticien traitant

Question 14
Les buts de la surveillance dans le cas de ce patient :
A Identifier une récidive ganglionnaire
B Vérifier l'application quotidienne de fluor sur les dents restantes
C Dépister une complication du traitement
D Encourager le patient dans ses efforts de sevrage
E Dépister une récidive linguale

Question 15
Les complications les plus fréquentes de la radiothérapie délivrée à ce patient sont :
A Sécheresse oculaire
B Raideur scapulaire
C Difficultés de déglutition
D Ostéoradionécrose des mâchoires
E Cataracte

Dossier clinique 7

Une patiente de 65 ans se présente à votre consultation car elle a constaté récemment l'apparition d'une lésion antéro-latéro-linguale gauche qui est devenue douloureuse, bourgeonnante et saignotante lors de la prise d'aliments durs. L'interrogatoire vous révèle l'existence en lieu et place depuis plusieurs décennies d'une lésion blanche. La patiente vous avoue aussi une consommation de tabac (15 cigarettes par jour pendant 30 ans) et d'alcool (2 verres de vin à chaque repas) régulière.

L'examen clinique objective une lésion bourgeonnante faisant 2 sur 4 cm au bord libre de la langue gauche d'aspect très irrégulier (figure 15.9).

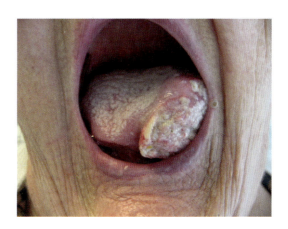

figure 15.9.

Sa palpation montre une induration sous la forme d'un socle périphérique dépassant les limites ulcérées.

Question 1
La consommation tabagique de cette patiente est :
A Trop faible pour présenter un facteur de risque vasculaire
B De 22 paquets années
C De 18 paquets années
D Peut avoir eu un rôle dans l'évolution de la lésion buccale
E De 30 paquets années

Question 2
Votre examen clinique va devoir être systématiquement complété par
A Un examen neurologique des paires crâniennes
B Une nasofibroscopie

Dossiers cliniques QCM

C Une auscultation pulmonaire
D Une rhinoscopie antérieure
E La palpation des aires ganglionnaires cervicales

Question 3
Vous décidez de réaliser une biopsie au fauteuil. Quel(s) est(sont) le(s) diagnostic(s) histologique(s) le(s) plus probable(s) ?
A Sarcome
B Carcinome épidermoïde in situ
C Carcinome épidermoïde invasif bien différencié
D Mélanome
E Carcinome épidermoïde invasif moyennement différencié

Question 4
Le diagnostic histologique de carcinome épidermoïde invasif moyennement différencié vous est communiqué huit jours plus tard. Vous prévoyez :
A Une angiographie des membres inférieurs
B Une tomodensitométrie cervicale
C Une épreuve d'effort
D Une tomodensitométrie abdominale
E Un orthopantomogramme

Question 5
Dans ce contexte, la panendoscopie des voies aérodigestives supérieures (VADS) :
A Est systématique
B Permet le diagnostic de lésions synchrones des VADS
C Se fait sous anesthésie locale
D Comprend l'examen de la muqueuse œsophagienne
E Ne permet pas la palpation précise de la lésion

Question 6
L'examen tomodensitométrique retrouve une adénopathie ronde à centre nécrotique du groupe III droit, isolée. Vous affirmez :
A Le ganglion est situé en sous-mental
B La lésion est classée T2N2bM0
C Le ganglion est probablement en rapport avec la tumeur de la langue
D Le ganglion est survenu du fait l'anatomie du drainage lymphatique lingual
E Le traitement des aires ganglionnaires cervicales va être bilatéral

Question 7
Le reste du bilan préthérapeutique va comprendre :
A Une colonoscopie
B Un bilan nutritionnel
C Un bilan biologique préopératoire
D Une mammographie
E Un bilan dentaire

Question 8
L'annonce du diagnostic de tumeur maligne de la langue justifie :
A Une consultation médicale dédiée
B Un courrier recommandé
C Une prise en charge oncopsychologique systématique

D Une consultation d'annonce par une infirmière spécialisée
E La communication d'une fiche d'information sur le programme de soins

Question 9
La décision thérapeutique
A Est le fait du praticien qui a établi le diagnostic
B Se fait au cours d'une réunion de concertation polydisciplinaire
C Est l'occasion d'une inclusion systématique dans un essai thérapeutique
D Ne présente aucun caractère d'urgence
E Se fait en présence de la patiente

Question 10
La patiente vous questionne sur le sevrage tabagique et ses modalités. Vous lui indiquez :
A Que cela peut faire l'objet d'une prise en charge spécialisée
B Qu'il ne sera pas possible de lui fournir des substituts nicotiniques en raison de la présence de la lésion néoplasique avérée
C Qu'elle peut continuer à fumer compte tenu de son âge
D Qu'elle pourra reprendre le tabac après le traitement
E Que l'arrêt doit être total et définitif

Question 11
Si vous aviez vu cette patiente alors qu'elle était simplement porteuse d'une leucokératose de la muqueuse buccale, votre examen clinique aurait retrouvé :
A Une lésion blanche
B Une lésion souple
C Une lésion détachable au grattage
D Une lésion homogène
E Une lésion inhomogène

Question 12
Vous auriez pu agir sur les facteurs de risques d'apparition d'une lésion leucokératosique de la muqueuse buccale en lui :
A Faisant interrompre l'alcool
B Faisant interrompre le tabac
C Assurant un suivi dentaire
D Prescrivant de l'alprazolam
E Prescrivant de la vitamine D

Question 13
Cette patiente est ensuite perdue de vue à la suite du traitement de son épithélioma de la langue (associant chirurgie et radiothérapie). Vous la revoyez cinq ans après, alors qu'elle se présente en semi-urgence. Cette patiente, toujours aussi indisciplinée, poursuit une intoxication éthylotabagique notable. Elle se plaint depuis une dizaine de jours d'une douleur importante dans la région angulaire gauche limitant son alimentation. Il existe un léger trismus, la peau en regard de l'angle est inflammatoire. L'examen de la cavité buccale retrouve une dénudation mandibulaire postérieure, quelques dents restantes en mauvais état.

Quel(s) diagnostic(s) évoquez-vous ?
A Parotidite
B Ostéoradionécrose mandibulaire
C Récidive lésionnelle
D Phlegmon amygdalien
E Submandibulite

Question 14
Quel bilan programmez-vous dans un premier temps ?
A Artériographie des troncs supra-aortiques
B Orthopantomogramme
C Scintigraphie osseuse
D Sialographie
E Panendoscopie des voies aérodigestives avec biopsies

Question 15
Que préconisez-vous sur le plan thérapeutique ?
A Une trachéotomie
B La pose d'une voie centrale
C La pose d'une sonde nasogastrique
D Une antalgie adaptée
E Une antibiothérapie à large spectre type pénicilline A + acide clavulanique

Dossier clinique 8

Une patiente de 32 ans vient vous voir pour une lésion pigmentée au niveau du décolleté (figure 15.10).

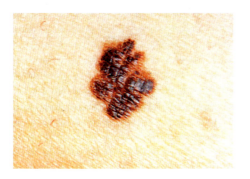

figure 15.10.

Question 1
Que recherchez-vous à l'interrogatoire en rapport avec un mélanome ?
A Des antécédents familiaux et personnels de mélanome
B Une notion de voyage à l'étranger
C Une exposition excessive et sans protection au soleil dans l'enfance
D La profession du patient
E Le nombre de grossesses

Question 2
Parmi ces critères, quels sont les facteurs de risques d'un mélanome ?
A Le nombre de nævi > 30
B La taille de nævi > 20 mm
C Les phototypes I et II
D Un nævus congénital
E Un antécédent de mélanome chez la maman

Question 3
À propos d'épidémiologie des mélanomes :
A Le mélanome est la tumeur cutanée maligne la plus sévère
B Son incidence est stable depuis les progrès du dépistage
C Son incidence est estimée à 5 à 10 nouveaux cas pour 100 000 personnes par an
D Avec les progrès des chimiothérapies, la mortalité due au mélanome diminue
E Les localisations préférentielles sont la région tête et cou dans 15 à 20 % des cas

Question 4
L'autodépistage est basé sur les critères ABCDE :
A A : Pour aspect général
B B : Pour bords irréguliers
C C : Pour caractère
D D : Pour douleur
E E : Pour évolution de la lésion

Question 5
Devant cette lésion du décolleté, que faites-vous :
A Je ne fais pas de biopsie pour ne pas faire de cicatrice dans le décolleté de cette jeune femme
B Je fais une biopsie
C Je fais une exérèse complète avec une marge minimale (1 mm)
D Je fais une exérèse complète avec une marge de 1 cm car il s'agit très certainement d'un mélanome
E Je la surveille et la revois dans trois mois

Question 6
Quels critères histopronostiques vont orienter votre prise en charge :
A Le type histologique : desmoplastique, nodulaire, SSM, acrolentigineux ou de Dubreuilh
B L'épaisseur de la tumeur : le Breslow
C L'activité de la tumeur : index mitotique
D La présence d'ulcération
E La présence de régression

Question 7
Les critères histopronostiques retrouvent une exérèse tangente du mélanome, un Breslow 2,3 mm, Clark et Mihn 4, sans ulcération ni régression et avec un Index mitotique 1/mm^2.
Quel bilan faites-vous ?
A Une TEP-scanner
B Une échographie axillaire
C Un scanner thoraco-abdomino-pelvien
D Un scanner cérébral
E Une échographie abdominale

Question 8
Le bilan d'extension ne retrouve pas de métastases ganglionnaires ou viscérales.
Proposez-vous à cette patiente un ganglion sentinelle ?
A Non car le ganglion sentinelle ne fait pas partie des recommandations actuelles
B Oui car il s'agit d'une patiente jeune

C Oui dans le cadre d'un essai
D Non car le ganglion sentinelle n'a pas prouvé d'amélioration de la qualité de prise en charge
E Oui car le Breslow est supérieur à 1,5 et sans métastase clinique et radiologique

Question 9
Quelle marge chirurgicale doit être réalisée ?
A Pas de reprise chirurgicale
B Reprise des marges avec des marges à 5 mm
C Reprise chirurgicale avec des marges à 1 cm
D Reprise des marges avec des marges à 2 cm
E Reprise des marges avec des marges à 3 cm

Question 10
Quel traitement complémentaire doit être pratiqué (la patiente n'est pas incluse dans un essai thérapeutique) ?
A Aucun traitement complémentaire
B Une radiothérapie sur le lit tumoral
C Une chimiothérapie adjuvante
D Une immunothérapie ciblée type vémurafénib
E Une surveillance clinique tous les trois mois par dermatologue

Question 11
Que pouvez-vous dire à la patiente quant aux risques de mélanome pour ses enfants ?
A Pas de risque plus élevé chez les enfants car un seul des parents a eu un mélanome
B Le risque est augmenté uniquement chez les sujets masculins
C Le risque de mélanome est augmenté chez le mari
D Le risque de mélanome est augmenté chez les enfants de la patiente
E Le risque n'est pas augmenté chez les enfants s'ils se protègent bien du soleil

Question 12
Quels conseils de prévention pouvez-vous lui donner ?
A Une protection solaire maximale avec écran total indice 50 toutes les deux heures lors d'une exposition
B une protection solaire uniquement entre 11 heures et 15 heures à l'heure où le soleil est au zénith
C Pas de protection particulière car elle a déjà fait un mélanome
D Une autosurveillance en suivant la règle « ABCDE »
E Pas d'autosurveillance car elle voit le dermatologue régulièrement

Question 13
La patiente revient vous voir deux ans après pour une lésion pigmentée, sous-cutanée, environ 2 cm sous la cicatrice de l'exérèse initiale. Quel est le seul examen à faire ?
A Une TEP-scanner
B Une échographie des aires ganglionnaires axillaires et inguinales
C Une biopsie de la lésion
D Une TDM thoracique
E Une IRM des tissus mous thoraciques

Question 14
La biopsie confirme la récidive de mélanome. Vous faites un bilan complet et vous retrouvez une atteinte pulmonaire et hépatique. Après discussion en réunion de concertation pluridisciplinaire, que pouvez-vous proposer à la patiente ?
A des soins palliatifs car la patiente est métastatique
B Une exérèse complète de la récidive sous-cutanée afin de connaître son statut BRAF
C Une radiothérapie sur la récidive et les métastases
D Une chimiothérapie type dacarbazine et fotémuscine en première intention
E Une immunothérapie type vérumafénib en première intention

Dossier clinique 9

Un patient de 75 ans vient vous voir pour une lésion de la tempe droite, bourgeonnante, saignant au contact, de 3 cm de diamètre (figure 15.11). Cette lésion évolue depuis six mois selon le patient.

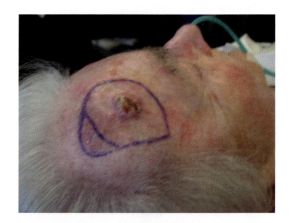

figure 15.11.

Question 1
Cliniquement, à quel type de lésion cela peut-il correspondre ?
A Un nævus congénital
B Un carcinome basocellulaire sclérodermiforme
C Un carcinome épidermoïde cutané
D Un angiome cutané
E Un mélanome

Question 2
Votre examen clinique retrouve une impossibilité de relever les sourcils. Par ailleurs, le reste de la mobilité faciale est respectée. Comment expliquez-vous cela ?
A Une atteinte du muscle frontal par la tumeur
B Une atteinte du rameau frontal du nerf facial par la tumeur
C Une atteinte du nerf sus-orbitaire par la tumeur
D Un envahissement intracérébral par la tumeur
E Il s'agit d'un patient âgé qui présente certainement une dégénérescence musculaire ou une séquelle d'AVC passé inaperçu

Dossiers cliniques QCM

Question 3
Quel est le seul examen qui vous confirmera le diagnostic ?
A L'examen au dermatoscope
B L'échographie de la lésion
C L'IRM de la lésion
D La TEP-scanner qui permet de voir si la lésion fixe
E La biopsie sous anesthésie locale

Question 4
La biopsie confirme le diagnostic de carcinome épidermoïde cutané (CEC ou carcinome spino-cellulaire). Quels sont les facteurs de risque de ce carcinome ?
A L'exposition solaire cumulative
B L'âge
C Les plaies chroniques
D Les phototypes IV et V
E Les zones cutanées protégées telles que le tronc et les cuisses

Question 5
Parmi ces lésions, lesquelles sont des lésions précancéreuses de CEC ?
A La kératose actinique
B La kératose séborrhéique
C Le pilomatricome
D La leucoplasie
E La maladie de Bowen

Question 6
En ce qui concerne l'épidémiologie des CEC :
A La prévalence des CEC est stable
B La prévalence des CEC est en baisse grâce aux moyens préventifs de protection contre le soleil
C La prévalence des CEC est en augmentation
D L'incidence est stable depuis 20 ans
E L'incidence est en augmentation

Question 7
Quel bilan d'extension local de première intention faites-vous pour ce patient ?
A Une IRM parotidienne
B Une TDM cervicofaciale
C Une TEP-scanner
D Une TDM thoracique
E Une TDM cérébrale

Question 8
Le bilan retrouve une adénopathie de 15 mm, suspecte dans la parotide superficielle droite. Le dossier du patient est étudié en réunion de concertation pluridisciplinaire.
Quel traitement proposez-vous en première intention ?
A Une parotidectomie superficielle, un examen extemporané puis une totalisation et un curage ganglionnaire cervical
B Une chirurgie d'exérèse de la lésion avec des marges à 1 cm
C Une cryothérapie
D Une radiothérapie exclusive sur le lit tumoral et la parotide car le patient est âgé
E Une chimiothérapie car le patient est métastatique

Question 9
L'examen anatomopathologique confirme le diagnostic de CEC d'exérèse complète large avec des marges les plus proches à 7 mm pour la lésion de la tempe droite. Il existe des engainements péri-nerveux et une infiltration nerveuse. L'adénopathie parotidienne est une adénopathie métastatique de CEC sans rupture capsulaire classée 1 N + RC +/7 N parotidien. Il n'y a pas d'adénopathie cervicale métastatique au niveau II. Que proposez-vous au patient ?
A Une discussion du dossier en réunion de concertation pluridisciplinaire
B Une chimiothérapie adjuvante après bilan oncogériatrique
C Une radiothérapie sur le lit tumoral
D Une radiothérapie sur les aires ganglionnaires
E Une surveillance exclusive mais rapprochée tous les trois mois par son médecin généraliste

Question 10
Le patient bénéficie de son traitement adjuvant préconisé par la réunion de concertation pluridisciplinaire puis un suivi assidu auprès de son dermatologue.
Détaillez ce suivi.
A Surveillance clinique tous les six mois par son dermatologue
B Surveillance clinique tous les trois mois par son dermatologue
C Surveillance clinique tous les ans par son dermatologue
D Surveillance échographique parotidienne et cervicale tous les six mois
E Surveillance IRM parotidienne et cervicale tous les ans

Question 11
Le dermatologue vous réadresse deux ans plus tard pour une masse cervicale de 3 cm de diamètre, dure, sus omohyoïdienne droite fixée au plan profond, apparue il y a deux mois selon le patient.
Vous évoquez naturellement une métastase cervicale de son CEC. Que faites-vous ?
A Une présentation du dossier en réunion de concertation pluridisciplinaire et bilan d'extension complet
B Une adénectomie à visée diagnostique et un examen anatomopathologique extemporané
C Un curage d'emblée devant le caractère suspect de la lésion
D Une réirradiation
E Une chimiothérapie

Question 12
Ce patient est opéré et vous le surveillez. Lors d'une des consultations, il vous amène son épouse. Elle est âgée de 82 ans, et vient vous voir parce qu'elle présente à son tour une lésion sur la tempe de 1 cm de diamètre, nodulaire, qui ne saigne pas au contact, apparue il y a quelques mois et qu'elle a négligée pour s'occuper de son mari. Elle vous explique que, comme son mari, elle faisait les marchés et était donc souvent exposée au soleil. Cette lésion est perlée, légèrement télangiectasique en son centre,

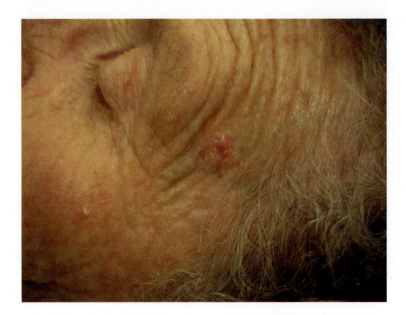

figure 15.12.

non douloureuse, et son évolution est lente. Il n'y a pas d'adénopathie retrouvée au niveau parotidien et cervical (figure 15.12).
Quel diagnostic vous évoque cette lésion ?
A Un CEC, comme son mari
B Un carcinome basocellulaire
C Un carcinome de Merkel
D Un angiome veineux
E Un mélanome

Question 13
Le diagnostic de carcinome basocellulaire nodulaire est confirmé après résultat de la biopsie. Quel bilan d'extension préconisez-vous pour cette patiente ?
A Une TDM crânienne afin de voir s'il existe une atteinte osseuse en profondeur
B Une échographie parotidienne bilatérale et cervicale bilatérale pour éliminer une adénopathie métastatique
C Pas d'examen complémentaire
D Une TDM cervicofaciale
E Une TDM thoracique

Question 14
Vous allez réaliser une exérèse chirurgicale de la lésion. Quelles marges sont recommandées pour ce type de lésions ?
A Une exérèse sans marge car il s'agit d'une tumeur de faible malignité
B Une exérèse avec des marges à 4 mm
C Une exérèse avec des marges à 6 mm
D Une exérèse avec des marges à 10 mm
E Une exérèse avec des marges à 2 cm

Question 15
Le carcinome basocellulaire est une tumeur à faible risque de récidive. Cependant, il existe des lésions dont le potentiel agressif est plus élevé. Quelles sont-elles ?
A La lésion survenant chez une personne de plus de 80 ans
B La localisation périorificielle au niveau du visage
C Le sous-type histologique « nodulaire »
D La taille > 1 cm des localisations frontale et jugale
E Le type scérodermiforme

Question 16
Quel suivi dermatologique adopter pour cette patiente, après une exérèse complète ?
A Pas de suivi particulier compte tenu de l'âge de la patiente et du caractère peu agressif de cette tumeur
B Un suivi clinique tous les trois mois
C Un suivi clinique tous les six mois
D Un suivi clinique tous les 12 mois
E Un suivi échographique tous les six mois

Question 17
Mise à part la chirurgie, quelles sont les autres moyens thérapeutiques que l'on peut mettre en œuvre dans le cadre de CBC ?
A La radiothérapie externe
B La chimiothérapie intraveineuse après bilan oncogériatrique
C La chimiothérapie per os type vismodégib
D La photothérapie pour les carcinomes basocellulaires superficiels
E L'imiquimob (Aldara®) en application locale et quotidienne pendant six semaines

Dossier clinique 10

M. M., 23 ans, vous est adressé par votre confrère odontologiste pour la prise en charge d'une tuméfaction cervicale intéressant la région submandibulaire droite, se poursuivant à la partie antérieure de la région sous-mentale (figure 15.13).

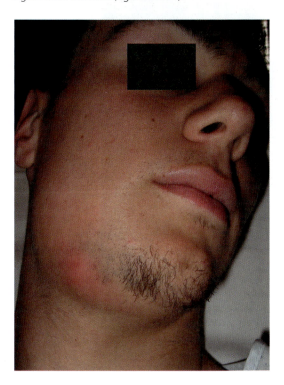

figure 15.13.

Cette tuméfaction est apparue il y a un peu plus de trois jours et s'est majorée progressivement malgré la prise de paracétamol et de kétoprofène. Elle fait suite à des douleurs mandibulaires droites ressenties par le patient depuis huit jours, mais qui jusque-là étaient maîtrisées par les médicaments. Il s'agit d'une tuméfaction ferme et extrêmement douloureuse à la palpation. Vous notez au niveau de la dent n° 47 une couronne délabrée, malgré une ouverture buccale limitée. M. M. vous signale par ailleurs être traité pour un diabète insulinodépendant depuis l'âge de 15 ans. Le patient est fébrile à 38,5 °C et se plaint de nausées.

Question 1
Sur le plan facial, quelles sont vos hypothèses diagnostiques ?
A Réaction à une piqûre de guêpe
B Staphylococcie maligne de la face
C Submandibulite chronique
D Cellulite d'origine dentaire
E Hernie salivaire

Question 2
Quels sont les arguments en faveur d'une cellulite d'origine dentaire ?
A Nausées
B douleurs dentaires dans les jours précédents
C couronne délabrée de la 47
D Œdème cervical haut
E Apyrexie

Question 3
La dent n° 47
A Est une prémolaire
B Est une molaire
C A deux racines
D Est une dent définitive
E Est une dent maxillaire

Question 4
Le caractère rouge, ferme et douloureux de la tuméfaction submandibulaire :
A Est classique dans les cellulites d'origine dentaire au stade collecté
B Doit faire suspecter une lithiase salivaire
C Incite à une hospitalisation en urgence
D Va céder avec de la glace et des antibiotiques
E Est le signe d'une périwhartonite associée

Question 5
Quels signes recherchez-vous pour étayer l'origine dentaire de cette infection des tissus mous cervicaux ?
A Un test de vitalité pulpaire négatif sur la 47
B Un trismus
C Une douleur lorsque le patient penche sa tête en bas
D Une anesthésie du nerf V3 gauche
E Une voussure vestibulaire en regard de la 47

Question 6
Quelles sont les complications graves des cellulites cervicales ?
A La médiastinite
B La thrombophlébite du sinus caverneux
C La dyspnée par œdème des voies aériennes supérieures
D La septicémie
E L'amaurose

Question 7
Quels examens radiologiques prescrivez-vous ?
A Un orthopantomogramme (ou panoramique dentaire)
B Une incidence face basse
C Une incidence de Blondeau
D Un cliché rétroalvéolaire centré sur 47
E Un scanner cervicofacial

Question 8
Voici le panoramique dentaire. Son analyse vous permet d'affirmer que (figure 15.14) :

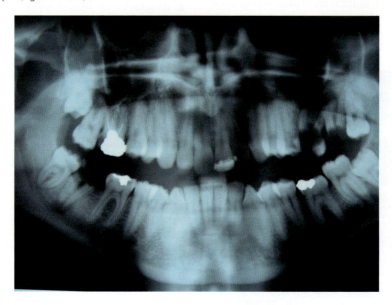

figure 15.14.

A Ce patient est porteur de toutes ses dents
B La dent n° 18 est incluse
C La dent n° 21 a bénéficié d'un soin dentaire
D La dent n° 26 est profondément cariée
E Il n'y a pas de lésion aux apex de la dent n° 47

Question 9
Votre conduite à tenir en urgence :
A Une prise de rendez-vous en externe chez son dentiste, dans la semaine
B Une consultation anesthésique
C Une prescription d'un bilan biologique sanguin de débrouillage
D L'application de vessies de glace sur la joue
E Une pescription d'anticoagulants type Aryxtra®

Question 10
La prise en charge chirurgicale de ce patient :
A Nécessitera une anesthésie
B Comprendra une avulsion de la dent responsable
C Comprendra un drainage de la collection
D S'accompagnera de la prescription d'une antibiothérapie à large spectre
E Comprendra l'interruption du kétoprofène

Question 11
Compte tenu de son problème dentaire, le patient vous explique qu'il a arrêté de s'alimenter et d'injecter son insuline. Vous vous allez probablement :
A Dépister une hypoglycémie
B Dépister une acidocétose
C Perfuser ce patient avec du sérum physiologique
D Perfuser ce patient avec du sérum glucosé
E Dépister une insuffisance rénale fonctionnelle

Question 12
Quels sont les organes dont la fonction est le plus souvent lésée par ce type de diabète ?
A Le foie
B L'œil
C Le rein
D L'os
E Le poumon

Question 13
Les facteurs de risque avérés du diabète de type 1 sont :
A Les facteurs génétiques
B L'alimentation riche en lipides
C L'alimentation riche en glucides
D Les facteurs auto-immuns
E Les prises antibiotiques multiples

Question 14
Vous complétez votre examen clinique chez ce patient diabétique en recherchant plus spécifiquement :
A Une évaluation de la sensibilité superficielle
B Une recherche des pouls des membres inférieurs
C Une auscultation thoracique
D Une recherche d'un nystagmus
E La réalisation d'un fond d'œil

Question 15
Vous complétez votre bilan biologique chez ce patient diabétique en recherchant plus spécifiquement :
A Un pic monoclonal à l'électrophorèse des protéines
B Un dosage de l'hémoglobine A1c
C Un dosage des ACAN
D Une recherche des anticorps antiphospholipides
E Un calcul de la protéinurie des 24 heures

Réponses

Dossier clinique 1

Question 1
Réponses : A, B, C, E
Recherche des éléments engageant le pronostic vital ou fonctionnel.

Question 2
Réponses : B, C
Analyse du cas clinique. Aucune symptomatologie évoquant une fracture zygomatique droite.

Question 3
Réponses : B, C
Connaissances anatomiques de base.

Question 4
Réponses : B, C
Le V3 a un trajet intraosseux mandibulaire. Si une fracture survient sur ce trajet, une lésion nerveuse, temporaire ou définitive, peut apparaître.

Question 5
Réponses : A, C, D, E
Les fractures du secteur denté, lorsqu'elles sont déplacées, se manifestent par une modification du contact des arcades.

Question 6
Réponses : A, C, E
L'orthopantomogramme ne peut être réalisé que debout ou assis. L'IRM n'a pas d'intérêt en traumatologie osseuse faciale en urgence.

Question 7
Réponses : A, C, D
La limitation de l'ouverture buccale peut être d'origine mécanique (obstacle) ou musculaire (trismus réflexe). Les fractures du condyle entraînent une limitation de l'ouverture buccale par trismus réflexe.

Question 8
Réponses : C, D
Aucun signe de fracture de Lefort (proposition A). Compte tenu de la fracture zygomatique gauche, C et D sont logiques.

Question 9
Réponses : C, D
La lésion du nerf V2 est dépistée aux urgences par le médecin de garde. Un examen ophtalmologique est toujours indiqué en cas de traumatisme du tiers médian.

Question 10
Réponse : C
Le test de Lancaster permet d'objectiver la diplopie

Question 11
Réponses : A, B, C, D, E
Analyse de cette TDM en coupe coronale, fenêtres osseuses.

Question 12
Réponses : B, D
Il s'agit d'une palie accessible à une suture sous anesthésie locale. La prévention antitétanique est systématique.

Question 13
Réponses : A, B, C
Hypoaccousie et vertiges sont des risques des traumatismes de l'oreille moyenne et interne.

Question 14
Réponses : A, B, C, E
L'alimentation peut se faire sur un mode liquide ou mou par la bouche ou par sonde nasogastrique en cas de vastes plaies endobuccales.

Question 15
Réponses : A, C, D, E
Il n'y a pas lieu d'envisager la possibilité d'un ptosis par atteinte du releveur (pas de plaie ni de voie d'abord palpébrale supérieure).

Dossier clinique 2

Question 1
Réponses : A, B, C, D
Recherche des signes de gravité, chez un traumatisé facial.

Question 2
Réponses : A, C, E
Le releveur de la paupière s'insère sur la paupière supérieure. Il n'y a pas de relation évidente entre le nerf vestibulocochléaire et la plaie palpébrale inférieure.

Question 3
Réponses : A, B, E
Analyse des données cliniques de l'énoncé. Certaines fractures de la portion dentées peuvent s'accompagner d'une anesthésie labiale inférieure homolatérale

Question 4
Réponses : A, C, D, E
B : il n'y a pas de suspicion d'embolie pulmonaire

Question 5
Réponses : A, B, E
L'apex de la dent 46 (première molaire mandibulaire droite) est sain. Il n'y a pas de dents de sagesse incluses.

Question 6
Réponses : A, B, C, E
La béance est controlatérale par raccourcissement de la branche montante du côté de la fracture.

Question 7
Réponses : B, C, D
L'artère maxillaire est profondément située en arrière du condyle et du maxillaire. Il n'y a pas d'élément dans l'énoncé en faveur d'un trouble acquis de la coagulation.

Dossiers cliniques QCM

Question 8
Réponses : A, C, E
Connaissances médicales de base. Il existe une inhibition de la toux.

Question 9
Réponse : A
La fracture est visible en postérieur, les autres lésions décrites ne sont pas retrouvées.

Question 10
Réponses : A, D, E
Connaissances médicales de base (le score normal est de 15).

Question 11
Réponses : B, C, E
Pas de gestes invasifs inutiles !

Question 12
Réponses : A, B, C
Pas d'indication de nouvelle TDM systématique en absence de signe d'appel. Les indications d'ostéosynthèse se posent pour certains volets costaux instables ou pour des fractures très déplacées.

Question 13
Réponses : A, B, C
La prise en charge est une urgence (fracture ouverte). En l'absence de fracture dentaire ou de dent délabrée, il n'y a pas d'indication d'avulsion.

Question 14
Réponses : B, C, E
Connaissances classiques de la question. Le V3 n'est pas intéressé par les fractures condyliennes. La latérodéviation se produit du côté de la fracture.

Question 15
Réponses : A, B, C
Le sinus maxillaire n'est pas impliqué dans ce type de fracture. Il n'y a pas de raison particulière à l'installation d'une dysgueusie.

Question 16
Réponses : B, C, D
Les hospitalisations sont de courte durée en l'absence de complication (1 à 3 jours); les sports de contact pourront être repris après consolidation des fractures (aux risques et périls du patient).

Dossier clinique 3

Question 1
Réponses : A, C, D
Les plaies périorificielles ont tendance à la déformation des orifices; les plaies atteignant les organes nobles nécessitent des techniques spécialisées de réparation, les plaies par morsure sont souillées et sujettes à des surinfections.

Question 2
Réponses : A, B, D
Connaissances épidémiologiques de base. Les adultes sont moins mordus que les enfants (sensation de danger) et les automutilations se voient en cas de maladie psychiatrique.

Question 3
Réponses : B, D
La plaie de la muqueuse n'est pas une complication (c'est une probabilité); une branche terminale du facial peut être lésée; le conduit parotidien est plus postérieur; le conduit submandibulaire est au niveau du plancher buccal.

Question 4
Réponses : B, C, D
Connaissances anatomiques de base. Le conduit parotidien s'ouvre en regard de la première ou de la deuxième molaire supérieure.

Question 5
Réponses : A, B, D
Connaissances anatomiques de base. Les muscles élévateurs de la mandibule sont innervés par le nerf V.

Question 6
Réponses : B, C
Les nerfs V2 et V3 distaux sont sensitifs; l'artère faciale n'a pas de rôle dans la mobilité.

Question 7
Réponses : A, D
Le masséter et le ptérygoïdien sont plus postérieurs que les plaies. Ni les corps musculaires ni l'innervation motrice ne sont responsables du déficit d'ouverture buccale.

Question 8
Réponse : E
Compte tenu de l'anamnèse et de l'examen clinique, aucun examen complémentaire n'est indiqué.

Question 9
Réponses : A, B, C, E
Les chiens peuvent être porteurs de *Brucella* (*Brucella canis*) mais la bactérie ne se retrouve pas dans la salive, contrairement aux autres propositions.

Question 10
Réponses : B, C, D
C'est une urgence chirurgicale et médicale. Un avis psychiatrique n'est pas indiqué de prime abord.

Question 11
Réponses : B, C, E
Compte tenu de l'importance des plaies et de leur nature, une anesthésie locale est insuffisante pour une prise en charge optimale. Le parage des plaies de la face est toujours économe.

Question 12
Réponses : B, D, E
Recommandations des centres antirabiques.

Question 13
Réponses : C
Seul diagnostic à évoquer compte tenu des antécédents et de la présentation clinique.

Dossiers cliniques QCM

Question 14
Réponses : A, B, D, E
La patiente doit être prise en charge en milieu chirurgical et surveillée.

Question 15
Réponses : B, C, D, E
Les cicatrices évoluent durant six à 24 mois selon l'âge des patients.

Dossier clinique 4

Question 1
Réponses : A, B, E
L'examen clinique recherche des signes de tumeur parotidienne (plicature de l'oreille) et de malignité (limitation de l'ouverture buccale, paralysie faciale). L'ouverture en baïonnette évoque une pathologie de l'ATM, la sudation anormale, un syndrome de Lucie Frey (complication postparotidectomie).

Question 2
Réponses : A, B, D
Bilan sémiologique d'une tumeur parotidienne (infiltration, consistance lésionnelle, ganglions satellites). Le déficit sensitif du lobule de l'oreille est une conséquence de la parotidectomie. Le plancher buccal est susceptible d'être infiltré dans les tumeurs malignes des glandes submandibulaires ou sublinguales.

Question 3
Réponses : A, B, D
En accord avec la sémiologie clinique de tumeur bénigne et la fréquence.

Question 4
Réponses : B, D, E
Connaissances de base de la symptomatologie clinique lithiasique salivaire.

Question 5
Réponses : A, D, E
Anatomie topographique de la glande parotide. La glande parotide est située en avant et à la partie inférieure du méat acoustique externe et en dehors du rideau stylien.

Question 6
Réponses : A, C
Le nerf spinal est en dessous de la glande ; le SCOM est en arrière, la veine faciale est en avant de la glande.

Question 7
Réponses : B, C, D
Le canal de Wharton est le conduit excréteur de la glande submandibulaire. Le canal se cathétérise très aisément, y compris à l'état vigile.

Question 8
Réponses : B, D, E
Les examens radiologiques utiles en cas de tumeur de la glande parotide sont l'échographie, la TDM, l'IRM. La scintigraphie donne une idée de la fonction excrétrice.

Question 9
Réponses : A, D, E
La lésion est en hypersignal, intragladulaire.

Question 10
Réponses : A, B, D, E
Le caractère unilatéral et unifocal n'est pas déterminant car d'autres lésions bénignes le sont aussi (adénome pléomorphe) et la bilatéralité des cystanénolymphomes est fréquente.

Question 11
Réponses : C, D, E
Le schwannome est d'origine nerveuse. Le rhabdomyosarcome est une tumeur maligne d'origine conjonctive.

Question 12
Réponse : D
La biopsie transcutanée est formellement contre-indiquée. Seule l'exploration chirurgicale permet la certitude diagnostique.

Question 13
Réponses : A, C, D
Ce sont les recommandations de la SFAR en cas de chirurgie sous anesthésie générale chez un patient de 66 ans, fumeur.

Question 14
Réponses : A, B, E
Informations à donner au patient. L'ablation d'une glande salivaire a un retentissement minime sur la sécrétion prandiale. Le nerf V3 n'a aucune raison d'être lésé.

Question 15
Réponses : B, C
Les cystanénolymphomes, contrairement aux adénomes pléomorphes, ne présentent pas de risque de dégénérescence donc d'atteinte du nerf facial. La déformation du pavillon disparaît avec l'ablation de la glande tumorale.

Dossier clinique 5

Question 1
Réponses : C, D, E
Sémiologie classique d'une lithiase submandibulaire. Il y a une légère prédominance masculine et cette pathologie peut survenir à tout âge.

Question 2
Réponses : B, D
Description classique d'une hernie salivaire (pas de douleur de colique ; pas de signe infectieux) correspondant à une obstruction canalaire incomplète.

Question 3
Réponses : C, D, E
Les glandes salivaires ont toutes une sécrétion mixte (salive et Ig, amylase, sels minéraux, etc.). La glande sublinguale est une glande salivaire principale au même titre que glande parotide et glande submandibulaire.

Dossiers cliniques QCM

Question 4
Réponses : A, B, E
Les vaisseaux linguaux sont plus profondément situés, dans les muscles linguaux. Le nerf spinal est latéral et postérieur par rapport à la glande (à la partie profonde du muscle hyoglosse).

Question 5
Réponses : A, D
L'examen clinique spécifique de la recherche d'une lithiase de la glande submandibulaire inspecte le plancher buccal et le palpe de manière bi-manuelle. L'échographie est un examen complémentaire.

Question 6
Réponses : D, E
La sialographie à la recherche de lithiase ne se pratique plus. La scintigraphie salivaire a un objectif dévaluation fonctionnelle.

Question 7
Réponses : A, C
Traitement médical classique d'une hernie salivaire non compliquée. Du paracétamol peut être proposé en cas de douleur (ce qui n'est pas le cas des hernies) mais pas des morphiniques.

Question 8
Réponses : A, C, D, E
La lithotripsie est réservée à quelques centres en France. La submandibulectomie n'est proposée qu'en cas d'échec de retrait du calcul ou de glande non fonctionnelle douloureuse. L'abstention thérapeutique expose aux risques de complications.

Question 9
Réponses : B, D, E
Le syndrome sec rentre dans le cadre d'une pathologie générale auto-immune, de prise médicamenteuse, de radiothérapie, etc. Les lithiases urinaires sont d'origine métaboliques.

Question 10
Réponses : A, B
Comme le statut du calcul n'est pas connu (expulsion spontanée?), devant ce tableau clinique le diagnostic de cellulite d'origine dentaire doit être évoqué (fréquence élevée).

Question 11
Réponses : A, C
Toutes les dents couronnées (donc a priori traitées!) ne sont pas responsables d'accident infectieux. Trismus et limitation de la protraction linguale sont des signes communs aux deux pathologies.

Question 12
Réponses : A, D, E
L'évolution du phénomène infectieux se fait vers l'aggravation (dysphagie, détresse respiratoire) et/ou la résolution au moins partielle (fistulisation de l'abcès).

Question 13
Réponses : A, B, D
Bilan morphologique (calcul? abcès?); bilan biologique. Orthopantomogramme systématique pour visualiser un calcul radio-opaque et faire le bilan dentaire. La sialographie est formellement contre-indiquée dans le contexte.

Question 14
Réponse : D
Complication infectieuse aiguë et lithiase inaccessible en conservant la glande.

Question 15
Réponses : B, C
Suites classiques de la submandibulectomie. L'ablation d'une glande salivaire a un retentissement minime sur la sécrétion prandiale. Le nerf V3 n'a aucune raison d'être lésé.

Dossier clinique 6

Question 1
Réponse : A
Les adénocarcinomes, lymphomes, sarcomes et mélanomes n'ont pas comme facteurs de risque tabac et alcool, ni le mauvais état buccodentaire. Ces autres types tumoraux sont beaucoup plus rares que les CSC.

Question 2
Réponses : A, C, D
Facteurs de risque classiques des CSC.

Question 3
Réponses : A, B, C
Signes classiques de cancer de la cavité buccale.

Question 4
Réponses : B, D
Dans le contexte, le praticien recherche des adénopathies métastatiques, l'infiltration tumorale

Question 5
Réponse : B
Seule la biopsie assure le diagnostic positif de CSC de la cavité buccale.

Question 6
Réponses : B, D
Éléments classiques du bilan d'extension d'un CSC de la cavité orale. Pas de scanner cérébral en l'absence de signe d'appel.

Question 7
Réponses : B, E
La panendoscopie se fait sous anesthésie générale en ventilation spontanée (sans intubation). Elle permet l'exploration des VADS dont ne fait pas partie le duodénum.

Question 8
Réponse : B

Il n'y a aucune dent saine ! La 23 (canine supérieure gauche) est absente. Il reste les dents 31, 32, 33, 34, 35 et 37 dans le secteur 3.

Question 9
Réponses : B, C, D
La douleur peut être absente ou modérée, et le diagnostic peut être tardif. Il n'y a pas de retentissement de ces tumeurs sur l'odorat (et très peu sur le goût).

Question 10
Réponses : A, D
Recommandations de la SFAR. Les autres consultations seront orientées par les signes d'appel, l'interrogatoire, l'examen clinique.

Question 11
Réponses : B, C, E
Prévention du syndrome de sevrage de l'alcool et du tabac.

Question 12
Réponse : A
Compte tenu de l'état des racines dentaires (toutes les dents sont porteuses de couronnes avec de nombreuses caries évolutives sous-jacentes) fait porter l'indication d'édentation totale chez ce patient négligent qui va être irradié.

Question 13
Réponse : A
Suivi classique de ce type de pathologie.

Question 14
Réponse : A, C, D, E
Ce patient va être édenté.

Question 15
Réponses : B, C, D
Les glandes lacrymales ne seront pas dans les champs d'irradiation ; les globes oculaires non plus.

Dossier clinique 7

Question 1
Réponses : B, D
Trois quarts de paquet par jour pendant 30 ans ; facteur de risque reconnu de CSC de la cavité buccale.

Question 2
Réponses : B, E
Éléments classiques de l'examen clinique d'un patient porteur d'une tumeur de la cavité buccale.

Question 3
Réponses : C, E
Compte tenu des facteurs de risque et de l'aspect clinique de la lésion, le diagnostic le plus probable est celui de carcinome épidermoïde plus ou moins différencié.

Question 4
Réponses : B, D, E
Bilan classique en cas de diagnostic de CSC. A et C ne sont envisagés qu'en cas de reconstruction par lam-

beau de péroné (A)/demande du médecin anesthésiste-réanimateur ou du cardiologue (C).

Question 5
Réponses : A, B, D
Le but est le bilan précis de la lésion (palpation indolore) et la recherche d'une lésion synchrone.

Question 6
Réponses : C, D, E
Classification des divers groupes ganglionnaires cervicaux (figure 2.12). Les ganglions sous-digastriques sont dans le groupe IIa. N2b : adénopathies multiples homolatérales de taille inférieure à 6 cm (classification TNM, UICC, 2009).

Question 7
Réponses : B, C, E
Bilan général, anesthésique, stomatologique.

Question 8
Réponses : A, D, E
Recommandations de l'INCA

Question 9
Réponse : B
Recommandations de l'INCA. Les délais admis entre l'établissement du diagnostic et le début du traitement sont de cinq semaines. La décision se fait au cours d'une réunion de concertation polydisciplinaire qui peut se faire sur dossier.

Question 10
Réponses : A, E
Notions de prise en charge de l'addiction tabagique.

Question 11
Réponses : A, B, D, E
Les leucokératoses correspondent à une anomalie de maturation de l'épithélium et ne sont pas détachables au grattage.

Question 12
Réponses : A, B, C
L'arrêt de l'exposition au facteurs de risque de cancer de la cavité orale peut faire régresser les lésions précancéreuses.

Question 13
Réponses : B, C
Le tableau clinique fait évoquer une ostéoradionécrose (ostéite postradique) mais une récidive lésionnelle ou une deuxième lésion doit toujours être évoquée.

Question 14
Réponses : B, E
Dans un premier temps, c'est un bilan lésionnel local qui doit être programmé.

Question 15
Réponses : C, D, E
Réalimentation, traitement médical symptomatique et anti-infectieux doivent être envisagé aussitôt que possible.

Dossiers cliniques QCM

Dossier clinique 8

Question 1
Réponses : A, C
Facteurs de risques classiques du mélanome.

Question 2
Réponses : B, C, E
Facteurs de risques classiques du mélanome.

Question 3
Réponses : A, C, E
Connaissances de base. Pas encore d'amélioration des courbes de mortalité malgré l'apparition des thérapies ciblées en renfort des chimiothérapies.

Question 4
Réponses : B, E
A pour asymétrie ; C pour couleur (polychromie) et D pour dimension.

Question 5
Réponse : C
Recommandation de la Haute Autorité de santé.

Question 6
Réponses : A, B, C, D, E
Après une biopsie exérèse, les critères histologiques décrits dans les réponses vont déterminer les marges de l'exérèse définitive.

Question 7
Réponses : C, D
Le bilan classique d'un mélanome du thorax comprend, outre l'examen clinique complet, un scanner corps entier avec injection de produit de contraste, à la recherche de métastases viscérales.

Question 8
Réponses : C, D
La recherche du ganglion sentinelle se fait dans le cadre d'essais clinique car son prélèvement systématique n'a pas mis en évidence d'amélioration de la survie des patients. Son statut histologique (sain/envahi) a toutefois une valeur pronostique.

Question 9
Réponse : D
Un indice de Breslow à 2,3 mm implique une marge d'exérèse à 2 cm.

Question 10
Réponses : A, E
Le traitement initial de ce mélanome est exclusivement chirurgical et local. Le dépistage des récidives et évolutivité par la surveillance trimestrielle est primordial.

Question 11
Réponse : D
Classique facteur de risque pour les descendants directs.

Question 12
Réponses : A, D

La protection solaire définitive et l'autosurveillance sont les piliers de la prévention individuelle en cas d'antécédent de lésion cutanée cancéreuse induite par le soleil.

Question 13
Réponse : C
Le diagnostic à éliminer (mais aussi le plus probable dans le contexte) est celui d'évolutivité tumorale. Le seul moyen pour en avoir la certitude est l'analyse histologique d'une partie ou de la totalité du nodule.

Question 14
Réponses : B, D
La patiente est polymétastatique mais jeune et pauci-symptomatique. Il faut essayer de préserver sa qualité de vie : le statut BRAF permettra de l'inclure peut-être dans un essai thérapeutique (thérapies ciblées) et le protocole décarbazine-fotémuscine est le standard dans le cas de cette patiente.

Dossier clinique 9

Question 1
Réponses : C, E
Les CBC sclérodermiformes ne sont ni ulcérés, ni bourgeonnants. Certains mélanomes acromiques peuvent avoir une présentation trompeuse.

Question 2
Réponse : B
Le rameau frontal du nerf facial, situé latéralement, est régulièrement envahi dans ce type de lésion. Le muscle frontal est plus médial, le nerf sus-orbitaire est sensitif.

Question 3
Réponse : E
Seule l'histologie fera la preuve de la nature maligne et du type de lésion.

Question 4
Réponses : A, B, C
Facteurs de risque classiques

Question 5
Réponses : A, D, E
Kératose séborrhéique et pilomatricome sont des lésions d'origine épidermique sans potentiel dégénératif.

Question 6
Réponses : C, E
Connaissances épidémiologiques de base. L'augmentation de l'exposition solaire et le vieillissement de la population sont en cause.

Question 7
Réponse : B
La tomodensitométrie cervicofaciale donnera des renseignements précis sur la présence d'adénopathies

parotidiennes et cervicales ainsi que sur l'étendue en profondeur de la lésion.

Question 8
Réponses : A, B

Le traitement curatif des CEC est la chirurgie de la tumeur avec marges de sécurité et des aires ganglionnaires de drainage (ici parotide et cervical niveau II, éventuellement III et IV).

Question 9
Réponses : A, C

Le traitement chirurgical du site tumoral est insuffisant, compte tenu du caractère agressif de la lésion. En revanche, le statut des aires ganglionnaires permet d'éviter à ce patient la morbidité d'une irradiation cervicoparotidienne.

Question 10
Réponses : B, D

La surveillance est avant tout clinique (inspection cutanée et palpation des aires ganglionnaires cervicales). L'échographie semestrielle dépistera des adénopathies profondes.

Question 11
Réponses : A, B

Après réalisation du bilan, si la lésion est isolée, le diagnostic sera assuré par l'analyse du ganglion. Si l'état du patient le permet et après réponse extemporanée, un curage cervical complétera le geste

Question 12
Réponse : B

C'est un aspect typique du cancer cutané le plus fréquent.

Question 13
Réponse : C

Les CBC ne donnent pas de métastases (ou exceptionnellement). Il n'y a pas lieu de prescrire d'examen complémentaire radiologique.

Question 14
Réponse : B

Pour les CBC sans facteur d'agressivité, c'est la marge recommandée par la Haute Autorité de santé.

Question 15
Réponses : B, E

Question 16
Réponse : D

Malgré son âge, cette patiente doit bénéficier d'une surveillance, dans la mesure où elle a présenté une lésion cutanée cancéreuse. Toutefois, compte tenu de la lenteur d'évolution de ces lésions, une surveillance annuelle est suffisante.

Question 17
Réponses : A, C, D, E

Les indications de radiothérapie externe sont rares, mais existent. La chimiothérapie hors vismodégib est inefficace.

Dossier clinique 10

Question 1
Réponse : D

Seule la réponse D est adaptée. Le caractère chronique de la proposition D l'élimine.

Question 2
Réponses : B, C, D

Sont retenus les arguments infectieux et dentaires.

Question 3
Réponses : B, C, D

Il s'agit de la deuxième molaire inférieure droite

Question 4
Réponses : A, C

Il s'agit d'une cellulite submandibulaire d'origine dentaire collectée.

Question 5
Réponses : A, E

Le trismus n'est pas spécifique de l'origine dentaire. Les cellulites y compris à point de départ mandibulaire postérieur n'entrainent pas d'anesthésie du nerf V3.

Question 6
Réponses : A, C, D

Question 7
Réponses : A, E

L'orthopantomogramme est le cliché de base. Le cliché rétroalvéolaire sera malaisé en raison du trismus. Le scanner servira à visualiser les collections purulentes.

Question 8
Réponses : A, B, C, D

Ce patient est porteur de toutes ses dents même si certaines sont délabrées. Une lésion inflammatoire ostéolytique est visible aux apex de la 47.

Question 9
Réponses : B, C, D

Ce patient doit être hospitalisé en urgence pour prise en charge chirurgicale.

Question 10
Réponses : A, B, C, D, E

Prise en charge classique des cellulites d'origine dentaire au stade collecté.

Question 11
Réponses : B, D, E

Il est recommandé de poursuivre l'hydratation sucrée et les injections d'insuline.

Question 12
Réponses : B, C

La souffrance vasculaire au cours du diabète concerne l'intégralité des vaisseaux de l'organisme, quels que soient leur taille et les tissus qu'ils irriguent. Cette souffrance a parfois une traduction clinique : on distingue classiquement les complications microangiopathiques

Dossiers cliniques QCM

(rein, œil, nerf) des complications macroangio-pathiques, qui consistent en une athérosclérose accélérée.

Question 13
Réponses : A, D
Les seuls facteurs de risque du diabète de type 1 reconnus sont des facteurs génétiques et auto-immuns.

Question 14
Réponses : A, B, E
Recherche de signes de micro- et macroangiopathie.

Question 15
Réponses : B, E
Recherche des signes d'équilibre glycémique et de signes de lésions rénales.

CHAPITRE 16

QRM

Questions

QRM 1

Le conduit parotidien :

A Croise le nerf lingual sur son trajet

B Traverse le muscle mylohyoïdien avant de s'ouvrir dans la cavité buccale

C Traverse le muscle buccinateur avant de s'ouvrir dans la cavité buccale

D Se projette sur une ligne unissant le lobule de l'oreille et l'aile du nez

E A un ostium visible de part et d'autre du frein lingual

QRM 2

Les muscles suivants s'insèrent sur le ramus mandibulaire

A Digastrique

B Ptérygoïdien médial

C Masséter

D Génioglosse

E Temporal

QRM 3

Le parodonte (ou tissu de soutient de la dent) comprend :

A Le ligament alvéolodentaire

B La dentine

C L'os alvéolaire

D La gencive

E Le muscle intrinsèque

QRM 4

Concernant l'articulation temporomandibulaire :

A Elle est constituée d'une partie osseuse mobile et d'une partie osseuse fixe

B La partie mobile est supérieure

C C'est une articulation bicondylaire

D Elle comprend un ménisque biconcave

E La partie fixe est constituée de l'os zygomatique

QRM 5

Le nerf facial :

A Émerge du crâne au niveau du foramen stylomastoïdien

B Innerve les muscles peauciers

C Innerve les muscles manducateurs

D Se termine régulièrement en trois branches

E A un rôle sensitif au niveau du pavillon de l'oreille

QRM 6

La mandibule :

A Est le seul os mobile de la face

B Latéralement, s'articule avec l'os temporal

C Est pauvre en insertions musculaires, en particulier à sa partie postérieure

D Est traversée par un canal contenant un pédicule vasculonerveux

E A une hauteur symphysaire variable selon qu'elle est porteuse de dents ou pas

QRM 7

L'os zygomatique :

A Est un des parechocs de la face

B A une composante orbitaire

C A une composante nasale

D A une composante sinusienne maxillaire

E Est porteur des dents supérieures et postérieures

Chirurgie maxillo-faciale et stomatologie
© 2017, Elsevier Masson SAS. Tous droits réservés

QRM 8

Concernant la vascularisation de la face :

A Elle est essentiellement assurée par le système carotidien interne

B Les anastomoses entre les diverses branches artérielles sont nombreuses

C Riche, elle est responsable d'hémorragies importantes en cas de traumatisme

D L'artère faciale, branche de la carotide externe, chemine dans le sillon nasogénien

E Les systèmes coronaires (labiaux, palpébraux) ne se rejoignent pas sur la ligne médiane

QRM 9

Concernant les divers tissus qui constituent une paupière :

A Ils sont inconstants d'un individu à l'autre

B La peau est très fine

C Le tarse est un tissu cartilagineux élastique qui rigidifie la paupière

D Les méats lacrymaux sont situés à peu de distance du canthus externe

E Le releveur de la paupière supérieure est innervé par le nerf V

QRM 10

Les éléments participant au plancher de la cavité buccale sont :

A La muqueuse

B La glande sublinguale

C Le muscle digastrique

D Le muscle mylohyoïdien

E Le nerf lingual

QRM 11

Lors de votre examen clinique, vous voulez tester les muscles innervés par le nerf facial. Parmi les propositions suivantes, laquelle(lesquelles) est(sont) correcte(s) ?

A Vous demandez au patient d'ouvrir les paupières

B Vous demandez au patient de serrer fort les dents

C Vous demandez au patient de gonfler les joues

D Vous demandez au patient de fermer les paupières

E Vous demandez au patient de hausser les sourcils

QRM 12

Vous voulez explorer la sensibilité faciale. Parmi les propositions suivantes, laquelle(lesquelles) est(sont) correcte(s) ?

A Vous testez la sensibilité de l'aile du nez pour explorer la fonction du nerf infraorbitaire

B Vous testez la sensibilité du front pour explorer la fonction du nerf ophtalmique

C Vous testez la sensibilité de la conque pour explorer la fonction du plexus cervical superficiel

D Vous testez la sensibilité de la lèvre inférieure pour explorer la fonction du nerf mandibulaire

E Vous testez la sensibilité de l'angle mandibulaire pour explorer la fonction du nerf mandibulaire

QRM 13

Vous recevez en consultation un enfant présentant un traumatisme orbitaire. Vous craignez une fracture de la paroi inférieure de l'orbite avec incarcération du muscle droit inférieur. Comment menez-vous votre examen clinique pour conforter votre diagnostic ?

A Vous recherchez un trouble de l'oculomotricité avec un ophtalmomètre de Hertel

B Vous recherchez un blocage de l'élévation du globe en réalisant un test de duction forcée en consultation

C Vous recherchez une hypoesthésie dans le territoire du nerf infraorbitaire en testant la sensibilité de la joue et de la lèvre supérieure

D Vous évaluez la fonction de la Ire paire crânienne en testant l'oculomotricité

E Vous testez l'oculomotricité en demandant au patient de suivre votre doigt dans toutes les directions, en en particulier vers le haut

QRM 14

Concernant l'examen des glandes salivaires, quelle(s) est(sont) la(les) proposition(s) vraie(s) ?

A L'examen de l'orifice du conduit submandibulaire se fait en examinant le plancher buccal

B La recherche d'un calcul salivaire submandibulaire intracanalaire distal se fait en palpant la région submandibulaire en exobuccal

C L'examen de l'orifice du conduit parotidien se fait en examinant la face interne des joues

D L'examen de l'orifice du conduit sublingual se fait en examinant la région du plancher buccal de part et d'autre du frein lingual

E L'examen d'une tumeur intraparotidienne se fait en bimanuel, avec un doigt sur le plancher buccal et un doigt en exobuccal

QRM 15

Vous recevez un jeune garçon présentant une plaie de la joue suite à une morsure de chien. Voici ci-dessous une photographie de votre patient.

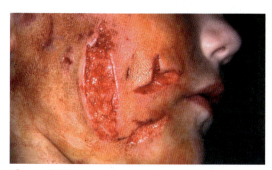

Figure 16.1.

Vous recherchez des lésions d'organes nobles en relation avec les plaies visibles sur cette photographie. Comment allez-vous procéder à votre examen clinique ?

A Vous cathétérisez les canaux salivaires de part et d'autre du frein lingual
B Vous demandez à votre patient de lever les sourcils
C Vous demandez à votre patient de sourire
D Vous demandez à votre patient de fermer fort les paupières
E Vous demandez à votre patient de gonfler les joues

QRM 16

À propos de ces examens complémentaires, quelle(s) est(sont) la(les) proposition(s) vraie(s) ?

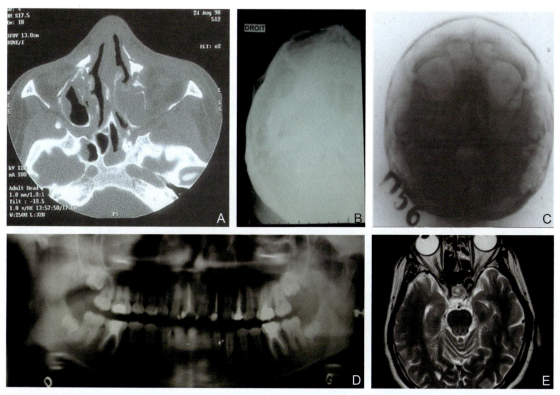

Figure 16.2.

A L'examen A correspond à une tomodensitométrie en fenêtre osseuse, coupe axiale
B L'examen B correspond à radiographie de Gosserez
C L'examen C correspond à radiographie de Blondeau
D L'examen D correspond à un orthopanthomogramme
E L'examen E correspond à une IRM en pondération T1, coupe axiale

QRM 17

À partir de ce panoramique dentaire fait chez un enfant, quel âge doit-il avoir ?

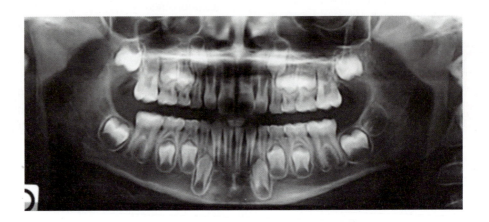

Figure 16.3.
A 4–6 ans
B 5–7 ans
C 7–8 ans
D 10–12 ans
E 12–14 ans

QRM 18

Vous réalisez un examen des articulations temporomandibulaires. Comment menez-vous votre examen clinique ?
A Vous mesurez l'ouverture buccale au pied à coulisse, qui doit être normalement de 25–35 mm
B Vous testez la fonction du muscle temporal en demandant au patient de réaliser des mouvements de diduction
C Vous palpez en endobuccal l'articulation temporomandibulaire à la recherche d'un ressaut à l'ouverture buccale
D Vous auscultez la région prétragienne à la recherche d'un craquement à l'ouverture buccale
E Vous testez les mouvements de diduction, propulsion et rétropulsion de la mandibule

QRM 19

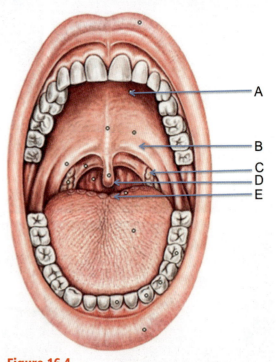

Figure 16.4.
Quelle(s) est(sont) les correspondances vraies ?

A A correspond au voile
B B correspond au voile
C C correspond au tonsille linguale
D D correspond à l'uvule palatine
E E correspond au nerf V lingual

QRM 20

Concernant les indications des examens complémentaires d'imagerie, quelle(s) est(sont) la(les) réponse(s) correcte(s) ?

A Le *cone beam* (CBCT) est le meilleur examen pour le diagnostic des tumeurs osseuses du massif facial supérieur
B Le scanner sans injection de produit de contraste est le meilleur examen pour le diagnostic des fractures de l'étage moyen de la face
C Le scanner avec injection de produit de contraste est le meilleur examen dans le diagnostic des tumeurs de la parotide
D L'IRM est le meilleur examen dans le diagnostic des tumeurs des tissus mous
E L'IRM est un bon examen pour analyser l'envahissement médullaire des tumeurs osseuses

QRM 21

Concernant les dentitions et la denture :

A La denture définitive comporte 20 dents
B Les dents 51, 61, 71, 81 se mettent en place entre 12 et 18 mois
C Les dents 53 et 63 se mettent en place entre 18 et 24 mois
D Les dents 16, 26, 36, 46 se mettent en place vers 6 ans
E La denture définitive comporte deux incisives, une canine, une prémolaire et quatre molaires par cadran

QRM 22

Les troisièmes molaires :

A Sont également appelées dents de sagesse
B Peuvent se compliquer de péricoronarites
C Ont un rôle important dans l'occlusion dentaire
D Peuvent se compliquer de kyste marginal postérieur
E Sont rarement en conflit avec les deuxièmes molaires

QRM 23

Les anomalies de croissance maxillomandibulaire :

A Ne retentissent pas sur l'articulé dentaire
B Peuvent intéresser l'étage squelettique ou alvéolaire
C Sont souvent dépistées à partir de la troisième décennie
D N'ont aucun retentissement esthétique facial
E Présentent régulièrement un risque vital

QRM 24

Les craniosynostoses :

A Ne touchent que certaines sutures crâniennes
B Sont la traduction clinique d'une fusion prématurée des sutures
C Sont toujours héréditaires
D Peuvent engendrer un défaut de développement céphalique
E Conduisent systématiquement à un geste chirurgical

QRM 25

Concernant les dents de lait :

A Elles sont au nombre de 24
B Elles comprennent des incisives, des canines et des molaires
C Les molaires sont les premières à apparaître sur l'arcade
D Les canines sont fréquemment incluses
E La prise d'un biberon sucré le soir favorise l'apparition de caries

QRM 26

Le bourgeon nasofrontal va évoluer en :

A Bourgeon nasal médian
B Bourgeon maxillaire
C Bourgeon nasal inférieur
D Bourgeon mandibulaire
E Bourgeon frontal

QRM 27

Les fentes du palais primaire intéressent :

A Le voile
B Le palais en avant du canal incisivopalatin
C La lèvre
D La paupière inférieure
E L'alvéole maxillaire

QRM 28

Les kystes faciaux embryonnaires :

A Siègent au niveau des zones de fusion des bourgeons

B Disparaissent avec le temps

C Sont exclusivement médians

D Siègent souvent au niveau de la queue du sourcil

E Sont des inclusions ectodermiques

QRM 29

La prise en charge des fentes labio-maxillo-vélaires :

A Est pluridisciplinaire

B Débute durant la deuxième année de vie

C Nécessite en règle plusieurs interventions chirurgicales

D Comprend une prise en charge psychologique des parents et de l'enfant

E Est du ressort exclusif du pédiatre

QRM 30

Concernant les kystes et fistules congénitaux du cou :

A Ils sont médians ou latéraux

B Médians, ils doivent faire évoquer en premier lieu un kyste du premier arc

C Ils présentent un risque de surinfection

D Certaines fistules du deuxième arc nécessitent l'ablation de l'amygdale

E Une fistule du premier arc peut se manifester dans le conduit auditif externe

QRM 31

Les conséquences classiques des hyposialies chroniques sont :

A Les candidoses buccales

B Les caries des collets

C Les mobilités dentaires diffuses

D Une rougeur des orifices des conduits salivaires

E Des difficultés d'élocution (discours prolongés)

QRM 32

Les lithiases salivaires :

A Se développent préférentiellement dans la glande sublinguale

B Peuvent être responsables d'accidents infectieux inauguraux

C Ont le plus souvent une composante calcique

D Sont constituées par la précipitation d'acide urique

E Ne nécessitent pas systématiquement l'ablation de la glande dans leur prise en charge

QRM 33

Quels sont les signes des manifestations salivaires d'un syndrome de Gougerot-Sjögren ?

A Des douleurs cervicales lors de l'alimentation

B Une augmentation du volume des glandes parotides

C Une sensation de sécheresse buccale

D Une tuméfaction de l'ostium du conduit parotidien

E Une induration du plancher buccal antérieur

QRM 34

Quelles sont les origines possibles d'une hyposialie ?

A La radiothérapie cervicofaciale

B La chimiothérapie au méthotrexate

C Les médicaments psychotropes

D Une pathologie auto-immune type maladie fibrosclérosante à IgA

E Un carcinome épidermoïde œsophagien

QRM 35

La sialodochite du canal de Wharton ou Whartonite :

A Est une complication mécanique d'une lithiase parotidienne

B Est une complication infectieuse d'une lithiase submandibulaire

C Se manifeste par une douleur importante associée à de la fièvre

D S'accompagne d'une hyposialie

E Peut évoluer en abcès du plancher buccal

QRM 36

Vous prévoyez de réaliser un bilan à la recherche d'une deuxième localisation chez un patient présentant un cancer de la langue. Votre bilan comprendra :

A Une échographie hépatique

B Un scanner thoracique

C Une laryngoscopie en suspension
D Une œsophagoscopie
E Une scintigraphie osseuse

QRM 37

Pour prévenir les complications dentaires de la radiothérapie, vous réalisez des gouttières fluorées. Quelles sont les consignes d'utilisation que vous donnez à votre patient ?
A Port des gouttières tous les jours
B Port des gouttières à vie
C Pendant chaque séance de radiothérapie pour protéger les dents pendant la séance d'irradiation
D deux à trois heures par jour
E Port des gouttières à débuter une semaine avant le début de la radiothérapie

QRM 38

Par quels mécanismes, s'il n'y a pas de prophylaxie fluorée, l'odontonécrose survient-elle ?
A Apparition de caries dentaires
B Sur les faces occlusales
C Agression directe des rayons sur l'émail dentaire
D Hyposialie
E Défaut d'hygiène buccodentaire

QRM 39

Classez selon la classification TNM une tumeur du bord de langue de 3 cm d'induration avec un ganglion homolatéral de 4 cm et avec un bilan d'extension négatif.

A T1
B T2
C N1
D N2a
E N2b

QRM 40

Quels sont les différents types d'évidement ganglionnaire pouvant être réalisés lors du traitement chirurgical d'un carcinome de la langue ?
A Un évidement cervical explorateur
B Un évidement cervical sus-omo-hyoïdien
C Un évidement cervical radical
D Un évidement cervical fonctionnel
E Un évidement axillaire homolatéral

QRM 41

Concernant les caractéristiques des tumeurs bénignes des maxillaires (TBM) :
A Leur croissance est rapide
B Elles peuvent entraîner des fractures mandibulaires
C Elles peuvent entraîner des mobilités dentaires
D Elles sont souvent d'origine dentaire
E La plus fréquente est le kyste globulomaxillaire

QRM 42

Vous découvrez cette image de manière fortuite lors d'un orthopantomogramme systématique (figure 16.5). Vous pouvez éliminer :

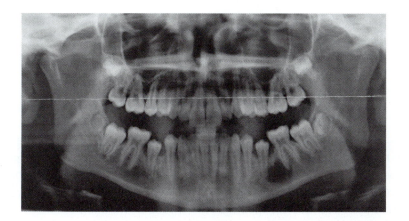

Figure 16.5.

A Un ostéome
B Une dysplasie fibreuse
C Un kyste solitaire osseux
D Un kyste radiculodentaire
E Un améloblastome

QRM 43
Les éléments qui vous font évoquer la malignité de cette lésion mandibulaire sont :

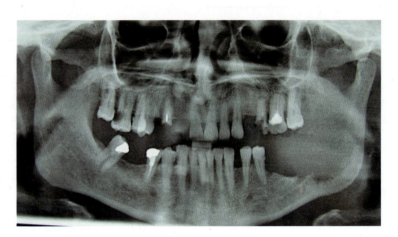

Figure 16.6.

A Une lésion lytique à contours flous
B Un signe de Vincent
C Un mauvais état buccodentaire
D Un comblement vestibulaire
E Un trismus

QRM 44
Quelles sont les propositions exactes concernant l'améloblastome ?
A C'est une tumeur dérivée des cellules produisant le cément
B C'est une tumeur encapsulée
C Les pseudopodes s'infiltrent le long des canaux de Havers
D Elle se développe préférentiellement au niveau des régions angulomandibulaires
E Le traitement à visée curative est exclusivement chirurgical

QRM 45
Les kystes radiculodentaires (ou inflammatoires) :
A Sont très fréquents
B Se développent sur dent nécrosée
C Peuvent se surinfecter et entraîner l'apparition de cellulites d'origine dentaire
D Sont entourés d'une réaction périostée
E Ont des limites floues et imprécises

QRM 46
À propos des nævi :
A Le nævus commun est une tumeur mélanocytaire bénigne
B Les nævi bleus peuvent mimer un mélanome
C Les nævi atypiques ne nécessitent pas d'exérèse chirurgicale
D Les nævi congénitaux ont un fort potentiel de dégénérescence en mélanome
E Sur une exérèse de nævus commun, l'examen anatomopathologique n'est pas nécessaire.

QRM 47
À propos du dépistage et de la prévention des mélanomes :
A Un prélèvement histologique est indispensable en cas de lésion pigmentée douteuse
B Le nombre de nævi supérieur à 20 est un marqueur de risque de mélanome
C Les antécédents personnels et familiaux sont des marqueurs de risque de mélanome
D Les phototypes IV et V sont des marqueurs de risque de mélanome
E La photoprotection et l'autosurveillance sont les deux principaux éléments de l'éducation préventive chez les sujets à risque

QRM 48

À propos du carcinome à cellules de Merkel :

A C'est une tumeur neuroendocrine cutanée

B Elle survient principalement chez les sujets jeunes

C Cliniquement, elle se caractérise par une lésion pigmentée, ressemblant à un mélanome

D C'est une tumeur agressive sur le plan locorégional et à distance

E La radiothérapie est un outil thérapeutique dans cette pathologie

QRM 49

À propos du dermatofibrosarcome de Darier-Ferrand :

A C'est une tumeur très agressive qui donne fréquemment des métastases

B C'est une tumeur du sujet âgé

C Dans un cas sur deux, la location est le tronc

D Les récidives locales sont fréquentes

E La prise en charge se discute systématiquement en réunion de concertation pluridisciplinaire

QRM 50

À propos des carcinomes basocellulaires (CBC) :

A Ce sont des tumeurs cutanées bénignes

B Ils représentent 70 % des carcinomes cutanés

C Un des facteurs de risque principaux est une exposition courte mais intense au soleil

D L'aspect typique est celui d'une lésion perlée, télangiectasique arrondie et de croissance lente.

E Il existe des sous-groupes, tel que le CBC sclérodermiforme, plus agressif

QRM 51

Les angiomes :

A Se classent en hémangiomes infantiles et malformations vasculaires

B Affectent le système vasculaire

C Touchent toutes les composantes en même temps

D Quelle que soit leur nature, régressent

E Quelle que soit leur nature, s'aggravent

QRM 52

Les hémangiomes immatures :

A Peuvent être présents à la naissance

B Ont une évolution sur plusieurs mois

C Se stabilisent à l'adolescence

D Correspondent à une multiplication des cellules endothéliales

E Régressent spontanément en quelques années dans la majorité des cas

QRM 53

Les hémangiomes immatures :

A Situés au niveau des paupières, comportent un risque d'amblyopie

B Situés au niveau d'une lèvre provoquent une macrochéilie

C Ne présentent pas de risque d'ulcération

D Situés au niveau du nez, peuvent déplacer les cartilages alaires

E Situés au niveau du cuir chevelu, doivent faire rechercher une localisation intracrânienne

QRM 54

Concernant les malformations vasculaires de la face :

A Elles peuvent se classer en fonction de leur débit

B Les malformations capillaires et lymphatiques sont à bas débit

C Les malformations veineuses sont à haut débit

D Les malformations artérioveineuses sont à haut débit

E L'échographie Doppler couleur permet de quantifier le débit

QRM 55

Concernant le syndrome de Sturge-Weber-Krabbe :

A Il s'agit d'une angiomatose encéphalotrigéminée

B Le territoire cutané atteint est celui du nerf V3

C Une des complications majeures est l'épilepsie

D Il existe un risque de cataracte juvénile

E La surveillance est clinique, radiologique et électroencéphalographique

QRM 56

Les éléments évoquant l'origine dentaire d'une sinusite maxillaire sont :

A La rhinorrhée claire

B La rhinorrhée unilatérale

C La douleur jugale à la position déclive

D La présence d'une 25 délabrée

E Un comblement d'un seul sinus maxillaire

QRM 57

Une desmodontite aiguë :

A Est liée à une infection de la gencive

B Se manifeste par des douleurs pulsatiles

C Se manifeste par une sensation de dent longue

D Est calmée par la position en occlusion dentaire maximale

E Entraîne une légère mobilité de la dent

QRM 58

Les causes d'hypertrophie gingivale sont :

A La radiothérapie externe

B La grossesse

C Certains antiépileptiques

D L'aspirine

E Certains immunosuppresseurs

QRM 59

Concernant les cellulites séreuses :

A Elles sont les formes de début

B Leur développement implique une mortification pulpaire préalable

C Elles se traitent initialement par anti-inflammatoires stéroïdiens

D Elles peuvent régresser après une prise en charge de la dent causale

E Elles s'accompagnent immédiatement d'un trismus serré

QRM 60

Parmi les cardiopathies à haut risque d'endocardite (en particulier à point de départ dentaire), vous retenez :

A La coronaropathie stentée

B La communication interauriculaire

C La valve mitrale mécanique

D L'insuffisance aortique en attente de chirurgie

E Le prolapsus valvulaire mitral sans fuite

QRM 61

Une ulcération de la muqueuse buccale :

A Est toujours douloureuse

B Doit être palpée

C Peut être la conséquence d'une infection par *Treponema pallidum*

D Peut être post-traumatique

E Chronique et recouverte de fibrine, n'est pas hémorragique

QRM 62

Les érosions de la muqueuse buccale :

A Sont les lésions profondes

B Sont fréquemment d'origine virale

C Peuvent se voir en cas de lichen buccal

D Sont le mode de présentation habituel des carcinomes épidermoïdes

E Laissent en règle des séquelles cicatricielles

QRM 63

L'ulcération traumatique :

A Repose sur une base indurée

B A toujours une cause clairement identifiée

C Guérit spontanément en deux semaines environ après disparition de la cause

D Nécessite une biopsie systématique

E Chronique, peut dégénérer en carcinome

QRM 64

La survenue d'une candidose buccale est favorisée par :

A Le diabète

B la colopathie fonctionnelle

C L'immunodépression

D La prise d'antibiotiques à large spectre

E La prise de paracétamol

QRM 65

Les manifestations buccales des infections herpétiques comprennent :

A Une ulcération unique, indurée

B Une gingivostomatite dysphagiante

C Un bouquet de vésicules labiales

D Une gingivite hypertrophique

E Des exulcérations hémipalatines associées à des douleurs du nerf V2

QRM 66

Les douleurs de la face peuvent emprunter des voies sensitives le long des trajets des nerfs suivants :

A Nerf trijumeau (Ve paire crânienne)

B Nerf facial (VII)

C Nerf glossopharyngé (IX)

D Nerf vague (X)

E Nerf hypoglosse (XII)

QRM 67

L'examen radiologique le plus adapté en première intention à la recherche étiologique d'une douleur faciale est :

A La tomodensitométrie (TDM) du massif facial sans injection de produit de contraste

B La tomographie volumique à faisceau conique (CBCT)

C L'imagerie par résonance magnétique (IRM)

D Le panoramique dentaire (orthopantomogramme)

E La TDM du massif facial avec injection

QRM 68

La cause la plus fréquence de douleur buccale est :

A La lithiase submandibulaire

B La carie dentaire

C Le carcinome épidermoïde de la cavité buccale

D La parodontite aiguë

E L'algie dysfonctionnelle de l'appareil manducateur

QRM 69

Concernant les dysfonctionnements de l'appareil manducateur :

A Ils concernent les articulations temporomandibulaires et les muscles manducateurs

B Ils peuvent se traduire par des douleurs faciales, une limitation de l'ouverture buccale, des signes sensitifs, des céphalées

C La symptomatologie articulaire peut se traduire par des bruits, des douleurs, un ressaut des articulations temporomandibulaires

D L'examen radiologique principal d'exploration des algies dysfonctionnelles de l'appareil manducateur (ADAM) est la tomodensitométrie des articulations temporomandibulaires

E Les douleurs évoquant une ADAM doivent faire rechercher une carie dentaire

QRM 70

La stomatodynie :

A Est une sensation de brûlure intraorale pour laquelle aucune cause médicale ou dentaire n'est prouvée

B N'intéresse que la langue

C S'accompagne de signes neurologiques à type de troubles sensoriels

D Concerne essentiellement le sexe féminin à partir de la sixième décennie

E S'accompagne toujours d'une hyposialie

QRM 71

Concernant l'anesthésie locale et locorégionale en chirurgie maxillofaciale :

A La face est un site qui ne se prête pas aux techniques d'anesthésie locale

B Les anesthésiques locaux les plus fréquemment injectés sont des amides

C L'injection du produit se fait dans les branches du nerf V

D Les produits agissent en quelques secondes

E Il est utile d'associer un antalgie périopératoire

QRM 72

Les manifestations toxiques liées aux anesthésiques locaux comprennent :

A Une bouffée délirante aiguë

B Des troubles de la conduction atrioventriculaire

C Un syndrome dépressif

D Un collapsus

E Une stomatodynie

QRM 73

Concernant l'anesthésie générale en chirurgie maxillofaciale :

A Elle s'adresse à des patients particulièrement fragiles sur le plan vasculaire

B Elle intéresse des patients porteurs d'une limitation de l'ouverture buccale

C Elle est marquée par une proximité de localisation d'activité entre chirurgien et anesthésiste

D Elle sera choisie si le patient ne peut pas coopérer

E L'utilisation curarisation est systématique

QRM 74

Vous souhaitez suturer aux urgences une plaie de 3 cm de la lèvre inférieure gauche chez un adulte. Vous pouvez :

A Vous pouvez réaliser une anesthésie locale avec de la lidocaïne à 2 % simple

B Vous pouvez réaliser une anesthésie locale avec de la lidocaïne à 1 % adrénalinée

C Vous pouvez réaliser une injection de lidocaïne vestibulaire en regard de dents nos 24–25

D Vous pouvez réaliser une injection de lidocaïne vestibulaire en regard des dents nos 34–35

E Cela est impossible, une anesthésie générale est nécessaire

QRM

QRM 75

L'anesthésie locorégionale en chirurgie maxillo-faciale :

A Peut être réalisée par un anesthésiste

B Peut être réalisée par un chirurgien maxillofacial

C Nécessite un consentement éclairé spécifique signé

D Associe en règle un esther (procaïne) et de l'adrénaline

E Se fait à proximité des orifices d'émergence du nerf VII

QRM 76

Quelles sont les situations qui ont pu faire indiquer une greffe de face ?

A Une tumeur bénigne défigurante

B Un neurofibrome plexiforme inextirpable

C Une morsure grave avec délabrement important

D Une séquelle limitée de brûlure

E Un traumatisme balistique avec atteinte pluritissulaire

QRM 77

Dans le cas d'une greffe de face, le traitement immunosuppresseur :

A Est obligatoire

B Est temporaire

C A des effets secondaires avec risque d'apparition de cancers

D A des doses variables au gré des épisodes de rejet

E Bien observé, ne nécessite pas de surveillance particulière

QRM 78

Concernant les problèmes qui peuvent compliquer une greffe de visage, on retrouve :

A Un épisode de rejet aigu cinq ans après

B Une dyschromie des téguments greffés

C Une infection

D Une récidive suicidaire

E Une altération de la fonction rénale

QRM 79

La préparation en vue d'envisager une greffe de visage :

A Nécessite un avis du comité d'éthique

B Est une décision exclusive de l'équipe des chirurgiens maxillofaciaux

C Comporte un bilan pré-allo-transplantation

D Comprend un temps d'information de l'équipe soignante

E Nécessite de prévoir un suivi postopératoire prolongé polydisciplinaire

QRM 80

Le suivi postopératoire immédiat d'une allotransplantation de visage comporte :

A Un suivi immunologique

B Un suivi psychologique

C Un suivi de vascularisation du lambeau

D Un suivi kinésithérapique

E Un suivi oncologique

Réponses

QCM 1

Réponses : C, D

Ne pas confondre les items concernant le conduit submandibulaire (ABE) et ceux concernant le conduit parotidien.

QCM 2

Réponses : B, C, E

Connaissances anatomiques de base. Digastrique et génioglosse s'insèrent sur la partie antérieure du corpus.

QCM 3

Réponses : A, C, D

Tissu de soutien de la dent comprend le cément, le ligament alvéolodentaire, l'os alvéolaire, la gencive.

QCM 4

Réponses : A, C, D

La partie supérieure est constituée par la base du crâne (os temporal).

QCM 5

Réponses : A, B, E

Les muscles manducateurs sont innervés par le nerf V. Le nerf facial se termine par des rameaux multiples.

QCM 6

Réponses : A, B, D, E

Le ramus (partie postérieure) est entièrement tapissé de muscles manducateurs.

QCM 7

Réponses : A, B, D

L'os zygomatique est latéral, ne participe pas à la constitution des fosses nasales ni à l'occlusion.

QCM 8

Réponses : B, C, D

La vascularisation faciale est riche et anastomotique sur la ligne médiane, essentiellement d'origine carotide externe.

QCM 9

Réponses : B, C

La structure palpébrale est constante. Les méats lacrymaux sont situés au tiers interne des paupières. Le releveur de la paupière est innervé par le nerf III.

QCM 10

Réponses : A, B, D, E

Le muscle digastrique est antérieur puis cervical. Il ne participe pas à la constitution du plancher buccal

QCM 11

Réponses : C, D, E

Les muscles peauciers, innervés par le facial, sont testés.

QCM 12

Réponses : A, B, D

La sensibilité de la conque est sous la dépendance du nerf VII, la sensibilité de l'angle mandibulaire sous celle du plexus cervical.

QCM 13

Réponses : C, E

L'ophtalmomètre mesure l'exophtalmie et non l'oculomotricité ; le test de duction forcée se pratique sous anesthésie générale ; la Ire paire crânienne est le nerf olfactif.

QCM 14

Réponses : A, C

Les calculs salivaires se recherchent par palpation bidigitale ; il n'y a pas d'orifice sublingual individualisé ; la parotide est latérofaciale.

QCM 15

Réponses : C, E

Les plaies jugales sont susceptibles de sectionner le conduit parotidien. Paupières et sourcils sont sous la dépendance de la branche temporofrontale, plus haute que cette plaie.

QCM 16

Réponses : A, C, D

Connaissances radiologiques de base. C est un Hirtz latéralisé. E est une IRM en pondération T2.

QCM 17

Réponse : C

Les premières molaires définitives et toute la denture lactéale sont présentes sur l'arcade, ce qui correspond à l'âge de 7–8 ans.

QCM 18

Réponses : D, E

L'ouverture buccale normale est à plus de 40 mm ; la diduction est provoquée par la contraction des ptérygoïdiens latéraux ; le ressaut se palpe en prétragien.

QCM 19

Réponses : B, D, E

A est le palais ; C est la tonsille palatine.

QCM 20

Réponses : B, D, E

Le CBCT est un bon examen mais analyse un volume limité contrairement à la TDM classique ; l'IRM est l'examen de référence pour l'analyse des tumeurs parotidiennes.

QCM 21

Réponses : C, D

Connaissances de base concernant dentitions et denture.

QCM 22

Réponses : A, B, D

Elles se mettent en place sur l'arcade après l'âge de 18 ans en général («dents de sagesse»). Comme elles sont souvent incluses ou enclavées, elles sont sujettes à complications : péricoronarites; kyste marginal postérieur, conflit avec les deuxièmes molaires.

QCM 23

Réponse : B

Les conséquences des anomalies de croissance maxillomandibulaires sont fonctionnelles (trouble de l'articulé dentaire, dysfonction ATM) et esthétiques (maxillaire rétrus, prognathie mandibulaire, etc.). Leur dépistage se fait souvent à l'adolescence. Les patients n'ont pas de risque vital.

QCM 24

Réponses : B, D

Toutes les sutures peuvent être touchées par une fusion prématurée. Lorsque la diminution du volume de la boîte crânienne est notable, la croissance cérébrale est limitée. Certaines craniosynostoses limitées et diagnostiquées tardivement ne sont pas opérées.

QCM 25

Réponses : B, E

Il y a 20 dents lactéales, les premières à apparaître sont les incisives. Les canines définitives sont fréquemment incluses, pas celles de lait.

QCM 26

Réponses : A, E

Le bourgeon nasofrontal va donner les bourgeons frontal, nasal médian, nasal latéral. Les bourgeons maxillaire et mandibulaire sont autonomes.

QCM 27

Réponses : B, C, E

Le voile est intéressé par les fentes du palais secondaire, la paupière inférieure est intéressée dans d'autres types de fentes faciales (en particulier la fente n° 4).

QCM 28

Réponses : A, D, E

L'apoptose cellulaire ne se fait pas de manière complète lors de la coalescence des bourgeons : les cellules résiduelles s'organisent, sécrètent (pas de tendance à la disparition avec le temps). Le siège est médian ou latéral.

QCM 29

Réponses : A, C, D

Les spécialités qui interviennent, outre le pédiatre, sont les chirurgiens maxillofaciaux, les anesthésistes, les ORL, les orthodontistes, etc. Le début de la prise en charge se fait dès la naissance (gestion de l'alimentation, etc.).

QCM 30

Réponses : A, C, D, E

Les kystes congénitaux cervicaux médians les plus fréquents sont les kystes du tractus thyréoglosse et les kystes dermoïdes.

QCM 31

Réponses : A, B, E

Les mobilités dentaires diffuses se retrouvent dans les parodontopathies chroniques; la rougeur de l'ostium des conduits parotidiens se retrouve dans la rougeole.

QCM 32

Réponses : B, C, E

Le développement le plus fréquent des lithiases salivaires est la glande submandibulaire. Celles-ci sont constituées de sels de calcium.

QCM 33

Réponses : B, C

Les douleurs cervicales lors de l'alimentation évoquent une colique salivaire (origine lithiasique), l'induration du plancher buccal antérieur évoque une tumeur, une infection, etc.

QCM 34

Réponses : A, C, D

Causes classiques d'hyposialie. Le carcinome épidermoïde œsophagien, par la dysphagie qu'il induit, peut donner l'impression d'une sécrétion salivaire augmentée.

QCM 35

Réponses : B, C, E

C'est une complication infectieuse d'une lithiase submandibulaire. Comme à l'habitude, lorsqu'une pathologie ne touche qu'une glande salivaire, il n'y a pas de retentissement sur la sécrétion salivaire.

QCM 36

Réponses : B, C, D

Éléments classiques du bilan d'extension d'un cancer de la cavité orale. Le bilan hépatique est fait par TDM (TDM thoracoabdominale). La scintigraphie osseuse n'est pas indiquée en l'absence de signe d'appel.

QCM 37

Réponses : A, B

Le port des gouttières fluorées est douloureux pendant la radiothérapie du fait de la mucite. L'application du gel fluoré se fait durant 15 à 30 minutes par jour.

QCM 38

Réponses : A, D, E

Les caries liées à l'hyposialie touchent les collets dentaires. Il n'y a pas d'agression particulière de l'émail par les rayons

QCM 39

Réponses : B, D

Voir classification TNM des cancers de la cavité buccale.

QCM 40

Réponses : A, B, C, D

Le type d'évidement cervical dépend du statut N. En revanche, il n'y a pas d'indication d'évidement axillaire.

QRM 41

Réponses : B, C, D

La croissance des TBM est souvent lente. La TBM la plus fréquente est le kyste apicodentaire ou kyste inflammatoire.

QRM 42

Réponses : A, B

Sont éliminables les tumeurs radiocondensantes (radio-opaques) : ostéome et dysplasie fibreuse.

QRM 43

Réponses : A, B, E

Caractéristiques classiques des tumeurs malignes d'origine osseuse. Le signe de Vincent est l'anesthésie labiale inférieure par atteinte du nerf alvéolaire inférieur. Le comblement vestibulaire peut être retrouvé en cas de TBM.

QRM 44

Réponses : C, D, E

L'améloblastome est une tumeur dérivée des améloblastes (cellules de l'émail) qui n'est pas entourée d'une capsule.

QRM 45

Réponses : A, B, C

Ce sont les TBM les plus fréquentes. Il n'y a pas de réaction périostée périphérique (retrouvée dans les sarcomes). Les limites sont nettes, accompagnées d'une fine bordure d'ostéocondensation périphérique.

QRM 46

Réponses : A, B

Le diagnostic différentiel entre nævus bleu et mélanome peut nécessiter une analyse histologique. L'exérèse de toute lésion cutanée nécessite une histologie.

QRM 47

Réponses : A, C, E

Les phototypes IV et V sont les carnations les plus mates avec des cheveux et des yeux bruns/noirs, peu sensibles aux coups de soleil.

QRM 48

Réponses : A, D, E

L'aspect de la lésion est plutôt rosé ou violacé et nodulaire, survenant chez les sujets âgés ou immunodéprimés.

QRM 49

Réponses : C, D, E

Il s'agit de lésions à développement lent, à malignité locale, pouvant survenir dès la deuxième décennie. Leur caractère mal limité explique la fréquence des récidives en cas de marges d'exérèse insuffisantes.

QRM 50

Réponses : B, C, D, E

C'est le cancer cutané le plus fréquent, lié à l'âge et à l'exposition solaire. Certaines formes (ulcérées, sclérodermiformes, etc.) ont un potentiel évolutif plus agressif.

QRM 51

Réponses : A, B

Les angiomes peuvent ne toucher que la composante veineuse, ou lymphatique. Les malformations vasculaires ont tendance à l'aggravation ; les hémangiomes infantiles régressent.

QRM 52

Réponses : A, B, D, E

Ils se stabilisent bien avant l'adolescence, au cours de la première année de vie.

QRM 53

Réponses : A, B, D

Les lésions, en particulier les formes cutanées pures, peuvent s'ulcérer. Il n'y a pas d'association particulière entre hémangiome immature du cuir chevelu et une lésion associée de la pie-mère (comme cela peut se voir dans le syndrome de Sturge-Weber-Krabbe ou angiomatose encéphalotrigéminée).

QRM 54

Réponses : A, B, D, E

Les malformations veineuses et lymphatiques sont à bas débit.

QRM 55

Réponses : A, C, E

Le territoire atteint est celui du nerf V1. Le risque oculaire est celui de glaucome.

QRM 56

Réponses : B, D, E

La sinusite maxillaire d'origine dentaire est unilatérale.

QRM 57

Réponses : B, C, E

QRM 58

Réponses : B, C, E

Il s'agit de causes classiques.

QRM 59

Réponses : A, B, D

La prescription de corticoïdes est contre-indiquée dans la prise en charge des processus infectieux d'origine dentaires. Le caractère serré du trismus est différé (stade suppuré).

QRM 60

Réponses : C, D

Les cardiopathies à haut risque sont représentées par les patients porteurs de valves, porteur de pathologie valvulaire en attente de chirurgie, porteur de cardiopathie congénitale cyanogène ou aux antécédents d'endocardite infectieuse.

QRM 61

Réponses : B, C, D

Les ulcérations de la syphilis et certaines formes de carcinome spinocellulaire (CSC) ne sont pas douloureuses. La palpation doit se faire avec des gants. Une ulcération chronique peut être bien sûr hémorragique (prise d'anticoagulants ou d'antiagrégants par le patient ; érosion de petits vaisseaux).

QRM 62

Réponses : B, C

Les érosions sont des lésions superficielles, épithéliales, mettant plus ou moins à nu la partie superficielle du chorion. Les carcinomes épidermoïdes ou CSC se présentent classiquement comme des ulcérations (lésions profondes) indurées, hémorragiques au contact. Les érosions cicatrisent sans séquelles le plus souvent.

QRM 63

Réponses : C, E

L'ulcération traumatique est souple à la palpation. Secondaire à une morsure accidentelle ou à un traumatisme alimentaire (os, arête de poisson), elle peut ne pas avoir de cause identifiée. Si l'ulcération n'a pas de caractère suspect de cancer et guérit entre deux consultations éloignées de 15 jours, il n'y a pas lieu d'envisager de biopsie.

QRM 64

Réponses : A, C, D

Colopathie fonctionnelle et paracétamol isolés ne sont pas des facteurs de risque d'émergence de candidose buccale.

QRM 65

Réponses : B, C, E

L'ulcération unique indurée évoque en premier lieu un CSC. Les gingivites hypertrophiques sont des pathologies chroniques liées à des prises médicamenteuses, des déséquilibres hormonaux, parfois des hémopathies. Les érosions hémipalatines associées à des douleurs du nerf V2 évoquent un zona de la branche nerveuse citée (lié à un herpes viridae).

QRM 66

Réponses : A, B, C, D

Le nerf trijumeau est le nerf sensitif le plus important de la face. Le nerf facial sensitif prend en charge la zone de Ramsay-Hunt. Le nerf glossopharyngé, comme son nom l'indique, assure la sensibilité de la partie postérieure de la langue et celle du pharynx. Le nerf vague a un rôle très important dans l'innervation sensitive du larynx et du pharynx. Le nerf XII est purement moteur.

QRM 67

Réponse : D

Compte tenu de sa simplicité, de sa facilité d'accès et du nombre de renseignements qu'il donne, le panoramique dentaire est le premier examen radiologique de débrouillage.

QRM 68

Réponse : B

La fréquence de la carie dentaire en fait la première cause de douleur orofaciale.

QRM 69

Réponses : A, B, C, E

Pour explorer les dysfonctions de l'ATM, les examens radiologiques recommandés sont l'orthopantomogramme (débrouillage et élimination d'une lésion osseuse passée inaperçue) et l'IRM qui seule montrera des anomalies du ménisque (statiques ou dynamiques).

QRM 70

Réponses : A, C, D

Les stomatodynies peuvent intéresser le palais, les lèvres, etc. L'hyposialie est la cause de douleurs buccales mais n'accompagne pas les stomatodynies sine materia (douleurs buccales idiopathiques).

QRM 71

Réponses : B, E

La face est très favorable à la réalisation d'anesthésies locales (blocage des branches terminales du nerf V). Les injections se font à proximité des branches nerveuses pour éviter leur lésion. Les produits agissent en quelques minutes.

QRM 72

Réponses : B, D

Complications classiques des anesthésiques locaux.

QRM 73

Réponses : B, C, D

Les patients fragiles sont pris en charge sous analgésie (sédation) et anesthésie locale ou locorégionale chaque fois que possible. La curarisation est effectuée au cas par cas.

QRM 74

Réponses : A, B, D

C : va anesthésier la lèvre supérieure gauche ; c'est une indication idéale d'anesthésie locorégionale ou locale.

QRM 75

Réponses : A, B

La réalisation d'une anesthésie locorégionale en chirurgie maxillofaciale ne nécessite pas de consentement éclairé spécifique signé. Les amides sont utilisés. Le nerf VII est moteur et non pas sensitif (c'est le nerf V).

QRM 76

Réponses : A, B, C, E

Compte tenu de la complexité du geste et de la lourdeur des suites, la défiguration faciale doit être notable pour poser l'indication.

QRM 77

Réponses : A, C, D

Le tissu greffé restera définitivement « étranger », donc nécessitant un traitement immunosuppresseur à vie. La dose peut être modulée de même que le nombre de médicaments selon les crises de rejet. Les effets secondaires nécessitent une surveillance à vie.

QRM 78

Réponses : A, B, C, D, E

Tous les items sont vrais.

QRM 79

Réponses : A, C, D, E

Les greffes de visage sont réglementées en France et ne peuvent être réalisées que par des équipes polydisciplinaires habilitées.

QRM 80

Réponses : A, B, C, D

Le risque d'émergence de tumeur maligne est lié à la prise des immunosuppresseurs et n'apparaît qu'à moyen et long termes.

Index

A

Adénome pléomorphe, 178, 180
Adénopathie, 208
Allotransplantation de tissu composite, XIX, 337
Alvéolyse, 283
Améloblastomes, 227
Anesthésique de contact, 322
Angiome. *Voir* Hémangiome infantile
  et Malformations vasculaires
Ankylose de l'articulation
  temporomandibulaire, 128
Ankyloses temporomandibulaires, 88
Anosmie, 142
Antibioprophylaxie, 155
Aphte, 293, 295
Aphtose, 298, 314
Articulation temporomandibulaire, 222, 318
Articulé dentaire, 43, 80, 125
Asphyxie, 94
Auricule, 18

B

Biopsie des glandes salivaires accessoires, 189
Blondeau, 47, 100, 134
Blow-out, 138
Brèches méningées, 144, 154

C

Candida, 302
Carcinome
– adénoïde kystique, 181
– épidermoïde, 198
– in situ, 204
Carie dentaire, 89
Cellulite, 285
Cément, 278
Chancre syphilitique, 297
Choc anaphylactique, 324
Chondrocrâne, 78
Classification TNM, 210
Cliché
– Blondeau, 47, 100, 134
– face basse, 100
– Hirtz, 101, 134
– mordu, 45, 100
– Waters, 134
CNEMFO, 105, 132, 141
Colique salivaire, 173
Collet, 277
Conduit parotidien (canal de Sténon), 38, 110, 168,
  171–172, 180
Conduit submandibulaire (canal de Wharton), 25,
  168, 173, 186
Cone Beam, 49, 109, 176, 224, 287, 312

Consultation de préanesthésie, 333
Contusion dentaire, 116
Couronne, 277
Cranio-facio-sténoses, 85
Craniosynostoses, 83
Cystadénolymphome, 181

D

Défilés mandibulaires, 100
Dentine, 277
Denture définitive, 75
Denture, dentition, 7, 41
Denture lactéale, 74
Desmodonte, 278
Desmodontite, 281
Digastrique, 12
Diplopie, 133, 135
Douleurs buccales, 309
Dysesthésies, 149
Dysfonctionnement de l'articulation
  temporomandibulaire, 128
Dysmorphoses, 87
Dystopie oculaire, 133, 136

E

Ecchymose en lunettes, 139
Échelle visuelle analogique (EVA), 310
Émail, 277
Endocardite, 291
Énophtalmie, 133, 136
Épistaxis, 139, 158
Érosion, 293
Érythroplasies de Queyrat, 203

F

Face basse, 100, 126
Fentes faciales, 64
Fistule branchiale, 71
Fistules
– *artérioveineuses*, 274
Fistules faciales, 63
Fracture(s)
– alvéolodentaire, 117
– centrofaciales, 144
– *de l'articulation temporomandibulaire*, 318
– de la mandibule, 131, 163
– dentaire, 116
– des os nasaux, 132, 139
– en trappe, 138
– nasomaxillaires, 140
– occlusofaciales de Le Fort, 132, 144
– panfaciale, 150
– radiculaire, 116
– zygomatomaxillaires, 132, 137

Index

G

Géniohyoïdien, 12
Gingivite, 283
Glande(s)
– parotide, 12, 168
– salivaires accessoires, 168
– sublinguale, 14, 168
– submandibulaire, 13, 168
Gosserez, 101
Gouttières fluorées, 210
Granulome dentaire, 225
Greffe de visage, 337

H

Hémangiome infantile, 265
Hématome de cloison, 139
Hémostase, 158
Hernie salivaire, 173
Herpès buccal, 313, 315
Hirtz, 48, 101, 134
Hypoesthésie, 136, 149

K

Kyste(s)
– apical, 282
– dentigères, 226
– radiculodentaire, 225
Kystes faciaux, 63

L

Le Fort I, 145
Le Fort II, 147
Le Fort III, 150
Lésions précancéreuses, 201
Leucoplasie, 201
Lichen buccal, 299
Limitation de l'ouverture buccale, 136
Lithiase salivaire, 172
Lithotripsie, 177
Luxation alvéolodentaire, 116
Lymphome de Burkitt, 232

M

Maladie
– bulleuse, 299
– de Behçet, 298
– de Bowen, 256
– de Crohn, 301
– de Hodgkin, 232
– de Kahler, 232
– de Paget, 223
– de Rendu-Osler, 267, 276
Maladie bulleuse, 300
Malformations
– artérioveineuses, 274
– capillaires, 271
– lymphatiques, 272
– vasculaires, 267
– veineuses, 271

Mandibule, 118
– fracture, 131, 163
Masséter, 12
Mélanome, 238
Méningite, 142–143
Microsomie hémifaciale, 88
Morsures, 112
Muguet, 303
Muscles masticateurs, 10
Myélome multiple, 232
Mylohyoïdien, 12

N

Nerf
– facial, 10, 95
– oculomoteur, 10
– trijumeau, 10, 31, 97, 310, 326

O

Occlusion
– en intercuspidation maximale, 43
– en relation centrée, 43
Odonte, 277
Oreillons, 169
Orthopantomogramme, 100, 125, 312
Ostéite postradique, 317
Ostéochimionécrose, 317
Ostéolyse, 224
Ostéosarcomes, 231
Otorragie, 158

P

Papillomatose orale floride, 202
Paralysie faciale, 185
Parodonte, 278
Parodontites, 281
Parodontopathies, 283
Parotidites, 168
Péricoronarite, 76
Périsialodochite, 173
Perlèche, 304
Plaies
– cutanées, 110
– des paupières, 95
– du nerf facial, 95, 111
– péri-orificielles, 110
Plancher de l'orbite, 132
Processus alvéolaires, 278
Promandibulie, 89
Ptérygoïdien
– latéral, 12
– médial, 12
Pulpe dentaire, 278
Pulpite, 281

R

Racine, 277
Rage, 115
Ramus mandibulaire, 131

Rétromaxillie, 89
Rhinorrhée cérébrospinale, 142, 149
Rhizalyses, 224

S

SADAM, 33
Sarcoïdose, 192
Score ASA, 332
Score d'Aldrete, 331
Score de Mallampati, 334
Séquence de « Pierre Robin », 68
Sialadénite, 172
Sialendoscopie, 172, 177
Sialodochite, 172
Sialoses, 188
Signe
– de la dent longue, 281
– de la goutte, 135
– de Vincent, 119, 213
– du sillon, 186
Sinusite maxillaire d'origine dentaire, 285
Stomatorragie, 158
Submandibulectomie, 177
Submandibulite, 186
Submandibulite aiguë, 174
Sulcus, 278
Sutures crâniennes, 77
Syndrome
– de Bean, 267, 276
– de Bonnet-Dechaume-Blanc, 276
– de Cobb, 267
– de Frey, 185
– de Gardner, 230
– de Gorlin, 224, 251
– de Gougerot-Sjögren, 188
– de Heerfordt, 192
– de Kasabach-Meritt, 270
– de Klippel-Trenaunay, 267
– de Lyell, 313, 315

– de Protée, 276
– de Sturge-Weber-Krabbe, 267, 271
– des adénopathies persistantes, 192
– du nævus atypique, 240
– pied-main-bouche, 298
– SADAM, 33
Syndrome otomandibulaire, 71
Système lacrymal, 18

T

Temporal, 12
Test de Schirmer, 189
Thrombophlébite, 290
Thrombose du sinus caverneux, 290
Tractus thyréoglosse, 71
Traitements fonctionnels, 129
Trismus, 133
Tumeur(s)
– cutanées, 235
– des glandes salivaires, 179
– des os de la face, 221
– des voies aérodigestives supérieures, 197

U

Ulcération, 293, 314
Ulcération traumatique, 293, 296
Uvéoparotidite, 192

V

VIH, 192, 296
Voies lacrymales, 144

W

Waters, 100, 134

Z

Zone de Ramsay-Hunt, 33, 97, 310

Elsevier Masson S.A.S - 65, rue Camille-Desmoulins
92442 Issy-les-Moulineaux Cedex
Dépôt Légal : septembre 2017

Retirage septembre 2018

Imprimé en Italie par Printer Trento